EVIDENCE-BASED
HEALTHCARE

과학적 근거에 기반한 보건의료체계

—

대표저자 박병주

박영사

발간사

1980년 의과대학을 졸업하면서 역학을 전공하기로 결심한 지도 어느새 40년의 세월이 흘러 2020년 8월에 정년퇴임을 맞이하게 되었다. 의과대학 교수로 재임하던 중 특정 질병 발생과 관련되는 것으로 의심되는 잠재적 원인에 대한 인과성 평가와 질병을 진단하고 치료하는 방법들의 안전성과 유효성에 관한 과학적 근거를 생성하는 연구를 수행하고 현실에 적용하는 과정은 언제나 흥미롭고 의미 있는 경험이었다.

1991년 8월부터 2년간 미국 시애틀에 위치한 워싱턴대학교에 장기연수를 가서 약물역학이라는 학문분야를 처음 접하면서 약물 오남용이 심각하였던 우리나라에 반드시 필요한 학문이라는 확신을 가지게 되었다. 당시 국내에서는 의과대학뿐 아니라 약학대학에도 약물역학을 전공하는 교수가 없어 약물역학이라는 새로운 학문분야를 우리나라에 도입해야겠다는 결심을 하고 약물역학분야의 이론과 연구역량을 쌓기 위하여 열심히 노력하였던 기억이 생생하다. 귀국한 후 먼저 식약청에 약물역학분야를 소개하고, 중앙약사심의위원회에 적극 참여하면서 전도사 역할을 하였다. 동시에 서울의대 대학원 과정에 약물역학 강좌를 개설하여 후학을 양성하였고, 대학과 정부의 연구비를 수주하여 약물역학분야의 연구를 수행하면서 그 결과를 매년 개최되는 국제약물역학회 학술대회에서 발표하여 한국의 위상을 높이려 노력하였다.

약물역학은 역학과 의학통계학을 기반으로 특정 약물 복용과 부작용 발생 간의 인과관계를 평가함으로써 약물안전성 평가를 핵심으로 하는 학문 분야이다. 이러한 약물역학분야를 활성화시키기 위하여 대학 학부와 대학원에서 강의를 하면서 동시에 식약청에 자문위원으로 적극 참여하였다. 나아가 의학과 약학 분야의 학자들은 물론 식약청과 제약업계의 뜻있는 분들과 함께 2007년에 대한약물역학위해관리학회를 창립하였다. 약물안전에서 출발하였지만 시대적 요청에 따라 환자안전 분야는 물론 의료기술평가 분야까지 적용분야를 확대하여 대한환자안전학회와 대한의료기술평가학회를 창립하게 되었다.

정부에서 과학적 근거를 기반으로 보건의료정책을 수립하는데 도움을 주겠다는 일념으로 뜻있는 학자들이 힘을 모아 2009년에 『근거중심보건의료』라는 저서를 발간하였고, 2018년에 개정판을 발간하면서 『근거기반보건의료』라는 명칭을 수정하였다. 2020년 8월 정년퇴임을 앞두고 40여 년간 전공하였던 예방의학, 특히 약물역학과 환자안전 분야를 정리하여 저서를 발간하기로 하였다. 그동안 해당 분야의 연구를 함께 수행하였던 분들께 원고를 요청드렸는데 바쁘신 중에도 흔쾌히 수락하고 신속하게 원고를 제출해 주신 분들께 이 자리를 빌어 진심으로 감사드린다.

그런데 2019년 말 전혀 예측하지 못하였던 코로나19 팬데믹이 발생하여 우리나라는 물론 전 세계가 공황상태에 빠진 가운데 2021년에 전 국민을 대상으로 코로나19백신 접종이 본격적으로 추진되면서 백신 접종으로 인한 부작용 발생이 사회적으로 큰 문제가 되었다. 2021년 11월에 질병관리청의 긴급요청으로 인구집단을 대상으로 백신의 안전성 평가를 대한민국의학한림원에서 수행하게 되었다. 의학한림원에서는 즉시 '코로나19백신안전성위원회'라는 특별위원회를 구성하였고 2022년 9월에는 '코로나19백신안전성연구센터'가 추가되면서 본인이 책임을 맡아 두 조직을 이끌었다. 코로나19백신의 안전성을 평가하는 업무가 긴박하게 추진되면서 본인의 저서 발간을 마무리하지 못한 채 많은 시간이 흘러가게 되었다. 코로나19 팬데믹이 종료되면서 정신을 차려보니 어느새 세월은 4년 넘게 지나버려 더 이상 지체하는 것은 참여해 주신 저자분들께 도리가 아니라는 생각이 강하게 들면서 본 저서의 발간작업을 마무리하여야겠다는 마음을 먹게 되었다. 그러나 작년 4월 서울시 산하 서울의료원 공공보건의료지원단장에 취임하면서 새로운 조직의 업무를 파악하고 활성화시키는 업무로 바쁜 와중에 감히 시작할 엄두를 내지 못하다가 오랜 동료로 지내온 장창곡 교수의 도움으로 그동안 미루어왔던 정년기념 저서 발간작업을 작년 연말에 다시 추진할 수 있게 되었다.

본 저서의 발간이 4년 이상 지연되면서 참여해 주신 저자분들께 초고를 작성한 후의 변화를 반영한 수정본을 작성하도록 다시 부탁드리는 민폐를 끼쳤다. 그리고 그동안 신분상의 큰 변화를 초래한 저자들도 있어 본의 아니게 민폐를 끼치게 된 것을 죄송스럽게 생각한다. 특히 본인의 대학 5년 후배이면서 평생 예방의학을 전공하면서 근거기반 보건의료 분야를 개척해 오던 평생동지였던 안형식 교수가 갑작스럽게 세상을 떠나면서 본 저서에 실린 글이 안 교수의 유고가 되어 버린 것이 너무 안타깝다. 본 저서를 발간하는 데 정년 퇴임 전에 실무적으로 도움을 준 서울의대 예방의학교실의 이중엽 교수와 서울의대 의학연구협력센터의 김미숙 교수에게 감사드리고, 5년이 지난 후 본 저서의 발간을 마무리할 수 있도록 원고의 체제 검토와 편집과정을 헌신적으로 도와준 장창곡 교수에게 진심으로 감사드린다. 장교수는 1980년 서울대학교 보건대학원 석사과정 입학동기로 인연을 맺은 후 본인이 대한보건협회 회장을 맡을 때 수석부회장을 맡아 6년간 성실하게 도와준 동료로서 이번 정년기념저서 발간을 마무리하는 데 결정적인 기여를 해주었다.

본 저서의 내용은 모두 30개의 장으로 구성하였는데 세 개의 세션으로 구분하였다. 첫 번째 세션은 10개의 장으로 구성하여 '보건의료분야에서의 과학적 근거 생성'이라는 제목으로 과학적 근거 생성의 필요성, 연구윤리, 비뚤림, 임상시험, 관찰연구, 연구네트워크, 통계분석, 인공지능, 연구지원조직 및 개인정보보호 등의 내용을 담았다. 두 번째 세션은 11개의 장으로 구성하여 '근거기반 보건의료의 적용과 평가'라는 제목으로 근거기반 보건의료정책, 보건의료기술평가, 임상예방의료, 건강검진과 선별검사, 맞춤의료, 임상진료지침, 감염병 관리, 백신 개발, 보건교육, 보건의료 실행기관 및 글로벌 보건 등을 다루었다. 세 번째 세션은 9개의 장으로 구성하여 '근거기반 약물안전과 환자안전 관리'라는 제목으로 약물안전에 관한 과학적 근거 생성, 환자-대조군연구 사례, 빅데이터 기반 연구, 국제협력연구, 의료기관 기반 약물안전관리, 병원 약물상담센터, 한국의약품안전관리원 소개, 과학적 근거에 기반한 환자안전 활동 및 과학적 근거에 기반한 정책결정 사례 등을 담았다.

본 저서는 본인이 40년간 대학에서 추구해 온 예방의학분야의 연구와 교육 및 사회봉사활동 가운데 특히 역점을 두었던 약물역학과 환자안전 분야를 개척하면서 인연을 맺은 훌륭한 분들의 뛰어난 원고들을 모아 집대성한 것으로서 의의가 크다고 생각한다. 향후 우리나라의 실정에 맞는 약물안전 및 환자안전 시스템을 구축하고자 하는 연구자들에게 길라잡이 역할을 담당하여 국민들에게 실질적인 도움을 줄 수 있는 의미 있는 성과를 거두는 데 조금이나마 기여하게 되길 소망한다.

많이 지연되었지만 마침내 교수로서의 삶을 정리하는 저서를 발간하게 되니 감개가 무량하다. 대학을 졸업할 때 예방의학을 전공하도록 이끌어준 선배, 예방의학과 공중보건학 분야에 대한 큰 그림을 보여주신 은사님, 진정한 전문가로 성장할 수 있도록 학자적 자세를 솔선수범으로 보여주신 은사님, 역학과 통계학분야의 이론뿐 아니라 실제 연구에 적용할 수 있도록 지도해주신 은사님, 광활한 의료분야에서 다양한 전공을 가진 동료와 선후배들의 도움과 지원, 혼자서는 도저히 수행할 수 없었던 수많은 연구과제의 수행과 논문작성에 헌신적으로 참여해주었던 제자들에 대한 감사의 마음을 어찌 다 표현할 수 있을까? 그리고 무엇보다 제가 설정한 인생의 목표를 달성하기 위하여 부족한 역량을 최대한 끌어올리고자 노력하면서 가정과 자녀 교육에 충실하지 못하였던 과거가 떠오른다. 어찌보면 예방의학자로서 국민들의 건강증진에 기여하겠다는 대의명분을 내세우면서 살았지만 실제로는 극히 이기적인 삶을 살아온 것이 아닐까 하는 뒤늦은 자각과 함께 송구한 마음이 든다. 본인이 조금이나마 사회에 기여한 바가 있다면 이는 오로지 자신의 능력에 의한 것이 아니라 수많은 분들과 가족의 도움과 헌신 덕분이라는 생각이 든다. 그럼에도 불구하고 저의 부족함으로 인하여 서운함을 드렸던 모든 분들께 진심으로 사과드리고 감사드린다.

2025년 12월

대표저자 박병주

축사

서울대학교 의과대학장 신찬수

2020년 8월 박병주 교수의 정년퇴임 시 추천자의 직함입니다.

본교 예방의학교실 박병주 교수님께서 정년퇴임을 맞이하여 과학적 근거에 기반한 보건의료체계 구축을 통한 질병예방과 건강증진을 추구하기 위하여 평생 추구해온 성과를 돌아보고 앞으로의 발전방안을 모색하는 저서를 발간하신 것은 대단히 뜻깊은 일이라 생각합니다. 박병주 교수님은 1980년 2월에 본교를 졸업한 후 예방의학교실에 남아 지금까지 예방의학과 공중보건학의 발전을 위하여 노력해 오신 분입니다. 1988년 1월에 본교 교수로 임용된 후 지난 33년간 서울의대 예방의학교실 교수, 의학연구협력센터장, 의학연구윤리심의위원회(IRB) 위원장, 한국의약품안전관리원장, 대한보건협회장, 대한민국의학한림원 부회장 등을 역임하면서 교육과 연구뿐 아니라, 사회봉사에 직접 참여하시며 일생을 예방의학과 공중보건학의 발전을 위해 헌신하셨습니다.

그런 일생을 사시면서 보건의료분야에서 과학적 근거를 생성하고 적용하는 것이 얼마나 중요한지 직접 보여주시고 기회 있을 때마다 역설하였습니다. 우리나라에 과학적 근거에 기반한 보건의료체계를 구축하기 위하여 열정적으로 활동하신 교수님의 삶이 본 저서에 압축되어 있는 것으로 생각됩니다. 저서의 구성을 보면 첫 번째 세션에서 보건의료분야에서의 과학적 근거 생성, 두 번째 세션에서 근거기반 보건의료의 적용과 평가, 세 번째 세션에서 근거기반 약물안전과 환자안전 관리로 되어 있어 박교수님과 평생 함께 일하신 분들이 모두 참여하셔서 본 저서를 준비하신 것으로 판단됩니다. 저자분들은 모두 보건의료분야의 전문가들로서 대학과 공공기관에서 활발히 활약하고 계시는 분들이라 본 서적을 통해 공부하는 후학들에게도 큰 도움을 줄 수 있으리라 생각합니다. 본 저서를 통하여 보건의료분야에서 과학적 근거가 얼마나 중요한

지, 과학적 근거를 어떻게 생성하는지, 생성된 근거를 어떻게 적용하는지에 대하여 포괄적으로 배울 수 있을 것으로 생각합니다.

훌륭한 저서 발간을 위해 노고를 아끼지 않으신 박병주 교수님과 저자로 참여해주신 모든 분들께 감사의 말씀드리며, 본 저서를 통하여 과학적 근거에 기반한 보건의료의 발전에 실질적으로 기여하길 기대합니다.

축사

서울대학교병원장 김연수

2020년 8월 박병주 교수의 정년퇴임 시 추천자의 직함입니다.

먼저 '과학적 근거에 기반한 보건의료체계' 출판을 진심으로 축하드립니다! 전 세계적으로 의료분야의 발전에서 임상의학과 기초의학 구분없이 과학적 근거의 중요성은 지속적으로 대두되어 왔습니다. 의학의 발전은 과학발전에 근간을 두고 있으며 객관적인 근거로 의료서비스 또한 개선되고 있습니다. 의사는 객관적인 근거를 통해서 환자를 진료하고, 의료정책 또한 과학적 근거 제시가 필수입니다. 다양한 전공분야가 있지만, 공통적으로 가장 기본이 되는 것은 그 근거가 얼마나 객관적이고 과학적인가 입니다.

본 저서에서는 보건의료분야에서의 과학적 근거 생성의 필요성뿐만 아니라, 근거 생성에 대한 기본적인 개념과 방법을 다루고 있으며, 생성한 근거를 어떻게 적용하고 평가할 수 있는지에 대해 상세하게 알려주고 있습니다. 감염병 관리, 보건의료정책 수립, 보건교육, 의료기술평가, 임상예방의료, 건강검진과 선별검사, 임상진료지침 개발 등에 대한 세부적인 내용을 담아서 특정 전공분야에 국한되지 않고 다양한 보건의료분야의 학도들과 전문가들에게 도움을 줄 수 있도록 구성되었습니다.

또한 약물역학연구의 전문가이시며 한국의약품안전관리원 초대 원장을 지내신 박병주 교수님을 중심으로 관련분야의 전문가들께서 약물안전과 환자안전을 주제로 한 세션도 구성되어 있습니다. 약물위해평가와 안전관리체계, 빅데이터기반 약물안전성 평가, 백신의 안전성과 유효성 평가 등은 보건의료분야에서 대단히 중요한 주제들이 아닐 수 없습니다.

한평생 예방의학 발전을 위해 헌신하신 박병주 교수님과 다양한 분야에서 전문가로 활발히 활동하고 계신 저자분들의 만남으로 훌륭한 서적이 나오게 되어 매우 기쁘게 생각합니다. 앞으로 본 저서가 우리나라 보건의료분야의 발전에 크게 기여하게 되길 기원합니다.

축사

한국보건의료연구원장 한광협

2020년 8월 박병주 교수의 정년퇴임 시 추천자의 직함입니다.

우리나라는 2007년에 의료법이 개정되면서 새로운 의료기술이 의료현장에 활용되기 위한 관문으로서 신의료기술평가제도가 마련되어 환자에게 활용되기 전에 안전성과 유효성을 검증하는 정책이 시작됐습니다. 이후 2008년에 보건복지부 산하에 공공연구기관으로 한국보건의료연구원이 설립되면서 보건의료분야에서 과학적 근거를 연구하고 평가하여 보건의료정책과 의료현장에서 의사결정을 지원할 수 있는 체계가 마련됐습니다.

보건의료분야에서는 인구고령화와 만성질환 증가 등의 문제를 오랫동안 고민해 왔습니다. 여러 연구가 이뤄졌고 이를 바탕으로 정책과 제도가 만들어졌습니다. 그런데 최근 들어 전 세계는 이전보다 더 빠르게 변화를 거듭하고 과학의 눈부신 발전으로 이제는 로봇, AI 등 혁신적 기술이 앞다퉈 시장에 나오고 있습니다. 또한 예기치 못한 신종 감염병 출현을 비롯한 각종 재해와 재난 상황은 인간의 의도와는 다르게 우리의 생활 전반을 바꿔놓고 있습니다.

한정된 보건의료자원의 효율적 활용과 환자에게 최선의 치료법을 제공하기 위한 보건의료연구의 본래 목적은 변함이 없습니다. 다만 과학적 근거를 생성하는 과정에서 새로운 환경변화에 부합하는 근거 수준을 높이기 위한 지속적 노력을 기울여야 하며, 다양한 이해당사자의 목소리를 조율하여 수용성을 높이는 등 과학적 근거의 영향력을 높이려는 노력이 필요합니다.

이런 가운데 여러 대학과 기관에 계신 다학제 전문가들이 모여 보건의료분야에서의 과학적 근거에 대한 필요성을 짚어보고, 연구의 질적 수준을 높이기 위한 방법과 보건의료정책과 의료현장에서의 실제 적용을 고민한 결과물이 책으로 발간되어 매우 다행스럽게 생각합니다. 많이 배울수록 더 많이 볼 수 있다고 합니다. 이 저서가 급변하는 의료환경에서 미래 보건의료 가치의 근거를 생성하고 적용하는 데 크게 도움이 되리라 믿습니다.

대표저자이신 박병주 교수님을 비롯한 저자 분들의 노고에 진심으로 감사드리며, 보건의료정책결정자, 의료인, 보건의료연구자와 이를 준비하는 많은 분들에게 공유되어 보건의료분야의 근거 수준을 한층 더 높이고, 근거와 정책이 합을 이뤄가면서 보건의료분야 과학적 근거 생성 및 적용이 활발히 이뤄지기를 기대합니다.

축사

대한민국의학한림원장 임태환

2020년 8월 박병주 교수의 정년퇴임 시 추천자의 직함입니다.

정밀의료의 시대 나아가 AI가 중심에 서게 될 의료에 근거기반의료의 개념이 아직도 필요한 것인가? 많은 학자들과 의료인들이 던지는 질문이지만, 그 대답은 명백합니다. 정밀의료이든 AI 주도 의료이든 모두 정확하고 적용가능한 보건의료의 근거를 창출하는 데 목적이 있는 것이고 따라서 넓은 범위의 근거기반의료의 범주에 포함되는 것이라고 할 수 있기 때문입니다. 박병주 교수의 정년을 기념하여 출간하게 되는 본 저서의 제목은 '과학적 근거에 기반한 보건의료체계'입니다. 질환의 진단과 치료 그리고 발병기전의 연구에 과학적 근거의 확보는 필수적인 명제입니다. 인공지능이 관련 학자들의 입을 넘어서 이미 일반인의 일상에까지 이르게 된 지금 본 저서의 출간은 의학 및 의료계에 큰 의미를 부여한다고 생각합니다.

우리나라에서 근거기반의료라는 단어가 도입된 지는 30년 가까운 시간이 흘렀고 그사이 근거기반의료의 개념은 꾸준히 개발되고 추진되어 오늘에 이르고 있지만, 그 중심에 늘 박병주 교수가 있었습니다. 본 저서의 내용은 크게 세 개의 장으로 구분할 수 있는 바, 첫째는 보건의료분야에서의 과학적 근거 생성, 둘째는 근거기반 보건의료의 적용과 평가, 셋째는 근거기반 약물안전과 환자안전 관리로 나눌 수 있는데, 각각의 장은 근거기반의료의 학문적 기틀을 만들고, 한국의약품안전관리원의 초대 원장을 지내며 의약품과 환자의 안전을 진두 지휘했으며, 대한민국의학한림원의 정책개발위원장과 부원장, 그리고 의학한림원과 질병관리청이 공동으로 추진한 '코로나19백신안전성평가위원회' 위원장을 역임한 후 현재 '서울시 서울의료원 공공보건의료지원단' 단장을 맡아 헌신하고 있는 박병주 교수의 꾸준한 삶과 연구에 그 궤적이 관통하고 있습니다.

최근 10년은 AI의 도입과 발전이라는 데 많은 학계와 산업계 그리고 국가 정책에 큰 무게가 실리고 있는 것이 사실이며, 우리나라의 새 정부도 신설된 '인공지능(AI) 미래기획수석'으로 하여금 국가 AI 전략과 예산을 총괄하도록 하여 국가 간 경쟁이 치열한 인공지능주권에 대한 강한 의지를 표명하였습니다. AI는 학문적 의미에서 그 발전은 매우 빨라서 많은 사람들이 인공지능이 바꾸어 놓을 우리 사회의 내일을 짐작조차 하기 어려운 것이 사실이지만, 보건의료의 현실에서는 인공지능의 도입은 매우 더뎌서 지난 10년간 의료현장에서 일어난 일은 그렇게 크지는 않다고 할 수 있습니다. 본 저서에서 중점적으로 다루고 있는 의료기술의 발전과 의료현장 도입의 괴리를 잘 음미해 보면 거기에서 보건의료의 진정한 갈 길을 알 수 있을 것입니다.

본 저서의 출판에 추천사를 부탁받고 사전에 보내주신 자료를 통하여 집필에 참여하신 모든 분들의 훌륭한 면면을 살피는 한편 저술내용을 읽어 볼 수 있는 기회가 있었습니다. 한 편 한 편이 학술적으로 매우 높은 경지에 이르고 있으며, 모든 저술은 3개의 큰 단원으로 분리되어 단원마다의 특징을 보이고 있지만, 큰 흐름에서는 박병주 교수의 삶과 연구의 내용을 대변하며 연결과 조화를 이루고 있어서 한마디로 '아름다운 집단지성'이 만들어 낸 한 편의 작품을 감상하는 느낌을 받았습니다. 특히 본 저서의 집필은 2020년 중반부터 시작되어 5년의 세월이 흐르는 동안 코로나19 팬데믹과 의료대란이라는 보건의료분야의 대단히 어려운 시기에 집필에 참여하여 훌륭한 저술을 해주신 모든 집필진의 노고에 특별한 감사의 말씀을 드립니다.

본 저서가 이 학문 분야를 새로이 접하게 되는 젊은 의학도들은 물론 관련 학문 연구자들에게는 교과서 이상의 길라잡이로서 큰 역할을 하게 될 것이며, 나아가 우리나라 보건의료의 발전을 더 한층 높은 수준으로 견인할 것이라는 점을 확신하는 바입니다.

목차

I 보건의료분야에서의 과학적 근거 생성

제1장 과학적 근거 생성의 필요성 4

1. 들어가며 4
2. 주장과 사실의 차이 4
3. 왜 과학적 평가가 필요한가? 5
4. 무엇을 평가해야 하는가? 6
5. 근거수준 6
• 참고문헌 8

제2장 과학적 근거 생성을 위한 연구윤리 10

1. 들어가며 10
2. 보건의료분야의 연구윤리 11
3. 21세기 한국의 연구윤리 발전 16
4. 맺는 말 22
• 참고문헌 23

제3장 보건의료연구에서의 비뚤림 25

1. 들어가며 25
2. 비뚤림의 종류 25
3. 연구결과의 인과성 평가 30

4. 맺는 말 32
• 참고문헌 33

제4장 임상시험의 과학적 수행 34

1. 들어가며 34
2. 임상시험 연구설계의 타당성에 대한 주요 가이드라인 및 규정 34
3. 임상진료지침의 개발과정 38
4. 임상시험 연구설계의 타당성 보장을 위한 필수 요건 40
5. 임상시험 통계분석: 대상자 규모의 결정 42
6. 맺는 말 44
• 참고문헌 45

제5장 관찰연구의 과학적 수행 46

1. 들어가며 46
2. 관찰연구의 종류 47
3. 과학적 연구에서 가설, 이론, 법칙 49
4. 관찰연구의 과학적 수행 51
5. 관찰연구의 과학적 활용 54
6. 맺는 말 55
• 참고문헌 56

제6장 진료-기반 연구네트워크를 통한 과학적 연구 57

1. 들어가며 57
2. 진료-기반 연구네트워크 구축 58
3. 진료-기반 연구네트워크의 장점 59
4. 진료-기반 연구네트워크의 단점 61
5. 적용 및 연구 경험 62

6. 맺는 말 68
• 참고문헌 70

제7장 과학적 근거 생성을 위한 통계분석 73

1. 들어가며 73
2. 근거기반의료와 통계분석 74
3. 근거의 재현성 76
4. p－값에 대한 오용 78
5. 통계적 유의성과 임상적 유의성 79
6. 비뚤림과 선택적 보고 81
7. 맺는 말 85
• 참고문헌 86

제8장 인공지능을 이용한 과학적 근거 생성 87

1. 들어가며 87
2. 인공지능과 보건의료연구의 융합 87
3. 인공지능 기반 과학적 근거 생성의 기술적 기반 89
4. 인공지능의 실제 응용 사례 96
5. 인공지능 응용의 윤리적·제도적 도전과 과제 98
6. 인공지능을 활용한 보건의료정책 혁신과 국제협력 전략 101
7. 정책 제언 및 실행 전략 103
• 참고문헌 106

제9장 과학적 임상연구 수행을 위한 연구지원조직 112

1. 들어가며 112
2. 연구지원조직의 기능과 역할 112
3. 실제 국내 연구지원조직 사례 115

4. 맺는 말 121
• 참고문헌 122

제10장 개인정보 보호와 근거기반 보건의료 123

1. 들어가며 123
2. 의료정보와 개인정보 124
3. 개인정보 보호법과 관련 법제의 조화 133
4. 맺는 말 135
• 참고문헌 136

II 근거기반 보건의료의 적용과 평가

제11장 근거기반 보건의료정책 140

1. 들어가며 140
2. 보건의료정책 141
3. 정책과정과 근거기반 142
4. 한국 보건의료정책의 근거기반 146
5. 맺는 말 147
• 참고문헌 149

제12장 우리나라 보건의료기술평가의 현황과 과제 151

1. 들어가며 151
2. 보건의료기술평가의 개념 152
3. 보건의료기술평가의 원칙 153
4. 보건의료기술평가 원칙의 적용 수준 155
5. 보건의료기술평가의 발전과제 156

6. 맺는 말 157
• 참고문헌 158

제13장 근거기반 임상예방의료 159

1. 들어가며 159
2. 임상예방의학의 정의와 개념 159
3. 임상예방의학의 필요성 및 국내 도입의 과정 161
4. 임상예방의학의 영역과 현황 및 발전방향 164
5. 맺는 말 167
• 참고문헌 168

제14장 근거기반 건강검진과 선별검사 170

1. 정의와 목적 170
2. 역사적 배경과 법적 근거 170
3. 국가건강검진 원칙 173
4. 국가건강검진 항목에 대한 근거수준 평가 174
5. 국가건강검진 현황 178
6. 문제점과 개선방안 181
7. 맺는 말 182
• 참고문헌 184

제15장 과학적 근거에 기반한 맞춤의료 185

1. 정의와 개념 185
2. 근거기반의료와 맞춤의료 188
3. 과학적 근거에 기반한 맞춤의료의 중요성 190
4. 과학적 근거에 기반한 맞춤의료에서
추가적으로 고려할 사항 192
5. 맺는 말 193
• 참고문헌 194

제16장 근거기반 임상진료지침 개발 195

1. 들어가며 195
2. 임상진료지침의 개요 195
3. 임상진료지침의 개발과정 196
4. 임상진료지침의 보급 207
• 참고문헌 212

제17장 과학적 근거기반의 감염병 관리 214

1. 들어가며 214
2. 근거에 기반한 감염병 관리전략 수립 215
3. 주요 감염병의 근거기반정책 개발과 추진 225
4. 세계적인 감염병의 대유행과 향후 대응 232
5. 맺는 말 235
• 참고문헌 236

제18장 과학적 근거기반 백신 개발 238

1. 들어가며 238
2. 일반적인 백신개발과정 239
3. 백신 개발에 필요한 과학적 근거의 종류 241
4. 신·변종감염병에 대한 백신개발전략 243
5. 맺는 말 245
• 참고문헌 246

제19장 근거기반 보건교육 247

1. 근거기반 보건교육의 개념 247
2. 보건교육의 두 가지 패러다임 248
3. 보건교육에서 근거의 생성 250

4. 보건교육에서 근거의 활용 252
• 참고문헌 253

제20장 근거기반 보건의료 실행기관 254

1. 들어가며 254
2. 국외 근거기반 보건의료 실행기관 255
3. 우리나라 근거기반 보건의료 실행기관 한국보건의료연구원 257
4. 맺는 말 267
• 참고문헌 267

제21장 근거기반 글로벌 보건 268

1. 들어가며 268
2. 글로벌 보건의 개념 270
3. 글로벌 보건의 현황과 과제 273
4. 근거기반의 글로벌 보건 대두 배경과 과제 276
5. 근거기반의 글로벌 보건에 대한 향후 과제와 함의 280
6. 맺는 말 281
• 참고문헌 282

III 근거기반 약물안전과 환자안전 관리

제22장 약물안전에 관한 과학적 근거 생성 286

1. 들어가며 286
2. 연구목적 설정 287
3. 자료 수집 및 확보 288
4. 연구설계 설정 및 분석 289

5. 연구결과의 타당성/신뢰성 평가 295
6. 연구결과의 보고 295
7. 연구결과의 인과성 평가 296
8. 감사의 글 298
• 참고문헌 299

제23장 약물안전성 평가를 위한 환자-대조군연구 301

1. 들어가며 301
2. 약물역학에서 환자–대조군연구의 중요성 301
3. 환자–대조군연구의 수행 방법 302
4. 환자–대조군연구의 장단점 304
5. 다기관 공동연구 304
6. 연구수행사례 306
7. 맺는 말 309
• 참고문헌 310

제24장 빅데이터 기반 약물안전성평가 311

1. 들어가며 311
2. 국내 보건의료 빅데이터 현황 311
3. 빅데이터 기반 약물안전성평가 시 고려사항 313
4. 국내 보건의료 빅데이터 활용 약물안전성평가 연구사례 316
5. 빅데이터 기반 약물안전성평가 타당도 제고를 위한 가이드라인 319
6. 맺는 말 320
• 참고문헌 321

제25장 국제협력 약물역학연구 323

1. 들어가며 323

2. 아시아약물역학네트워크 소개 323
3. 아시아지역의 약물역학연구에 활용되는 데이터베이스 324
4. AsPEN을 통한 실마리정보 분석과 코호트연구 등 실제수행사례 326
5. 국제공동연구 네트워크의 확대와 세분화 331
7. 맺는 말 332
• 참고문헌 333

제26장 의료기관 기반의 약물안전관리 335

1. 한국에서의 의료기관 기반의 의약품안전관리의 시작 335
2. 맺는 말 343
• 참고문헌 344

제27장 약물이상반응의 상담과 진료 346

1. 임상현장에서 약물안전을 위한 시도 346
2. 약물안전클리닉의 의의 347
3. 약물이상반응의 상담 348
4. 약물이상반응의 진단 350
5. 약물이상반응의 관리 352
6. 병원의 약물안전 활동에 대한 현실적 문제 353
7. 맺는 말 354
• 참고문헌 356

제28장 약물 위해성 평가와 의약품 안전관리체계 357

1. 들어가며 357
2. 의약품 안전관리 359
3. 의약품 부작용 피해구제사업 운영관리 367

4. 의료용 마약류 안전관리 369
5. 의약품통합정보시스템 운영 및 관리 372
6. 첨단바이오의약품 규제과학센터 지정 373
7. 맺는 말 374
8. 감사의 글 376
• 참고문헌 377

제29장 과학적 근거에 기반한 환자안전 활동 380

1. 들어가며 380
2. 환자안전의 시작과 역사 380
3. 환자안전 활동이란 382
4. 환자안전 교육 384
5. 환자안전의 전망 385
6. 맺는 말 387
• 참고문헌 388

제30장 과학적 근거에 기반한 정책 결정 사례 389

1. 들어가며 389
2. 근거기반 보건의료체계 도입의 필요성 390
3. 국내에서 과학적 근거에 기반한 정책 결정 사례 392
4. 맺는 말 395
• 참고문헌 398

• 색인 400

I

보건의료분야에서의 과학적 근거 생성

제1장 과학적 근거 생성의 필요성
제2장 과학적 근거 생성을 위한 연구윤리
제3장 보건의료연구에서의 비뚤림
제4장 임상시험의 과학적 수행
제5장 관찰연구의 과학적 수행
제6장 진료-기반 연구네트워크를 통한 과학적 연구
제7장 과학적 근거 생성을 위한 통계분석
제8장 인공지능을 이용한 과학적 근거 생성
제9장 과학적 임상연구 수행을 위한 연구지원조직
제10장 개인정보 보호와 근거기반 보건의료

제1장

과학적 근거 생성의 필요성

허대석

1. 들어가며

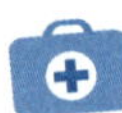

코로나19 대유행이 진행되던 2020년 8월, 당시 미국 대통령은 질병상황을 전국민을 대상으로 보고하는 과정에서 소독제를 인체에 투입하는 방법에 대해 언급하며, 이를 치료법으로 시사하는 발언을 하였다. 또, 말라리아 치료제로 사용되어 오던 하이드록시클로로퀸(hydroxychloroquine)을 투약하면 코로나19를 치료할 수 있다고 주장하였다. 이 주장은 국민들에게 실질적인 도움을 줄 수 있는 사실일까?

수년전 말기암 환자에서 동물에 사용되는 구충제가 효과가 있다는 주장이 인터넷 매체를 통해 전파된 적이 있다. 이를 입증할 근거가 없음에도 이런 주장에 동요되는 이유는 절박한 상황에서 지푸라기라도 잡고자 하는 인간의 심리로 설명될 수 있다.

2. 주장과 사실의 차이

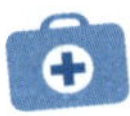

암의 새로운 치료법이 언론에 발표되면 많은 사람들이 관심을 가진다. 그러나, 지금까지 우리나라에서 발표된 '획기적' 혹은 '세계 최초'라는 암 치료법과 '기적적인' 대체요법까지 더한다면 암은 이미 정복되었을 것으로 예상되지만 현실은 그렇지 않다.

지난 50여 년간 수만 종의 치료법이 항암효과가 있다고 주장되었지만, 실제 항암효과가 공식적으로 인정되어 현재 널리 사용되고 있는 항암제는 50 – 100여 종에 불과하다. 달리 설명하면, 항암효과가 있다고 주장된 1만 개의 약 중에서, 효과가 인정되어 널리 사용되는 약제는 1 – 2개에 불과하고 나머지는 사실이 아닌 것으로 판명되었다.

많은 과학자들이 연구해서 결과를 발표하지만 하나의 '주장'일 뿐 의료기술로 사용될 수 있는 '사실'로 인정받기 위해서는 임상시험을 통한 검증이 필요하다. 암에 대한 획기적인 새로운 치료법이 개발되었다는 기사를 찬찬히 살펴보면 대부분 실험실의 시험관 내에서 암세포나 실험용 쥐를 대상으로 한 실험 결과이다. 환자들을 대상으로 임상시험을 한 경우도 제대로 된 연구설계를 준수하지 않으면 보편적으로 받아들이기 어렵다.

3. 왜 과학적 평가가 필요한가?

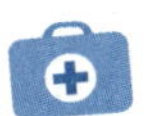

사람에서 대량으로 피를 체외로 빼내 질병을 치료하려는 사혈(bloodletting)은 이집트시대에 시작하여 3000년에 걸쳐 전세계로 전파된 의료기술이었다. 히포크라테스는 신체의 질병상태를 4가지 체액으로 설명하면서 체액의 불균형을 바로잡으면 질병을 고칠 수 있다고 믿었는데, 체액의 불균형을 교정하는 방법으로 '사혈'의 효과를 설명하였다. 미국의 초대대통령 워싱톤도 급성 후두개염에 걸려 사혈 치료를 받던 중 상태가 악화되어 사망했을 정도로 사혈은 1800년대까지 널리 시행되었다.

그런데, 프랑스 과학자 피에르 찰스 알렉산드르 루이(Pierre Charles Alexandre Louis, 1787 – 1872)가 77명의 급성 폐렴 환자를 대상으로 과학적으로 비교평가한 결과, 사혈이 도움이 되지 않을 수 있다는 결과를 발표하면서 변화가 일기 시작했다. 잇달아, 많은 의학자들이 사혈이 효과가 없음을 과학적으로 증명하여 사혈은 역사 속으로 사라지게 되었다. 이론적으로 근거가 있다는 잘못된 주장을 실증적 연구로 바로잡은 예이다.

또 다른 예는, 비타민 C의 항암효과에 대한 논쟁이다. 노벨상을 2번 수상받은 라이너스 폴링(Linus Pauling)은 고농도의 비타민 C가 항산화효과를 통해 항암효과가 있다고 주장하였다. 실제로, 100명의 말기암 환자에게 비타민 C를 투약했더니, 생존기간의 연장을 관찰했다는 논문도 발표하였다. 그러나 비교성이 없는 과거비교군과의 비교로 인해 비뚤림이 개입된 타당도가 낮은 연구였다.

이후 메이요클리닉 등에서 엄격한 3상 임상시험을 통해 검증한 결과, 어느 연구에서도 비타민 C의 항암효과를 입증하지 못하였다. 제대로 된 연구설계가 뒷받침되는 임상시험의 중요성을 보여주었다.

수천년 동안 사용되어 오던 비방일지라도 과학적인 검증이 필요하다. 또, 최신 의료기술도 적절한 임상시험을 통해 객관적인 근거를 제시하지 못한다면 보편적으로 인정받기 어렵다.

4. 무엇을 평가해야 하는가?

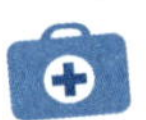

의학영역 근거평가에서 우선적으로 다루는 것은 안전성이다. 코로나19 환자를 대상으로 소독제를 정맥주사 한다면 바이러스를 죽일 수 있을지 모른다. 실질적인 문제는, 소독제는 인체에 유해한 화학물질이기 때문에 정맥주사를 시도하면 바이러스보다 환자가 먼저 사망할 것으로 우려되는 점이다. 따라서, 이런 시도는 인체를 대상으로 이루어질 수 없다.

두 번째로, 실질적인 효과가 있는가를 조사해야 한다. 코로나19 환자에서 하이드록시클로로퀸이 치료나 예방효과가 있는지에 대하여는 많은 임상시험 결과가 발표되어 있다. 일부 효과를 주장하는 연구결과도 있으나, 대부분의 임상시험은 효과를 입증하지 못하였다.

5. 근거수준

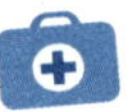

급성 폐렴에서 항생제의 효과는 흑백으로 구분할 수 있을 정도로 명확히 정리될 수 있지만, 진행 폐암 환자에서 항암제의 반응율은 약제에 따라 5%–40% 수준이다. 어느 수치를 기준으로 효과가 '있다 혹은 없다'를 판단하는 것이 적절한지 쉽게 합의하기 어렵다.

그러나, 사회제도는 이분법적인 결정으로 구성되어 있다. 법원의 판결은 유죄 혹은 무죄이다. 15% 유죄라는 판결은 없다. 식품의약품안전처도 근거가 있다는 판단을 기준으로 품목허가를 내어주고 있고, 건강보험 급여기준도 마찬가지이다. 문제는 실제 상황에서는 이분법적으로 판단하기 어려운 상황이 많다는 점이다.

근거자료 검토에서 주의해야 할 점은 여전히 많다. 제약회사가 품목허가를 받기 위해 수행한 임상시험은 엄격한 기준을 만족한 환자를 대상으로 이루어진 것이다. 다른 합병증이 있거나, 전신상태가 나쁜 환자들은 제외된다. 이런 이유 때문에 실사용증거(real world evidence)를 정확히 반영하지 못할 위험이 있다.

근거가 있다고 주장하는 경우, 그 주장을 뒷받침하는 임상연구가 있는지를 먼저 평가하는 것이 추천된다. 논문 발표도 없이 특정 전문가가 개인적인 경험을 바탕으로 주장한다면 보편적으로 인정받기 어렵다. 다양한 연구자들이 해당 의료기술을 사용해 본 결과, 동일한 결과를 재현할 수 있어야 한다. 또, 검증에 사용된 임상시험의 연구설계에 따라 근거수준이 결정된다([표 1-1]).

표 1-1. 연구설계에 따른 근거수준(Scottish Intercollegiate Guidelines Network)

근거수준	연구설계
1	무작위배정 비교임상시험 메타분석 체계적 문헌고찰
2	코호트연구 제2상 임상시험
3	증례보고
4	전문가 의견

의학적 선택을 하거나, 정책적 결정을 함에는 과학적 근거 외에도 다양한 가치적 판단이 개입하게 된다. 이런 가치적 판단으로 인한 혼란을 최소화하기 위해서는, 근거자료를 표기할 때, 근거유무로 표현하는 것보다는 근거수준을 제시하는 것이 더 바람직하다.

참고문헌

1. Gerry G. The history of bloodletting. BCMJ. 2010;52(1):12–24.
2. Cameron E, Pauling L. Cameron E, et al. Supplemental ascorbate in the supportive treatment of cancer. Prolongation of survival times in terminal human cancer. PNAS USA. 1976;73(10):3685–9
3. Cameron E, Pauling L.Cameron E, et al. Supplemental ascorbate in the supportive treatment of cancer: Prolongation of survival times in terminal human cancer. Proc Natl Acad Sci U S A. 1976 Oct;73(10):3685–9
4. Reczek CR, Chandel NS. Revisiting vitamin C and cancer. Science. 2015; 350(6266):1317–8.
5. Reczek CR, Chandel NS. Revisiting vitamin C and cancer. Science. 2015 Dec 11;350(6266):1317–8
6. Boulware DR, Pullen MF, Bangdiwala AS, et al. Randomized trial of hydroxychloroquine as postexposure prophylaxis for Covid–19. NEJM. 2020; doi: 10.1056.
7. Boulware DR, Pullen MF, Bangdiwala AS, et al. Randomized Trial of Hydroxychloroquine as Postexposure Prophylaxis for Covid–19. N Engl J Med. 2020 Jun 3: doi: 10.1056/NEJMoa2016638
8. Das S, Bhowmick S, Tiwari S, Sen S. An updated systematic review of the therapeutic role of hydroxychloroquine in coronavirus disease–19 (COVID–19). Clin Drug Investig. 2020;40(7):591–601.
9. Das S, Bhowmick S, Tiwari S, Sen S. An Updated Systematic Review of the Therapeutic Role of Hydroxychloroquine in Coronavirus Disease–19 (COVID–19). Clin Drug Investig. 2020 Jul;40(7):591–601
10. Greenhalgh T, Howick J, Maskrey N; Evidence Based Medicine Renaissance Group. Evidence based medicine: a movement in crisis? Version 2. BMJ. 2014; 348: g3725.
11. Greenhalgh T, Howick J, Maskrey N; Evidence Based Medicine Renaissance Group. Evidence based medicine: a movement in crisis? Version 2. BMJ. 2014 Jun 13; 348: g3725.

12. Heo DS. Anthelmintics as potential anti−cancer drugs? JKMS. 2020;35(6): e75. doi: 10.3346.

13. Heo DS. Anthelmintics as Potential Anti−Cancer Drugs? J Korean Med Sci. 2020 Feb 17;35(6): e75. doi: 10.3346/jkms.2020. 35. e75.

제2장

과학적 근거 생성을 위한 연구윤리

김옥주

1. 들어가며

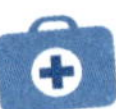

근거 생성을 위한 보건의료분야의 연구는 과학적으로 타당한 방법으로 이루어져야 한다. 또한 반드시 윤리적인 방법으로 이루어져야 한다. 여타 분야의 연구와 달리 사람을 대상으로 하는 연구가 많기 때문이다. 아무리 중요한 근거를 생성하는 연구라도 그 연구대상이 되는 사람에게 받아들일 수 없는 해악을 끼치는 것은 용납되지 않기 때문이다.

근거수준의 피라미드에 의하면 환자군연구에서 단면연구, 환자-대조군연구, 코호트연구, 무작위배정 비교임상시험 쪽으로 갈수록 연구 빈도는 낮지만 연구방법의 근거 수준은 높아진다. 이렇게 근거 수준이 높아질수록 지켜야 할 연구윤리 수준도 높아진다. 연구가 아닌 다른 목적으로 수집된 데이터를 모아 분석하는 후향적 관찰연구보다 연구를 위해 데이터를 모으는 전향적 관찰연구에서 윤리적인 문제가 더 많이 발생한다. 또한 관찰연구보다 실험연구로 갈수록, 복잡한 연구로 갈수록 연구대상자에게 미치는 위해가 커지는 경향이 있다. 따라서 예외는 있겠으나 일반적으로 근거의 수준이 높아질수록 준수해야 할 연구윤리의 수준도 높아진다.

보건의료분야에 필요한 과학적 근거 생성에서 연구의 윤리성은 핵심적인 요소이다. 사람을 대상으로 하는 연구는 필히 연구윤리를 준수해야 한다. 이 글에서는 보건의료분야의 과학적 근거 생성을 위한 연구에서 고려해야 할 연구윤리에 대해 서술하고자 한다. 이 장에서는 먼저 21세기 보건의료분야에서 정립된 연구윤리 원칙을 소개하고, 이어 우리나라에서 연구윤리가 21세기 들어 정착되는 과정을 기술한다. 필자가 유학을 마치고 2001년 이후 서울대학교의과대학/서울대학교병원 IRB에서 활동하며 경험한 한국의 연구윤리 발전이 중심이 될 것이다. 지난 사반세기 동안 인간대상 연구에 대한 국제적 발전을 배경으로 어떻게 한국에서 과학적 근거 생성을 위한 연구윤리가 발전되어 왔는지를 고찰하고자 한다.

2. 보건의료분야의 연구윤리

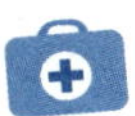

가 20세기 후반기의 연구윤리

현대의학이 사람을 대상으로 하는 연구에 기초를 두고 있음에도 불구하고 제2차 세계대전 직후만 해도 의학연구윤리에 대한 내용이 국제적으로 확립되지 않은 상태였다. 1947년 비인간적인 연구를 한 나치 의사들에 대한 재판에서 발표된 뉘른베르크 강령이 최초의 국제적인 의학연구윤리지침이다. "허용가능한 의학실험"의 지침으로서 연구대상자의 자발적 동의를 가장 중요한 연구윤리로 제시하였다. 이어 1964년 세계의사회의 헬싱키선언이 인간대상 연구윤리지침으로 선포되었다. 1972년에는 미국 연방정부에 의한 터스키기 매독연구가 폭로되어 그 여파로 1979년 벨몬트 리포트가 발표되어 인간대상 연구의 윤리원칙이 확립되었다. 20세기 후반기에는 임상연구가 더욱 확대되며 많은 의약품이 개발되었고 20세기 말에 이르러 임상시험의 국제화가 두드러지게 되었다. 1996년에는 미국, 유럽 및 일본이 주축이 된 의약품규제조화국제회의(International Conference on Harmonization, ICH)에서 임상시험관리기준(Good Clinical Practice, GCP)이 발표되었다.

이들 국제지침들은 20세기에 걸쳐 역사적으로 제기된 비윤리적인 문제들에 대해 대응을 하기 위해 만들어져서 포괄적이지 않았다. 21세기에 들어 임상연구의 국제화가 심화되면서 체계적이고 포괄적인 연구윤리지침들이 제시되었다.

표 2-1. 윤리적 임상 연구의 원칙

1. 협력적 파트너쉽	5. 유리한 위험-이득 비율
2. 사회적 가치	6. 독립적인 검토
3. 과학적 타당성	7. 사전 동의
4. 공정한 연구대상자 선정	8. 연구대상자 존중

나 21세기의 연구윤리

21세기 초 미국 국립보건원의 임상윤리센터의 에제키엘 임마누엘과 그의 동료들이 미국의사협회지에 필수적이고 보편적인 임상연구윤리의 원칙을 7가지로 제시하였다[1]. 이들은 2008년 임상연구윤리에 관한 방대한 교과서를 편찬하면서 이 논문을 발전시켜서 "생명의학연구의 윤리적 프레임워크"라는 챕터로 원칙을 하나 더 추가하여 8개로 제시하였다[2]. [표 2-1]은 에제키엘 임마누엘 등이 제시한 8개의 임상연구 윤리원칙을 정리한 것이다.

임상연구가 이루어지는 경제적, 문화적, 기술적 조건에 맞게 이 원칙들이 적용되어야 함은 물론이다. 아래 상술하는 이 윤리원칙은 과학적 근거 생성을 위한 연구에서 모두 필요하며, 보편적이다.

1) 협력적 파트너쉽

21세기에 새로 등장한 임상연구 윤리의 원칙은 연구대상자와의 협력적 파트너쉽이다. 인간대상연구를 윤리적으로 만드는 가장 첫 번째 단계는 연구대상자 공동체와 연구를 함께 계획하고 수행하고 결과를 전파하며 연구결과를 활용하여 건강을 개선하는데 책임을 공유하고 연구의 혜택을 공유하는 것이다. 연구에 참여하는 연구대상자는 더 이상 피동적으로 실험을 당하는 피험자가 아니다. 2차세계대전부터 1970년대에 이르기까지 비인간적인 연구에 문맹이거나 가난하여 자기를 보호하지 못하는 취약한 사람들이 연구인지도 모르고 연구대상이 되어 착취를 당하는 경우가 많았다. 이에 이들을 보호하기 위한 법률을 만들면서 인간대상 연구에 참여하는 사람을 미국의 법률에서는 '인간피험자(human subject)'라고 지칭하였다. 2013년에 전면 개정된 한국의 생명윤리 및 안전에 관한 법률에서는 '연구대상자'라고 지칭한다. 그러나 세계적인 추세는 연구 참여에 능동성과 협력성을 고려하여 "연구참여자(research participant)"라고 부르는 것이 보다 일반화되고 있다. 21세기에는 보건의료에서 과학적 근거를 생산하는 인간대상 연구가 주는 이익과 혜택이 분명해진 것이다. 난치병·불치병 환자들이 기금을 모으고 국회에 청원을 하여 연구비를 국가에서 지원받으며 연구를 조직하고 능동적으로 참여하는 일들이 드물지 않게 되었다.

2) 사회적 가치

임상연구의 윤리적 측면에서 먼저 고려되어야 할 것은 사회적인 가치이다. 연구는 사회적 자원이 들어가며 무엇보다도 사람을 대상으로 하는 연구는 때로는 위험과 불편함, 불확실성을 동반한다. 연구는 연구대상자의 복지향상이 목적이 아니라 보편화할 수 있는 지식을 만들기 위해, 과학적 근거를 생산하는 것이다. 그러므로 사람을 대상으로 하는 연구는 해당 연구로부터 건강 향상 또는 지식의 향상과 같은 사회적 가치가 생산되어야 한다. 사회적으로 가치가 없는 연구는 허용이 되어서는 안 된다.

3) 과학적 타당성

21세기 임상연구윤리의 중요한 원칙은 과학적 타당성이다. 비과학적 연구는 비윤리적이다. 타당하지 않은 연구방법을 사용하는 비과학적 연구에서는 사회적 가치가 있는 연구결과가 도출될 수 없다. 통계적 검정력이 부족한 연구, 과학적 근거를 생산해내기 어려운 연구설계, 혹은 연구방법 등, 과학적 타당성이 부족한 연구에 사람을 참여시켜 연구하는 것은 비윤리적이다. 인간대상 연구는 연구의 목표를 달성할 수 있도록 방법론적으로 엄격해야 한다. 또한 건강증진과 관련해서 연구결과가 해석 가능해야 하고 유용해야 한다.

4) 공정한 연구대상자 선정

20세기에 발전된 임상연구윤리는 취약한 연구대상자에 대한 착취의 역사에 대한 반성에서 비롯되었다. 연구자들이 연구대상자들의 취약성을 이용해서 연구에 이들을 이용하고 착취한 사례들은 20세기에 걸쳐 반복적으로 나타났다. 나치독일 의사들의 포로를 이용한 연구나, 일본 731부대에 의해 마루타(통나무)라고 불리는 특수 이송된 수감자를 대상으로 하는 연구, 미국 연방정부 의사들에 의한 앨라배마 주 터스키기 지역의 가난하고 문맹인 흑인노동자를 대상으로 하는 연구들이 그 예이다. 이러한 비윤리적인 연구에 대한 반성으로부터 공정한 연구대상자의 선정이 의학연구의 중요한 원칙으로 세워졌다.

그러나 1980년대를 거치면서 의학연구가 위험하고 취약한 피험자를 착취하는 것이라는 개념으로부터 이득을 제공하는 기회로 개념이 점차 변화하게 되었다. 1980년대 에이즈 환자를 대상으로 신약의 효용성을 검증하는 지도부딘 임상시험 이래 의학연구에 참여하는 것은 불치병·난치병에 대한 첨단치료제를 접할 수 있어 생명을 구할 수 있는 기회가 되었기 때문이다. 따라서 사회적으로 인정받고 권력을 가진 사람들이 특권으로서 연구참여가 이루어지는 것에 대한 우려가 생기게 되었다.

이에 따라 연구대상자 선정의 공정성은 현대 임상연구윤리에서 매우 중요한 원칙이 되었다. 연구대상자의 취약성이나 특권이 아닌 과학적인 목표와 위험과 이익의 잠재성과 분배에 의해 참여자를 선정해야 한다. 연구대상자의 선정은 과학적인 이유에서 즉, 연구가 과학적 규범을 준수하고 유효하고 신뢰할 수 있는 데이터를 생성할 수 있도록 이루어져야 한다. 이는 연구의 위험과 이익을 정의롭게 분배하기 위한 정의의 원칙을 구현하기 위해서 필요하다.

5) 유리한 위험-이득 비율

전형적인 임상연구는 새로운 치료제나 진단, 예방법 등이 안전하고 효과적인 지를 알기 위해서 사람을 대상으로 체계적으로 조사하는 것이다. 새로운 치료법이 안전한지, 효과적인지 근거가 없으므로, 과학적 근거를 생산하기 위해 연구를 하는 것이다. 현재 규제당국에서 시판을 허용한 신약과 의료기기, 백신 등은 모두 이러한 인간대상 연구를 통해 안전성과 유효성이 입증된 것들이다. 신약이 개발되어 여러 차례의 임상연구를 거치는 동안 최종적인 승인에 이르는 것은 10퍼센트도 안 되는 것으로 알려져 있다. 즉, 안전성과 유효성에 대한 근거창출을 위해 연구하는 것이므로 임상연구에 참여하는 사람들은 안전하지 않거나 효과적이지 않은 시험약에 노출될 수 있다. 이러한 과학적 근거 생산 활동에서 연구대상자들이 위험에 노출될 수 있다.

인간대상연구에서 위험을 평가하고 이득을 평가하여 위험보다 이득이 상회할 때에만 연구를 수행하는 것이 정당화 된다. 개인과 사회를 위해 얻어질 지식에 대한 잠재적 이득은 위험을 능가해야 한다. 위험과 이득을 비교할 때, 개별 참여자에 대한 잠재적 혜택이 위험보다 커야 한다. 그렇지 않은 경우에는, 연구에서 얻어지는 지식이라는 사회의 이익은 개별 참가자의 위험을 정당화해야 한다. 현대 임상연구윤리에서 유리한 위험–이득 비율이라는 원칙에 의해 연구의 위험을 최소화하고 이득을 최대화해야 한다. 이는 선행의 원칙과 해악금지의 원칙을 구현하기 위한 것이다.

6) 독립적인 검토

현대의 인간대상연구는 연구윤리심의위원회(Institutional Review Board, 이하 IRB)와 같은 독립적이고 유능한 심사기구에 의해 연구를 수행하기 전에 윤리적 적합성을 검토하고 승인을 받은 연구만 수행될 수 있다. 연구윤리심의제도는 연구대상자의 권리·안전·복지를 위해 1970년대에 미국에서 도입되었으며, 국제적으로 인간대상연구를 수행하기 위한 필수조건이다. 이는 연구자의 이해상충문제를 관리하고 연구의 사회적 책임성을 유지하기 위해 만들어진 제도이다. 따라서 연구를 검토하는 위원회는 연구로 인한 이해관계가 없어야 하며, 해당 연구분야에 종사하지 않는 인사와 연구기관에 속하지 않은 외부인사가 반드시 참여하여 검토하여야 한다. 연구자는 연구를 수행함으로써 얻는 이득이 있기 때문에, 연구자로부터 독립된 심의위원회가 연구계획을 검토하고 수정을 조언하고 최종적으로 승인할 뿐 아니라 연구를 종료할 때까지 연구의 윤리성을 감독하도록 되어 있다. IRB는 연구의 윤리성과 과학성에 대해 독립적으로 검토함으로써, 연구자가 자신의 연구에 대해 갖는 이해충돌을 관리하며 공정한 연구를 수행하도록 감독하는 역할을 한다.

7) 사전 동의

1947년에 제정된 최초의 국제 의학연구지침인 뉘른베르크강령부터 연구대상자의 동의는 인간대상연구윤리의 가장 중요한 원칙이었다. 잠재적인 연구대상자가 자유로운 결정을 내릴 수 있는 조건을 갖춘 상황에서 즉, 강제가 없는 상황에서 연구에 대한 정보를 제공받고 이해하며, 이 연구가 자신의 가치와 상황에 미치는 영향을 평가할 수 있고, 자유로운 자신의 의지에 따라 연구에 참여하기를 결정하거나 거부할 수 있어야 하는 것이 현대 임상연구윤리의 가장 중요한 원칙 중의 하나이다. 이는 인간 존중의 원칙과 자율성 존중의 원칙을 구현하기 위함이다.

8) 연구참여자 존중

연구참여자는 연구 도중 사생활과 기밀에 대해 보호받아야 하고, 연구에 참여했다고 할지라도 도중에 언제든지 연구 참여를 철회할 수 있어야 한다. 또한 연구 도중에, 때로는 연구가 종료된 다음에도, 연구참여자의 건강과 안녕은 모니터링되어야 한다.

이와 같은 연구를 윤리적으로 만드는 원칙들은 연구계획서에 반영되어야 한다. 그리고 이러한 연구계획은 IRB에서 독립적인 검토를 하여 승인받은 경우에만 수행될 수 있다. IRB는 연구에 참여하는 연구참여자의 권리, 안전 및 복지를 보호하기 위해 독립적으로 설치한 상설기구이다. 한국, 미국, 일본, 대만 등지에서는 보건의료분야의 연구를 수행하고자 하는 의료기관이나 대학에서는 기관 안에 설치되어 있지만 유럽의 경우는 지역이나 국가 단위로 설치되어 있는 경우도 적지 않다. 연구가 사회적 가치와 과학적 타당성이 있으며, 연구참여자를 공정하게 선정하고, 연구의 위험-이득 비율에서 이득이 높으며, 연구참여자에게 사전 동의를 받고 이들을 존중하는가를 종합적으로 평가하는 것이 바로 IRB이다. 윤리원칙에 기반하여 IRB에서 적합성을 검토하고 승인받은 연구만 수행될 수 있다.

3. 21세기 한국의 연구윤리 발전

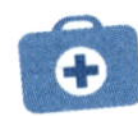

1953년 한국전쟁을 치르고 70여년 동안 급성장한 대한민국의 경우, 21세기에 들어서 비로소 보건의료분야의 성장과 더불어 연구윤리도 발전하였다. 21세기 한국 연구윤리의 역사를 IRB를 중심으로 2005년 생명윤리 및 안전에 관한 법률 도입과 2013년

이의 전면 개정을 기준으로 시기를 나누어 고찰하도록 한다.

보건의료연구의 후발주자인 우리나라는 연구윤리의 도입이 늦었다. 1995년에 식품의약품안전처에서 의약품임상시험관리기준을 처음으로 도입하였으며, 2001년에는 ICH-GCP 수준으로 정비된 개정안을 제시하였다. 이와 더불어 한국에서의 임상시험은 질적, 양적으로 성장을 이루었다. 2000년 이전에는 전무했던 글로벌 임상시험이 2012년경에는 연간 300여 건을 넘으며 서울이 세계에서 가장 임상시험을 많이 하는 도시가 되었다. 국가적으로도 질적인 임상시험을 촉진하기 위한 노력을 하였으며 많은 사람들이 임상시험에 참여하게 되었고 한국은 임상시험의 강국이 되었다. 2005년 생명윤리 및 안전에 관한 법률이 제정되어 배아와 유전자를 주로 다루다가 2013년에 전면 개정되어 인간대상연구와 인체유래물연구의 윤리를 다루게 되었다.

가 2005년 이전까지 한국의 의학연구윤리

1) KGCP 도입과 KAIRB의 설립

21세기로 진입하며 세계적으로 임상시험의 글로벌화가 이루어진다는 미국 정부의 보고서에서 제3세계의 의학연구윤리의 역량강화가 매우 중요한 과제로 제기되었다. 연구를 주도하는 나라들은 선진국이지만 임상시험은 전지구촌에서 이루어지나 연구윤리와 연구참여자 보호대책은 개발이 안 되어서 제3세계 사람들의 착취를 우려하는 목소리들이 있었다. 우리나라에서는 1995년 10월 식품의약품안전청에서 임상시험관리기준(KGCP)을 제정하여 적용함으로써 임상시험을 수행하고자 하는 의료기관에서는 반드시 IRB를 설치하도록 의무화하였다. 한국은 2001년 ICH-GCP를 도입하면서 의학계, 윤리학계, 제약산업계 공동으로 IRB 수준 향상을 목표로 IRB협의회를 준비하였다. 2002년 3월 18일 KAIRB(대한임상연구심의기구협의회, Korean Association of IRBs)가 결성되었다. 2002년 박병주, 신상구 교수 등 KAIRB를 주도했던 학자들은 전국적으로 IRB현황 파악을 위한 설문조사를 실시하였다. 이 결과를 보면 한국의 IRB 현황은 매우 만족스럽지 못한 것이었다. IRB가 국제기준에 비추어 볼 때 부적절하게 구성이 되었거나, 제대로 운영되지 않고 있거나. 사전동의심사를 제대로 하지 않거나 지속심사를 하지 않는 등의 문제점이 지적되었다. 특히 각 IRB 마다 매우 다양하게 심의가 이루어지고 있으며, 임상시험 외의 많은 영역에서 IRB 심의가 이루어지지 않음이 지적되었다. 당시 가장 시급한 과제는 IRB의 역량강화와 IRB 설치와 운영에 대한 가이드라인을 확립하고 보급하는 일이었다. 2002년 미국 국립보건원의 임상윤리전문가들을 초빙하여 4일간 국제심포지엄을 열어 국내의 IRB위원들에게 국제수준의 임상윤리에 대한 정보를 교환하였다. 국제지침을 바탕으로 KAIRB는 국내 최초로 <IRB 설립 및 운영 지침>을 개발하여 2003년 2월 각 회원, 의학회, 정부기관, 제약기업 등을 통해 전국 IRB와 연구기관에 배포하였다.

2) 서울대학교병원 IRB 태스크포스팀과 국제 수준의 IRB SOP 마련

실제 연구기관에서 연구자, 의뢰자, 연구행정요원들이 업무와 실천을 통해 연구윤리를 구현하기 위해서는 IRB 표준운영절차(Standard Operating Procedures, SOP)가 절실하였다. 서울대학교병원에서는 2004년 3월부터 9월까지 박병주 교수를 팀장으로 하여 10여 명의 의대 교수들이 IRB를 국제수준의 IRB로 운영하기 위한 태스크포스팀을 구성하고 매주 회의를 진행하였다. 여기서는 인간대상연구윤리와 국내외 관련 법규정, IRB 운영에 대한 연구, WHO와 미국 FDA의 IRB SOP 템플릿 검토를 통해 반년에 걸쳐서 SOP 초안을 도출하고, 최종 검토를 위한 워크숍을 통해 한국의 현실에 부응하는 국제수준의 IRB SOP를 2004년 10월에 마련하였다. 그 이전에 사용되던 IRB SOP는 매우 개략적인 문서였으나, 태스크포스팀의 작업을 통해 수백 페이지에 달하는 포괄적인 SOP가 마련되어 임상연구에 종사하는 각종 종사자들이 질적으로 보장된 연구윤리업무를 수행할 수 있게 되었다.

3) KAIRB 통한 전국 기관과의 IRB SOP 공유

국내 IRB의 표준화와 질보장이 결여된 현실에서 국내 IRB 운영의 질을 단기간에 향상시키기 위해서는 한국실정에 맞는 국제수준의 IRB SOP 보급과 교육이 이루어져야 했다. 서울대병원 IRB 태스크포스팀장 박병주 교수와 KAIRB 회장인 신상구 교수는 상당한 인력과 재원을 들여 마련한 서울대병원의 IRB SOP를 워드파일의 템플릿으로 만들어 전국의 IRB와 병원 및 연구기관에 무료로 배포하기로 하고 KAIRB 운영위원회의 결정을 거쳐서 CDROM으로 만들어 보급을 하였다. 당시 보급된 IRB SOP는 이후 국내 많은 병원과 대학 IRB SOP 초안으로 활용되어, 단시간에 국내 IRB의 질향상에 기여하였다.

한국에서는 이와 같이 태동기에 해당하는 연구윤리 역사의 초기에 인간대상연구에 관련된 연구자, 학자, 제약산업계에서 자발적으로 KAIRB를 결성하고 협조하여 전국 IRB의 표준화와 질적 향상을 도모하였다는 것이 특징이다.

나 2005년 생명윤리 및 안전에 관한 법률 도입과 황우석 사태

2005년과 2006년의 황우석의 줄기세포 조작 사건은 한국의 연구윤리 역사에 획을 긋는 사건이었다. 황우석 사건은 줄기세포 연구윤리를 넘어 광범위한 문제를 제기하였다. 황우석의 연구는 과학적 데이터의 조작뿐 아니라 생명윤리의 문제, IRB의 문제, 연구원 착취 문제, 난자 문제, 연구비 유용의 문제, 연구자를 둘러싼 네트워크의 문제 등 거의 연구윤리문제의 총집합이라고 할 수 있을 만한 문제들을 야기하였다. 황우석 전 교수는 2004년의 논문을 통해 체세포 핵이식을 통해 복제한 배아로부터 줄기세포를 추출하는 연구를 성공하였다고 발표했다. 이에 대해 한국사회는 열광과 우려가 뒤섞인 반응을 하였으나, 생명윤리학자들은 인간 난자가 윤리적으로 적절하게 구득된 것인지, 기관윤리위원회의 감독이 적절하였는지, 저자 표기는 적절한지, 인간배아복제가 정당한지 등에 대해 문제제기를 하였다. 전무후무한 스케일의 생명윤리와 연구윤리 위반으로 황우석 사건은 한국의 생명과학 연구, 특히 줄기세포연구에 매우 부정적 영향을 미쳤으며 생명과학연구에 대한 국내외의 신뢰 기반을 무너뜨리고 연구를 상당히 후퇴시켰다. 그러나 역설적이게도 바로 그 점 때문에 황우석 사건은 한국의 생명윤리와 연구윤리를 급속히 발전시키는 중요한 계기를 제공하였다.

2005년 생명윤리법의 제정으로 배아와 유전자 관련된 기관에서 기관생명윤리심의위원회(IRB)를 두도록 하였다. 그러나 IRB가 무엇인지 어떠한 역할을 해야 하는지가 명확하지 않으며 실제로 제구실을 못하는 상황에서 황우석 사건이 발생하였다. 황우석 사건으로 IRB에 의한 임상연구 심의감독기능의 미비성이 폭로되게 되었다. 연구의 윤리성을 사전에 심의하며 지속적으로 관리 감독을 해야 하는 IRB에 대해 연구자뿐 아니라 학계, 정부와 언론, 일반 국민들의 관심이 높아지게 되었다. 황우석 사건에 대해 조사가 일단락된 이후 황우석 사건에서 드러난 생명윤리법의 미비점에 대한 보완으로 2008년 생명윤리법이 일부 개정될 때 기관생명윤리심의위원회의 지원에 대한 조항이 신설되어 IRB에 대한 지원과 감독을 정부가 할 수 있도록 보건복지가족부장관이 기관생명윤리심의위원회에 대한 조사·평가, 소속 위원에 대한 교육 및 지원업무를 수행하도록 하는 조항을 신설하였다.

국내 IRB의 역량 강화를 위해 보건복지부에서는 2002년부터 존재하던 대한임상연구심의기구협의회(Korean Association of IRBs, KAIRB)를 2007년 보건복지가족부에서 지원하는 사단법인 대한기관윤리심의기구협의회로 인가하여 IRB에 대한 지원을 본격화하였다. 기관생명윤리심의위원회(IRB) 위원들을 매년 선발하여 해외연수교육을 시행하여 IRB 전문가 양성교육 지원사업을 통해 국내에서 교육과 심의를 담당할 IRB 전문가들이 양성되었다. 이를 토대로 각 부문별, 지역별, 직능별 IRB위원 교육이 이루어져서 국내 IRB의 장기적인 역량강화가 이루어지게 되었다.

다 2013년 생명윤리 및 안전에 관한 법률 전면 개정과 연구대상자 보호 프로그램의 도입

2005년 배아와 유전자 부문을 규율 대상으로 하여 특수법의 성격을 가졌던 생명윤리법은 2012년 2월 1일 전면 개정을 통해 생명윤리기본법의 특성을 갖게 되었다. 2013년 2월 2일 시행된 전부 개정 생명윤리법으로 법이 제정된 지 8년 만에 모든 인간대상연구와 인체유래물연구는 IRB의 심의를 받는 것이 법적인 의무가 되었고 병원뿐 아니라 각 대학, 각종 연구소에서 IRB를 설치하도록 법적인 의무가 되었다.

법의 적용범위를 인간대상연구와 인체유래물에 관한 연구로 확대하고, 그에 따라 목적, 정의규정 및 기본원칙규정 등을 보완하며, IRB의 기능을 연구계획 심의로부터 연구의 조사 감독, 기관의 생명윤리를 진작시키는 광범위한 활동을 하도록 했으며, 국가적으로는 생명윤리정책에 관한 전문적인 조사 등을 위하여 생명윤리정책연구센터를 지정하도록 하여 생명윤리정책에 관한 국가 단위의 인프라를 구축하게 되었다.

2013년 시행된 전부 개정 생명윤리법은 기관 단위의 생명윤리 거버넌스를 IRB를 통해 정착하고자 하였다. 그 이전까지의 생명윤리법이 IRB의 의무를 배아와 유전자 등에 관한 생명과학기술 분야에 한정되어 있었을 뿐 아니라 연구계획서 등의 사전심의만을 담당하는 IRB의 역할과 의무를 확대하여 기관의 생명윤리에 대한 교육과 지침을 제공하고 연구의 사후 조사나 감독까지 하도록 책임을 지게 한 것이다. 그 이전에 생명윤리법에서 IRB 명칭은 '기관생명윤리심의위원회'였으나, 전부개정법에서는 '기관생명윤리위원회'로 변경하여 심의 기능을 넘어선 생명윤리 거버넌스를 담당하는 조직에 맞는 이름을 부여하였다. 개정법에 의하면 인간대상연구 또는 인체유래물연구를 하는 기관의 경우 기관생명윤리위원회를 설치하도록 명시하고, 기관생명윤리위원회를 하나의 성(性)으로만 구성할 수 없도록 하며, 연구자가 공동으로 이용할 수 있는 공용생명윤리위원회를 지정하고, 기관생명윤리위원회에 대한 지원을 강화하는 안을 포함하였다.

기관생명윤리위원회의 역할로는 기존의 (1) 연구계획서의 윤리적·과학적 타당성 (2) 연구대상자 등으로부터 적법한 절차에 따라 동의를 받았는지 여부 (3) 연구대상자 등의 안전에 관한 사항 (4) 연구대상자 등의 개인정보 보호 대책 (5) 그 밖에 기관에서의 생명윤리 및 안전에 관한 사항을 심의하는 역할에 더하여 해당 기관에서 수행 중인 연구의 진행과정 및 결과에 대한 조사·감독 역할을 부여하였다. 또한 그 밖에 생명윤리 및 안전을 위한 활동으로 (1) 해당 기관의 연구자 및 종사자 교육 (2) 취약한 연구대상자 등의 보호대책 수립 (3) 연구자를 위한 윤리지침 마련을 부여하였다. 또한 기관생명윤리위원회를 설치한 기관은 보건복지부장관에게 그 기관위원회를 등록하도록 하고 이에 대한 평가인증제도를 도입하고, "인증 결과에 따라 그 기관에 예산 지원 및 국가연구비 지원 제한 등의 조치를 할 수 있다"고 하여 평가인증결과를 각 기관 연구자들에 대한 국가연구비 지원과 연동하여 기관의 생명윤리 거버넌스에 대한 책무성을 부여하였다.

4. 맺는 말

한국에서는 지난 20여 년간 임상시험윤리와 인간대상연구윤리에서 괄목할 만한 발전이 있었다. 한국에서 2000년 이전에는 전무했던 글로벌 임상시험이 2012년경에는 연간 300여 건을 넘으며 서울이 세계에서 가장 임상시험을 많이 하는 도시가 되었다. 한국의 많은 사람들이 임상시험 대상자가 되었고 한국은 임상시험의 강국이 되었다. 2005년 시행된 생명윤리 및 안전에 관한 법률은 배아와 유전자만을 다루다가 2013년에 전면 개정되어 인간대상연구와 인체유래물연구의 윤리를 다루게 되었다. 이러한 임상시험과 의학연구의 확대로 의료윤리의 내용과 생명윤리의 내용이 결합되며 제도화되고 발전되었다. 의사의 역할이 환자 진료뿐 아니라 환자를 대상으로 연구하는 연구자로도 확대되면서 의료윤리의 영역이 확대되었다. 생명윤리의 측면에서는 첨단 의생명과학기술을 사람에게 적용할 때 생기는 생명윤리의 문제가 제기되었으며, 이를 윤리적으로 수행하기 위해 준수해야 할 원칙과 지침이 정립되고 확대되었다.

20세기의 IRB의 주된 역할은 연구계획서, 동의서 등을 사전에 심의와 승인을 하는 것이었다. 한국에서도 21세기에 들어와서 기존의 IRB 역할에 더하여 연구자들에 대한 교육과 승인된 연구의 점검을 포함하는 포괄적인 연구대상자보호프로그램(Human Research Protection Program, HRPP)으로 발전되었다. IRB의 사전심의는 물론, 연구 도중의 관리 감독과 조사, 연구자들에 대한 연구윤리 교육, 취약한 피험자 보호조치 등 연구기관 전체가 연구윤리를 지키도록 포괄적인 프로그램으로 정착되었다.

참고문헌

1. 「개인정보 보호법」 [시행 2012.3.30] [법률 제10465호, 2011.3.29, 제정].
2. 김옥주. 황우석 사건 이후 한국의 생명윤리와 연구윤리, 현재에서 바라본 10년 전, 황우석 사건. 대한민국의학한림원 [편]; 38–52쪽.
3. 박병주. 국내 IRB 운영의 개선방안. 臨床藥理學會誌 2002;10(1):83–86.
4. 「생명윤리 및 안전에 관한 법률」 [시행 2013.2.2] [법률 제11250호, 2012.2.1, 전부개정].
5. 서울대학교병원 임상연구윤리센터 아카이브. 제1차–23차 서울대학교병원 IRB Task Force Team 회의록 (2004.3.18.-2004.8.18).
6. 식품의약품안전청. 의약품등안전성정보관리규정. 식약청 고시 제2008–40호; 2008.
7. 「약사법」 [시행 2013.1.1] [법률 제11421호, 2012.5.14, 일부개정].
8. 유네스코. 생명윤리와 인권 보편선언(Universal Declaration on Bioethics and Human Rights). 프랑스 파리 제33차 총회에서 채택. 2005.10.19.
9. 이준석, 김옥주, 김수연, 박병주. 국내 기관생명윤리심의위원회(IRB)의 현황과 문제점. 한국의료윤리교육학회지 2006;9:203–222.
10. 「의료기기법」 [시행 2012.4.8] [법률 제10564호, 2011.4.7, 전부개정].
11. 교육부. 연구윤리 확보를 위한 지침. 교육부 훈령 제153호; 2015.11.3.
12. 과학기술부. 연구윤리 확보를 위한 지침. 과학기술부 훈령 제236호; 2007.2.8.
13. 최은경, 김옥주. 황우석 사태에서의 윤리적 쟁점의 변화: 배아윤리에서 난자윤리로. 생명윤리 2006;7(2):81–97.
14. Emanuel EJ, Crouch RA, Arras JD, Moreno JD, Grady C, editors. The Oxford Textbook of Clinical Research Ethics. Oxford: Oxford University Press; 2008.
15. Emanuel EJ, Wendler D, Grady C. An ethical framework for biomedical research. In: Emanuel EJ, Crouch RA, Arras JD, Moreno JD, Grady C, editors. The Oxford Textbook of Clinical Research Ethics. Oxford: Oxford University Press; 2009. p.123–135.
16. Emanuel EJ, Wendler D, Grady C. What makes clinical research ethical? JAMA 2000;283(20):2701–11.
17. Kim OJ, Park BJ, Sohn DR, Lee SM, Shin SG. Current status of the Institutional Review

Boards in Korea: constitution, operation, and policy for protection of human research participants. J Korean Med Sci 2003;18(1):3－10.

18. Kim OJ. Activities of the Korean Association of the Institutions Review Boards (KAIRB) in the year of 2002-2003 Korea. October 18, 2003 [Internet]. {Cited 2025 Nov 28]. chrome－extension://efaidnbmnnnibpcajpcglclefindmkaj/https://ohr.tmu.edu.tw/upload/download_files/1725461714Forum%20for%20Ethical%20Review%20Committees%20in%20Asia%20and%20the%20Western%20Pacific.pdf

19. WMA. Declaration of Helsinki - Ethical Principles for Medical Research Involving Human Participants [Internet]. {Cited 2025 Nov 28]. Available from: https://www.wma.net/policies－post/wma－declaration－of－helsinki/

제3장

보건의료연구에서의 비뚤림

신애선

1. 들어가며

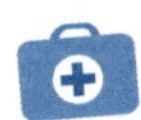

보건학, 역학 연구결과는 근거에 기반한 보건의료 정책결정의 기반이 된다. 인과성을 평가하는 데에 가장 높은 근거수준을 제시하는 연구설계는 무작위배정 비교임상시험이지만 대상자의 대표성과 고도로 통제된 실험환경에서 측정된 유효성(efficacy)이 현실 상황에서의 효과(effectiveness)로 바로 해석되기 어려운 제한점이 있다. 반면 관찰연구는 무작위배정 연구에 비해 대상자의 선정과정과 정보수집과정에서 필연적으로 비뚤림이 개입될 여지가 많으며 잠재적인 교란변수의 영향을 최소화 하기 위한 장치들이 필요하다. 따라서 연구자는 연구설계에 따라 잘 생길 수 있는 비뚤림을 이해하여 연구설계와 자료 분석과정에서 이를 최소화 하기 위한 노력을 기울여야 한다.

2. 비뚤림의 종류

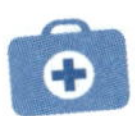

비뚤림(Bias)이란 연구의 설계와 수행 과정에서 체계적으로 영향을 주는 오류(systematic error)로, 통계적인 확률에 의한 무작위 오류(random error)와 대비된다. 대부분의 문헌은 비뚤림을 크게 선택비뚤림과 정보비뚤림으로 분류하나 일부 문헌의 경

우는 교란요인을 비뚤림의 한 범주로 포함하기도 한다. 선택비뚤림과 정보비뚤림도 명확하게 배타적인 개념은 아닌데, 대표적으로 무응답비뚤림의 경우 문헌에 따라 선택비뚤림 혹은 정보비뚤림으로 다르게 분류한다.

가 선택비뚤림(selection bias)

선택비뚤림은 연구대상자의 선정과정에서 최종 연구대상자의 특성이 모집단의 특성과 달리짐으로 인하여 연구결과를 직접적으로 모집단에 적용하여 해석하는 것을 어렵게 만드는 비뚤림이다. 이상적으로 연구대상자의 모집단을 명확히 알고 있다면 무작위 표본추출을 통해 선택비뚤림을 최소화할 수 있다. 그러나 무작위 표본추출로 대상자를 선정하였더라도 연구참여 거부, 연구절차 미완료 등으로 인하여 최종 연구참여 대상자의 특성은 모집단과 달라질 여지가 있다. 관찰연구 중 병원기반 환자-대조군연구 경우에는 잠재적인 대조군의 모집단이 불명확한 경우가 대부분이어서 무작위 표본추출이 실행 가능하지가 않다. 또한 특정한 조건을 가진 사람들이 대조군으로 선정될 가능성이 있어 역시 선택비뚤림의 개입 여지가 생긴다. 후향적 연구의 경우 연구가설에 해당하는 주요 요인들에 대한 정보가 활용 가능한 대상자들만 포함하게 됨으로 인한 선택비뚤림이 개입될 수 있다.

1) 자발적 참여자 비뚤림

보건의료분야 연구에서 대상자 선정에 무작위 표본추출 방법보다는 편의추출을 사용하는 경우가 더 빈번하다. 이는 연구 수행의 용이성 측면에서 연구자가 수월하게 대상자를 모집할 수 있는 집단을 선정하는 면도 있지만 연구윤리의 측면에서도 연구 참여자의 자발적 동의를 통한 연구참여가 표준으로 자리를 잡았기 때문에 대부분의 전향적 연구에서 정도는 다르지만 불가피하게 발생할 수 있다. 자발적인 연구참여자가 모집단과 인구학적 특성, 위험요인의 분포 등이 달라지는 경우 연구결과를 모집단에 적용하여 해석하는데 제한이 된다. 예를 들어 식이요인과 대장암의 관련성에 대한 병원기반 환자-대조군연구에서 최종 연구대상이 된 대장암 환자들은 전체 모집단인 대장암 환자들에 비해 여성의 분율이 높고 고령의 환자들은 적게 포함이 되었다. 연구에 참여한 대상자들이 참여하지 않은 대상자들과 식이 섭취 양상이 차이가 있다면 연구결과의 일반화가 제한될 수 있다.

2) 비교성 있는 대조군의 선정

대조군이 필요한 환자－대조군연구나 후향적 연구에서 대조군은 중재(환자)군과 동일한 모집단에서 선정을 해야 한다. 중재군과 비교군이 주 가설요인인 중재 여부 이외의 다른 특성에서도 현격한 차이가 난다면 연구결과를 신뢰하기 어렵다. 중재군의 모집단이 명확하지 않은 병원기반 환자－대조군연구가 특히 취약할 수 있다.

모집단이 비교적 명확하게 정의되나 잠재적 대조군이 너무 많은 경우에는 짝짓기 방법을 활용할 수 있다. 국민건강보험공단 청구자료 활용 연구나 병원기반 후향적 의무기록 연구가 대표적으로 이 범주에 들어간다. 짝짓기는 짝짓기 변수의 특성이 일치하는 대조군을 각 중재군 개체에 짝지어 주는 개별짝짓기와 중재군과 대조군에서 짝짓기 변수의 분포를 동일하게 맞추는 빈도짝짓기가 있다. 짝짓기 변수는 반드시 중요한 교란요인이어야 하는데 후향적 연구일 경우에는 중요한 교란요인의 정보가 부재한 경우가 빈번하다. 이 경우에는 중요한 교란변수는 아니나 중재군과 대조군에서 분포에 차이가 나는 잠재적 교란변수 여러 개로 성향점수(propensity score)를 구성하여 이 점수로 짝짓기를 하는 방법도 많이 활용된다.

연구대상자를 특정 의료기관으로 한정한 경우 해당 기관의 특성에 따라 특정한 조건을 가진 대상자들이 더 많이 선정될 수 있는데 이를 버크슨 비뚤림(Berkson's bias)이라 한다. 특히 단일 기관에서 병원기반 환자－대조군 연구를 수행할 때에 환자군과 대조군 선정 모두에서 개재될 수 있다.

3) 발생-유병자 비뚤림(Incidence-Prevalence bias)

연구목적이 질병의 위험요인을 밝히는 연구에서 연구대상자에 질병의 유병자와 새로이 발생한 환자를 모두 포함할 때 생길 수 있는 비뚤림으로 선택적 생존 비뚤림(selective survival bias)이라고도 한다. 이 경우 유병환자의 특성은 질병의 위험요인뿐 아니라 장기생존과 관련된 예후인자일 수도 있어 연구결과의 해석에 어려움이 생긴다. 유병기간이 길고 발생시점이 모호한 질병에 대한 연구에서 흔히 일어나고 단면연구나 후향적 코호트연구에서 빈번히 일어난다. 이를 막기 위하여 환자-대조군연구 경우 환자군에 새로 발생한 환자만을 포함하는 것을 권장한다.

나 정보비뚤림(Information bias)

연구참여자들에서 정보를 수집하는 과정에서 발생하는 체계적 오류가 정보비뚤림이다. 조사도구 자체의 정밀도로 인한 분류 오류, 응답자의 부정확한 기억에 의존하여 정보를 수집할 때에 올 수 있는 회상비뚤림, 노출요인 혹은 결과변수를 측정하는 면담자나 관찰자가 연구가설을 인지하고 있음으로 인하여 측정에 영향을 받는 면담자(관찰자) 비뚤림, 반복된 중재 시에 대상자의 행태나 응답양상이 변화할 수 있는 호손 효과(Hawthorne effect), 연구참여자들 중에서 특정 설문 문항이나 조사에 응답하지 않는 무응답자들에서 해당 요인의 분포가 무작위로 분포하지 않을 때 발생하는 무응답비뚤림 등이 정보비뚤림에 포함된다.

1) 차별적/비차별적 정보 분류 오류

정보비뚤림이 일어났을 때 분류 오류의 정도가 비교군에 따라 다르게 차별적으로 일어났는지(differential misclassification), 비교군들에서 동일한 정도로 일어났는지(non-differential misclassification)에 따라 결과의 해석이 달라진다. 차별적 오류의 경우 연구결과의 방향이 어느 방향으로 비뚤어졌는지 예측이 어려워져 타당성에 심각한 손상을 야기한다. 반면 비차별적 오류의 경우 대부분 연구결과가 귀무값의 방향으로 수렴됨이 알려져 있어 연구결과의 방향성 해석에 큰 지장을 주지는 않는다. 영양역학 분야에서 많이 사용하는 반정량적 식품섭취빈도설문지의 경우 좀 더 정확한 측정방법이라 할 수 있는 식사기록지와 비교할 때 대부분의 영양소와 식품섭취량의 상관계수가 0.2-0.7 범위이다. 하지만 비교군들 간에 영양섭취에 대한 정보 오분류가 비슷한 정도로 균일하게 일어난다고 하면 이는 비차별적 분류오류에 해당한다.

2) 정보비뚤림 최소화를 위한 고려사항

면담자(관찰자) 비뚤림을 최소화 하기 위해서는 측정의 대상이 어느 비교군에 속해 있는지를 면담자가 모르도록 눈가림(bliding)을 하는 것이 최선이다. 눈가림이 어려운 상황에서는 표준화된 연구프로토콜(Standard Operating Protocol, SOP)을 잘 갖추고 정기적인 조사원 교육을 통해 표준화된 절차에 따라 측정이 이루어지도록 운영한다.

무응답비뚤림의 가능성 판단을 위해서는 무응답자들의 특성을 응답자들과 비교하는 것과 더불어 무응답에 대해 여러 방법으로 대치(imputation)를 시도해 주결과와 비교하는 민감도 분석(sensitivity analysis)를 시도할 수 있다. 어떤 경우에도 무응답자의 비율이 높은 경우에는 결과 해석이 크게 영향을 받게 되어 자료수집 단계에서 무응답을 최소화 하기 위한 방안들을 강구하는 것이 필요하다.

다 출판비뚤림(Publication bias)

출판비뚤림은 개별 연구 수행과정에서 일어난다기보다는 완료된 연구에서 통계적으로 유의미한 결과가 나오지 않거나 가설과 반대되는 방향의 결과가 도출되었을 때 최종적으로 논문이나 보고서로 출간되지 못할 때 생긴다. 출판비뚤림의 발생은 연구자가 의도한 결과가 도출되지 않은 연구를 발표하지 않는 경우도 있고 학술지 사독 과정에서 대상자수의 검정력 부족 등의 이유로 출간이 되지 못하는 경우도 있다. 보건의료정책 수립을 위한 체계적 문헌고찰 과정에서 출판비뚤림은 결론에 영향을 주게 된다. 메타분석에서는 깔대기 도표(funnel plot)로 잠재적 출판비뚤림의 가능성을 평가한다. 출판비뚤림을 막기 위해 일부 유수 저널에서는 “Null Results” 논문 범주를 따로 두어 검정력에 문제가 없는 충분한 대상자에서 잘 설계된 연구에서 나온 연관성이 통계적으로 확인되지 않는 결론의 논문을 정책적으로 출간하기도 한다.

라 집단검진에서 개입되는 비뚤림

우리나라는 국민건강보험공단에서 시행하는 일반건강검진, 암검진, 영유아건강검진, 생애전환기 건강진단 등과 산업안전보건법에 의해 고위험군에 적용되는 특수건강진단 등 다양한 형태의 집단검진사업을 진행하고 있다. 집단검진사업은 무작위배정 비교임상시험에서 도출된 효과에 대한 근거와 우리나라 인구집단에서 비용-효과 분석을 통한 경제적 이익을 종합적으로 평가하여 도입하는 것이 바람직하다. 집단검진 프로그램의 효과를 평가할 때 관찰연구에서는 기간비뚤림(length bias)과 조기발견기간 비뚤림(lead time bias)을 유의해야 한다.

집단검진은 환자가 임상적인 증상이 발현되어 치료를 받기 전 증상이 없는 기간에 질병을 조기에 발견하여 치료하므로써 생존율을 향상하는 것이 목적이다. 따라서 무증상 시기가 있으면서 조기 진단과 치료가 예후 향상에 영향을 주는 질병이 집단검진의 대상이 된다. 같은 질병 환자 중에서도 질병의 진행 속도가 매우 빠른 경우에는 집단검진이 아니어도 진단되기 때문에 결과적으로 검진으로 발견되는 환자들은 진행속도가 느린 무증상 환자들이 많을 가능성이 있다. 때문에 마치 검진을 통해 진단받은 환자가 예후가 좋은 것처럼 보이는 현상이 기간비뚤림이다. 기간비뚤림을 최소화하기 위해서는 무작위배정 비교임상시험 수행이 필요하다.

조기발견 기간은 무증상 시기에 검진을 통해 질병이 진단된 시점과 이 환자가 증상이 있어 질병을 진단받게 되었을 시점 사이의 기간이다. 집단검진이 효과가 없어서 환자들은 진단시점과 상관없이 동일한 시기에 사망한다고 가정하더라도 검진을 통해 발견된 환자들은 검진을 받지 않은 환자들에 비해 조기발견 기간만큼 생존기간이 긴 것처럼 보이는데 이를 조기발견기간비뚤림이라 한다. 조기발견 기간의 효과를 배제하기 위해서는 두 군의 비교를 생존기간이 아닌 사망률로 한다.

3. 연구결과의 인과성 평가

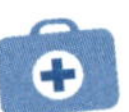

동일 주제에 대해 누적된 다수의 연구결과가 있다면 이를 통하여 잠재적인 인과관계를 평가하게 된다. 개별 연구결과들에서 통계적 연관성이 있고 연구설계와 수행과정에서 생긴 잠재적 비뚤림과 교란으로 인해 연구결과가 도출되었을 가능성이 배제되면 그 요인의 인과적 연관성에 대한 평가를 진행한다. 보건의료분야에서 인과성 추론에 가장 많이 활용이 되는 기준은 1964년 흡연의 건강영향에 대해 발표한 미국의 의무총감 보고서(the Surgeon General's Report)에서 브래포드 힐(Bradford Hill) 경이 제안한 9가지 기준(criteria)이다. (표 3-1)

표 3-1. 인과성을 판단하는 Hill의 기준

1) 요인에 대한 노출과 질병 발생과의 시간적 선후관계
2) 연관성의 강도
3) 연관성의 일관성
4) 연관성의 특이성
5) 양-반응 관계
6) 생물학적 설명 가능성
7) 기존 학설과 일치
8) 실험적 입증
9) 기존의 다른 인과관계와의 유사성

이 중 요인-결과의 시간적 선후관계는 인과성 평가에 있어 필수적인 요소이지만 그 이외의 기준들은 예외가 있을 수 있다. 예를 들어 양-반응 관계가 있는 경우 인과성을 시사할 수 있지만 체중이나 혈중 전해질 같이 높은 수준과 낮은 수준 모두가 질병 발생에 영향을 미치는 비선형적인 관련성을 보이는 경우가 다수 관찰된다. 생물학적으로 기전이 설명이 된다면 인과적 관련성을 시사하지만 1850년대 영국 런던시 콜레라 유행에서 존 스노우(John Snow)가 콜레라라는 원인균에 대한 생물학적 지식 없이 오염된 식수 공급을 차단함으로 콜레라 유행을 막았던 예에서 보듯이 보건의료 중재에 반드시 생물학적 지식이 선행하지 않았던 예도 빈번하다. 연관성의 특이성은 여러 위험요인을 공유하는 만성질환의 원인 판단에는 적절하지 않은 기준일 수 있다. 기존 학설과의 일치, 기존의 다른 인과관계와의 유사성은 구분이 쉽지 않아 별도의 기준으로 보기 어렵다는 비판이 있다.

4. 맺는 말

비뚤림은 체계적인 오류이기 때문에 자료수집이 완료된 시점에서는 통계분석 등으로 교정이 어렵다. 비뚤림이 심각하게 개입된 연구는 타당성을 잃게 되어 연구결과에 대한 신뢰성을 보장할 수 없게 된다. 따라서 연구자들은 잠재적 비뚤림의 종류와 가능성을 연구설계 단계에서 면밀히 검토하여 비뚤림을 최소화 하도록 연구를 수행할 수 있는 역량을 갖추어야 하며 잠재적인 비뚤림의 여지가 있을 경우에는 그 영향을 평가하여 연구결과를 해석할 수 있어야 한다.

참고문헌

1. 대한예방의학회 편. 예방의학과 공중보건학 제3판 수정증보판. 계축문화사 2017 pp.56－9, 94－104, 1068－1076

2. Ahn Y, Kwon E, Shim JE, Park MK, Joo Y, Kimm K, Park C, Kim DH. Validation and reproducibility of food frequency questionnaire for Korean genome epidemiologic study. Eur J Clin Nutr. 2007 Dec;61(12):1435－41.

3. Fletcher GS. Clinical Epidemiology: The Essentials. 6th eds. Chap 10. Prevention. LWW 2020

4. Instruction for Authors [cited Jan 23,2021] Available from: https://cebp.aacrjournals.org/site/misc/journal_ifora.xhtml

5. Shin A, Lee J, Lee J, Park MS, Park JW, Park SC, Oh JH, Kim J. Isoflavone and Soyfood Intake and Colorectal Cancer Risk: A Case－Control Study in Korea. PLoS One. 2015 Nov 17;10(11):e0143228.

6. Szklo M & Nieto FJ. Epidemiology beyond the basics. 4th eds. Jones & Bartlett Learning 2019 pp.127－173, 324－7, 446－456

제4장

임상시험의 과학적 수행

이무송

1. 들어가며

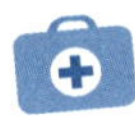

임상시험은 시험단계의 약물이 안전하고 효과적인 지를 판단하기 위해 인간을 대상으로 수행하는 과학적 연구로 정의되며, 수행된 임상시험의 결과는 규제 당국이 약물을 허가하는데 기초자료로 사용된다. 따라서 임상시험에 있어서 과학적으로 타당한 연구설계, 수행 및 그 분석과 해석('임상시험의 과학적 수행')은 시판될 약물의 안전성과 유효성을 보장하는 전제조건이라 하겠다. 임상시험의 과학성을 확보한다는 것은 첫째, 그 연구설계의 타당성, 둘째, 데이터 수집과 입력 및 관리의 타당성을 포함한 연구수행 절차의 신뢰성, 셋째, 얻어진 임상시험 연구결과를 계획한 대로 통계분석하고 이를 적절히 해석하는 것을 의미한다. 이 장에서는 임상시험을 과학적으로 수행하기 위한 세 가지 구성 요소 중 '연구설계의 타당성'에 대해 주로 기술한다.

2. 임상시험 연구설계의 타당성에 대한 주요 가이드라인 및 규정

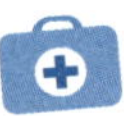

임상시험은, 약물의 허가 및 판매를 위해 수행되어야 하는 필수적인 연구로서, 그 과학성을 확보하는 것이 매우 중요하다. 따라서 미국 FDA(Food and Drug Administration), 유럽 EMA(European Medicines Agency) 등 각국의 약물규제기관, 제

약 관련 국제협력기구인 ICH(International Council for Harmonisation of Technical Requirements for Pharmaceuticals for Human Use) 등에서 임상시험에 대한 각종 가이드라인을 발표하고 이에 따른 연구수행을 권고하고 있다. 또한 임상시험 결과의 학술지 발표에 있어서도 일관성 및 과학성을 보장하기 위해 학술지 원고 작성 가이드라인인 CONSORT 지침(Consort Statement)이 제정되었다. 여기에서는 CONSORT 지침과 ICH의 임상시험 연구수행 및 통계분석에 대한 가이드라인인 ICH E8(R1) "General Considerations for Clinical Trials," E9 "Statistical Principles for Clinical Trials"을 중심으로 기술한다. 한편 약동학(pharmacokinetics), 약력학(pharmacodynamics) 연구를 임상시험의 일부로 포함하기도 하지만, 약물 허가를 위한 임상연구의 최종 단계인 3상(phase 3) 유효성 확증(confirmatory) 임상시험에 국한하여 기술하고자 한다.

가 CONSORT 지침

CONSORT 지침은 전세계적으로 임상시험 연구결과를 일관성 있게 출판함으로써, 임상시험의 질을 높이고, 궁극적으로는 약물 허가 등 절차의 타당성을 보장하기 위해 2001년 처음 발표되었다. 현재는 2010년 개정한 지침이 사용되고 있는데 25개 체크리스트 항목과 흐름도로 구성되어 있다. 아래 [표 4-1]은 임상시험의 과학성과 관련된 것을 발췌한 것이다.

나 ICH 가이드라인

ICH는 약물 허가를 위한 연구에 대한 각종 가이드라인을 제공하고 있는데 유효성과 관련된 가이드라인 중 E8(R1)(General Considerations for Clinical Studies), E9(Statistical Principles for Clinical Trials) 및 E10(Choice of Control Group and Related Issues in Clinical Trials) 등에서 임상시험의 과학성과 관련된 이슈를 다루고 있다. 이하에서는 ICH 가이드라인을 중심으로 임상시험의 과학성에 대해 기술할 것이다.

다 ClinicalTrials.gov

ClinicalTrials.gov는 전세계에서 수행되는 임상시험을 등록하고, 진행 현황을 파악하기 위한 미국 국립보건원(NIH) 산하 국립의학도서관(NLM)에서 관리하는 프로그램으로서, 임상시험과 관련된 기본적 정보, 용어 정의 등 유용한 정보를 제공한다. 임상시험의 개요 및 일반적인 과학성의 원칙을 파악하는데 도움이 된다. 미국이나 유럽 등 각국 규제당국에서도 개별 가이드라인 및 연구정보를 제공하고 있다.

표 4-1. CONSORT 지침의 체크리스트 중 임상시험의 과학성과 관련된 항목

영역	번호	항목
연구설계	3a	연구설계에 대한 기술(평행 설계, 요인 설계 등), 배정 비를 포함
	3b	임상시험 개시 후 주요 변경사항(선정기준 등)과 그 이유
대상자	4a	대상자 선정기준
결과변수	6a	사전에 정한 일차 및 이차 결과지표, 평가방법과 평가시기를 포함
	6b	임상시험 개시 후 결과변수의 변화 및 그 이유
대상자 규모	7a	대상자 규모를 계산한 방법
	7b	중간분석 및 연구중단기준
랜덤 배정		
배정 순서 결정	8a	무작위배정 순서를 결정하는 방법
	8b	무작위배정 방식: 블록화 및 블록 크기 등을 포함
배정 숨김 방법	9	무작위배정의 수행방법: 배정된 처치군을 모르게 하는 방법을 포함
눈가림	11a	처치군 배정 후 눈가림되는 집단(대상자, 의료진, 결과변수 평가자)과 그 방법
	11b	처치군 간 유사성에 대한 기술
통계분석 기법	12a	일차 및 이차 결과변수를 처치군 간 비교하는 통계분석기법
	12b	추가 분석 기법(소집단(subgroup) 분석 및 공변량(covariates)을 보정한 분석)

대상자 흐름도	13a	각 처치군별 무작위배정된 사람, 배정된 처치(treatment)를 받은 사람, 일차 결과변수에 대한 분석에 사용된 사람의 규모
	13b	각 처치군별 무작위배정된 후 추적조사 소실, 제외된 사람의 규모와 그 이유

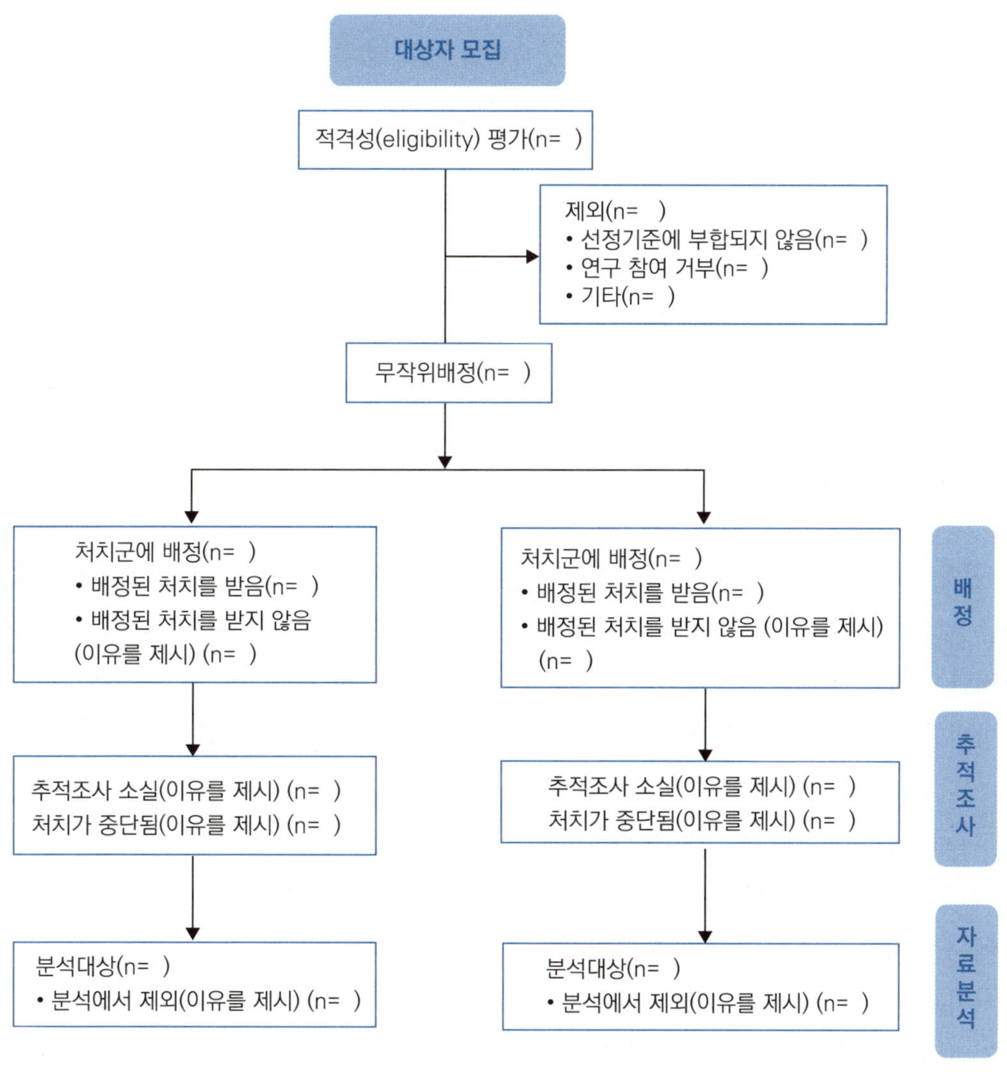

그림 4.1 CONSORT 지침 흐름도

3. 임상진료지침의 개발과정

가 연구참여자의 선정기준

연구참여자는 약물의 투여대상이 되는 집단으로서, 사전에 결정된 포함기준과 제외기준으로 구성된 적격성 기준(eligibility criteria)에 의해 선정된다. 건강한 성인 남성을 주로 모집하는 1상 약동, 약력학 임상시험과 달리 확증형 임상시험에서는 다양한 인구집단을 모집하며, 소아 및 노인과 같이 특정한 소집단에서의 유효성과 안전성을 평가하려면 해당 소집단 또한 일정 비율 모집하여야 한다.

또한 연구참여자의 적격성 기준은 약물 개발과정에서 확인된 이상반응 등 안전성 이슈를 감안하여 결정하여야 한다. 예를 들어 심장 리듬에 문제를 일으키는 약물의 경우 부정맥이 있는 사람은 제외하여야 한다. 적절한 연구참여자의 규모는 이후에 기술한다.

나 비교군의 선정

신약을 개발하기 위한 확증형 3상 임상시험에서는 일반적으로 신약 처치군과 현재 표준치료로 사용되는 기존 약물로 치료하는 비교군을 모집하여 결과변수를 비교한다. 그러나 질병의 상태가 안정적인 경우, 경증 질환의 경우, 또는 대증요법만이 유일한 치료방법인 말기 난치성 질환의 경우에는 위약(placebo) 처치군을 비교군으로 사용할 수도 있다. 그러나 대상자의 상태가 악화되는 경우에는 (눈가림 해제 이전이라도) 구제요법(rescue) 등 대비책이 있어야 한다. 기존 치료법보다 유효성과 안전성이 탁월한 신약이나 의료기기가 개발된 경우, 또는 비교군을 모집하는 것이 윤리적으로 불가능한 경우에는 이미 존재하는 의무기록 데이터를 활용하여 외부비교군(external control) 또는 과거비교군(historical control)을 비교집단으로 사용할 수 있다. 그러나 무작위배정이 아니기 때문에 신약 치료군과 비교군 간의 비교성(comparability)이 감소함으로써 연구결과의 타당성을 보장할 수 없다. 무작위배정이나 비교성에 대해서는 이후 기술한다.

다 연구참여자의 추적조사

선정기준에 부합되고 연구대상자가 연구참여에 동의하면, 무작위배정에 의해 처치군 중 하나에 무작위배정되어 치료를 받게 된다. 이후 치료의 결과변수 등을 평가하게 되는데, 신약의 부작용으로 인한 중도 탈락, 참여 거부, 연구참여자와의 연락이 되지 않아 추적조사가 불가능한 경우 등 임상시험을 완료하지 못하는 연구참여자가 발생할 수 있다. 추적조사의 소실 등은 최소화하여야 하지만 연구 진행과정에서 반드시 발생한다. 그러나 처치군별로 추적조사 소실 정도가 유사한 지는 파악하여야 한다. 예를 들어 신약 처치군의 소실률은 10%인데, 기존 표준치료군의 소실률이 30%라면, 추적조사 과정에서 바이어스 및 중대한 오류가 있었음을 시사한다.

라 분석대상 집단

신약과 기존 약물의 치료성공률을 비교하는 임상시험에서 200명의 연구참여자를 모집하여, 각각 100명씩을 신약 처치군과 기존 처치군으로 무작위배정하였다고 하자. 각 치료제로 3개월간 치료하고, 치료성공률은 치료 시작 후 6개월에 평가하였는데, 3개월까지 치료제를 제대로 복용한 사람이 신약, 기존 처치군 각각 90명, 80명이고, 6개월에 내원하여 치료 성공 여부를 파악한 사람은 각각 90명, 60명이었다. 이때 치료성공률을 (1) 처음에 무작위배정된 100명, 100명을 기준으로 계산하여야 하는지, (2) 3개월 간 치료를 제대로 받은 신약 처치군 90명, 기존 처치군 80명인지, (3) 최종적으로 치료 성공 여부가 파악된 90명과 60명을 기준으로 계산하는지 결정하여야 한다. (1)에서와 같이 각 처치군으로 무작위배정된 상태로 분석대상 집단을 결정하는 방식을 배정된 대로 (intention－to－treat, ITT) 분석한다고 하며, (3)과 같이 연구 프로토콜 대로 모든 과정이 수행된 연구참여자를 분석대상 집단으로 하는 경우 프로토콜 대로(per protocol, PP) 분석하는 것이다. 일반적인 허가용 임상시험에서는 ITT 분석이 약물의 유효성을 평가하는 기본분석이며, PP 분석결과는 참고적으로 제시한다.

4. 임상시험 연구설계의 타당성 보장을 위한 필수 요건

확증형 임상시험에서는 무작위배정을 이용한 평행설계가 일반적으로 사용된다. 평행설계에서는 연구 참여에 동의한 대상자를 처치군과 비교군 중 하나로 무작위배정한 후 결과변수를 추적조사하는 방식으로 처치군과 비교군의 치료와 추적조사가 같은 시기에 이루어진다. 한편 평행설계와 달리 임상시험 도중에 얻어진 데이터를 이용하여 연구설계를 중도에 변경하는 적응설계(adaptive design) 등 새로운 기법도 사용할 수 있다. 여기에서는 평행설계 임상시험에서 연구결과의 타당성을 보장하기 위한 두 가지 핵심기법인 무작위배정과 눈가림 절차에 대해 기술한다.

가 무작위배정(random allocation)

평행설계 임상시험의 일차 연구목적은 신약 처치군과 비교군 간에 결과변수에 차이가 있는지를 파악하는 것이다. 즉, 두 집단 간에는 어떤 치료를 받았는지를 제외하고 치료결과에 영향을 주는 다른 변수, 연령, 성별, 질병의 경중도(severity) 등에 유의한 차이가 없어야 한다. 예를 들어 50세 남자, 경증 환자를 모집하여 신약 치료군으로 배정하고, 다음에 모집되는 50세 남자, 경증 환자는 기존 치료군으로 배정하는 방식으로 한다면 두 집단 간에는 치료 방법 이외의 차이가 없다. 그러나 이러한 짝짓기 방식(matching)의 임상시험은 현실적으로 불가능하며, 다음 대상자가 받을 치료를 예상할 수 있기 때문에 눈가림이 불가능하다. 두 처치군 간에 치료방법 이외 유의한 차이가 없는 경우 "비교성(comparability)이 있다."고 하는데 무작위배정 기법을 이용하면 비교성을 확보할 수 있다. 동전을 100번 던져서 앞면이 나오면 신약 처치군, 뒷면이 나오면 비교군으로 배정하기로 약속했다고 하자. 동전 던지기는 무작위배정의 기본적인 기법 중 하나로서 100명의 대상자는 대략 1:1의 비율로 처치군과 대조군으로 배정된다. 또한 두 집단 간에는 치료방법 이외에 성별, 연령, 경중도 등 치료결과에 영향을 미치는 주요 변수에 유의한 차이가 없어진다.

흔히 사용되는 무작위배정 방식으로, 층화 무작위배정(stratified randomization)과 블록화 배정(block randomization)을 소개한다. 층화 무작위배정은 예를 들어 남자와 여자를 50%씩 모집하기로 한 임상시험에서, 사용할 수 있는 배정방법이다. 모집된 대상자를 남자와 여자의 두 개 소집단(층, stratum)으로 나누어, 남자 따로 여자 따로 무작위배정한다. 층화 배정하면 대상자 중 남자와 여자 소집단 각각에서 비교성이 보장되며, 두 소집단의 대상자 중 비율을 사전에 결정할 수도 있다. 한편 동전 던지기, 난수 생성 기법 등 일반적 방식으로 무작위배정하게 되면 두 처치군 간 대상자 규모에 차이가 있는 경우가 흔히 발생한다. 블록배정방식은 무작위배정의 기본단위로 블록을 사전에 정해 두는 방법인데, 블록 크기가 4인 경우를 예를 들어 설명한다. [표 4-2]는 블록 크기가 4일 때의 무작위배정 방법이다. 주사위를 4번 던져서 순서대로 3, 4, 1, 2의 숫자가 나왔다고 할 때, 모집된 대상자는 모집된 순서대로 신약→비교약→비교약→신약(블록 3), 비교약→비교약→신약→신약(블록 4), 신약→신약→비교약→비교약(블록 1), 신약→비교약→신약→비교약(블록 2)의 순서로 총 16명의 대상자가 신약 처치군에 8명, 비교약 처치군에 8명 배정된다. 연구 중 어느 시점에도 두 처치군 간 대상자 숫자의 차이가 최대 2명인 것을 알 수 있다. 즉, 임상시험에서 두 처치군 간 배정되는 연구참여자 숫자를 최소화할 수 있는 무작위배정 방식이다. 상당수 임상시험에서는 층화기법과 블록기법을 동시에 사용하는 층화 블록 무작위배정 방법이 사용된다.

나 눈가림(blinding)

무작위배정에 의해 처치군으로 배정될 때 처치군 간에 비교성이 보장된다. 즉 치료를 시작할 때 두 집단 간에는 치료법 이외에 다른 차이가 없다. 그러나 치료가 시작된 후에는 처방된 약물의 복용, 약물 부작용 발생, 동의 철회, 중도 탈락 및 결과변수 평가 등 다양한 사건이 발생한다. 대상자가 어떠한 치료법에 배정되었는 지에 따라 이러한 사건의 발생이나 평가가 달라질 수 있다. 예를 들어, 유망한 신약으로 치료받을 것을 기대하고 임상시험에 참여한 대상자가 본인의 치료가 기존 치료제임을 알게 되거나, 반대로 미허가 신약에 배정된 대상자가 동의를 철회하기도 한다. 또한 혈압과 같이 객관적인 치료결과가 아니라 환자의 주관적 만족도, 주치의가 판단하는 환자의 주관적 호전 정도 등으로 치료결과를 평가하는 경우, 대상자에게 배정된 치료를 사전에 알게 되면 그 평가에 비뚤림이 생길 수 있다. 따라서 치료군 배정 후 임상시험의 타당성을 보장하기 위해서는 연구에 참여한 대상자는 물론 치료결과를 평가하는 담당 의료진 및 연구진이 배정된 치료를 모르게 해야 하는데, 이를 눈가림(blinding)이라 한다. 눈가림에 의해 임상시험의 수행과정이나 결과 해석에서 발생하는 의식적 또는 무의식적인 바이어스(bias)의 가능성이 줄어든다. 대상자가 배정된 치료를 모르게 하는 것을 단일 눈가림(single blinding), 연구자나 연구담당자까지 눈가림하는 경우 양측눈가림(double blinding) 연구라 한다. 중간분석을 시행하는 경우 그 연구결과 또한 연구진이나 대상자가 모르게 하여야 한다. 눈가림이 현실적으로 불가능한 경우 객관적인 연구수행 규칙을 사전에 수립하거나 결과변수를 제 3자가 평가하는 방식 등으로 이러한 한계를 극복할 수 있다.

표 4-2. 블록 무작위배정의 예: 블록 크기가 4일 때

블록 번호	블록 형태	배정되는 처치군
1	AABB*	신약→신약→비교약→비교약
2	ABAB	신약→비교약→신약→비교약
3	ABBA	신약→비교약→비교약→신약
4	BBAA	비교약→비교약→신약→신약
5	BABA	비교약→신약→비교약→신약
6	BAAB	비교약→신약→신약→비교약

* A: 신약 처치군; B: 비교약 처치군

5. 임상시험 통계분석: 연구참여자 규모의 결정

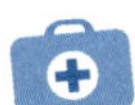

연구계획서에 명시된 적격성 기준에 따라 정해진 규모의 연구참여자를 모집한 후, 무작위배정된 처치방법에 따라, 눈가림 상태에서 치료한 다음에는 처치군 간의 결과변수를 통계적으로 분석하여 약물의 유효성과 안전성에 대한 최종 결론을 내리게 된다. 적절한 연구참여자 규모를 결정하고, 사전에 정해진 통계분석방법에 따라 자료를 분석하는 것이 중요하다. 연구가 진행되는 과정에 주요 결과변수를 변경하는 경우도

있지만 결과의 타당성이나 윤리적 적절성을 위해 필요한 경우를 제외하고는 바람직하지 않다. 연구참여자 규모의 변경은 중간분석(interim analysis)에 따른 대상자 규모 변경 등 사전에 계획서에 명시한 경우 가능하다.

임상시험에서 모집하고 무작위배정하여야 하는 연구참여자의 규모는 연구가 시작되기 전에 계산하여 연구계획서나 통계분석계획(Statistical Analysis Plan, SAP)에 명시하여야 한다. 연구참여자 규모는 일차 결과변수, 흔히 일차 유효성 변수(primary efficacy variable)를 기준으로 계산한다. 적정 규모를 결정하기 위해서는 일차 결과변수, 통계분석방법, 귀무가설(null hypothesis), 대립가설(alternative hypothesis) 또는 검정가설("working hypothesis")을 결정해야 한다. 일반적인 신약 임상시험에서 귀무가설은 "신약과 기존 약물의 효과가 동일하다."이며 대립가설은 "신약과 기존 약물은 치료효과에 차이가 있다."이다. 제네릭 의약품(generic drug)의 경우 "신약의 효과가 기존 약물에 비해 나쁘지 않다."는 가설을 대립가설로 정한 비열등성(non-inferiority) 임상시험을 수행하기도 한다. 이 치료효과 차이를 사전에 결정하여 연구참여자 규모를 계산해야 하는데, 그 값에는 일정한 근거가 있어야 하며, 임상적으로 의미있는 값이어야 한다. 예를 들어 항고혈압 제제를 개발하는데, 기존의 널리 쓰이는 약물이 수축기 혈압을 평균 20mmHg 낮추는 효과가 있었다고 하자. 새로이 개발된 약물은 수축기 혈압을 얼마나 낮추는지 알아야 필요한 연구참여자의 규모를 결정할 수 있다. 그 값이 구체적으로 얼마인지는 예비연구 또는 유사한 기전을 가진 약물의 치료효과를 토대로 결정하여야 한다. 한편 치료효과가 연구참여자마다 다를 수 있기 때문에 그 변동 폭도 알고 있어야 하는데, 표준편차나 표준오차 등이 사용된다. 즉 예상하는 치료효과 또는 임상적으로 의미있는 치료효과(비열등성 임상시험의 경우), 그리고 치료효과의 변동폭을 사전에 파악하여야 한다.

연구참여자 규모를 결정하는데 필요한 나머지 두 가지 요소는 1종 오류(type I error)와 검정력(power)이다. 1종 오류는 실제 신약에 효과가 없음에도 효과가 있다고 잘못 판단하는 오류를 의미하는데, 확증형 임상시험에서는 허용 가능한 1종 오류를 5퍼센트로 정하는 것이 일반적이다. 한편 임상시험을 수행하고도 신약에 효과가 있다는 결론을 내리지 못하는 오류(2종 오류, type II error) 또한 피해야 할 것이다. 신약에 효과가 있다는 결론을 내릴 수 있는 확률을 검정력이라 하는데 "1-(2종 오류)"로 계산할 수 있으며, 흔히 80% 또는 90%로 정한다. 일차 결과변수 및 그 분석기법, 귀무가설과 대립가설, 예상하는 치료효과, 1종 오류와 검정력을 알면 정해진 방법으로 (통계분석에 사용할) 연구참여자 규모를 계산할 수 있다. 일반적으로 연구참여자의 규모는 모집해야 하는 연구참여자를 기준으로 계산하기 때문에 분석대상자의 규모와는 다르다. 예를 들어 (1) "모집 대상자" 중 80%만 분석 가능하고, 즉, 중도탈락 비율이 20%이고 (2) 계산된 "분석대상자" 규모가 200명이라면, "모집 대상자"의 규모는 250명(=200/(1−0.2))이다.

6. 맺는 말

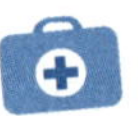

신약을 개발하거나 새로운 치료법의 치료효과에 대한 설득력 있는 근거를 제시하기 위해서는 임상시험이 반드시 필요하다. 근거 창출을 위한 임상시험에는 연구 수행과정의 신뢰성과 연구설계의 타당성이 확보되어야 한다. 이 장에서는 임상시험 연구설계 타당성의 구성요소로서 연구참여자의 선정, 무작위배정, 눈가림 기법 및 대상자 규모 결정방법 등에 대해 기술하였다. 그러나 연구 개시 전에 구체적인 연구계획서를 충실히 준비하고 연구가 개시되면, 계획서에 기술한 대로 충실히 수행하는 것이 가장 중요하다는 것은 따로 언급할 필요가 없을 것이다.

참고문헌

1. ClinicalTrials.gov. [cited Feb 9, 2021]; Available from: URL:https://clinicaltrials.gov/ct2/home
2. CONSORT - CONsolidated Standards Of Reporting Trials. CONSORT 2010 Checklist[cited Feb 9, 2021]; Available from: URL:http://www.consort-statement.org/
3. CONSORT - CONsolidated Standards Of Reporting Trials. CONSORT 2010 Flow Diagram[cited Feb 9, 2021]; Available from: URL:http://www.consort-statement.org/
4. The International Council for Harmonisation of Technical Requirements for Pharmaceuticals for Human Use (ICH). E8 guideline General Considerations for Clinical Trials[cited Feb 9, 2021]; Available from: URL: https://ich.org/page/efficacy-guidelines
5. The International Council for Harmonisation of Technical Requirements for Pharmaceuticals for Human Use (ICH). E9 guideline Statistical Principles for Clinical Trials[cited Feb 9, 2021]; Available from: URL:https://ich.org/page/efficacy-guidelines

제5장

관찰연구의 과학적 수행

지선하

1. 들어가며

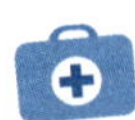

인구집단을 대상으로 질병발생 관련 요인을 파악하기 위한 연구에는 실험연구(experimental study)와 관찰연구(observational study)가 있다. 두 가지 연구방법의 목적은 질병발생 관련 요인의 인과성(causality)을 보기 위함이며, 요인 노출이 연구자에 의해 의도적으로 계획되었는지의 여부에 따라 분류된다. 실험연구는 연구자가 직접 질병 발생과 관련된 요인을 조작하거나 사전에 통제한 후 주요 요인과 결과와의 인과성을 구명하며, 대표적인 실험연구는 무작위배정 비교임상시험(randomized clinical trial, RCT)이다. 반면에 관찰연구는 연구자의 중재(intervention)나 개입없이 연구대상자의 요인 노출과 질병 양상을 관찰함으로써 연관성(association)을 구명한다. 그러나 무작위배정 비교임상시험을 좀더 현실에 가깝게 설계하거나, 관찰연구의 노출여부를 임상시험에 가까운 가상적인 상황(counterfactual)으로 설계하는 등 변형된 연구가 가능하다. 결국 모든 연구는 같은 목적을 위한 연속선 상에 있는 것으로 이해하는 것이 합리적이다.

2. 관찰연구의 종류

관찰연구는 증명하고자 하는 가설과 관련된 요인을 통제하지 않은 상태에서 연구대상을 있는 현상 그대로 관찰하여 질병발생 관련 요인의 인과적 관련성에 관한 논거를 찾아내는 방법을 말한다. 관찰연구는 가설의 유무에 따라 크게 기술역학연구(descriptive epidemiology study)와 분석역학연구(analytic epidemiology study)로 나눌 수 있다.

가 기술역학연구

기술역학연구는 인구집단에서의 질병 발생과 관계되는 현상을 그대로 기술하여, 질병 발생의 원인에 대한 가설을 제기하는데 중점을 두는 연구이다. 역학연구에서는 인구학적, 지역적, 시간적 특성의 3가지 측면에서 질병발생과의 관련성 유무를 관찰한다. '인구학적' 특성의 측면에서 수행한 예로는 성별, 연령에 따라 2018년도 우리나라 인구의 암 발생률을 조사하여 여자보다 남자에서 발생률이 높았고 60대부터 발생률이 증가한 것을 확인한 것이다. '지역적' 특성에 따라 특정 질환의 규모가 다른 경우도 많은데, 2018년도 우리나라의 사망원인별 연령표준화 사망률을 각 시도별로 비교했을 때 악성신생물은 경남, 자살은 충남이 타 지역에 비해 높은 것을 보여준 경우를 들 수 있다. '시간적' 특성에서 기술역학연구를 수행한 예로는 1999년부터 2018년까지 우리나라의 암종별 연령표준화 발생률을 제시한 것으로 최근 유방암, 전립선암, 췌장암 발생률은 증가추세에 있고 위암, 대장암, 간암, 자궁경부암 발생률은 감소하는 추세를 보여준 것이 있다. 기술역학연구의 종류에는 사례보고(case report), 사례군연구(case series study)와 생태학적연구(ecologic study), 단면연구(cross-sectional study) 등이 있다.

나 분석역학연구

분석역학연구는 특정 위험요인과 질병 간의 인과관계를 알아낼 수 있도록 두 군 이상의 질병 빈도 차이를 관찰하는 연구이다. 기술역학연구를 통하여 설정된 구체적인 가설을 증명하며, 이러한 분석역학연구는 환자–대조군연구(case–control study)와 코호트연구(cohort study)가 있다.

후향적 연구(retrospective study)의 대표적인 예인 환자–대조군연구는 연구하려는 대상을 질병에 이환되어 있는 '환자군'과, 해당 질병이 없는 '대조군'을 선정하고, 그 질병의 원인으로 의심되는 요인의 과거노출률을 구하여 비교함으로써 위험요인과 질병 유무의 상관관계를 오즈비(odds ratio)로 제시하는 연구설계이다. 시간과 비용이 적게 들고 희귀한 질병에도 적용할 수 있다는 장점이 있지만, 요인과 질병과의 시간적 선후관계(temporality)가 불분명하며, 연구과정에 비뚤림(bias)이 개입할 가능성이 높아 세심한 주의가 필요하다. 환자–대조군연구의 예로 1950년 미국의 Wynder와 Graham이 폐암환자 중 남성 6605명과 폐암이 없는 대조군 중 남성 780명의 과거 흡연력을 조사하여 비흡연자에 비해 흡연자의 폐암 발생위험이 더 높음을 발견한 사례가 있다.

코호트연구는 관찰연구 중 전향적 연구(prospective study)의 대표적인 예로 질병이 발생하기 전에 의심되는 위험요인을 미리 조사한 후 질병 발생을 장기간 관찰하여 위험요인과 질병 발생과의 상관성을 비교위험도(relative risk)로 제시하는 연구설계이다. 인과성 추론에 가장 적합한 방법이지만 비용과 시간이 많이 소요되며, 희귀한 질병에는 적용하기 어려운 단점이 있다. 코호트연구의 대표적인 예로 1950년 영국의 Doll과 Hill이 영국인 의사 34,439명을 대상으로 흡연력을 조사하고, 70년간 사망을 추적 관찰하여 비흡연군보다 흡연군의 폐암사망률이 더 높음을 발견한 연구가 있다. 국내에서 코호트연구의 대표적인 예로 1992–1995년 공무원 및 사립학교 교직원 의료보험 가입자 1,329,525명의 비만도를 측정하고 12년 동안 추적 관찰하여 저체중과 비만인 사람의 사망률이 정상체중에 있는 사람보다 높음을 보고한 한국인 암예방연구(Korean Cancer Prevention Study)가 있다.

3. 과학적 연구에서 가설, 이론, 법칙

과학이란 경험적 사실을 근거로 보편성과 객관성이 인정되는 지식의 체계를 구축하는 학문이다. 과학적 방법은 여러 분야에 따라 다르게 적용되지만, 현상을 기술하는 가설(hypothesis)을 제기하고 이 가설을 증명하기 위해 연구를 설계하는 것은 모든 분야에서 공통적으로 적용된다.

과학적 관찰연구에서 기술역학연구는 관찰한 현상을 그대로 기술하여 가설을 설정하는데 중점을 둔다. 가설은 둘 이상의 변수 간의 관계를 예측한 서술로, 연구문제를 예상되는 결과로 표현한다. 예를 들어 일반 인구를 대상으로 한 관찰연구에서 흡연자의 폐암발생률이 비흡연자보다 높음을 관찰한다면 '흡연자는 비흡연자들에 비하여 폐암발생률이 높을 것이다.'라는 가설을 설정할 수 있다. 인과관계를 밝히는 가설을 수립하는 방법에는 다음 네 가지가 있다.

가 공통점에 근거하는 방법(method of agreement)

일치법은 조사 중인 질병에 이환된 사람들이 공통적 요인을 가질 때 이 요인을 질병의 원인이라고 추정하는 방법이다.

나 차이점에 근거하는 방법(method of difference)

차이법은 위험인자로 추정되는 요인을 확인하기 위해 위험요인에 노출된 군과 노출되지 않은 군을 분리하여 질병 발생 차이를 확인한다. 위험요인에 노출된 군에서 특정 질병이 많이 발생하고, 위험요인에 노출되지 않은 군에서 질병이 적게 발생할 때, 이 요인을 질병 발생의 가능한 원인으로 추측한다.

다 동시에 변화하는 점에 근거하는 방법(method of concomitant variation)

용량–반응관계(dose–response relationship)에 기인한 방법으로 연구하고자 하는 질병이 어떤 위험요인의 노출과 비례적으로 증감하거나 강도가 달라질 때 이 위험요인과 질병이 인과적으로 연결되어 있다고 보는 방법이다.

라 유사점에 근거하는 방법(method of analogy)

조사 중인 질병을 이전의 질병과 비교하여 질병의 위험요인을 추정하는 방법으로, 조사 중인 질병의 양상과 이미 알려진 이전의 질병의 양상이 유사하다면 두 질병의 원인이 되는 위험요인도 비슷할 것이라고 추측한다.

기술역학연구를 통해 설정된 가설은 분석역학연구의 경험적 자료를 통해 검증할 수 있다. 예를 든다면 앞의 예시에서 제시된 가설의 검증을 위해 '흡연 경험 유무에 따라 노출군과 비노출군을 구분하고, 폐암 발생을 장시간 추적 관찰하여 흡연과 폐암의 관련성을 검증하는 코호트연구' 방법의 분석역학연구가 설계될 수 있다.

과학적 방법에 의해 설계된 연구는 어떠한 연구자가 수행하여도 재현될 수 있어야 하며, 동일한 조건 하에서 수행된 다수의 재현성(reproducibility) 평가에서 그 결과가 같음으로 검증된 가설은 해당 분야의 이론(theory)으로 받아들여지게 된다. 과학분야에서 잘 알려진 이론에는 상대성이론, 빅뱅이론, 진화론 등이 있으며, 정립된 이론 중에서 예외가 없는 경우가 법칙(law)이 된다. 개발된 이론은 대상이나 방법이 달라지거나, 시간이 흐르면서 이론으로 설명이 안되는 경우가 생길 수 있다. 이 경우 이론으로는 만족하지만 예외가 있기 때문에 법칙이 될 수 없다. 과학분야에 알려진 법칙에는 질량 보존의 법칙, 에너지 보존의 법칙, 만유인력의 법칙 등이 있다. 하지만 역학분야에서 새로운 법칙을 세우는 것은 쉽지 않다. 다수의 연구로 가설을 증명하여 세워진 이론은 재관찰이 가능하고 연구결과의 재현성은 높지만 예외가 있을 수 있기 때문이다. 흡연과 폐암의 관계에서 담배 속의 발암물질은 폐암을 일으킨다는 가설은 이미 국내외에서 많은 연구들을 통해 검증되었고 흡연과 폐암 발생과의 인과적 이론이 입증된 지 오래다. 그러나 흡연자 중에서 폐암이 발생하지 않는 경우도 있기 때문에 '폐암의 발생 법칙'이라는 법칙은 세우기 어렵다.

4. 관찰연구의 과학적 수행

모든 역학연구의 최종적인 목표는 어떠한 위험요인과 질병과의 관계를 파악하여 인과관계(causality)를 규명하는 것으로, 인과관계를 검증하려면 최소한 두 개의 비교집단으로 구성된 연구가 설계되어야 한다. 역학연구에서는 연구설계에 따라서 인과관계를 규명하는 근거의 수준이 달라질 수 있다. 다만, 근거 수준이 높은 연구는 수행이 쉽지 않고, 많은 시간과 비용이 소요된다.

세포 수준의 실험, 동물실험은 실험실 환경에서 정확한 중재가 가능하다는 장점이 있지만, 종간 차이로 인해 세포나 동물실험으로 검증한 결과를 인간 집단에 적용하기에는 무리가 있다.

관찰연구 중 기술역학연구에 속하는 사례보고나, 사례군연구는 결과를 일반화하여 전체 인구집단에 적용하기에는 근거의 수준이 낮다. 개별적인 한 환자의 드문 현상을 보여주는 사례보고나 특정 질병을 가진 여러 명의 증례를 모아서 특성을 보여주는 사례군연구는 희귀질환 혹은 새로운 질환에 대한 확인을 하여 새로운 가설이 만들어지는데 기초가 될 수 있지만, 비교집단이 없는 비분석적 연구이기 때문에 인과관계의 추정이 불가능하다.

이에 비해 환자-대조군연구와 코호트연구 결과는 임상시험을 수행하기 어려운 질병의 인과관계 추정에 비교적 좋은 근거로 사용될 수 있다. 하지만 환자-대조군연구와 코호트연구는 무작위배정이 이루어지지 않는 관찰연구로 연구설계에 따라 선택비뚤림(selection bias)이 생길 위험이 있으며, 위험요인과 결과를 비교할 때 이를 보정하지 못해 잔류하는 교란효과(residual confounding effect)가 연구결과를 비뚤어지게 만들 수 있다.

결국 인과관계를 주장할 수 있는 가장 수준 높은 증거를 제시하는 가장 좋은 연구(gold standard study)방법은 임상시험이다. 임상시험은 연구자가 연구대상에 대하여 질병 발생과 관련된 위험요인을 조작하거나 사전에 통제하며 중재(intervention)한 후, 결과와의 인과성을 추론하는 연구설계이며, 가장 대표적인 예는 무작위배정 비교임상시험이다. 임상시험의 장점은 관찰연구와는 달리 연구자가 모든 조건을 통제한 상태에서 연구대상에 중재를 시행하고 그 결과를 관찰하기 때문에 타당한 연구결과를 얻기에 상대적으로 유리하다. 하지만 임상시험은 인간을 대상으로 하기 때문에 고도의 윤리성(ethicality)과 도덕성(morality)을 필요로 하며, 연구를 수행하는데 있어 제약이 많이 따른다. 또한, 임상시험은 인간을 대상으로 하여 관찰하고자 하는 결과 발생에 시간이 오래 걸리는 경우가 많으며, 연구 중 탈락되거나 분석 중 배제되면 탈락비뚤림(attrition bias)이 발생할 수 있다. 임상시험 역시 모든 비뚤림에서 완전히 배제될 수 없기 때문에 정교하게 연구설계가 계획되고 통제되어야 한다.

최근 임상시험의 한계점을 해결할 수 있는 열쇠로 멘델리언 무작위배정(Mendelian randomization, MR)이라는 연구방법이 주목받고 있다. 멘델리언 무작위배정은 연구대상자의 유전변이(genetic variants)를 도구변수(instrumental variables)로 사용하여 위험요인과 결과와의 인과관계를 평가할 수 있는 방법이다. 이 방법은 연구설계에 직접 개입하여 통제하거나 중재를 주지 않아도 위험요인과 연관성 높은 유전적 변이가 인구집단에서 무작위로 배정되었다는 가정 하에 마치 무작위배정 비교임상시험과 비슷한 연구 프레임을 구축한다. 멘델리언 무작위배정 연구의 예로 2020년 최 등이 혈청 빌리루빈이 뇌졸중 발생의 원인임을 증명한 것과 2020년 이 등이 LDL 콜레스테롤과 중성지방이 심장병 발생의 원인임을 증명한 사례가 있다. 이상의 과학적 연구설계의 장단점과 근거 수준을 정리하면 [표 5-1]과 [그림 5-1]과 같다.

[그림 5-1]에서 세 가지 과학적 연구 방법론을 비교하였다. 즉, 코호트연구는 특정 요인에 노출된 집단과 노출되지 않은 비교집단, 임상시험은 새로운 신약을 복용한 집단(medical intervention)과 복용하지 않은 비교 집단, 멘델리언 무작위할당은 특정 유전자에 노출된 집단과 노출되지 않은 비교집단을 각각 비교하고 있다. 인구집단을 비교한 임상시험 연구에서 신약의 효과가 입증되면 신약은 개인이 가지고 있는 질병의 치료에 적용할 수 있다.

표 5-1. 주요 과학적 연구의 장단점

과학적 연구	장점	단점
동물실험 (In vivo)	교란효과 최소화	인간집단에의 적용 어려움
관찰연구 (Cohort study Case-control study)	인간집단 적용 가능 장기적 노출 효과 연구 가능	교란효과 통제 어려움
임상시험 (Randomized Clinical Trial, RCT)	교란효과 최소화 내적 타당성 높음	장기적 개입 효과 보기 어려움 외적 타당성에 제한
멘델리언 무작위배정 (Mendelian Randomization, MR)	교란효과 최소화 유전에 의한 선천적 장기적 효과 연구 가능	도구변수의 제한 유전자의 다면발현성 후천적 인체 적응

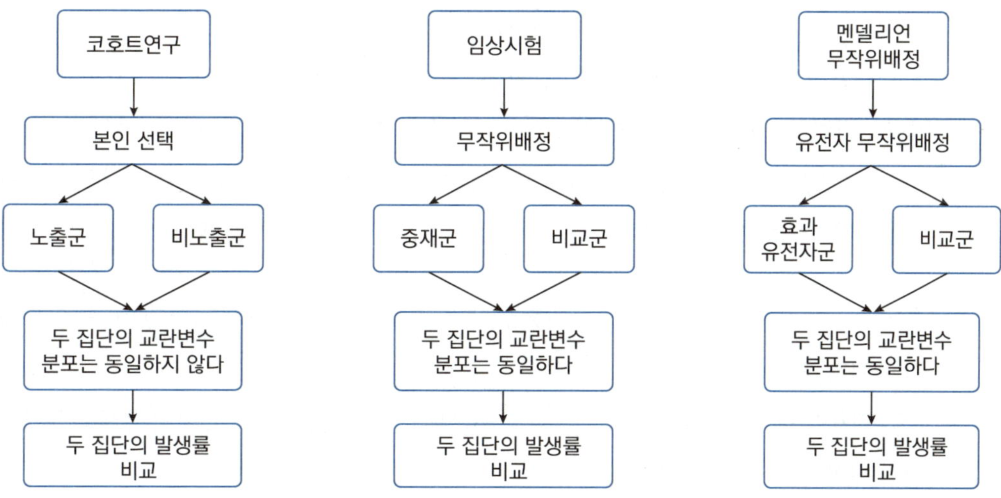

그림 5.1. 과학적 연구설계의 비교

마찬가지로 노출집단과 비노출집단을 비교한 코호트연구에서 질병 발생에 차이가 관찰되면, 노출은 개인이 가지고 있는 질병발생의 원인으로 적용할 수 있다. 따라서 인구집단 비교에서 얻어진 과학적 연구결과는 개인에게 그대로 적용되는 것이 일반적이다.

5. 관찰연구의 과학적 활용

인구집단 혹은 사람을 대상으로 하는 과학적 연구의 수행에는 한계점이 있다. 유해물질의 위해성을 평가하는 가설은 윤리적 문제로 인해 인간을 대상으로 한 실험연구 설계가 불가능하다. 따라서 최근 역학연구에서 인과적 추론의 한계점을 개선할 수 있는 과학적 연구 활용 방법으로 삼각연구법(triangulation)을 제안하고 있다.

연구자는 연구가설을 검증할 때 어떻게 연구를 설계하느냐에 따라서 연구결과가 비뚤어질 수 있으며, 이러한 연구결과는 신뢰도와 타당도 측면에서 문제가 제기될 수 있다. 그렇기 때문에 삼각연구법에 포함된 여러가지 분석법의 결과의 방향성이 모두 일치한다면, 확인하고자 한 가설의 타당도와 신뢰도가 높음으로 간주될 수 있다. 반대로 삼각연구법에 포함된 여러 가지 분석방법의 결과에 이질성이 존재한다면, 이질성이 있는 분석법의 방향성을 확인하여 인과적 질문을 해결하거나 새로운 가설을 제기할 수 있다. 원인을 규명하는 역학연구에서의 삼각연구법은 “서로 다른 잠재적 비뚤림을 가진 여러 분석법의 결과를 통합하고, 이 차이를 이용하여 인과성을 추론하는 방법”으로 정의된다. 역학연구에서 삼각연구법은 다음의 기준을 충족해야 한다.

가. 적어도 두 가지 이상의 서로 다른 잠재적 비뚤림을 가지는 연구방법의 결과를 비교해야 한다.
나. 삼각연구법에 사용되는 여러 개의 연구방법은 접근법은 다르지만 같은 가설을 검증해야 한다.
다. 결과를 비교할 때 각 연구방법에서 결과가 도출된 시기와 위험요인의 노출 기간 등이 고려되어야 한다.
라. 각 연구방법에 대한 결과를 비교할 때 발생된 비뚤림의 원인을 확인할 수 있어야 한다.

역학연구에서 위 네 가지 기준을 만족하는 삼각연구법을 구성하는 연구방법은 전향적 코호트연구, 임상시험, 멘델리언 무작위배정이 될 수 있다. 관찰연구에서 비뚤림의 주요 원인은 측정되지 않았거나, 잘못 측정된 교란변수이다. 그리고 무작위배정 비교임상시험은 연구 중 탈락하는 대상자의 특성이 고려되지 않거나, 연구자가 개입한 무작위배정에 비뚤림이 있을 수 있다. 마지막으로 멘델리언 무작위배정 연구는 사회경제적 및 생활양식 등의 특성에 의해 비뚤림이 발생할 가능성은 낮지만 모집단의 계층화나 유전자의 다면발현성(pleiotropy) 등에 의해 비뚤림이 발생할 수 있다. 이와 같이 세 가지 연구방법은 각각 발생하는 비뚤림의 원인이 다르다. 따라서 각기 다른 접근법으로 도출된 결과를 통합하여 연구가설의 인과관계를 밝히는 과학적 검증이 요구된다.

6. 맺는 말

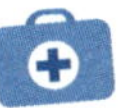

과학적 연구에서 가장 중요한 목적 중의 하나는 요인 노출과 결과 간의 인과성을 구명하는 것이다. 관찰연구는 연구자의 중재나 개입 없이 현상을 관찰하여 관련성을 확인하는 연구이기 때문에 위험요인 노출이 질병에 미치는 영향 외의 통제하지 못하는 교란효과가 발생할 수 있다. 교란효과가 발생한 연구결과는 과학적으로 가설을 검증하는 도구로써 타당성을 잃게 된다. 따라서 특정 위험요인과 질병 간의 인과성을 구명하고자 하는 과학적 연구는 연구설계 단계에서부터 최대한 근거수준이 높은 연구방법을 이용하여 요인–질병 간의 관련성에 개입될 수 있는 교란비뚤림을 줄이는 전략이 중요하다.

참고문헌

1. 대한예방의학회 편. 예방의학과 공중보건학 제3판 수정증보판. 계축문화사 2017 (121–143, 167–169, 193–194 쪽)
2. 통계청. 2018년 사망원인통계연보. 2019
3. 국립암센터. 2018년 국가암등록통계. 2021
4. Doll R, Peto R, Boreham J, Sutherland I. Mortality in relation to smoking: 50 years' observations on male British doctors. Br Med J 2004; 328(7455): 1–9.
5. Wynder EL, Graham EA. Landmark article May 27, 1950: Tobacco Smoking as a possible etiologic factor in bronchiogenic carcinoma. A study of six hundred and eighty–four proved cases. By Ernest L. Wynder and Evarts A. Graham. JAMA 1985; 253(20): 2986–2994.
6. Edlin G, Golanty E, Brown KM. Health and Wellness (5th ed). Jones and Bartlett. 1998.
7. Butler JT. Principles of health education and health promotion (3rd ed). Wadsworth, 2001.
8. Jee SH, Sull JW, Park J, Lee SY, Ohrr H, Guallar E, Samet JM. Body–mass index and mortality in Korean men and women. N Engl J Med 2006; 355(8): 779–787.
9. Lawlor DA, Tilling K, Davey Smith G. Triangulation in aetiological epidemiology. Int J Epidemiol 2016; 45(6):1866–1886.
10. Lee SH, Lee JY, Kim GH, Jung KJ, Lee S, Kim HC, Jee SH. Two–Sample Mendelian Randomization Study of Lipid levels and Ischemic Heart Disease. Korean Circ J 2020; 50(10): 940–948.
11. Choi Y, Lee SJ, Spiller W, Jung KJ, Lee JY, Kimm H, Back JH, Lee S, Jee SH. Causal Associations Between Serum Bilirubin Levels and Decreased Stroke Risk: A Two–Sample Mendelian Randomization Study. Arterioscler Thromb Vasc Biol 2020; 40(2):437–445.

제6장

진료-기반 연구네트워크를 통한 과학적 연구

김영식

1. 들어가며

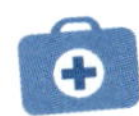

보건의료분야에서 환자를 대상으로 하는 과학적 연구는 대부분 의과대학이나 대규모 종합병원에서 이루어지고 있다. 질병과 관련된 새로운 검사와 치료에 대한 임상시험은 물론이고 기존의 진단 및 치료와 관련된 대부분의 임상연구도 대학병원에서 이루어진다. 심지어 모든 의료기관에서 자발적 부작용보고를 수집한 건수가 2019년 19만 8천 건인데 이 중 대학병원이 주축인 감시센터에서 96%를 차지하고 병-의원에서 보고한 것은 단지 4% 수준이다.[1] 시판되고 있는 약물의 안전성을 확인하기 위한 자발적 부작용보고의 경우, 남녀노소를 망라한 광범위한 환자군에서 보고되어야 하는데 대학병원 중심으로 보고된다는 것은 임상시험과 마찬가지로 의료현장에서 생성되는 데이터(real world data, RWD)가 제대로 반영되지 않고 있다는 것을 입증하는 것이다.

미국 FDA는 2016년 RWD를 확립하기 위한 법안을 마련하였으며, 협력 의료기관들과 네트워크를 통해 1억 명의 전자의무기록을 바탕으로 약물처방자료를 근간으로 약물의 안전성 평가를 위한 연구에 활용하고 있다.[2] 국제적으로 대표적인 진료-기반 연구(Practice-based Research)는 영국 보건부에서 후원하는 임상진료연구데이터링크(Clinical Practice Research Datalink)가 있으며,[3] 미국과 캐나다의 임상의사들이 자발적으로 참여하는 북미일차의료연구집단(North America Primary Care Research Group)이 있다.[4] 전자는 영국정부가 전자의무기록을 근간으로 확보한 RWD를 바탕으로 수행하는 빅데이터 연구이다. 후자는 임상진료를 하는 의사들의 자발적인 참여를 통한 공동연구로서 이를 수행하는 단체를 진료–기반 연구네트워크(Practice–based Research Network)라고 한다. 이번 장에서는 가정의학과 전문의로 구성된 진료–기반 연구네트워크인 약물시판후조사연구회의 경험을 바탕으로 기술하고자 한다.

2. 진료–기반 연구네트워크 구축

가 진료–기반 연구진 구성

진료–기반 연구를 시작하기 위해서는 가장 먼저 연구네트워크를 구축하여야 한다.[5] 일반적으로 일차의료를 담당하는 의사들이 자발적으로 참여하여 연구네트워크를 구성하게 된다. 약물시판후조사연구회의 경우 연구과제의 특성에 따라 종합병원의 가정의학과 전문의 또는 의원에서 진료하는 개원의를 대상으로 연구진을 모집하였다. 연구진의 연구역량을 강화하기 위해 연구진 구성 초기에 의약품임상시험관리기준(GCP) 교육을 함께 받았으며, 매 과제 시작하면서 연구진 자체적으로 프로토콜 설명회 및 연구자회의를 병행하고 있다.

나 진료–기반 연구주제

1) 주된 연구주제는 일차의료에서 처방되는 다양한 약물의 안전성, 순응상태 및 의료현장에서의 실제 유효성을 조사하고, 이들과 관련된 요인을 규명하는 것이다.
2) 일차의료에서 흔한 건강문제에 대한 유병률, 의료행태 및 관련 요인에 관한 임상적–역학적 연구를 수행한다.
3) 일차의료에 방문하는 환자들의 정신사회적 질환에 대한 연구 및 각종 질환 발생과 관련된 정신사회적인 요인에 관한 연구를 수행한다.
4) 의료행태 및 생활습관과 관련된 중재연구를 수행한다.

다 연구회 운영

실제 각각의 프로젝트별로 연구진을 자발적으로 모집하며, 해당 연구의 프로토콜을 개발하고 연구수행을 주도할 운영위원회도 자발적인 참여로 구성한다. 운영위원회에는 예방의학, 보건학 및 역학분야 박사학위를 받은 임상의사들이 다수 포함되어 연구 계획 및 진행을 주도하고 있다.

모든 연구는 조정센터를 통한 중앙등록방법의 전향적 추적연구로 수행하며, 연구코디네이터는 영양학 전공자로 식이조사, 자료구축과 통계분석이 가능하며, 연구진 연락 및 환자 등록을 담당한다.

수탁연구의 경우, 이미 개발된 연구프로토콜과 증례기록지 등을 프로젝트별로 운영위원회에서 검토하고, 필요에 따라 수정하거나 새롭게 만든다. 연구회가 주도하는 연구의 경우, 임상적–역학적 연구에 대한 프로토콜과 설문지 등을 자체적으로 개발한다.

연구시작 전에 전체 연구자회의를 개최하여 연구내용, 프로토콜, 설문지 및 증례기록지 작성에 대한 교육과 토의를 한다. 연구시작, 진행 및 종료에 따라 운영위원 회의나 전체 연구자회의를 개최한다. 연구진행 중에는 인터넷, 전화 및 우편을 활용하여 연구자와 조정센터 간의 정보교환 및 자료를 전달하며 내적 소통을 활발히 하고 있다. 국내외 학술대회에서 연구결과를 발표하고, 연 2회 연구회소식지를 발간하여 대외적인 소통과 교류도 병행하고 있다.

3. 진료–기반 연구네트워크의 장점

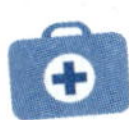

가 대규모 진료–기반 자료 구축

일차의료에 내원하는 환자 및 건강검진 수검자를 대상으로 비교적 규모가 큰 연구를 가능하게 하여 결과의 일반화가 상대적으로 용이하다. 본 연구회는 프로젝트당 10–100명의 임상의사가 400–2,600명의 환자를 대상으로 시판후조사를 수행하였고,

임상적－역학적 연구의 경우 1,000－4,000명의 환자 또는 병원방문자를 대상으로 연구를 수행하였다. 따라서 참여연구자가 많을수록 신속하게 연구가 진행됨과 동시에 연구대상자가 많을수록 연구결과에 대한 일반화의 문제점도 어느 정도 극복이 가능하였다.

나 질병의 진단 및 위험요인에 대한 자료의 정확성

전자의무기록을 이용한 빅데이터의 문제점은 진단의 정확성이 높지 않은데 반해 본 연구회의 진단 정보는 진료를 담당하는 의사가 직접 자료를 수집하므로 진단에 대한 정보의 정확성이 높은 수준이다. 또한 학력, 경제력, 흡연, 음주, 신체활동, 동반질환 등에 대해 구조화된 설문지로 수집하는 인구동태학적 정보도 비교적 정확하고 누락되는 사례가 적어서 관련 요인을 규명하는데 유용하다.

다 의무기록을 활용한 임상검사 결과 및 치료경과 추적이 가능함

의무기록에 대한 접근이 가능하여 임상검사결과, 진단, 치료 내용, 약물의 효과와 부작용, 질병의 경과와 합병증 여부 등에 대한 자료가 비교적 정확하고 또한 추적이 가능하다. 물론 조정센터에서 원시자료를 입력하면서 모든 자료는 익명 처리되므로 이후 개별 추적은 불가능하게 된다.

라 중앙등록방법에 의한 추적조사로 높은 추적성공률

조정센터를 통해 중앙등록방법으로 증례를 수집하므로 연속조사방법과 비교하면 추적조사의 성공률이 높다. 약물의 효과나 부작용발생률의 경우 6－12개월 동안 추적조사를 하는데 추적성공률이 80－95%로 비교적 높은 편이다.

마 진료현장에서 개발된 연구주제가 연구결과로 구현되어 진료에 곧바로 적용 가능함

진료현장에서 제기되는 각종 연구주제들(예로, 외래환자 중 우울증은 얼마나 흔한가?, 항고혈압제의 계열에 따른 부작용 종류와 발생률은 얼마나 다른가?, 지질저하제의 복약순응도에 영향을 미치는 요인은 무엇일까?)을 연구과제로 개발하여 진료기반 연구를 수행하므로 연구에 대한 동기부여가 강하고 진료 중에도 해당 환자에 대한 관심과 배려가 높아지게 된다. 또한 연구결과에 따라 새롭게 개선된 진료가 이루어지므로 연구가 다시 진료로 선순환구조가 이루어지게 된다. 즉, 진료와 연구가 서로 동기를 부여하고 활성화시킨다.

4. 진료-기반 연구네트워크의 단점

가 진료 현장에서 수집되는 자료로서 정확성 및 연구자별 불일치의 문제점

검사결과, 진단 및 치료, 부작용 등에 대한 평가가 연구자별로 차이가 날 수 있으며, 임상시험과 비교하면 수집된 자료의 정확성이 상대적으로 높지 않다는 문제점이 제기된다. 이를 극복하기 위해서 연구자들에 대한 임상시험관리기준 교육과 연구프로토콜에 대한 교육을 철저히 하고 있다.

나 진료를 기반으로 수행하는 연구로서 추적조사의 어려움

임상시험과 달리 진료-기반 연구는 추적조사에서 탈락이 흔하고, 실제 바쁜 진료환경에서 자료 또한 부족하게 수집되기 쉽다. 이를 극복하기 위해서 조정센터를 통해 중앙등록방법으로 증례를 수집하여 추적조사의 탈락을 최소화하였다. 가능하면 증례기록지를 단순화하여 연구자의 작성이 용이하도록 하였고, 환자가 작성하는 설문지도 가능하면 쉽게 작성할 수 있도록 디자인하였다.

다 조정센터 운영 및 코디네이터 활용에 필요한 인력과 경비

조정센터 운영 및 코디네이터 활용에 필요한 인력, 장비 및 비용이 추가로 필요하다. 특히 약물간 비교연구의 경우 식약처나 질병관리청 등 공공기관에서 후원하는 연구비가 지원되어야 가능한데 현실적으로 쉽지 않다.

5. 적용 및 연구 경험

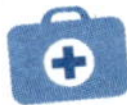

가 약물의 안전성 관련 연구

1) 항고혈압제 안전성 연구

새롭게 시판된 항고혈압제에 대해 단일제제 또는 계열별로 부작용 발생과 복약순응도에 관한 시판후조사를 시행하였다. 안지오텐신 전환효소 억제제, 칼슘차단제, 안지오텐신 수용체 차단제 등의 항고혈압제에 대해 계열별 또는 개별 약제별로 조사하거나 전체 계열을 추적조사하여 계열별로 비교한 연구도 수행하였다.

안지오텐신 전환효소 억제제 시판후조사에서 기침 발생률이 남성은 19.3%, 여성은 36.0%로 보고하였는데 이는 국내외 임상시험에서 알려진 기침 발생률 5–10%보다 유의하게 높았다. 또한 여성에서 흔하고 약물의 작용시간이 길수록 기침발생률이 높다는 것을 국내 최초로 밝힌 연구결과이다.[6)]

보건복지부가 후원하여 항고혈압제 전체 계열을 추적조사한 연구에 의하면, 12주 단기간 항고혈압제 복용지속률이 안지오텐신 수용체 차단제 66.2%, 알파차단제 63.0%, 칼슘차단제 61.3%, 베타차단제 55.8%, 이뇨제 53.5%, 안지오텐신 전환효소 억제제 40.7%로 계열에 따라 유의한 차이가 있었다.[7)] 복용 중단을 초래한 중증의 부작용 발생률은 알파차단제 15.2%, 안지오텐신 전환효소 억제제 14.9%, 칼슘차단제 6.3%, 베타차단제 5.3%, 이뇨제 2.3%, 안지오텐신 수용체 차단제 0.7%로 계열에 따른 차이가 있었다. 본 연구는 한국을 포함한 아시아지역에서 안지오텐신 수용체 차단제가 부작용이 가장 적고 내약성이 탁월하여 항고혈압제를 주도할 것이라고 예측하게 하였다.

2) 비스포스포네이트계열 골다공증 치료제 안전성 연구

경구용 비스포스포네이트제제가 국내 시판된 초기에는 외국에서 보고된 식도염 부작용에 대한 우려가 많았다. 따라서 공복에 충분한 물과 함께 복용하고 복용 후 30분간 누워서는 안된다고 교육하였다. 실제 알렌드로네이트(1일 1회 복용)와 리제드로네이트(1주 1회 복용) 시판후조사를 시행한 결과에 의하면 복통은 1.4–2.2%, 소화불량은 1.7–1.9% 발생하였으며, 전체 투여자 중에서 부작용으로 중단한 분율은 1.2–2.8%로 나타났다.[8),9)] 우려한 것과는 다르게 식도 관련 부작용의 발생률이 낮았고 위중한 경우도 드물어서 국내에서 비스포스포네이트제제가 광범위하게 사용된 배경을 확인하게 되었다.

3) 향정신성 식욕억제제 안전성 연구

2000년대 초기 국내에서 비만치료를 위한 향정신성 식욕억제제가 오남용으로 문제가 되었다. 2005년 7월 국제마약감시기구가 마약류로 분류된 펜디메트라진 원료수입이 급증한 원인을 분석해달라고 한국정부에 요청하였으며, 이를 계기로 11월에는 이들 식욕억제제 처방을 4주 이내로 제한하는 식약청 서한이 의사협회에 발송되었다. 개원의가 주축이 되어 4주 제한에 대한 문제점을 주장하기 위해 대규모 안전성 연구를 시행하였다. 전국의 개원의 49명이 참여하여 비만환자 1,810명을 대상으로 펜디메트라진 또는 펜터민 3개월 투여 후 유효성 및 안전성 시판후조사를 하였다.[10),11)] 연구결과 체중이 5% 이상 감량된 환자는 45.6–61.2%(1.8kg 이상 감량은 80.3%)이었으며, 부작용 발생률은 30.8–32.5%였다. 부작용으로 약물복용을 중단한 사례는 4.4–9.0%이었으나 심각한 유해사례는 없었다. 2010년 2월 식약청 서한에서는 첫 4주 이내 만족할 만한 체중감량(1.8kg 이상)을 얻었을 경우 약물의 치료를 12주까지 지속할 수 있다고 개정되었다.

나 약물의 유효성 관련 연구

1) 중앙등록방법에 의한 실데나필 유효성 연구

비교군이 없는 약물의 유효성 연구에서는 객관적이고 타당성 있는 결과를 도출하는 것은 매우 어려운 실정이다. 특히 진료–기반 연구의 경우 탈락률이 높아서 추적된 경우만 평가하는 계획서순응피험자군분석에는 많은 제한점이 있다. 실데나필을 복용한 672명에 대해 중앙등록방법으로 추적조사하여 추적성공률이 85.1%이었고, 이를 바탕으로 유효성은 80.1%로 나타나서 기존의 임상시험의 결과와 유사하였다.[12)] 반면에 같은 기간에 연속조사방법으로 수행한 연구에서는[13)] 추적성공률이 60.0%이었으며, 이를 바탕으로 유효성은 91.4%로 나타나서 조사방법에 의한 차이가 비뚤어진 결과를 초래할 수 있다는 것을 확인하였다.

2) 로슈바스타틴 복용 후 저밀도-콜레스테롤 목표달성률 및 관련 요인에 관한 연구

고지혈증환자에서 지질저하제 복약순응도가 낮고 실제 개인별 치료목표치에 도달하지 못하는 경우가 많아서 이에 대한 요인을 규명하고자 로슈바스타틴을 처음으로 복용한 2,595명의 고지혈증환자를 대상으로 6개월간 추적조사 하였다. 이중 지질검사가 확인된 1,851명에 대해 개인별 심혈관위험에 따른 저밀도–콜레스테롤 목표치 달성률과 관련 요인을 분석하였다.[14)] 심혈관질환 위험도에 따른 치료목표 달성률이 저위험군 92.7%, 중등도 위험군 84.7%, 고위험군 71.2%, 초고위험군 27.8%로 심혈관질환의 위험이 높아질수록 점차 낮아지는 것이 확인되었다.. 심혈관질환의 위험이 높은 사람에서 고지혈증 치료목표가 더 엄격하게 유지해야 하는데 오히려 목표 달성에 실패하고 있다는 사실이 확인되었으며, 이는 고지혈증환자에서 심혈관위험평가가 제대로 이루어지지 않고 있기 때문이라고 추정되었다.

다 약물의 순응도 관련 연구

1) 고지혈증환자에서 불순응과 관련된 요인

스타틴제제가 처음 시판되면서 치료효과는 좋은데 순응도가 낮은 것이 문제가 되었다. 이에 스타틴제제의 복약순응도에 미치는 영향을 환자측 요인과 의사측 요인으로 세분하여 조사하고자 심바스타틴을 처음 복용한 고지혈증환자 1,019명을 대상으로 시판후조사를 하였고, 진료를 담당한 의사 46명을 대상으로 설문조사를 하였다.[15] 대상자중 52%는 6개월간 약물을 지속적 복용하여 순응군으로 나머지 48%는 불순응군으로 분류하였다. 불순응과 관련된 환자측 요인은 젊은 연령, 흡연자, 식이조절이나 운동을 하지 않음, 처음 스타틴 복용자, 병용약물 없음, 부작용 발생 등으로 나타났으며, 의사측 요인은 의사에 대한 만족도가 낮은 경우, 고지혈증환자 수가 적고, 규모가 작은 병원 등으로 밝혀졌다.

라 질병의 유병률 및 건강행태 관련 연구

1) 일차의료에서 발기부전의 유병률 및 위험요인

발기부전치료제가 시판되어 이에 대한 환자상담과 진료가 활성화 되었지만 실제 발기부전 유병률에 대해서 조사된 바가 없었다. 한국인을 대상으로 타당성조사를 마친 발기부전 평가도구를 이용하여 전국 32개 병원 가정의학과에 방문한 3,501명의 남성을 대상으로 대규모 유병률 조사와 관련요인에 대한 설문조사를 하였다.[16] 전체 발기부전 유병률은 36.6%였고, 발기부전의 위험요인으로는 연령 증가, 저학력자, 저소득, 과도한 육체근로자, 당뇨병, 불안증, 우울증 등으로 밝혀졌다. 국내에서 발기부전에 대한 최초 대규모 연구로 자리매김하였다.

2) 가정의학과 외래에서 정신질환 유병률 및 선별검사도구 활용

일차의료에서 우울증 등 정신질환이 흔하지만 이에 대한 유병률 조사는 없었으며, 외국에서 사용하는 Patient Health Questionnaire(PHQ)로 한국인에서 선별검사하는 것이 효과적인지 알려진 바가 없었다. 11개 병원 가정의학과를 방문한 성인환자 1,689명을 대상으로 854명에서 PHQ 선별검사를 하고, 선별검사를 하지 않은 대조군 929명과 정신질환 유병률을 비교하였다.[17] PHQ 선별검사를 한 경우 정신질환 유병률(우울증 15.1%, 알코올사용장애 8.7%)이 대조군(우울증 8.6%, 알코올사용장애 2.2%)에 비해 유의하게 높았다. 반면에 불안증은 선별검사와 관련없이 유병률이 10.4%로 동일하였다. 국내에서 일차의료에 방문한 환자를 대상으로 정신질환 선별검사의 유용성에 대한 최초의 대규모 연구로 자리매김하였으며, 이후 10년이 지나 2014년 국민건강영양조사에서 비로소 PHQ-9에 의한 우울증 선별검사가 시행되었다.

3) COVID-19 대유행에서 원격의료에 대한 외래환자 및 검진자의 지식, 태도, 실천에 대한 연구

2020년 COVID-19 대유행에 따른 일시적 조치로 전화진료등 비대면진료 가 합법적으로 시행되고 있으며, 비대면진료의 요구와 필요성이 더욱 증가되고 있는 실정이다. 이에 국내 일차의료의 외래 및 건강검진센터를 방문한 563명의 성인환자들을 대상으로 원격의료에 대한 지식, 경험, 만족도 및 선호도를 파악하기 위해 다기관 설문조사를 시행하였다. 참여자 중 각각 85.6%와 64.7%가 원격의료에 대한 지식과 경험을 가지고 있었다. 대부분의 참여자(96.4%)는 전화를 통한 원격의료를 경험하였고, 원격의료에 대한 전반적인 만족도는 82.4%였으며, 대부분의 응답자(94.7%)는 병원 방문 시 시간 및 비용 절감에 만족하였다. 이와 같은 결과는 정부가 원격의료를 시행하는데 근거자료로 활용될 수 있었다.[18]

마 의료행태 및 생활습관과 관련된 중재연구

1) 고지혈증 치료에 대한 순응도를 향상시키기 위한 문자메시지와 편지의 효과 비교

지질저하제 복용에 대한 순응도를 높이기 위해 휴대폰메시지의 효과를 고전적인 편지와 비교하였다. 918명의 고지혈증환자를 대상으로 무작위로 휴대폰메시지군 327

명, 편지군 294명, 대조군 297명으로 분류하여 24주 후 병원방문 상태를 비교하였다.[19] 휴대폰메시지는 고지혈증환자의 병원방문을 대조군보다 48% 증가시켰지만 편지는 대조군과 유의한 차이가 없었다. 연구가 진행되었던 2003－2006년 기간은 문자메시지가 병원에서 발송되기 시작하던 시기라서 새로운 방법에 의한 회상방법이 환자의 병원 방문과 순응도를 개선시킨다는 것을 확인하였으며, 그 이후 모든 병원에서 편지나 전화를 대체하여 사용하고 있다.

2) 고혈압환자에서 생활습관 개선이 혈압조절에 미치는 영향

약물치료를 받고있는 고혈압환자에서 생활습관을 개선하는 것이 혈압조절에 실제 도움이 되는지 조사한 연구는 의외로 드물어서 이를 확인하고자 1,139명의 고혈압환자를 대상으로 체중감량, 운동, 저염식, 절주 등에 대해 교육시키고 실천여부와 혈압조절여부를 조사하였다.[20] 12주간 추적조사한 결과 체중증가(OR 2.18), 운동부족(OR 1.20), 고염식(OR 1.46)이 지속되는 경우 혈압조절이 되지 않는 것으로 나타났다, 따라서 혈압약을 복용하는 경우에도 생활습관을 개선하는 것이 혈압조절에 도움이 된다는 것을 확인하였다.

바 일차의료 가족코호트 연구

1) 일차의료를 방문한 환자에서 수면 질이 제 2형 당뇨병의 발생에 미치는 영향

22개 병원 가정의학과에 내원한 부부 520쌍(1,040명)을 대상으로 일차의료 가족코호트를 구축하고, 이 중 당뇨병이 없는 563명에 대해 수면의 질에 따른 당뇨병의 발생을 30개월 추적조사하였다.[21] 연구결과, 수면의 질이 낮은 경우에 당뇨병의 발생 위험이 2.64배(1.03－6.78) 증가하였으나 하루 수면시간과는 관련성이 없었다. 즉, 취침 시간 등 수면의 양보다 질이 당뇨병 발병에 크게 작용하는 것으로 추정되었다.

2) 가족의사소통이 부부의 주관적 건강상태에 미치는 영향

부부간 의사소통 상태에 따라 부부간에 각각 건강하다고 느끼는 주관적 건강상태에 차이가 있는지 알아보기 위하여 가족코호트를 대상으로 단면연구를 시행하였다.[22] 평균나이 57세인 부부 469쌍(938명)의 의사소통 정도와 주관적 건강상태를 분석한 결과, 가족의사소통 수준이 높은 여성의 경우 의사소통 정도가 낮은 여성에 비에 주관적 건강이 좋은 비율이 1.9배(1.07–3.41) 높았으며, 본인과 남편의 가족 의사소통 수준이 둘 다 높은 경우엔 그렇지 않은 여성에 비해 주관적 건강이 좋은 비율이 2.31배(1.32–4.05) 높았다. 그러나 남성의 경우엔 가족의사소통 수준과 주관적 건강 사이에 연관성이 없었다.

6. 맺는 말

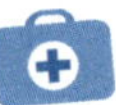

우리나라에서 진료–기반 연구네트워크에 의한 연구는 아직까지 매우 부족한 실정이며, 전국 200개 의료기관을 지정하여 운영하고 있는 인플루엔자 표본감시체계가 국가에서 주도하는 유일한 진료–기반 연구네트워크라고 추정된다. 신약에 대한 사용성적조사의 경우에도 리베이트에 대한 부정적인 인식과 정부의 과도한 규제로 인하여 효과적인 약물안전성 연구라기 보다는 요식적인 시판후조사에 그치고 있으며, 그 외에 국가기관에서 후원하는 진료–기반 연구과제는 없는 실정이다.

약물시판후조사연구회의 경우 보건복지부 후원으로 '일차의료 가족코호트 연구'를 수행한 바 있으며, 연구결과의 논문발표 외에 공중파 TV뉴스에 대대적으로 보도(백년해로 부부 심혈관질환 발병 위험도 닮아, 한쪽 위험인자 있으면 다른 배우자 고지혈증, 고혈압, 비만 위험도 증가, 2015년 12월 3일) 되는 성과도 있었다.[23] 이는 진료–기반 연구가 실제 진료 및 생활 현장을 반영하는 연구이고, 그 결과는 곧바로 국민의 관심을 끌 수 있으며, 가치있는 의학적 내용과 근거를 만들 수 있다는 것을 입증한 것이다.

진료–기반 연구가 보다 발전하고 활성화되기 위해서는 전자의무기록의 표준화가 필요하며, 개인정보보호에 대한 규제가 공공의 목적에 도움이 되는 연구의 경우에는 다소 융통성 있게 운영되도록 제도적인 뒷받침도 필요하다. 향후 사회적 요구의 증가와 경제적 제도적인 뒷받침이 이루어져서 일차의료 현장의 다양한 진료-기반 연구가 활성화되고 이를 바탕으로 일차의료의 질과 국민의 건강수준이 향상될 수 있기를 기대해 본다.

참고문헌

1. 식품의약품안전처 보도자료 2019년 의약품부작용 보고 동향 분석 2020.3.16

2. U.S. Food & Drug Administration. Framework for FDA's Real－World Evidence Program. 2018.

3. https://www.cprd.com/home

4. https://www.napcrg.org/

5. American Academy of Family Physicians. Practice－based Research in Family Medicine. Burd & Fletcher Co. Kansas City 1986

6. 김영식, 조홍준, 송윤미, 서홍관, 최현림, 서학은, 조경환, 김영주, 신호철, 박은숙, 황인홍, 이정권, 안윤옥. 의약품 시판후 조사의 연구방법 개발에 관한 연구 － Angiotensin 전환효소 억제제의 부작용을 중심으로 －. 임상약리학회지. 1993;1(1):67－76.

7. Kim YS, Park HS, Sunwoo S, Byeon JJ, Song YM, Seo HG, Kim CH, Cheon KS, Yoo SM, Lee JK, Korea Post－Marketing Surveillance Research Group. Short－term Safety and Tolerability of Antihypertensive Agents in Korean Patients: An Observational Study. Pharmacoepidemiol Drug Safety 2000;9:603－609

8. Suh HW, Kim HO, Kim YS, Sunwoo S, Lee JA, Lee HR, Kim BS, Kim DH, Choi YS, Cheong YS, Yum KS, Yang YJ, Yu BY, Cho CH, Park SB, Shin DH, Korea Post－Marketing Surveillance Research Group. The efficacy and safety of a combined alendronate and calcitriol agent (Maxmarvil): A postmarketing surveillance study in Korean postmenopausal women with osteoporosis. Korean J Fam Med 2012;33:346－355

9. 장혜미, 김영식, 선우성, 이혜리, 조비룡, 조충환, 서영성, 노민관, 최윤선, 이상엽, 김철환, 양윤준, 문유선. 폐경후 골다공증 여성에서 리제드로네이트 12개월 투여후 유효성 및 안전성에 관한 시판후조사. 대한약물역학위해관리학회지 2009;2:105－113

10. 김범수, 김영식, 안은숙, 노영준, 정승길, 김진목, 강문국, 안인순, 박영규. 비만환자에서 펜디메트라진의 유효성 및 안전성 평가를 위한 시판후조사. 대한임상건강증진학회지 2010;10:97－103

11. Kim HO, Lee JA, Suh HW, Kim YS, Kim BS, Ahn ES. Roh YJ,Jung SG, Kim JM, Kang MK, Ahn IS, Park YG. Postmarketing surveillance study of the efficacy and safety of

phentermine in patients with obesity. Korean J Fam Med 2013;34:298－306

12. S Sunwoo, YS Kim, BL Cho, KS Cheon, HG Seo, MK Rho, YS Cheong, MH Hong, SW Kim, DH Kim, Korea Post－Marketing Surveillance Research Group. Post－marketing surveillance study of the safety and efficacy of sildenafil prescribed in primary care to erectile dysfunction patients. International J of Impotence Research 2005;17:71－75
13. 백재승. 구연산 실데나필의 안전성 및 유효성에 대한 시판후조사. 대한남성과학회지 2004;22:101－108
14. Lee JA, Sunwoo S, Kim YS, Oh HJ, Kang HC, Park KC, Sin DH, Lee SY, Yang YJ, Yu BY, Kim CM. Achieving recommended low density lipoprotein cholesterol goals and the factors associated with target achievement of hypercholesterolemia patients with rosuvastatin in primary care. Curr Med Res Opin 2013;29:751－760
15. Kim YS, Sunwoo S, Lee HR, Lee KM, Park YW, Shin HC, Kim CH, Kim DH, Kim BS, Cha HS, Huh BY, Korea Post－Marketing Surveillance Research Group. Determinants of non－compliance with lipid－lowering therapy in hyperlipidemic patients. Pharmacoepidemiol Drug Safety 2002;11:593－600
16. Cho BL, Kim YS, Hong MH, Seo HG, Lee SY, Shin HC, Kim CH, Moon YS, Cha HS, Kim BS. Prevalence and risk factors for erectile dysfunction in primary care: results of a Korean study. Int J Impot Res 2003;15:323－8
17. Kim YS, Yoon YS, Oh JY, Ryu HT, Kim DH, Suh YS, Kim BS, Kim YJ, Song SW, Lee JK. Prevalence of Mental Disorders in Family Practice Centers in Korea and the Utility of a Diagnostic Tool. 가정의학회지 2005:26(11):699－705
18. Kim SH, Kang SY, Sunwoo S, Choi WS , Kim CM, Park YK, Jung SP, Kim YS. Experience With and Awareness of Telemedicine among Korean Outpatients during the COVID－19 Pandemic. Telemed J E Health. 2022 Mar 25.
19. Cho SJ, Kim YS, Shin HC Sung EJ, Kim DH, Lee SY, Jeon TH, Yang YJ, Cho CH, Kang HC, Cheong YS. A Randomized Controlled Trial of SMS Text Messaging versus Postal Reminder to Improve Attendance after Lipid Lowering Therapy in Primary Care. 가정의학회지 2010:31:284－293
20. Yang MH, Kang SY, Lee JA, Kim YS, Sung EJ, Lee KY, Kim JS, Oh HJ, Kang HC, Lee SY. The Effect of Lifestyle Changes on Blood Pressure Control among Hypertensive Patients. Korean J Fam Med 2017;38:173－180
21. Lee JA, Sunwoo S, Kim YS, Yu BY, Park HK, Jeon TH, Yoo BW. The Effect of Sleep

Quality on the Development of Type 2 Diabetes in Primary Care Patients. J Korean Med Sci 2016;31:240–246

22. Kang SY, Lee JA, Kim YS. Impact of family communication on self–rated health of couples who visited primary care physicians: A cross–sectional analysis of Family Cohort Study in Primary Care. PLoS ONE 2019;14(3):e0213427

23. https://imnews.imbc.com/replay/2015/nwdesk/article/3829429_30279.html

제7장

과학적 근거 생성을 위한 통계분석

한서경

1. 들어가며

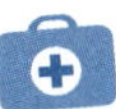

근거기반의료(Evidence－based Medicine)는 과학적이고 명시적인 현재 최선의 근거를 현명하게 사용하여 개별 환자치료 및 의료에 대한 의사결정에 반영하는 것을 의미한다. 근거에 대한 현명한 사용을 위해서는 환자의 입장 및 의료적인 전문성과 객관적인 최선의 근거가 통합되어 필요한 의료적 문제에 대한 의사결정이 이루어져야 할 것이며, 이때 객관적인 최선의 근거를 제공하기 위한 과정으로서 근거가 필요한 의료적 문제에 기반한 연구를 수행하고 이를 통해 얻어진 정보인 데이터를 통계적으로 분석하고 추론하는 과정이 요구된다. 과학적인 최선의 근거는 적절한 최선의 연구설계를 통해서 자료를 얻고 이를 비뚤림없이 안정적인 추론이 되도록 분석하여 생성되어야 한다. 근거기반의료 실행을 위한 과학적인 근거 생성을 위한 통계분석과 추론은 어떠한 개념과 접근을 기반으로 이루어져야 할 지에 대해 개괄적으로 제시하였다.

2. 근거기반의료와 통계분석

의료에 관한 의사결정에 대한 전통적인 접근은 높은 지식과 오랜 경험 그리고 실제 수행을 통해 축적된 임상적 판단에 따른 직관을 중요시 하였으나, 근거기반의료로의 패러다임의 변화는 의료에 대한 의사결정 과정에 직관과 비체계적인 경험 및 병태생리학적 근거에 가치를 두기 보다는 임상연구를 통해 얻어진 객관적인 근거에 기반하고 있는가를 중요시 하게 되었다.

근거기반의료는 과학적으로 정교하게 잘 설계되고 수행된 임상연구를 통해서 얻어진 최선의 근거를 채택하여 환자치료에 대한 진료지침 또는 치료법에 대한 급여 결정 등 의료적 접근을 결정하여 의료를 수행하는 것을 의미한다. 이와 같은 의사결정을 위해서는 의료적으로 이득이 있는 것과 이득이 없는 것이 무엇인지에 대한 판단을 할 수 있도록 잘 요약된 정보를 이용할 수 있어야 한다.

임상적 중재에 의한 이득은 해당 임상적 중재의 적용에 따른 변화로서 기대하는 특정 결과값에 해당 중재가 긍정적인 영향을 미친다는 근거를 제시함으로써 입증된다. 특히, 치료 중재에 의한 이득은 환자가 얼마나 오래 생존하게 되는지, 증상이 좋아지는지, 혹은 기능적인 향상이 있는 지에 대하여 대안 치료중재와 비교하여 상대적인 장점이 얼마나 기대될 수 있는지 등을 보여줌으로써 그리고 치료와 관련된 안전성 지표에 대한 상대적인 감소는 얼마나 될 것인지를 제시함으로써 증명될 수 있다.

이와 같이 임상적 이득에 대한 입증절차 진행을 위해서는 임상적 중재 적용에 따른 변화로서 기대하는 결과값을 측정척도로서 임상적 결과지표를 정의하여야 하고, 정의된 객관적 지표에 대하여 임상연구 수행을 통해 측정된 결과값을 해석하여 적용할 때 이를 임상적 근거라고 한다. 의사결정이 필요한 임상적 문제를 통계적 가설로 변환하여 객관적 지표를 설계하고, 각 대상자들로부터 측정된 지표값인 자료를 가공하여 요약하고 결과를 해석하여 추론을 수행하는 작업이 통계분석이다.

의사결정에 활용할 수 있는 현존하는 최선의 근거에는 제한점이 있을 수 있다. 즉, 의료적으로 가장 이득이 있는 것이 무엇인 지를 결정하기 위해 활용할 수 있는 정보가 부족하거나 부적절한 경우이다. 통계적으로 전자는 검정력 부족 또는 정밀성 부족이라고

하고 후자를 비뚤림이라고 한다. 이는 근거 제공을 위한 임상연구가 수행될 때 통계적인 설계가 충분히 뒷받침되지 못한 상태로 연구가 수행되고 자료가 얻어질 때 발생하는 문제이다. 연구설계 과정에서 연구의 통계적 가설 설정과 맞지 않는 대상자 선정제외기준 설정, 대조군 설정, 부적절한 지표설정 및 충분하지 못한 연구대상수 산정 등의 문제를 가진 연구로부터 얻어진 자료에 기반한 통계분석결과는 그것이 현존하는 최선의 임상적 근거라 할 지라도 의사결정 기반이 되기는 어려운 근거가 될 것이다.

근거기반의료 수행과정에서는 특정 의료적 문제에 대한 근거가 특정한 임상연구를 통해 얻어진 바가 있다고 해도, 해당 정보에 부족함이나 비뚤림이 없는 지에 대하여 연구설계 및 수행적 측면과 자료 수집 및 분석과정과 결과에 대해 비판적으로 평가해야 하며, 해당 연구 외에 또 다른 유사한 연구는 없는지 전면적인 문헌조사를 하고 각 연구들 간 근거가 일관성이 있는지 또한 확인하여야 한다. 따라서, 근거기반의료 수행은 의사결정이 필요한 의료적 문제를 통계적 가설로 설정하고, 이에 필요한 정보가 될 수 있는 기존의 임상연구들이 제공하는 모든 정보를 기반으로 검색하여 찾아내고, 해당 자료들이 해당 문제에 대한 근거로서 비뚤어진 정보가 아닌지 평가하고 판단하여 걸러낸 후 객관적 지표로서 자료화 하고, 이를 다시 통계적으로 가공하여 분석하고 통합하여 요약된 임상적 근거를 최상의 근거로서 활용하게 된다. 체계적 문헌고찰과 메타분석은 이와 같은 근거기반의료의 수행절차가 단계별로 투영된 연구방법과 통계적 접근으로서 근거기반의료의 수행에서 매우 중요한 방법론이다. [그림 7.1]은 중국, 브라질, 이집트, 이란, 스페인, 대만, 영국 및 북미 등 세계 각지에서 수행된 9건의 임상시험 결과에 대해 통합 메타분석을 수행하여, 2020년 코로나19 팬데믹 초기에 논란이 있었던 클로로퀸 사용이 COVID−19 환자들의 질병으로 인한 사망을 줄이는데 효과가 없음을 보이고(RR 1.09, 95% 신뢰구간 0.99~1.19) 이는 충분하고 명확한 근거이므로 더 이상의 새로운 임상시험은 수행되지 않아야 한다고 제시하였다(Singh, 2021).

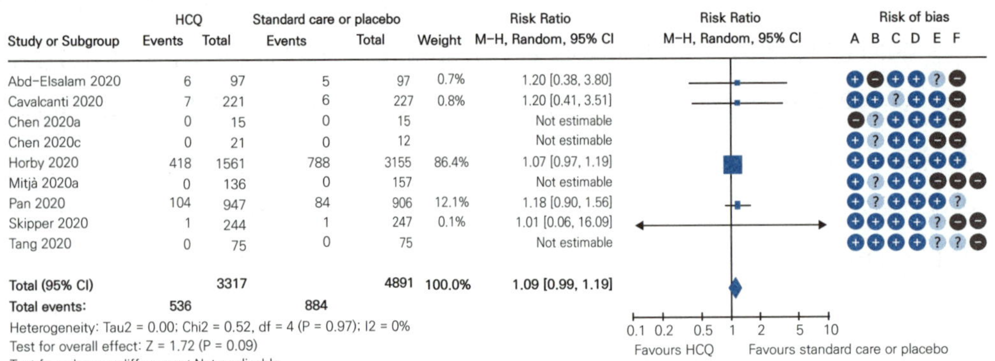

Study or Subgroup	HCQ Events	HCQ Total	Standard care or placebo Events	Standard care or placebo Total	Weight	Risk Ratio M-H, Random, 95% CI	A	B	C	D	E	F	
Abd-Elsalam 2020	6	97	5	97	0.7%	1.20 [0.38, 3.80]	+	−	+	+	?	−	
Cavalcanti 2020	7	221	6	227	0.8%	1.20 [0.41, 3.51]	+	+	?	+	+	−	
Chen 2020a	0	15	0	15		Not estimable	−	?	+	+	+	−	
Chen 2020c	0	21	0	12		Not estimable	+	?	+	+	−	−	
Horby 2020	418	1561	788	3155	86.4%	1.07 [0.97, 1.19]	+	+	+	+	+	+	
Mitjà 2020a	0	136	0	157		Not estimable	+	?	+	+	−	−	−
Pan 2020	104	947	84	906	12.1%	1.18 [0.90, 1.56]	+	?	+	+	+	?	
Skipper 2020	1	244	1	247	0.1%	1.01 [0.06, 16.09]	+	+	+	+	?	−	−
Tang 2020	0	75	0	75		Not estimable	+	+	+	+	?	?	−
Total (95% CI)		3317		4891	100.0%	1.09 [0.99, 1.19]							
Total events:	536		884										

Heterogeneity: Tau2 = 0.00; Chi2 = 0.52, df = 4 (P = 0.97); I2 = 0%
Test for overall effect: Z = 1.72 (P = 0.09)
Test for subgroup differences: Not applicable

Risk of Bias legend

(A) Random sequence generation (selection bias)
(B) Allocation concealment (selection bias)
(C) Blinding of participants and personnel (performance bias)
(D) Blinding of outcome assessment (detection bias)
(E) Incomplete outcome data (attrition bias)
(F) Selective reporting (reporting bias)
(G) Other bias

그림 7.1. COVID-19 환자 치료와 예방에 대한 클로로퀸 또는 하이드로클로로퀸의 효과

출처: Cochrane Database of Systematic Reviews 2021, Issue 2. Art. No.: CD013587

3. 근거의 재현성

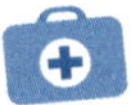

통계분석은 수집된 자료로부터 관찰되는 정보를 요약 기술하고, 이를 통해 얻어낸 결과가 알고자 하는 '참값' 즉, 정답이라고 간주할 수 있을 것인지를 결정하기 위한 작업이다. 이때 알고자 하는 참값 즉, 정답은 알려지지 않은 사실이고 통계적 추론은 모르는 사실에 대해서 주어진 데이터와 객관적 근거에 기반한 과학적이고 합리적 추측의 작업을 수행하는 것을 의미한다. 의료에 필요한 많은 의사결정은 임상연구들로부터 얻어진 자료를 이용하여 수행된 통계분석결과로 얻어진 확률에 기반한 추론을 통해서 이루어진다.

이미 수행된 연구와 같은 환경에서 똑같은 설정으로 연구를 반복하였을 때 같은 결론에 이르게 될 수 있을 것인가 연구의 재현성이라고 한다. 통계적 추론은 정답을 확인하는 것이 아니라 모르는 정답에 대하여 확률적으로 오류를 최소화한 상태에서 추측에 기반한 최선의 제안을 이루는 것이므로 이에 어느 정도의 불확실성이 따를 수밖에 없고, 해당 결과가 반드시 재현되지 않을 수도 있다. 통계적 추론을 계획할 때는 이

와 같은 불확실성을 용인할 수 있는 수준으로 통제하여 받아들일 만한 추론이 되도록 설계하는 것이 중요하고, 적정한 연구대상수 산출 또한 이러한 관점에서 중요하게 다뤄져야 할 사안이다.

실제로 암 생물학 분야에서 10년간 보고된 53개의 중요했던 연구들에 대한 결과의 타당성을 검증해 보았을 때 이중 단 6개(11%)만이 재현에 성공하였고(Begley, 2013), 인용지수가 20이 넘은 국제의학학술지에 발표된 연구결과논문 21편은 결과가 재현이 되는 연구나 재현이 가능하지 않은 연구 모두 평균 200번이 넘게 타 논문에 인용이 되며 막강한 영향을 미쳤음을 보여주었다[표 7-1].

표 7-1 10년간 수행된 53편의 암 관련 전임상 연구결과가 실제 신약개발 추진이 가능할 만큼 재현가능한 결과인지 여부와 연구결과 인용횟수

Journal Impact factor	Number of articles	Mean number of citations of non-reproduced articles	Mean number of citations of reproduced articles
> 20	21	248 (range 3-800)	231 (range 82-519)
5-19	32	169 (range 6-1,909)	13 (range 3-24)

출처: Nature 2013;483:531-3

이와 같이 연구재현성에 의문이 생긴다는 것은 실제로는 검정오류가 적절히 통제되지 않은 많은 수의 위양성(false positive) 연구결과가 인용지수 높은 저명한 학술지들에 출간되어 왔음을 보여준다. 이러한 연구결과 재현성 부족의 주요 원인으로 p-값에 대한 오용이 지목되어 왔고(Ioannidis, 2005), 의학 및 생명과학 논문의 재현성 논란에 따라 주요 의학학술지 편집자, 연구자 및 연구비 지원기관의 참여로 통계분석결과에 기반한 논문 출판 및 지침을 제시하게 되었다(McNutt, 2014).

결론적으로, 과학적 결론이나 의료정책 등의 의사결정은 통계분석 결과의 p-값이 특정 유의수준을 충족하는 지에만 의존해서는 안되며, 추정치, 신뢰구간, 표준오차 등의 통계값들도 함께 살펴보아야 하고, 통계적 근거 보고서는 통계적 설계와 분석과정을 투명하게 제시하고 해당 근거를 활용하는 의사결정자는 통계분석 과정에 대한 충분한 정보에 기반하여 검토할 수 있어야 한다.

4. p-값에 대한 오용

통계적 추론에 기반한 근거를 해석하여 의사결정을 수행할 때 통상 보수적인 가설을 귀무가설로 설정하는 이유는 통계적인 검정은 귀무가설과 대립가설 중 무엇을 채택할 것인지가 문제가 아니라 귀무가설을 기각할 만한 충분한 근거를 확인하였는지를 결정하는 것이기 때문이다. 즉, 근거가 충분하지 않아서 귀무가설을 기각할 수 없다면 귀무가설에 해당하는 기존의 의료상황에서 변화가 없도록 하는 것이다. 이것이 귀무가설이 옳음을 입증했다는 의미는 아니다. 대립가설이 옳았을 수도 있으나 대립가설로 이동하기에 정보가 부족하니 현 시점에서는 안전한 귀무가설을 버리지 않고 확실한 근거가 얻어질 때까지 기존의 상황대로 좀 더 유지한다는 뜻이다.

기각하지 말았어야 할 귀무가설을 오류에 의해 기각하게 되는 1종 오류는 위양성의 근거를 제시하게 하고, 이에 기반하여 이루어지는 의료적 의사결정의 위험은 궁극적으로 환자와 의료소비자에게 돌아가게 된다. 근거기반의료 수행을 위해 창출되는 다양한 근거를 생성하는 과정에서 수행되는 통계분석을 통해 의도적이든 의도적이지 않든 p-값을 오용함으로써 1종 오류를 증가시키는 시도들이 이루어지고 있다. 흔히 "Data dredging", "data fishing", "p-hacking" 등으로도 불리우는 데이터 분석 오용의 대표적인 경우는, 빅데이터시대에 접근할 수 있는 대규모 데이터베이스에서 매우 많은 수의 변수들을 기반으로 이루어지는 통계분석 과정에서 통계적으로 유의미한 데이터 패턴을 찾을 때까지 세밀하고 다양한 시도를 반복하는 과정에서 이루어지기 쉽고, 관찰적 연구가 위양성 결론을 이끌어내기 쉬운 낮은 근거의 연구로 인식되는 이유의 일부가 되기도 한다.

임상연구 수행 시 이루어지는 통계분석 과정에서 p-값 오용에 이르게 되는 다양한 시도는 1종 오류가 통제되지 않은 많은 결과변수에 대한 분석, 여러 층화변수에 대한 소그룹 분석, 여러 차례의 중간분석 수행 등 통계적 검정의 개수를 증가시키는 경우 등이 대표적이다. 연구 과정 중에 결과변수 값이 관찰되지 못한 연구대상을 분석에 포함시킬 것인지 여부 등 분석대상군에 대한 포함 및 제외 기준을 설계단계에서 사전에 명확히 정의해 놓지 않고 분석 수행 중에 포함과 제외 시도를 반복하며 결과의 통계적 유의성을 확인하는 시도 등도 1종 오류의 증가와 p-값 오용의 대표적인 경우이다.

따라서, 연구설계 단계에서 이러한 오류 증가의 가능성을 통제하여 통계분석을 계획하고 계획을 준수하여 통계분석을 수행한 후 그 결과보고서에는 분석설계와 수행과정을 충분히 구체적으로 기술하여 의사결정자가 근거의 위험수준을 검토할 수 있도록 해야하며, 의사결정에 p-값에만 전적으로 의존하지 않는 관행의 수립도 중요하다.

5. 통계적 유의성과 임상적 유의성

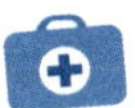

통계적 가설검정에서 p-값이 제공하는 정보는 특정 가설이 옳았을 확률 또는 결과의 중요성이나 강도, 효과의 크기 등이 아니라, 연구로부터 주어진 근거가 특정 가설과 양립한다고 볼 수 있는지 여부일 뿐이다. P-값은 귀무가설이 옳았던 경우에 현재 자료를 통해 관찰된 결과가 우연히 얻어질 확률을 의미한다. p-값이 0.01 이라고 한다면 귀무가설이 옳았을 때 현 자료의 결과가 우연한 확률로 관찰될 가능성은 1% 이라는 의미로, 귀무가설이 옳았다면 거의 관측되지 않을 결과를 얻었으므로 연구를 통해 얻어진 결과가 귀무가설과 양립하지 않을 가능성이 크다고 해석할 수 있게 되어, 귀무가설을 기각하고 대립가설을 채택할 충분한 근거로 고려하게 된다.

근거해석에서 통계적으로 유의미한 결과는 종종 임상적으로 중요한 것으로도 해석된다. 그러나 통계적 유의성은 통계적 추론의 신뢰성을 나타낼 뿐이며, 임상적 유의성은 임상현장에 미치는 영향을 반영하는 관점에서 결정되어야 한다. 통계분석의 함정에 빠지지 않으려면 통계적 유의성과 임상적 유의성의 중요성을 명확하게 구분하여 근거 해석과 결론에 반영하여야 한다.

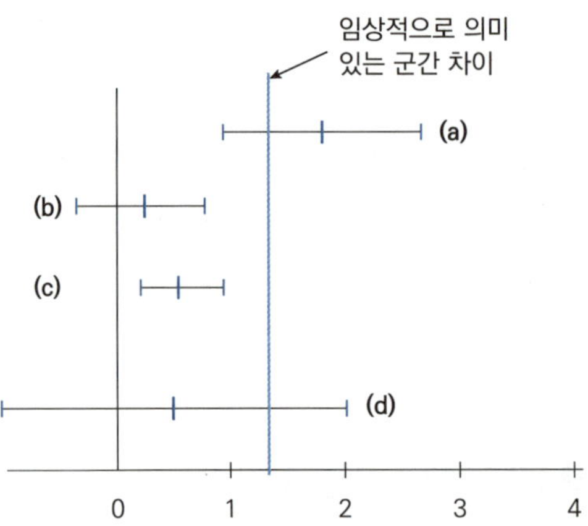

그림 7.2 통계적 유의성과 임상적 유의성: 군간 차이점 추정값과 95% 신뢰구간

유의수준 5%에서 (a) 통계적으로 유의하며 임상적으로 유의한 차이, (b) 통계적으로도 임상적으로도 유의하지 않은 차이, (c) 통계적으로 유의하나 임상적으로 유의하지 않은 차이, (d) 통계적으로 유의하지 않으나 임상적으로 유의한 차이가 있을 가능성이 있고 정보 부족으로 결론을 낼 수 없는 경우

통계적 유의성은 연구의 표본크기에 크게 영향을 받는다. [그림 7.2] (c)에서 보듯, 표본크기가 크면 임상적으로 중요하지 않은 작은 군 간 차이도 통계적으로 유의하게 나타날 수 있으므로, 의료결정자는 통계적으로 유의한 결과가 임상현장 적용에도 의미가 있는지 주의 깊게 해석해야 한다.

무작위배정된 569명의 진행된 췌장암환자에서 엘로티닙과 젬시타빈 병용 및 젬시타빈 단독으로 투여한 환자의 전체 생존율을 비교하였을 때 p－값이 0.038로 엘로티닙/젬시타빈 군에서 생존이 유의하게 연장된 것으로 결론지은 임상시험 연구에서 (Moore, 2007), 이 때 p－값 0.038은 관찰된 그룹 간의 차이가 우연히 발생했을 가능성이 3.8%에 불과하며 이는 실제로 군 간 차이가 없었음에도 불구하고 우연히 일어나기 어려운 일로서 해당 차이가 통계적으로 유의하다는 것을 의미하게 된다. 그러나 본 근거결과 해석에서 임상적 효과의 유의성은 p－값이 아니라 이때 추정된 중앙생존 기간 6.24개월과 5.91개월 차이, 즉, 10일에 불과한 중앙생존기간의 차이에 기반할 때 환자 적용에 어떤 의미를 가질 것인지를 기준으로 판단해야 하며, 약물조합에 따른 추가적인 독성 등을 고려할 때 열흘의 차이가 임상적으로 의미있는 것인 지에 대한 최종 결론을 내려야 한다. 근거기반의료의사결정에는 통계적 유의성 뿐 아니라 임상적 유의성을 함께 고려해야 하고, 통계적 유의성이 절대적이지 않음을 고려해야 한다.

6. 비뚤림과 선택적 보고

근거기반의료의사결정을 위해 근거를 해석할 때 근거자료가 얻어진 임상연구설계에 따라 생성된 근거의 강도를 차별화하여 고려하게 되고 내적타당도가 높은 무작위배정 비교임상시험들의 체계적 문헌고찰 및 메타분석을 통해 얻어진 근거를 최상의 근거로 간주하게 된다. 그러나, 임상연구의 황금기준이라고 여겨지는 무작위배정 비교임상시험도 연구설계 및 수행과정에서 원칙의 파괴가 일어날 수 있고, 이로 인해 문제가 발생한 결과자료의 통계분석결과로 수행되는 추론에는 다양한 방향의 비뚤림이 작용할 수 있다. 무작위배정 비교임상시험의 통계분석 결과 또는 임상시험의 메타분석 결과라고 해서 항상 최상의 근거라고 볼 수는 없으며, 분석자료로 포함된 개별 임상시험에 대한 비판적 평가를 통해 제시된 자료가 가진 내재적인 비뚤림의 방향을 파악하고 이해하는 것은 통계분석수행에 있어 매우 중요한 과정이며 추론에 잠재된 비뚤림을 평가하고 최종분석에 고려할 수 있어야 한다.

칼슘보충제가 체중감소에 도움이 되는 지에 대한 임상시험연구들의 체계적 문헌고찰과 메타분석결과(Trowman, 2006)를 예시로 보면, 연구간 이질성이 거의 관찰되지 않는 ($I^2=0\%$) 상당히 일관된 9건의 임상시험 결과자료를 통합한 결과 통계적으로 유의하게 칼슘보충제가 체중감소에 영향을 주는 것으로 분석되었으나 ([그림 7.3] (a)), 사실상 해당 결과는 무작위배정 후 기저상태에서 이미 얻어진 결과였음을 알 수 있다 [그림 7.3] (b). 이와 같은 예시는 근거기반 의사결정을 위해 메타분석에 의한 최상의 근거를 활용하는데 있어서 분석에 포함된 각 연구의 비뚤림위험 평가가 적절히 이루어지지 않았을 경우 근거자료에 의한 결론 오도의 가능성을 제시한다.

위 예시 메타분석에서 무작위배정 이후 기저상태에 대한 평가가 적절히 이루어지고 분석에 고려되지 않았다면 칼슘보충제는 유의한 체중조절 효과가 있는 것으로 결론이 오도될 수 있었을 것이며, 이는 사실상 메타회귀분석 등 통계분석 방법론적인 접근으로 어느 정도 해결이 가능한 사안이었을 수 있다. 그러나 본 예시 결과는 또 다른 관점에서 우리가 통계분석에 고려하고 있는 많은 임상시험 자료들의 자료진실성이나 비뚤림위험에 대해 고민해야 할 필요가 있음을 시사한다.

무작위배정 비교임상시험을 임상연구의 황금기준이라고 할 만큼 내적타당도를 높게 평가하는 이유는 무작위배정이라는 장치를 사용함으로써 통계분석을 통해 통제 가능한 알려진 요인들뿐 아니라 분석과정에서 통제할 수 없는 알려지지 않은 예후요인이나 교란요인들에 대해서도 근본적으로 균형이 맞추어진 통계분석군을 기반으로 분석이 수행될 수 있기 때문이다. 즉, 군 간 차이가 있는지를 검증하려는 무작위배정 비교임상시험의 자료는 통계검정의 귀무가설인 "두 군은 같은 군이다"에서 출발하는 군배정을 제공한다고 볼 수 있다. 그러나, 메타분석에 포함된 연구들, 즉, 동일하게 수행된 임상시험들이라고 간주될 수 있는 연구들의 대부분에서 무작위배정 이후 치료가 시작되기 전에 이미 군 간에 유의한 차이가 관찰될 만큼 일차평가변수에서 차이를 보였다고 한다면, 무작위배정 비교임상시험 연구의 타당성이 의존하고 있는 무작위배정 수행이 과학적 기준에 맞추어 적절하게 이루어지고 있었는 지에 대해 객관적인 의문이 제기될 것이며 (Hewitt, 2005), 체계적 문헌고찰에서 무작위배정에 대한 질 평가가 중요하게 다뤄지는 것 또한 이러한 이유 때문이다.

체계적 문헌고찰 수행 중에 문헌의 질 평가가 중요하다는 것은 주지의 사실이며, PRISMA 지침(Page, 2020) 등을 통해 대부분의 메타분석 연구자들은 메타분석에 포함된 문헌의 질 평가를 수행하고 이의 결과를 메타분석 보고서에 포함한다. 그러나, 실제로 질 평가를 수행해 본 분석가들은, 코크란 비뚤림위험 평가도구(Sterne, 2019)와 같은 세심한 매뉴얼과 함께 잘 설계된 도구를 사용한다고 해도, 일차연구방법론 자체에 정통하고 리뷰경험이 많지 않으면 문헌의 질 평가는 매우 어려우며 이를 분석에 반영한다는 것은 높은 통찰력이 있지 않으면 쉽지 않다는 것을 경험하게 된다. 따라서 많은 시간을 투자하여 단지 절차적 행위로서 질 평가를 수행하고 보고하게 되는 경우가 많다. 체계적 문헌고찰 연구를 수행하면 방대한 기존 문헌정보를 과학적으로 정리하여 기존 일차연구결과들이 상호간에 결론의 일관성을 보이는지 확인할 수 있고, 메타분석의 사용으로 개별적인 일차연구결과가 확보하지 못한 검정력을 얻을 수 있는 장점 등을 통해 강도 높은 임상근거를 제공할 수 있다. 그러나, 개별연구의 비뚤림위험 평가과정에서 적절히 감지되지 못한 일차연구들 내의 비뚤림은 메타분석 결과의 비뚤림으로 이전될 수도 있고, 검색전략의 불충분 및 부적절함으로 또는 기존 문헌상의 자료결측으로 인한 비뚤림이 메타분석에 유입될 수도 있다.

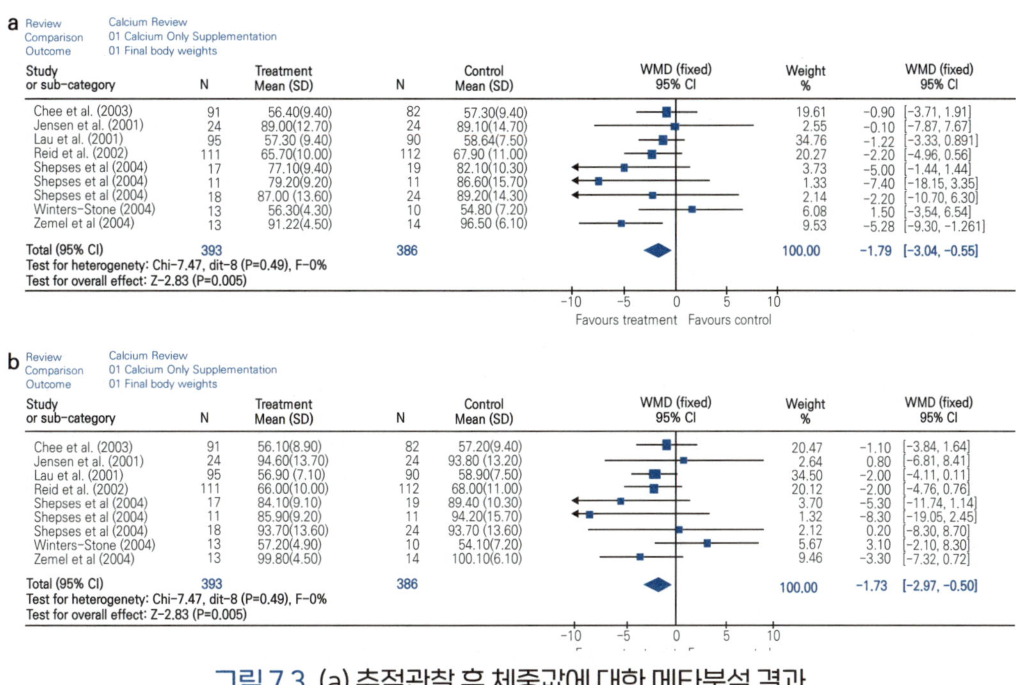

그림 7.3 (a) 추적관찰 후 체중값에 대한 메타분석 결과
(b) 기저상태 체중값에 대한 메타분석 결과

출처: Br J Nutr 2006;95:1033-1038, J Clin Epidemiol. 2007;60(12):1229-33

일반적으로 통계적 유의성을 제시하는 연구결과가 유의미한 연구결과로 인식되어 연구자의 출판의도를 높이고 학술지 측의 게재승인 가능성 또한 높이는 상황이 있을 수 있으며, 출판과정이 갖는 이러한 특성은 통계적으로 유의하고 긍정적인 결과를 보인 자료가 문헌검색 과정에서 검색될 확률을 높이게 된다. 따라서, 통계적 유의성을 보이지 못한 연구결과들은 출판되지 못하고 사장되어 문헌상에서 배제된 상태에서 메타분석이 이루어질 가능성이 있다. 이러한 출판특성에 따라서 실제로 근거기반의료의사결정에 활용되고 있는 근거자료들 또한 선택적으로 보고된 결과일 수 있다.

체계적 문헌고찰과 메타분석을 수행할 때 이와 같은 출판비뚤림의 개입 여부를 일차적으로 탐색하기 위해 [그림 7-4]와 같이 각 연구로부터 얻어진 분석지표 추정치에 해당 추정치의 정밀도를 나타내는 지표를 대응하여 산점도로 제시하는 깔대기 그림을 통해 일차적으로 이용하게 된다. 그림 아래쪽에 위치하는 표본크기가 작고 정밀도가 낮은 연구일수록 여러 방향의 결론을 도출할 수 있게 되어 제시된 추정치들 간의 변동이 커지고 상단의 정밀도가 높은 연구결과들 일수록 특정 값 주변으로 수렴하며 분포하는 형태를 보이게 되어 깔대기를 뒤집어 놓은 것과 같은 형태를 띠게 될 것이므로 이와 같은 패턴에서 분석자료가 얼마나 어긋나는지를 탐색하는 것이다.

만약 기대한 분석결과가 얻어지지 않은 소규모 연구들이 출판되지 못하고 사장되는 현상이 발생한다면 그림의 한 부분에 공백이 생기거나 양쪽으로 대칭되지 못하는 형태로 나타나게 될 것이다. 이와 같이 유의하지 않은 결과들이 누락된 채 문헌으로 가용한 자료들만 근거로 활용하게 될 경우 진실보다 확대 과장된 결과를 분석결과로 얻게 되고 위양성의 결론을 내리게 될 가능성 또한 커질 수 있다. 흔히 체계적 문헌고찰 결과는 근거수준으로 최상위급 임상적 근거를 제공하는 것으로 이해되고 있으나, 이는 충분한 자료에 기반하고 비뚤림을 최소화하는 설계와 수행 및 그 결과에 대한 적절한 해석을 제공했을 때 가능할 것이며, 메타분석 결과 또한 비뚤림의 산물로서 제시될 수 있음을 유념해야 할 것이다.

이와 같은 선택적 보고는 특정 연구가 논문으로 출판될 것인가의 문제로 작용하기도 하지만, 한 연구 내에서 여러 결과변수들을 분석하거나 여러 요인들에 대한 소그룹 분석들을 수행하는 등 다양한 분석시도를 한 후 통계적으로 유의하게 얻어진 결과들

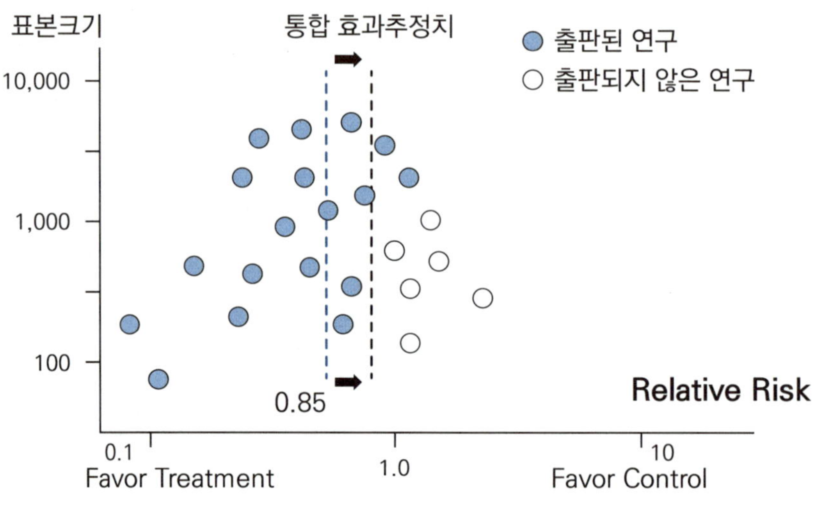

그림 7.4 비뚤림 효과

위주로 선택하여 논문에 포함하는 경우에도 발생한다(Hahn, 2001). 이는 앞 절에서 언급한 p－값의 오용 문제와도 연결되는 개념이며, 근거체계의 최상위 수준에 해당하는 체계적 문헌고찰이 제공하는 분석결과에 기반한 근거라고 할 지라도 다양한 관점에서 비판적으로 평가하고 근거의 비뚤림에 대해서 심도있는 고찰이 필요하다.

7. 맺는 말

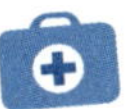

통계학적 방법론의 진화와 소프트웨어의 발전은 복잡하고 어려운 문제에 대한 해결책을 제시하고 분석적인 접근을 실용화하였다. 그러나, 우리가 근거로 활용하고 있는 많은 통계분석 자료들은 다양한 관찰과 시도 그리고 선택적 보고를 통한 산물이며, 모든 통계적 추론에는 오류와 불확실성이 따른다는 사실과 자료수집과정에서 체계적인 비뚤림이 존재할 수 있음을 주지하여, 진실과 다른 결과에 기반하여 의료적 결정이 이루지지 않도록 과학적인 설계를 준수한 통계분석 수행 및 결과에 대한 비평과 검토가 이루어져야 한다.

참고문헌

1. Singh B, Ryan H, Kredo T, Chaplin M, Fletcher T. Chloroquine or hydroxychloroquine for prevention and treatment of COVID－19. Cochrane Database of Systematic Reviews 2021, Issue 2. Art. No.: CD013587.
2. Begley G, Ellis LM. Raise standards for preclinical cancer research. Nature 2013;483:531－3
3. Ioannidis JPA. Why Most Published Research Findings Are False. PLoS Medicine;2005;2(8): e124
4. McNutt M. Journals unite for reproducibility. Science 346, 679; 2014
5. Moore MJ, Goldstein D, Hamm J, Figer A, Hecht JR, Gallinger S, et al. Erlotinib plus gemcitabine compared with gemcitabine alone in patients with advanced pancreatic cancer: A phase III trial of the National Cancer Institute of Canada Clinical Trials Group. J Clin Oncol. 2007;25] :1960-6.
6. Page MJ, McKenzie J, Bossuyt P, et al. The PRISMA 2020 statement: an updated guideline for reporting systematic reviews. https://doi.org/10.31222/osf.io/v7gm2
7. Sterne JAC, Savović J, Page MJ, et al. RoB 2: a revised tool for assessing risk of bias in randomised trials. BMJ 2019; 366: l4898.
8. Trowman R, Dumville JC, Hahn S, Torgerson DJ. A systematic review of the effects of calcium supplementation on body weight. Br J Nutr. 2006;95:1033－1038
9. Trowmana R, Dumville JC, Torgerson DJ, Cranny G. The impact of trial baseline imbalances should be considered in systematic reviews: a methodological case study J Clin Epidemiol. 2007;60(12):1229－33.
10. Hewitt C, Hahn S, Torgerson DJ, Watson J, Bland MJ. Adequacy and reporting of allocation concealment: review of recent trials published in four general medical journals. BMJ 2005;330:1057－1158.
11. Hahn S, Williamson PR, Hutton JL. Investigation of within－study selective reporting in clinical research: follow－up of applications submitted to a local research ethics committee. Journal of Evaluation in Clinical Practice. 2001; 8(3): 353-359

제8장

인공지능을 이용한 과학적 근거 생성

한동운

1. 들어가며

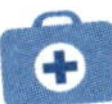

이 장에서는 인공지능(AI)이 임상 및 역학 데이터를 분석하여 질병 예측, 진단 지원, 건강정책 수립에 기여하는 과정을 살펴본다. 머신러닝, 딥러닝, 자연어처리(NLP) 기술은 암 조기진단, 감염병 대응, 건강행태 분석 등 실제 사례에서 활용되고 있다. 동시에 데이터 편향, 설명가능성, 개인정보 보호와 같은 윤리·제도적 과제가 존재하며, 이를 해결하기 위한 국제적 기준 마련과 협력이 필요하다. 따라서 AI는 예측·예방 중심의 공중보건 혁신을 위한 핵심자산으로 평가된다.

2. 인공지능과 보건의료연구의 융합

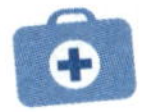

인공지능(artificial intelligence, AI)은 보건의료분야에서 방대한 데이터를 신속하고 정밀하게 분석하여 과학적 근거를 생성하는데 필수적인 혁신기술로 자리 잡고 있다. AI는 머신러닝, 컴퓨터 비전, 자연어 처리 등의 다양한 기술을 포함하며, 복잡한 패턴 인식, 예측 모델링, 비정형데이터 분석에 강점을 가진다. 이러한 기술은 진단정확도 향상, 질병 예측, 유전체 분석, 신약후보물질 탐색, 약물전달시스템 최적화 등 의료의 전

주기에 걸쳐 적용되며, 임상 및 정책적 의사결정을 뒷받침하는 실질적 과학적 증거를 제공한다. 특히 의료영상 자동판독과 문헌 기반 근거통합기술은 기존의 수작업 중심 연구방법론을 기술 중심의 실증 기반 연구로 전환시키고 있으며, 이는 보건의료의 근거기반화를 한층 가속하고 있다.

이러한 AI의 분석 및 추론 기능은 팬데믹과 같은 전 지구적 보건위기상황에서 더욱 두드러지게 부각되었다. 특히 COVID-19 팬데믹은 AI가 공중보건영역에서 과학적 근거기반 대응기술로 기능할 수 있음을 실증적으로 보여준 계기가 되었다. 팬데믹 기간 동안 AI는 감염병 확산 예측, 접촉자 추적, 약물 이상반응 감시, 진단 자동화 등에서 핵심적인 역할을 수행하며, 전례 없는 대응속도를 가능하게 했다. 예컨대 CT 영상 기반의 신속한 진단, 기존 약물의 재창출을 위한 분석, 마스크 착용 여부 인식 기반 이동경로 추적, 소셜미디어 기반의 이상반응 탐지, BlueDot과 HealthMap을 활용한 감염병 확산 예측 등은 모두 실시간 근거를 기반으로 한 개입을 가능하게 하였다. 이와 같은 사례들은 AI 기술이 공중보건정책과 실천 현장에서 실질적 영향을 미칠 수 있음을 명확히 보여준다.

그러나 AI의 활용 확대는 동시에 새로운 기술적·윤리적 과제를 수면 위로 떠오르게 만들었다. AI는 인간 전문가가 놓칠 수 있는 미세한 패턴과 복합변수 간 상관관계를 식별함으로써 정량적이고 실증적인 근거를 제공하는 강력한 도구이지만, 알고리즘 편향성, 학습데이터의 대표성 결여, 개인정보 보호 미비 등은 그 신뢰성과 수용성을 저해하는 요인으로 작용하고 있다. 특히 공공보건영역에서는 데이터 인프라의 지역 간 불균형, 기술접근성의 격차, 전문인력 부족 등이 AI 기반 근거의 형평성과 지속가능성을 위협하고 있다. 따라서 AI가 단순한 기술을 넘어, 제도화된 과학적 근거 생성의 표준도구로 자리잡기 위해서는 윤리적 책임과 제도적 안전망을 동반한 통합적 접근이 필수적이다.

이러한 문제의식은 AI를 보건의료시스템의 근거 생성구조에 효과적으로 통합하기 위한 다자 간 협력과 정책 정비의 필요성으로 이어진다. 데이터 품질기준의 설정, 알고리즘의 윤리적 설계, 공공감시메커니즘 구축은 사회적 신뢰 형성을 위한 필수조건이며, 연구자, 기술자, 보건전문가, 정책결정자, 시민사회 등 다양한 이해관계자의 참여가 요구된다. 또한 설명가능한 AI(Explainable AI), 책임성 있는 활용 원칙, 공공감시 기반의 피드백체계 등은 AI가 과학적 증거 기반 보건체계의 한 축으로 자리잡기 위한 핵심 요소로 부상하고 있다. 이는 궁극적으로 공중보건의 과학화라는 흐름과도 맞물리며, 인공지능의 전략적 활용에 대한 학술적·정책적 고찰의 필요성을 한층 고조시키고 있다.

이에 따라 이 글에서는 인공지능을 활용한 과학적 근거 생성의 기술적 기반, 실제 적용 사례, 그리고 이를 둘러싼 제도적 도전과 향후 과제를 종합적으로 검토함으로써, 보건의료의 미래전략 수립에 실질적으로 기여하고자 한다. 다음 절에서는 먼저 이러한 기술적 기반 중 핵심인 머신러닝과 딥러닝 알고리즘의 구조와 보건의료 적용방식을 살펴본다.

3. 인공지능 기반 과학적 근거 생성의 기술적 기반

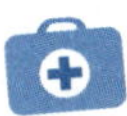

가 머신러닝과 딥러닝 알고리즘의 구조 및 적용 방식

인공지능(AI)의 핵심기술인 머신러닝(Machine Learning, ML)과 딥러닝(Deep Learning, DL)은 과학적 근거 생성을 위한 데이터 기반 분석과 예측 기능을 가능하게 하는 주요 수단이다. ML은 명시적인 프로그래밍 없이 데이터로부터 스스로 학습하여 예측모델을 구축하는 알고리즘이며, DL은 인간의 신경망 구조를 모방한 인공신경망을 통해 비정형적이고 복잡한 데이터를 고차원에서 학습하고 처리하는 방식이다. 이러한 기술은 의료영상 분석, 유전체 해석, 자연어 처리, 질병 예측 등 다양한 보건의료 분야에서 높은 정확도와 실용성을 바탕으로 활발히 적용되고 있다.

ML의 대표적 기법은 선형회귀, 결정트리, 서포트벡터머신 등 통계 기반의 알고리즘이 사용되며, DL에서는 합성곱 신경망(Convolutional Neural Network, CNN), 순환 신경망(Recurrent Neural Network, RNN), 트랜스포머(Transformer) 등 복잡한 데이터에 특화된 구조가 주로 활용된다. 의료현장에서는 이러한 알고리즘들이 암 병변 분석, 진료기록 해석, 희귀질환 예측 등 실제 임상에 적용되어 진단정확도를 높이고 의료서비스의 질 향상에 기여하고 있다. 특히 의료데이터의 폭발적인 증가와 컴퓨팅 성능의 고도화는 ML과 DL 기술의 확산을 한층 가속화하는 요인으로 작용하고 있다.

이와 함께, 생성적 적대 신경망(Generative Adversarial Networks, GANs), 강화학습(Reinforcement Learning, RL), 설명가능한 인공지능(Explainable AI, XAI) 등 고도화된 AI 기술은 의료영상 생성, 치료반응 최적화, 알고리즘 설명력 향상 등에서 새로운 가능성을 제시하고 있다. 예를 들어, GAN은 시뮬레이션 기반 진단 훈련에, RL은 개인맞춤형 건강관리 경로 설정에, XAI는 임상의사의 판단과정을 지원하는데 활용될 수 있다. 그러나 동시에 알고리즘의 불투명성, 데이터 편향, 윤리적 위험성 등으로 인해 기술의 사회적 수용성과 관련된 다양한 과제를 수반한다는 점도 간과할 수 없다. 이에 따라 기술 발전과 병행하여 거버넌스, 법·제도, 사회적 수용성 확보를 위한 통합적 접근이 필요하다.

이처럼 머신러닝과 딥러닝 기술은 보건의료분야에서 정형 및 비정형 데이터를 아우르는 유연성과 확장성을 바탕으로 과학적 근거 생성을 뒷받침하고 있다. 다음 절에서는 이러한 기술과 밀접하게 연계되는 자연어 처리(Natural Language Processing, NLP) 기술을 중심으로, 임상기록과 문헌데이터를 활용한 근거도출방식에 대해 살펴보고자 한다.

나 자연어 처리(NLP)를 통한 문헌·임상 기록 분석

자연어 처리(NLP)는 의료현장에서 생성되는 비정형데이터를 구조화하고 정제함으로써, 근거기반 의사결정을 가능하게 하는 핵심기술로 부상하고 있다. 전자의무기록(EHR), 진료노트, 간호기록, 처방전 등 다양한 의료문서는 자유서술형태로 기술되는 경우가 많아 전통적인 데이터분석방법으로는 정보를 효율적으로 추출하기 어렵다. 이에 따라 NLP는 이러한 텍스트로부터 병력, 증상, 치료반응 등 임상적 핵심정보를 자동으로 추출하는 도구로 주목받고 있다.

NLP 기반 기술은 환자의 재입원 가능성 예측, 약물 이상반응 탐지, 진단 지원 알고리즘 등 다양한 실제 임상응용에서 활용되며, 의료서비스의 정확성과 효율성을 동시에 향상시키고 있다. 특히 대규모 언어 모델(large language models, LLMs)의 발달로, 임상 의사결정지원시스템(Clinical Decision Support System, CDSS), 문헌 자동 요약 도구, 메타분석 자동화 등 고차원 응용이 가능해지면서 의료정보학분야의 혁신을 주도하고 있다. 이러한 기술 발전은 의료전문가들이 방대한 텍스트 기반 데이터를 보다 신속하고 정확하게 해석할 수 있도록 지원함으로써, 의료현장의 부담을 경감시키는 효과도 기대할 수 있다.

NLP는 특히 팬데믹과 같은 대규모 공중보건 위기 상황에서 그 활용 가능성과 효과성이 뚜렷이 입증되었다. COVID－19 대응과정에서는 백신 부작용의 실시간 모니터링, 소셜미디어 기반 이상반응 탐지, 보건정책 대응 분석 등에서 활용되었으며, 데이터 기반 공중보건 개입의 실효성을 높이는데 기여하였다. 그러나 NLP 기술의 신뢰도 확보를 위해서는 여전히 다양한 과제가 존재한다. 예를 들어, EHR 데이터의 불완전성, 용어의 비표준성, 노이즈 문제, 알고리즘의 편향성 등이 주요한 장애요소로 작용하고 있다. 이러한 한계를 극복하기 위해서는 임상의, 데이터과학자, 생물통계전문가 간의 긴밀한 협업이 필수적이다.

무엇보다도 NLP는 환자가 표현하는 증상과 같은 주관적이고 정성적인 정보를 객관적 데이터로 전환함으로써, 맞춤형 진단과 치료 설계를 위한 과학적 기반을 마련할 수 있다. 이는 환자중심의료라는 보건의료의 핵심가치와도 부합하며, 향후 정밀의료와 예측의학의 실현을 위한 중요한 기술적 토대가 된다. 이어지는 절에서는 이러한 NLP 분석이 가능하도록 지원하는 빅데이터 통합 플랫폼과 실시간 스트리밍 분석 기술의 구조와 적용 방식을 살펴본다.

다 빅데이터 통합 및 실시간 데이터 스트리밍 분석

머신러닝과 자연어 처리기술이 의료현장에서 효과적으로 작동하기 위해서는 양질의 데이터 기반이 필수적이다. 특히 보건의료분야에서는 병원정보시스템(HIS), 전자의무기록(EHR), 웨어러블 기기, 건강보험청구자료, 모바일 헬스 앱, 생체센서 등 다양한 출처에서 생성되는 이질적인 데이터를 통합적으로 분석할 수 있는 능력이 요구된다. 그러나 이와 같은 데이터는 구조, 형식, 생성주기 등이 상이하여 단순한 통합만으로는 충분하지 않으며, 정교한 처리기술과 분석인프라가 함께 뒷받침되어야 한다.

이러한 필요성 속에서 주목받는 것이 바로 실시간 데이터 스트리밍 분석기술이다. 이는 환자의 생체신호 변화나 응급상황 발생을 조기에 감지하고, 즉각적인 임상개입을 가능하게 하는 기술로, 특히 예측의학과 응급의료, 감염병 조기경보시스템 등에서 핵심적으로 활용된다. 예를 들어 Apache Kafka, Spark, Hadoop 등 분산처리 프레임워크와 머신러닝 기반 스트리밍 알고리즘은 중환자실(ICU)모니터링, 감염병 확산 예측, 환자행동 분석 등의 응용분야에서 실시간 대응능력을 획기적으로 향상시키고 있다. 감염병 조기경보시스템에서는 지역기반 증상보고, 기후정보, 병원방문데이터를 실시간으로 결합함으로써 감염 확산가능성을 조기에 파악하고, 선제적 방역전략을 수립하는데 유용하다.

이러한 실시간 분석기술의 가치는 기존의 정적 데이터 분석의 한계를 극복한다는 점에서도 찾을 수 있다. 보건의료 데이터는 시간에 따라 역동적으로 변화하는 속성을 지니므로, 그 변화양상을 실시간으로 추적하고 반응할 수 있는 분석체계가 필요하다. 특히 만성질환 관리, ICU 모니터링, 감염병 대응과 같은 영역에서는 실시간 데이터 흐름을 기반으로 한 조기개입이 환자의 생존율을 높이고, 의료자원의 효율적 활용을 가능하게 만든다.

한편, 이처럼 방대한 데이터를 효과적으로 다루기 위해서는 빅데이터의 특성에 대한 이해와 이에 적합한 기술적 대응이 필요하다. 일반적으로 빅데이터는 '3V'(Volume, Velocity, Variety) 또는 '4V'(3V + Veracity 포함)로 정의되며, 보건의료 데이터는 구조화된 수치정보 외에도 영상, 텍스트, 센서데이터, 음성 등 다양한 형태로 존재한다. 이를 통합적으로 분석하기 위해서는 높은 수준의 상호운용성과 표준화가 필수적이며, 최근에는 HL7 FHIR(Fast Healthcare Interoperability Resources)와 같은 국제데이터표준이 도입되고 있다.

더불어, 개인정보 보호와 신뢰성 확보를 위한 기술적 조치도 병행되어야 한다. 데이터의 비식별화, 블록체인 기반 보안시스템, 실시간 접근 통제체계 등은 실시간 분석기술이 공공영역에서도 안전하고 책임감 있게 활용될 수 있는 기반을 제공한다. 실시간 판단이 환자의 안전과 직결되는 의료현장에서는 특히 데이터의 정확성과 신뢰도(Veracity) 확보가 무엇보다 중요하다.

이러한 실시간 분석기술의 실제 적용사례는 팬데믹 기간 동안 더욱 뚜렷하게 드러났다. COVID-19 확산 초기에는 확진자 동선, 모바일 위치 정보, 인구밀도, 기후 데이터를 통합하여 방역정책의 우선순위를 조정하고, 자원 배분을 최적화하는데 활용되었다. 이는 단순히 기술의 구현을 넘어, 정책적 개입의 타이밍과 효과성까지도 실시간 데이터에 기반해 조정할 수 있음을 보여주는 대표적 사례이다.

또한, 보건의료시스템 전반에서 생성되는 데이터는 병원, 보험기관, 공공기관, 연구기관 등 다양한 주체에 분산되어 있어 이들을 효과적으로 연계하고 분석하는 것도 중요한 과제로 부상하고 있다. 유전체 정보, 환경요인, 환자행동데이터 등 이질적인 데이터를 통합하면 더욱 정밀한 예측이 가능해지지만, 이는 곧 기술적·방법론적 한계를 동반한다. 일부 플랫폼에서는 연관규칙 기반의 질병예측 모델이 시도되었으나, 민감도 저하나 과적합 문제 등으로 실용화에는 한계가 있었다.

이와 같은 한계를 극복하기 위한 접근으로, Apache Kafka 기반의 실시간 분석 아키텍처가 부상하고 있다. Kafka를 통해 수집된 데이터를 Storm에서 처리하고, Cassandra에 저장하는 구조는 연산속도와 시스템 확장성 측면에서 강점을 가지며, 환자 모니터링, 감염병 전파 예측, 환자행동분석 등에서 널리 응용되고 있다. 나아가 이러한 실시간 스트리밍분석은 디지털치료제 기반의 개인 맞춤형 헬스케어에도 효과적으로 접목될 수 있다.

무엇보다, 이와 같은 기술은 단순히 병원 내에 국한되지 않고, 지역사회 및 국가 수준의 공중보건 감시체계로 확장될 수 있다는 점에서 전략적 가치가 높다. 이는 공공의료정책 수립과 긴급대응역량 제고에 실질적 기여를 하며, 앞으로 글로벌 보건 거버넌스에서 인공지능 기반의 근거생성이 핵심적인 역할을 수행할 것임을 시사한다. 이러한 흐름은 다음 절에서 다룰 인과 추론 및 예측모델로 자연스럽게 이어지며, 단편적 분석을 넘어 설명력과 예측력을 갖춘 근거기반 보건의학으로 진화하는 기반이 된다.

라 인과 추론 및 예측모델의 개발과 검증

보건의료분야에서 인공지능을 활용한 과학적 분석이 임상적 판단과 정책 결정에 실질적으로 기여하기 위해서는, 단순한 상관관계를 넘어서 인과적 해석과 미래 예측이 가능한 분석체계가 필요하다. 앞 절에서 다룬 빅데이터 통합과 실시간 스트리밍 분석기술은 이러한 정밀분석의 기반을 제공하며, 데이터 흐름을 실시간으로 포착하고 처리할 수 있게 함으로써, 인과 추론과 예측모델이 작동할 수 있는 토대를 마련한다. 이 절에서는 인공지능 기반 인과 추론 및 예측모델링의 이론적 기초, 기술적 적용, 검증체계, 그리고 윤리적 고려사항을 중심으로 살펴본다.

1) 인과 추론 모델의 필요성과 적용

인과 추론(Causal Inference)은 특정 개입이나 노출이 건강결과에 미치는 영향을 식별하는 분석 접근으로, "무엇이 결과를 유발하는가?"라는 질문에 답하기 위한 과학적 도구이다. 특히 보건의료에서는 무작위배정 비교임상시험(RCT)이 윤리적 또는 현실적 제약으로 인해 제한되는 경우가 많아, 관찰데이터를 활용한 인과 추론 모델이 중요한 대안이 된다. 대표적인 방법으로는 구조방정식모형(SEM), 도구변수법(IV), 회귀불연속설계(RDD), G-methods(G-formula, IPTW 등)가 있으며, 최근에는 머신러닝 기반의 비선형 모델과의 융합이 활발하게 이루어지고 있다. 예를 들어, 특정 약물치료가 환자의 생존률에 미치는 영향을 평가할 때, 인과 추론 모델은 잠재적 교란변수를 통제하면서 실제 개입효과를 정량적으로 추정할 수 있다. 이러한 분석은 임상시험이 불가능한 상황에서도 효과적인 개입을 도출할 수 있도록 하며, 보건정책 결정과정에서 과학적 정당성을 확보하는데 핵심역할을 한다.

2) 예측모델의 역할과 기술 발전

예측모델(Predictive Modeling)은 특정 환자의 미래 건강상태, 질병 발생위험, 치료반응 등을 사전에 추정함으로써 예방적 개입과 의료자원의 효율적 배분을 가능하게 하는 분석 도구이다. 초기에는 전통적인 회귀분석, 의사결정트리, 랜덤포레스트 등의 기법이 주로 활용되었으나, 최근에는 딥러닝 기반의 시계열분석, CNN 및 RNN, 베이지안 최적화, 앙상블 학습 등 고도화된 알고리즘이 도입되며 예측정확도가 비약적으로 향상되고 있다. 예를 들어 심부전환자의 재입원 가능성을 예측하는 딥러닝 기반 모델은 기존 통계모델보다 높은 F1 점수(정밀도와 재현율의 조화평균으로, 불균형 데이터에서 모델의 균형적 성능을 평가하는 지표)를 기록하며, 조기 개입과 맞춤형 진료전략 수립에 실질적으로 기여하고 있다. 이러한 예측기술은 진단보조시스템, 감염병 조기경보, 환자 분류 및 트리아지 등 다양한 의료현장에서 활용되며, 미래의료의 핵심 구성요소로 자리매김하고 있다.

3) 통계적·윤리적 도전과 검증체계

인과 추론과 예측모델이 실제의료현장에서 활용되기 위해서는 통계적 타당성과 윤리적 수용성을 갖춘 신뢰성 있는 모델링이 요구된다. 데이터 품질의 확보, 적절한 변수 선택, 과적합(overfitting) 방지, 설명가능성(interpretability), 형평성(fairness) 확보 등은 모델신뢰도에 영향을 미치는 핵심요소이다. 또한, 인공지능의 오남용을 방지하고 사회적 신뢰를 확보하기 위해서는 윤리적 고려가 병행되어야 하며, 이를 위해 다음과 같은 검증절차가 필수적으로 수행되어야 한다.

- 교차검증 (Cross-validation): 모델의 일반화 가능성을 평가
- 외부검증 (External validation): 독립적 데이터셋을 활용한 성능 평가
- 민감도 분석 (Sensitivity analysis) 및 소그룹 분석 (Subgroup analysis): 변수의 변화에 따른 결과의 안정성과 집단 간 차이 검토

이러한 다층적 검증체계는 의료 AI의 실제 적용가능성을 평가하고, 안전하고 신뢰할 수 있는 기술로 정착시키기 위한 필수 전제조건이다.

4) 데이터 공유와 향후 방향

정밀하고 투명한 인과 추론 및 예측모델을 개발하기 위해서는, 개방성과 재현가능성을 중심으로 한 데이터 생태계 구축이 병행되어야 한다. 최근 보건의료분야에서는 FAIR 원칙(Findable, Accessible, Interoperable, Reusable)에 기반한 데이터 관리가 강조되고 있으며, 소스코드 및 학습 데이터셋의 공개와 함께 국제연구공동체의 협력도 활발히 이루어지고 있다. 이는 의료 AI의 투명성과 공공성을 강화하고, 글로벌 보건 거버넌스의 근거기반 정책 설계에 기여할 수 있는 기반을 제공한다.

이와 같이, 인과 추론과 예측모델은 의료데이터를 보다 정교하게 해석하고, 실시간 개입 및 전략적 대응을 가능하게 하는 핵심도구이다. 다음 절에서는 이러한 분석기법들이 실제로 어떻게 활용되고 있는지를 살펴보기 위해, 임상진단 지원, 감염병 대응, 건강행태 예측, 의료시스템 혁신 등 구체적인 응용 사례들을 중심으로 논의한다.

4. 인공지능의 실제 응용 사례

앞서 살펴본 인과 추론과 예측모델링은 보건의료분야에서 인공지능의 과학적 정당성을 확보하는데 필수적인 분석프레임을 제공한다. 이러한 이론적 기초는 실제 의료현장과 공중보건정책 수립과정에서 구체적인 시스템과 서비스의 형태로 구현되고 있다. 본 절에서는 인공지능이 실제로 임상진단, 감염병 대응, 건강행태 예측 등 다양한 영역에서 어떻게 활용되고 있는지를 대표적인 사례 중심으로 살펴본다. 이를 통해 AI 기술이 단순한 자동화 도구를 넘어서, 환자 중심의 정밀의료와 예방 중심의 공공보건 실현에 구체적으로 어떻게 기여하는지를 이해할 수 있다.

가 임상진단 및 치료 결정 지원 시스템

인공지능(AI)은 의료영상, 병리 슬라이드, 유전체 정보 등 다양한 데이터를 분석하여 임상진단의 정확도와 신속성을 향상시키는데 기여하고 있다. 특히 딥러닝 기반의 진단알고리즘은 폐암, 유방암, 당뇨병성 망막병증과 같은 주요 질환의 조기발견에 있어 인간전문가 수준의 성능을 보이며 상용화되고 있다.

예를 들어, 합성곱신경망(CNN)을 활용한 흉부엑스레이 분석모델은 폐렴이나 결핵을 자동탐지하며, 환자의 위험도까지 예측할 수 있다. 또한, 유전체 분석과 연계된 AI 모델은 약물유전학(PGx)에 기반하여 개인별 약물반응을 예측함으로써 맞춤형 치료전략을 가능하게 한다. 이러한 시스템은 전통적인 임상지침 기반의 표준진료를 넘어, 실제 환자데이터를 반영한 예측기반 의사결정을 지원함으로써 다질환·희귀질환 환자 등 복잡한 임상상황에서 유용하게 활용된다.

다만, 이러한 기술의 임상도입을 위해서는 의료법적 책임소재, 알고리즘의 설명가능성, 데이터 편향과 같은 윤리적·제도적 쟁점에 대한 체계적인 논의와 규범 정비가 병행되어야 한다.

나 감염병 대응 및 공중보건 경보 시스템

감염병과 같은 급성 보건위기상황에서도 인공지능은 중요한 역할을 수행한다. 특히 COVID-19 팬데믹은 AI 기반 감염병 대응기술의 유효성을 실증한 계기가 되었다. 딥러닝 기반 시계열 분석모델은 확진자 수 증가 추세나 감염확산경로를 예측하는데 활용되었고, CNN 모델은 CT 및 흉부영상에서의 COVID-19 진단 정확도 향상에 기여하였다.

자연어 처리기술은 뉴스 및 소셜미디어 데이터를 실시간 분석하여 조기감염징후를 탐지하는데 활용되었으며, IoMT(Internet of Medical Things) 기반 생체신호감지시스템은 환자상태 모니터링과 격리조치 판단에 효과를 발휘하였다. AI는 또한 정책설계에도 적용되어, 백신우선접종대상군 선정이나 지역기반 봉쇄조치 설정과 같은 공공보건 의사결정에 실질적 근거를 제공하였다.

이와 같은 AI 기반 공중보건 경보시스템은 이전 절에서 다룬 '빅데이터 통합 및 실시간 스트리밍분석' 및 '예측모델링' 기술의 실제 응용이며, 동적인 질병확산 상황에 신속하고 정밀하게 대응할 수 있는 정책 인프라를 제공한다.

다 건강행태 예측 및 질병예방전략 수립

AI는 단순한 진단과 치료를 넘어, 건강행태 예측과 질병예방이라는 보건의료의 상위목표 실현에도 기여하고 있다. 건강행태는 만성질환 발생에 핵심적인 영향요인이며, 흡연, 음주, 운동부족, 수면장애와 같은 생활습관은 웨어러블기기, 스마트폰 앱, IoT 기반 센서 등을 통해 실시간으로 모니터링된다.

예를 들어, 관성센서를 활용한 RisQ 시스템은 흡연동작을 자동인식하고, 스마트폰 앱은 사용자패턴을 기반으로 음주가능성을 사전예측할 수 있다. 머신러닝 알고리즘은 이러한 데이터를 분석해 건강위험행동을 조기에 탐지하고, 자동 메시지 전송, 개입알림 등을 통해 맞춤형 예방개입을 실행한다.

또한, 지역사회 건강조사, 환경정보, 병원방문기록 등을 통합 분석하여 특정 집단의 건강불평등을 사전에 예측하고 정책대응을 설계하는 데에도 AI가 활용되고 있다.

이처럼 AI는 개인과 지역사회 모두를 대상으로 한 건강위험 예측과 선제적 대응전략의 핵심도구로 기능한다.

다만, 이러한 기술의 확대적용을 위해서는 개인정보 보호, 알고리즘의 설명가능성, 데이터 활용에 대한 사회적 합의와 규범 정립이 반드시 동반되어야 한다. 이는 앞서 제시한 인과 추론 및 예측모델의 윤리적 검증 프레임과 긴밀하게 연결되며, 다음 절에서 다룰 공중보건시스템 설계와 법·제도적 기반 논의로 이어진다.

5. 인공지능 응용의 윤리적·제도적 도전과 과제

앞에서 살펴본 다양한 응용사례들은 AI가 임상진단, 감염병 대응, 건강행태 예측 등에서 실질적인 변화를 만들어내고 있음을 보여주었다. 그러나 보건의료라는 특수한 영역에서 기술의 확산은 단순한 성능 향상을 넘어 윤리적 책임과 제도적 기반을 전제로 해야 한다. 이 절에서는 의료 AI가 신뢰받고 지속가능하게 활용되기 위해 반드시 해결해야 할 네 가지 핵심과제를 논의한다.

가 데이터 편향과 형평성 문제

AI 시스템은 훈련데이터의 특성과 구조에 따라 성능이 결정되기 때문에, 데이터 편향은 의료 AI의 예측정확도와 형평성에 큰 영향을 미친다. 대표성이 부족한 데이터셋은 특정 인구집단에 불리한 결과를 초래할 수 있으며, 이는 기존의 의료불평등을 더욱 심화시킬 우려가 있다. 예를 들어, 흉부엑스레이를 판독하는 딥러닝 모델에서 여성, 고령자, 소수인종에 대한 진단정확도가 낮게 나타나는 사례가 보고되었다. 이러한 편향은 단순한 기술적 결함이 아니라, 임상의사결정의 신뢰를 저해하고 환자의 안전을 위협할 수 있는 구조적 문제이다.

따라서 AI 개발 초기단계부터 다양한 연령, 성별, 인종, 사회경제적 배경을 반영한 포괄적 데이터 구축이 필요하다. 동시에, 공정성을 평가하고 비뚤림을 교정할 수 있는 기술적·제도적 메커니즘이 마련되어야 하며, 데이터 표준화와 알고리즘 감사체계, 법적 책임규정이 함께 수립되어야 한다. 이러한 노력은 AI 기반 의료서비스의 형평성과 신뢰성을 높이는데 핵심적인 기반이 된다.

나 알고리즘의 투명성과 설명가능성

의료분야에서 AI의 예측 결과는 환자생명과 직결되기 때문에, 그 판단근거를 이해할 수 있는 설명가능성(Explainability)이 필수적이다. 그러나 현재의 많은 AI 시스템, 특히 딥러닝 기반 모델은 내부결정과정을 설명하기 어려운 '블랙박스' 구조를 갖고 있다.

이러한 문제를 해결하기 위해 설명가능한 인공지능(Explainable AI, XAI)이 주목받고 있다. Grad-CAM, LIME, SHAP, LORE와 같은 기법은 AI가 어떤 정보를 바탕으로 결정을 내렸는지를 시각적으로 보여주거나, 로컬규칙 기반 설명을 제공함으로써 의료진이 AI의 판단을 이해하고 검증할 수 있게 한다.

설명가능성은 기술적 수용성뿐 아니라, 법적 책임과 환자권리 보호의 측면에서도 중요하다. 따라서 XAI 기술의 발전과 더불어, 의료기기 규제, 알고리즘 평가기준, 법적 책임구조 등 관련 제도 정비가 병행되어야 한다. 이는 의료 AI의 사회적 수용성과 법적 정당성을 확보하는 중요한 전제조건이 된다.

다 개인정보 보호 및 법적 책임

의료 AI는 질병 이력, 유전체 정보, 생활습관 등 고도의 민감한 정보를 활용하기 때문에, 개인정보 보호와 법적 책임에 대한 문제는 핵심적인 윤리적 쟁점이다. 특히, 비식별화된 정보라도 타 데이터와 결합될 경우 개인이 식별될 수 있는 위험이 존재한다.

또한, AI가 오진이나 오류를 범했을 때 그 법적 책임이 명확하지 않다는 점도 큰 문제다. 미국의 HIPAA나 EU의 GDPR은 환자의 정보 보호와 권리 보장을 규정하고 있지만, 국내에서는 이러한 기준이 아직 정착단계에 있으며, 마이데이터 기반의 보건의료 지침도 최근에야 도입되었다.

AI의 자율성이 커질수록 개발자, 의료기관, 운영자 간 책임분담은 더욱 복잡해지며, 이에 대한 법적 기준과 사회적 합의가 시급하다. 의료분야에서는 데이터 보호와 책임 명확화라는 두 가지 가치를 동시에 충족할 수 있는 통합적인 기술·법적 시스템이 마련되어야 하며, 이는 AI 의료시스템의 신뢰성 확보에 결정적 기반이 될 것이다.

라 지속가능한 거버넌스체계 구축

AI 기술의 윤리적 구현과 사회적 수용을 위해서는 단기적인 규제나 가이드라인을 넘는 지속가능한 거버넌스체계가 필요하다. 이러한 체계는 기술개발자, 의료전문가, 정책결정자, 시민사회 등 다양한 이해관계자의 참여와 감시를 전제로 해야 한다.

세계보건기구(WHO)와 경제협력개발기구(OECD)는 '책임 있는 AI'를 위한 정책권고를 제시하고 있으며, AI for Health 이니셔티브는 데이터 주권, 형평성, 지속가능성 등 6대 원칙을 포함한 국제표준을 확립해 가고 있다. 최근에는 대규모 멀티모달모델(LMM)을 포함하는 규제프레임워크의 확장도 논의되고 있다.

국가 차원에서는 공공 중심의 데이터 인프라, 의료 AI 인증제도, 시민참여 기반 윤리심의체계가 거버넌스 구축의 핵심요소다. 또한, GPAI(Global Partnership on AI)나 WHO, OECD 등과의 국제협력을 통해 국내 제도와 글로벌 기준 간 정합성을 확보하는 것이 중요하다. 지속가능한 거버넌스는 기술혁신과 사회적 수용성 간의 균형을 가능하게 하며, 보건의료의 안전성과 형평성을 동시에 증진시키는 중장기적 정책 기반이 될 수 있다.

요약하자면 AI가 보건의료분야에 미치는 영향은 점점 커지고 있으며, 그 활용범위는 기술의 진보와 함께 확장되고 있다. 그러나 이러한 진보가 의료현장에서 신뢰받고 지속가능하기 위해서는, 기술적 성능을 넘어 윤리적 판단과 제도적 통제 메커니즘이 반드시 병행되어야 한다.

앞서 살펴본 데이터 편향, 설명가능성, 개인정보 보호, 거버넌스체계는 AI 의료 활용의 핵심기초로 기능하며, 이를 바탕으로 한 정책 및 제도적 차원의 혁신이 시급하다. 다음 절에서는 이러한 기반 위에서 추진할 수 있는 국가 차원의 정책전략과 국제협력 방향에 대해 보다 구체적으로 고찰한다.

6. 인공지능을 활용한 보건의료정책 혁신과 국제협력 전략

앞선 절들에서 살펴본 바와 같이, 인공지능(AI)은 임상진단, 공중보건 대응, 건강행태 예측 등 보건의료 전반에서 중요한 역할을 수행하고 있다. 그러나 이러한 기술이 실제 보건의료시스템 내에서 지속가능하고 공정하게 활용되기 위해서는 정책적 제도화와 국제적 협력 전략이 병행되어야 한다. 이 절에서는 AI 보건의료정책의 제도화 필요성과 국제적 협력전략, 공공 중심 생태계 조성, 교육 및 수용성 확보전략을 논의한다.

가 보건의료 AI 정책의 제도화 필요성

인공지능 기술을 보건의료에 성공적으로 통합하기 위해서는 기술 개발을 넘어 견고한 제도적 기반이 필요하다. 지금까지 AI는 주로 민간 주도의 혁신영역으로 간주되었지만, 공공성과 건강형평성이 요구되는 보건의료분야에서는 정부 주도의 정책 프레임이 필수적이다. 미국은 FDA 가이드라인을 통해 의료 AI의 유연한 인증절차를 도입하였으며, 유럽연합은 AI 법을 통해 의료용 AI에 대한 안전성과 투명성 기준을 명확히 규정하였다. WHO 역시 "AI for Health" 이니셔티브를 통해 글로벌 거버넌스의 방향을 제시하고 있다. 이러한 흐름은 기술 평가, 인력 양성, 건강보험제도 연계까지 포괄하는 통합적 정책으로 확장되어야 한다. 따라서 AI의 공공적 활용을 가능하게 하기 위해서는 정부 중심의 제도 설계와 단계적 실행 로드맵이 긴요하며, 이는 향후 국제협력의 제도적 토대가 될 수 있다.

나 글로벌 보건 거버넌스와 AI 협력

AI는 보건의료분야에서 국경을 초월한 공동대응을 가능케 하는 핵심수단으로 주목받고 있다. 특히 COVID-19 팬데믹은 감염병 예측, 백신 개발, 디지털 역학조사 등에서 AI의 다국적 활용가능성을 증명하였다. WHO와 OECD는 이러한 경험을 바탕으로 디지털 헬스 및 AI 활용 가이드라인을 발표하고 있으며, 국제표준화 및 규제프레임워크 마련에 주력하고 있다. 한국은 높은 디지털 역량을 기반으로 ODA와 연계한 AI 기술 이전, 개발도상국 대상 보건인프라 강화 등에서 전략적 역할을 수행할 수 있다. 국제협력은 기술뿐만 아니라 윤리, 법, 표준의 조화를 위한 협력이라는 측면에서도 필수적이며, 이를 위한 공동연구와 정책포럼 참여가 요구된다. 결국, AI를 통한 글로벌 건강형평성 실현은 국제 거버넌스의 핵심과제로 부상하고 있다.

다 공공 중심 AI 생태계 조성과 데이터 인프라 전략

보건의료 AI의 지속가능한 발전을 위해서는 공공 중심의 데이터 인프라 구축이 핵심이다. 현재는 민간기업 중심의 데이터 축적 구조로 인해 공익성과 형평성이 제한되고 있으며, 의료취약계층에 대한 정보불균형 문제가 발생하고 있다. 이에 따라 정부 주도의 보건빅데이터플랫폼 구축, 기관 간 상호운용성 확보, 공공데이터의 표준화가 절실하다. 예를 들어, 공공–민간–학계 간 개방형 거버넌스 구조는 신약 개발, 질병 예측, 만성질환 관리 등의 분야에서 데이터 기반 의사결정의 품질을 높이는데 기여할 수 있다. 이러한 생태계는 정책설계의 과학적 기반이자, 국민건강 향상과 보건의료시스템의 경쟁력 강화를 동시에 추구하는 전략이 될 수 있다.

라 교육·인력 양성 및 사회적 수용성 확대 전략

AI 기술의 효과적 활용을 위해서는 의료전문가와 일반 국민 모두의 이해도와 수용성을 높이는 교육이 중요하다. 특히 의료정보학, 데이터 해석, AI 윤리를 포함한 융합형 교육과정은 임상의, 간호사, 공중보건전문가 등 다양한 직군에게 필수적이다. 그러나 현재는 교육인프라의 지역 간 불균형과 현장 실무를 충분히 반영한 교육 내용의 부족이 문제로 지적되고 있다. 동시에 일반 국민 대상의 인식제고 활동도 병행되어야 하며, 공공캠페인, 시민참여 기반 윤리 심의, 디지털 건강 리터러시 교육 등이 이에 해당한다.

이러한 다층적 접근은 AI 기반 정책이 사회적 합의를 바탕으로 실행되도록 도우며, 기술과 정책의 연계를 강화하는데 기여할 것이다. 결국, 이러한 교육과 인식제고 전략은 AI 보건정책이 국민적 합의 아래 추진될 수 있도록 하는 기반이며, 이는 정책의 실효성을 담보하는 핵심적 조건이다.

앞서 논의한 제도화, 글로벌 거버넌스, 공공데이터 인프라, 교육·수용성 전략은 모두 AI 보건정책의 실행기반을 이루는 요소들이다. 이러한 기반 위에서 구체적인 국가정책 방향과 국제협력 전략을 설계하는 것이 필요하다. 따라서 다음 절에서는 이를 정책 제언과 실행 전략의 틀 속에서 체계적으로 제시한다.

7. 정책 제언 및 실행 전략

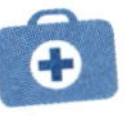

가 기술에서 제도화로: 요약과 방향성

인공지능(AI)은 임상진단, 공중보건 대응, 건강행태 예측 등 다양한 보건의료영역에서 과학적 근거기반의 의사결정을 가능하게 하며, 실질적인 혁신을 이끌고 있다. 앞서 살펴본 머신러닝, 딥러닝, 자연어 처리, 빅데이터 분석, 인과 추론 모델은 모두 의료의 정밀성과 예측력을 높이는데 기여해왔다. 그러나 이러한 기술이 의료현장에서 안전하고 공정하게 작동하기 위해서는 기술적 유효성만으로는 부족하며, 윤리적 책임성과 사회적 수용성, 그리고 제도적 기반이 반드시 뒷받침되어야 한다. 이에 이 절에서는 과학기술을 정책과 제도 속에 통합하기 위한 핵심 정책과제와 실행전략을 제시한다.

나 핵심 정책 제언

1) 과학적 근거 중심의 AI 보건정책 프레임워크 구축

AI는 단순한 기술보조수단이 아니라, 정책 결정의 근거를 강화하는 도구로 활용되어야 한다. 이를 위해 과학적 타당성, 기술윤리성, 사회적 수용성을 핵심기준으로 삼는 국가 차원의 통합 정책 프레임워크가 필요하다. 이러한 구조는 보건의료정책의 정당성과 실효성을 동시에 확보하는 기반이 된다.

2) 공공 중심 데이터 거버넌스 강화

AI 예측의 신뢰성과 형평성을 확보하기 위해서는 공공부문이 주도하는 데이터 생태계 구축이 필수적이다. 민간 중심의 데이터플랫폼은 대표성과 공정성에서 한계를 가질 수 있으며, 의료데이터의 편향성을 초래할 우려가 있다. 정부는 다양한 인구집단을 포괄한 의료 데이터를 체계적으로 수집·연계하고, 데이터의 상호운용과 윤리기준을 법제화해야 한다.

3) AI 인증제도 및 설명가능성 평가체계 도입

AI의 의료현장 적용은 고도의 신뢰성과 투명성을 요구한다. 이를 위해 AI 알고리즘의 성능과 안전성을 사전에 검증하는 공적 인증제도, 알고리즘의 판단 근거를 설명할 수 있는 평가체계를 마련해야 한다. 이는 의료진과 환자 간 신뢰를 높이고 AI의 책임 있는 활용을 촉진하는 수단이 된다.

4) 융합형 인재 양성 및 교육인프라 구축

AI와 보건의료의 효과적 통합을 위해서는 의료와 기술 역량을 겸비한 융합형 인재가 요구된다. 이를 위해 대학 및 전문기관은 의료정보학, AI 기술, 보건윤리를 아우르는 통합 교육과정을 설계하고, 현장 실무 중심의 재교육프로그램도 병행할 필요가 있다. 이는 현장의 수용성을 높이는 핵심전략이다.

5) 국제협력 기반의 한국형 글로벌 헬스 AI 플랫폼 구축

AI 기술은 국경을 넘어 건강형평성과 질병대응에 기여할 수 있다. 한국은 WHO, ASEAN, 아프리카 CDC 등과 협력하여 국제적 보건 AI 플랫폼을 운영하고, ODA와 연계한 데이터 기반 역량강화프로그램을 추진할 수 있다. 이는 한국형 AI–보건 협력 모델의 구축과 정책리더십 강화를 위한 기회가 된다.

다 실행 전략: 단계별 접근

AI 기반 보건의료정책의 효과적 구현을 위해서는 구체적인 단계별 전략이 요구된다. 초기에는 제도적 기반 정비와 윤리적 가이드라인 정비가 필요하다. 중기단계에서는 데이터인프라의 상호운용성과 다학제적 인재양성이 핵심 과제이다. 장기적으로 국제협력과 글로벌플랫폼 운영 등을 통해 기술과 정책의 확산을 도모해야 한다. 이와 같은 단계별 접근은 단순한 실행계획을 넘어, AI 기술이 보건의료체계 속에서 어떻게 안정적으로 정착하고 지속 가능하게 발전하는지를 설명하는 개념적 틀로 이해할 수 있다.

라 맺는 말

인공지능(AI)은 단순한 자동화 도구를 넘어, 보건의료의 패러다임을 예측과 예방 중심으로 전환하는데 중요한 전략적 자산이다. 그러나 이러한 잠재력을 실현하기 위해서는 데이터 편향의 최소화, 개인정보 보호, AI의 결정과정을 설명할 수 있는 능력, 그리고 AI 시스템을 관리하고 운영할 수 있는 전문인력 양성 등 여러 과제를 해결해야 한다. 이는 AI 시스템의 신뢰성과 사회적 수용성을 보장하는 핵심조건이다.

앞으로는 기술 발전의 속도와 정책 수용 간의 간극을 줄이고, "기술-정책-사회" 간의 정합성을 확보하는 것이 중요하다. 이러한 균형은 국민건강증진과 지속가능한 보건의료체계를 구축하는데 기여할 것이다. 더 나아가 학습적 관점에서 이는 미래 보건의료분야에서 책임있는 리더십을 발휘할 수 있는 토대를 마련해 주며, 학생과 연구자들이 기술적 혁신과 제도적 조건을 균형있게 이해하는 데 중요한 학습적 기반이 될 것이다.

참고문헌

Abbasian Ardakani, A., Acharya, U. R., Habibollahi, S., & Mohammadi, A. (2021). COVIDiag: A clinical CAD system to diagnose COVID−19 from chest CT images. Medical & Biological Engineering & Computing, 59(7), 1335-1349.

Abulibdeh, R., Celi, L. A., & Sejdić, E. (2025). The illusion of safety: A report to the FDA on AI healthcare product approvals. PLOS Digital Health, 4(6), e0000866.

Acampora G, Cook DJ, Rashidi P, Vasilakos AV. A Survey on Ambient Intelligence in Health Care. Proc IEEE. 2013;101(12):2470-2494.

Agrebi, S., & Larbi, A. (2020). Use of artificial intelligence in infectious diseases: A scoping review. Journal of Public Health, 42(4), 1-9. https://doi.org/10.1093/pubmed/fdaa105

Amini, A., & Rahmani, A. M. (2023). Algorithmic bias in artificial intelligence: Challenges and solutions in healthcare. Artificial Intelligence in Medicine, 141, 102544.

Anderson, T. S., Michael, E. K., & Peirce, J. J. (2012). Innovative approaches for managing public−private academic partnerships in big science and engineering. Public Organization Review, 12(1), 1−22.

Apache Hadoop. [Internet]. Available from: http://hadoop.apache.org

Belle, A., Thiagarajan, R., Soroushmehr, S. R., Navidi, F., Beard, D. A., & Najarian, K. (2015). Big data analytics in healthcare. BioMed research international, 2015(1), 370194.

Brown, T. (2020). Language models are few−shot learners. Advances in Neural Information. In 34th Conference on Neural Information Processing Systems (NeurIPS 2020), Vancouver, Canada. Retrived from https://proceedings. neurips. cc/pa.

Castiglioni, I., et al. (2021). Artificial intelligence in radiology: State of the art and future directions. European Journal of Radiology, 137, 109624.

Chakraborty, A., & Karhade, M. (2024). Global AI governance in healthcare: a cross−jurisdictional regulatory analysis. arXiv preprint arXiv:2406.08695.

Chowdhary, K. (2020). Natural language processing. Fundamentals of artificial intelligence, 603−649.

Chugh, T., et al. (2021). Deep learning applications in medical imaging: Recent advances and future prospects. Journal of Healthcare Engineering, 2021, 1−15.

Danielle, W., & Muin, K. (2022). Artificial intelligence and public health: An overview of capabilities and ethical challenges. The Lancet Digital Health, 4(2), e89-e95. https://doi.org/10.1016/S2589–7500(21)00200–7

Deng, L., & Yu, D. (2014). Deep learning: Methods and applications. Foundations and Trends® in Signal Processing, 7(3-4), 197-387.

Dexue, Y. (2024). The UN's Role in Global AI Governance. China Int'l Stud., 109, 70.

Duan L, Street WN. Healthcare information systems: data mining methods in the creation of a clinical recommender system. Enterprise Inf Syst. 2011;5(2):169-181.

Fisher, D., & Rosella, L. C. (2022). The social determinants of artificial intelligence in public health. Health Promotion International, 37(1), daab105.

Gerke, S., Minssen, T., & Cohen, G. (2020). Ethical and legal challenges of artificial intelligence–driven healthcare. In Artificial intelligence in healthcare (pp. 295–336). Academic Press.

Grover, V., & Dogra, M. (2024). Challenges and Limitations of Explainable AI in Healthcare. In Analyzing Explainable AI in Healthcare and the Pharmaceutical Industry (pp. 72–85). IGI Global Scientific Publishing.

Guidance, W. H. O. (2021). Ethics and governance of artificial intelligence for health. World Health Organization.

Hussain, A., Tahir, A., Hussain, Z., & Sheikh, Z. (2022). Social media–based surveillance systems for detecting adverse drug reactions and public health threats: A review. Healthcare Analytics, 2, 100053.

Janiesch, C., Zschech, P., & Heinrich, K. (2021). Machine learning and deep learning. Electronic Markets, 31(3), 685–695.

Jha, A., Aicher, J. K., Singh, D., & Barash, Y. (2019). Improving interpretability of deep learning models: splicing codes as a case study. BioRxiv, 700096.

Jiang, F., Jiang, Y., Zhi, H., Dong, Y., Li, H., Ma, S., ... & Wang, Y. (2017). Artificial intelligence in healthcare: past, present and future. Stroke and vascular neurology, 2(4).

Johnson, A. (2020, March 13). How artificial intelligence is aiding the fight against coronavirus. Center for Data Innovation. https://datainnovation.org/2020/03/how–artificial–intelligence–is–aiding–the–fight–against–coronavirus/

Joshi, G., Jain, A., Araveeti, S. R., Adhikari, S., Garg, H., & Bhandari, M. (2024). FDA-approved artificial intelligence and machine learning (AI/ML)-enabled medical devices: an updated landscape. Electronics, 13(3), 498.

Jurafsky, D., & Martin, J. H. (2000). Speech and language processing: An introduction to natural language processing, computational linguistics, and speech recognition. Upper Saddle River, NJ: Prentice Hall.

Ke, Y. Y., Peng, T. T., Yeh, T. K., Huang, W. Z., Chang, S. E., Wu, S. H., ... & Chen, C. T. (2020). Artificial intelligence approach fighting COVID-19 with repurposing drugs. Biomedical journal, 43(4), 355-362.

Kim, E. S., Shin, D. J., Cho, S. T., & Chung, K. J. (2023). Artificial intelligence-based speech analysis system for medical support. International Neurourology Journal, 27(2), 99.

Kumar, H., & Ismail, M. A. (2022). Big data streaming platforms: A review. Iraqi Journal for Computer Science and Mathematics, 3(2), 10.

Lazer, D., Kennedy, R., King, G., & Vespignani, A. (2014). The parable of Google Flu: traps in big data analysis. science, 343(6176), 1203-1205.

Matheny, M., Israni, S. T., Ahmed, M., & Whicher, D. (Eds.). (2022). Artificial intelligence in health care: The hope, the hype, the promise, the peril (Vol. 2019, pp. 7-226). National Academies Press.

Meskó, B., Hetényi, G., & Győrffy, Z. (2018). Will artificial intelligence solve the human resource crisis in healthcare?. BMC health services research, 18(1), 545.

Mittelstadt, B. (2019). Principles alone cannot guarantee ethical AI. Nature machine intelligence, 1(11), 501-507.

Momani, A. (2025). Implications of Artificial Intelligence on Health Data Privacy and Confidentiality. arXiv preprint arXiv:2501.01639.

Morley, J., Floridi, L., Kinsey, L., & Elhalal, A. (2020). From what to how: An initial review of publicly available AI ethics tools, methods and research to translate principles into practices. Science and Engineering Ethics, 26, 2141-2168.

Muralidharan, V., Ng, M. Y., AlSalamah, S., Pujari, S., Kalra, K., Singh, R., ... & Labrique, A. B. (2025). Global Initiative on AI for Health (GI-AI4H): strategic priorities advancing governance across the United Nations. npj Digital Medicine, 8(1), 219.

Nai, S., Rifai, A., & Sadiq, A. (2025). Data Governance, Key Insights, Strategic Challenges, and Future Imperatives. In Data Governance, DevSecOps, and Advancements in

Modern Software (pp. 1－16). IGI Global Scientific Publishing.

Nakaura, T., Higaki, T., Awai, K., Ikeda, O., & Yamashita, Y. (2020). A primer for understanding radiology articles about machine learning and deep learning. Diagnostic and Interventional Imaging, 101(12), 765－770.

Neumeyer, L., Robbins, B., Nair, A., & Kesari, A. (2010, December). S4: Distributed stream computing platform. In: In 2010 IEEE International Conference on Data Mining Workshops (pp. 170－177). IEEE.

OECD (2022). Health data governance for the digital age: implementing the OECD recommendationon health data governance. Organisation for Economic Co－operation and Development, Paris.

Olimid, A. P., Georgescu, C. M., & Olimid, D. A. (2024). Legal analysis of EU Artificial Intelligence Act (2024): Insights from personal data governance and health policy. Access to Just. E. Eur., 120.

Palaniappan, K., Lin, E. Y. T., & Vogel, S. (2024). Global Regulatory Frameworks for the Use of Artificial Intelligence (AI) in the Healthcare Services Sector. Healthcare, 12(5), 562.

Prentzas, N., Kakas, A., & Pattichis, C. S. (2023). Explainable AI applications in the medical domain: A systematic review. arXiv preprint arXiv:2308.05411.

Qian, Z., He, Y., Su, C., Wu, Z., Zhu, H., Zhang, T., ... & Zhang, Z. (2013, April). Timestream: Reliable stream computation in the cloud. In Proceedings of the 8th ACM European Conference on Computer Systems (pp. 1－14).

Raghupathi, W., & Raghupathi, V. (2014). Big data analytics in healthcare: promise and potential. Health information science and systems, 2(1), 3.

Renda, A. (2019). Artificial Intelligence. Ethics, governance and policy challenges. CEPS Centre for European Policy Studies.

Safavi, S., & Shukur, Z. (2014). Conceptual privacy framework for health information on wearable device. PloS one, 9(12), e114306.

Samek, W., Wiegand, T., & Müller, K. R. (2017). Explainable artificial intelligence: Understanding, visualizing and interpreting deep learning models. arXiv preprint arXiv:1708.08296.

Sarkar, A. R., Chuang, Y. S., Mohammed, N., & Jiang, X. (2024). De－identification is not enough: a comparison between de－identified and synthetic clinical notes. Scientific reports, 14(1), 29669.

Sarker, I. H. (2021). Machine learning: Algorithms, real-world applications and research directions. SN computer science, 2(3), 160.

Sethi, S., Kathuria, M., & Kaushik, T. (2021). Face mask detection using deep learning: An approach to reduce risk of Coronavirus spread. Journal of biomedical informatics, 120, 103848.6

Singh, A., Sengupta, S., & Lakshminarayanan, V. (2020). Explainable deep learning models in medical image analysis. Journal of imaging, 6(6), 52.

Singh, N. K., & Raza, K. (2021). Medical image generation using generative adversarial networks: A review. Health informatics: A computational perspective in healthcare, 77-96.

Sun, D., Zhang, G., Zheng, W., & Li, K. (2015). Key Technologies for Big Data Stream Computing. In:Li, K. C., Jiang, H., Yang, L. T., & Cuzzocrea, A. (Eds.). (2015). Big data: Algorithms, analytics, and applications. CRC Press.

Tonekaboni, S., Joshi, S., McCradden, M. D., & Goldenberg, A. (2019, October). What clinicians want: contextualizing explainable machine learning for clinical end use. In Machine learning for healthcare conference (pp. 359-380). PMLR.

Topol, E. (2019). Deep medicine: how artificial intelligence can make healthcare human again. Hachette UK.

Toshniwal, A., Taneja, S., Shukla, A., Ramasamy, K., Patel, J. M., Kulkarni, S., ... & Ryaboy, D. (2014, June). Storm@ twitter. In Proceedings of the 2014 ACM SIGMOD international conference on Management of data (pp. 147-156).

Ullagaddi, P. (2025). Cross-Regional Analysis of Global AI Healthcare Regulation. Journal of Computer and Communications, 13(5), 66-83.

Van der Velden, B. H., Kuijf, H. J., Gilhuijs, K. G., & Viergever, M. A. (2022). Explainable artificial intelligence (XAI) in deep learning-based medical image analysis. Medical image analysis, 79, 102470.

Vorisek, C. N., Lehne, M., Klopfenstein, S. A. I., Mayer, P. J., Bartschke, A., Haese, T., & Thun, S. (2022). Fast healthcare interoperability resources (FHIR) for interoperability in health research: systematic review. JMIR medical informatics, 10(7), e35724.

Wang, L., Lin, Z. Q., & Wong, A. (2020). COVID-Net: a tailored deep convolutional neural network design for detection of COVID-19 cases from chest X-ray images. Scientific reports, 10(1), 19549.

Wartman, S. A., & Combs, C. D. (2018). Medical education must move from the information age to the age of artificial intelligence. Academic Medicine, 93(8), 1107–1109.

World Health Organization. (2024). Ethics and governance of artificial intelligence for health: large multi–modal models. WHO guidance. World Health Organization.

Zeng, Y., Lu, E., Guan, X., Huangfu, C., Ruan, Z., Younas, A., ... & Liang, Y. (2025). AI Governance InternationaL Evaluation Index (AGILE Index). arXiv preprint arXiv:2502.15859.

Zhang, H., Saravanan, K. M., Yang, Y., Hossain, M. T., Li, J., Ren, X., ... & Wei, Y. (2020). Deep learning based drug screening for novel coronavirus 2019–nCov. Interdisciplinary Sciences: Computational Life Sciences, 12(3), 368–376.

제9장

과학적 임상연구 수행을 위한 연구지원조직

김미숙, 박병주

1. 들어가며

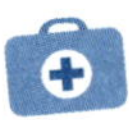

고도로 발전하는 사회에서 의학 또한 과거와는 다른 속도로 눈부시게 발전하고 있는데, 이를 지탱하는 핵심적인 부분은 임상적 현안에 대한 과학적 근거 생성이다. 과학적인 근거를 생성하기 위한 연구를 계획하고 수행하는 데는 임상가의 임상적 지식도 필요하지만, 검정하고자 하는 연구가설에 맞게 연구를 설계하고, 그에 따라 연구를 수행하면서 자료를 정확하게 수집, 관리하고 수집된 자료를 통계적으로 분석하기까지의 역할을 적절하게 수행할 수 있는 다양한 직역의 숙련된 인력도 필요하다. 뿐만 아니라 다기관 공동연구가 활성화됨에 따라 표준화된 방법으로 연구를 계획하고 수행하기 위한 독립적인 연구지원조직이 필요하다. 이러한 이유로 임상연구자와 협력하여 연구계획, 자료관리, 통계분석 등 임상연구를 수행하기 위한 연구지원조직들이 주요 임상연구수행 기관을 중심으로 점차 늘어가고 있다.

2. 연구지원조직의 기능과 역할

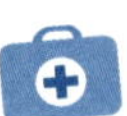

병원 내 임상연구지원조직은 주로 수행되는 연구의 특성과 이용가능한 재정 및 조직의 인력구성에 따라 그 역할이 유연하게 조정될 수 있다. 일반적으로 연구지원조직

의 주요 기능은 연구를 설계하고 자료를 수집, 입력, 점검한 후 통계분석을 거쳐 결과를 보고서로 작성하는 등 연구를 수행하는 과정 전반에 걸쳐 체계적이고 효율적으로 수행될 수 있도록 지원하는 것이다. 한편으로는 다기관 공동연구 수행에 있어서 기관 간 연구내용을 표준화하는 기능이 있으며, 진단법과 진단기준의 표준화, 치료법의 표준화, 치료효과 평가방법의 표준화 등이 그 대상이 된다. 이러한 역할을 수행하기 위해 연구지원조직은 역학전문가, 의학통계전문가, 연구간호사, 데이터베이스관리자, 자료입력원, 전산관리자, 행정실무담당자 등으로 구성된다.

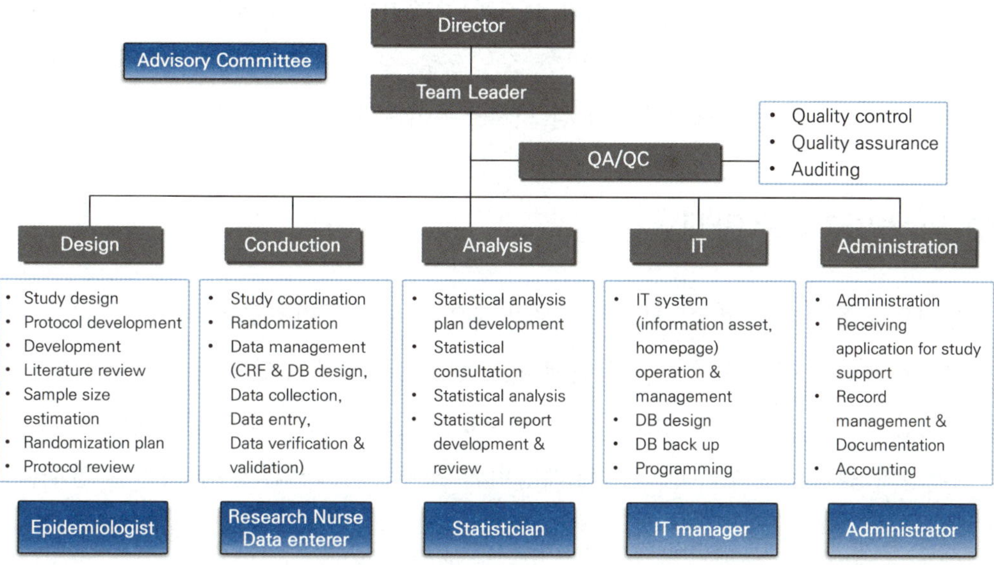

그림 9.1 연구지원조직의 기능과 역할

연구지원조직에서 지원하는 연구설계 및 연구계획서 개발, 연구수행, 통계분석 및 보고서 작성 등 업무의 구체적인 내용을 소개하면 다음과 같다.

가 연구설계 및 연구계획서 개발단계

연구의 초기단계에 연구지원조직은 연구에 사용되는 중재나 효과평가방법을 표준화함으로써 연구내용을 표준화하고, 다기관 공동의 연구계획서를 작성하는 일을 지원

한다. 이는 임상연구진과의 지속적인 논의과정을 거쳐 완성된다. 임상연구진은 임상적인 경험과 전문지식을 바탕으로 연구계획 및 설계의 기본적인 틀을 개발하며, 연구지원조직에서는 이를 역학 및 통계학적인 관점에서 검토하고 보완하는 작업을 수행한다. 구체적으로는 연구주제에 맞는 과학적인 연구형태를 설계하고, 연구가설을 검정하는데 필요한 최소한의 연구대상수를 통계적으로 산출하며, 무작위배정계획을 수립하고 무작위배정표를 작성한다. 또한 자료의 수집과 검토, 통계분석에 대한 계획을 수립하여 문서화하고, 자료수집에 필요한 증례기록서 양식을 개발한다.

그 밖에도 다른 기관과의 자료전송방법을 고안하고, 자료를 입력하기 위한 컴퓨터 프로그램을 개발할 뿐 아니라, 자료의 수집과 증례기록서 작성에 대한 실무자 교육을 담당한다. 최근 전자임상시험의 활발한 도입으로 웹 기반의 증례기록서를 활용하여 연구자나 규제기관 등 이해관계자들 간 의사소통이 원활하게 이루어지고 있다.

나 임상연구 수행 단계

무작위배정표의 작성 및 무작위배정의 운영은 연구지원조직의 중요한 기능 중의 하나이다. ICH 지침에 따르면 무작위배정은 눈가림과 함께 수행되어야 하며 무작위배정 과정은 재현이 가능해야 하고 무작위배정표는 제3자가 보관하여야 한다. 이러한 무작위배정의 원칙을 준수하고 적절한 배정비의 유지 여부 파악 및 각 기관별 연구대상자들의 특성 차이를 조절하기 위하여 독립적인 기관인 연구지원조직에서 통제하는 무작위배정 과정을 운영하여야 한다. 독립적인 연구지원조직을 통해 연구대상자를 무작위배정 하게 되면, 무작위배정코드를 부여하기 전에 연구지원조직에서 환자의 선정기준 적합성에 대해 확인하며, 기관별, 연구자별 환자등록 상황을 즉각적으로 파악할 수 있다는 장점이 있다. 또한 무작위배정 현황을 연구지원조직에서 관리함으로써 눈가림법이 완전히 유지될 수 있으므로 가장 바람직한 방법으로 간주된다.

이후 등록된 환자에 대해 임상연구자에 의해 작성 완료된 증례기록서를 입력하기 전에 연구지원조직에서 먼저 검토하게 된다. 이때 필요한 모든 항목이 완전하게 기입되었는지, 부적절한 수치나 논리에 맞지 않는 관측값은 없는지 수시로 점검하여 문제가 파악될 경우 연구자들에게 확인하고 수정하는 과정을 거쳐 연구자료의 완결성이 보장되도록 한다. 아울러 각 기관에서의 환자등록현황이나 증례기록서 작성상황을 파악하고, 정기적으로 의뢰자에게 연락을 취하여 각 기관의 연구자들이 지속적으로 관심을 가지고 연구에 참여하도록 독려함으로써 연구의 진행속도를 조정하고 수집된 자료의 타당도 평가나 점검 등의 과정을 거쳐 연구의 질 관리나 질 보증의 역할도 수행하게 된다.

다 종료 단계

임상연구를 통해 수집된 자료는 최종검토 및 편집을 완료한 뒤 사전계획에 따른 통계분석을 시행하여 보고서를 작성한다. 임상연구자 및 의뢰자와의 사전협의에서 결정된 바에 따라 통계적인 내용에 대한 해석과 결과만을 보고서로 작성할 수도 있고, 임상시험 전반에 대한 보고서를 작성하는 경우도 있다. 보고서의 작성도 그 내용에 있어서 임상연구진과의 지속적인 논의 및 검토를 거치면서 이루어진다.

3. 실제 국내 연구지원조직 사례

가 서울의대/서울대학교병원 의학연구협력센터의 설립과 발전

2000년대에 접어들면서 임상연구의 중요성이 커지고, 임상연구의 질적인 성장은 이루어졌지만, 국내외 연구기관들의 경쟁이 심화되면서 보다 양질의 연구를 수행하는 것이 그 다음 과제로 주목받기 시작했다. 임상연구자의 경우 다른 분야의 연구자와 달리 진료로 인해 연구에 전념할 시간이 부족하다는 고충이 존재하고, 특히 신진연구자의 경우 연구비 및 연구인력 등의 부족으로 양질의 연구수행이 어려우며, 후속 연구과제의 수주가 어려운 악순환에 빠지기 쉽다. 수준 높은 연구 수행뿐만 아니라 차세대 연구자 양성을 위해서도 연구의 계획, 자료 획득 및 관리, 통계분석 및 결과해석에 대한 전문적이고 체계적인 지원이 필요하다. 이러한 분위기에서 임상연구자가 질 높은 임상연구를 수행할 수 있도록 협업하는 연구지원조직 구축의 필요성이 대두되었다.

1990년대 후반 및 2000년대 초반에 서울대학교 연건캠퍼스 내의 연구지원조직의 상황은 당대의 수요와 기대를 충족시키기에 부족하였다. 몇 개의 관련 업무를 담당하는 조직들이 산발적으로 운영되고 있었으나, 포괄적인 지원범위를 갖고 상시 운영되는 연구지원 인프라로서의 기능을 수행하지는 못하는 상황이었다. 1998년 임상의학연구소 내에 임상시험센터가 설립되면서 센터의 조직으로 PMS/다기관연구지원실이 개설되어 의학통계, 연구설계, 자료관리에 대한 지원업무가 시작되었지만, 그 역할이 임상의학연구소에서 진행하는 임상시험을 지원하는데 국한되어 있었다. 그 외에 서울의대 내에 의학통계분석상담실이 운영되고 있었지만, 예방의학교실의 교수와 전공의가 부정기적으로 상담과 통계분석업무를 수행하고 있었고, 전담인력이 없는 상태로 운영되고 있었다. 일주일에 3, 4건 이상의 지원이 어려워서 대학과 병원의 수요를 충족시키기에는 턱없이 부족한 상황이었다.

서울의대와 서울대학교병원에서의 연구지원조직의 필요성과 관심을 하나로 모아주는 계기가 되었던 것이 2003년 6월에 서울대학교 연건캠퍼스에서 개최되었던 미국 펜실베니아대학교 Brian Strom 교수의 초청강연이었다. 이 특강에서 펜실베니아 의과대학/병원 내의 임상연구지원조직인 임상역학 및 생물통계센터 (Center for Clinical Epidemiology and Biostatistics, CCEB)를 소개하였는데, 병원과 의과대학을 연계한 임상연구지원조직의 운영과 성공은 연건캠퍼스에서의 연구지원조직 설립을 구체화하는데 큰 영향을 주었다. 그 해 8월, 서울대학교 의과대학과 서울대병원은 연구지원조직의 공동설립 추진 계획을 수립하였고, 그해 10월 초에 국외 우수 연구지원조직을 벤치마킹하기 위한 출장이 이루어졌다. 당시 서울의대 연구부학장 홍성태 교수, 서울대학교병원 교육연구부장 왕규창 교수와 임상시험센터 PMS/다기관연구지원실 실장이었던 예방의학교실 박병주 교수들로 출장단이 구성되었고, 미국 필라델피아 펜실베니아대학 CCEB와 토마스제퍼슨의대 CRC, 워싱턴DC의 조지워싱턴의대 PCRC와 조지타운의대 GCRC를 방문하는 일정을 수행하였다. 각 기관의 임상연구지원체제, 구조와 구성, 기능을 확인하여 우리나라, 특히 서울의대와 서울대학교병원의 특성과 상황에 적합한 연구지원조직을 기획할 수 있었다.

구체적인 청사진을 그리기 위해 기초 및 임상교수를 대상으로 한 설문조사를 통해 연구지원조직의 필요성에 대한 인식과 수요도를 파악하였다. 이를 통해서 연구자료

수집, 연구설계 자문, 통계분석, 연구계획서 및 보고서 작성 등에 대한 연구지원 및 전담 조직에 대한 높은 수요도를 확인할 수 있었다.

2003년 11월 서울대학교병원에서 '연구지원조직 설립안'이 승인되면서 본격적인 설립이 착수되었다. 미국 펜실베니아대학 CCEB가 대학교와 병원 양쪽에 설립근거를 마련하고 있는 것을 벤치마킹하여, 서울의대에서는 업무공간을 제공하고 서울대학교병원에서는 운영예산을 지원하기로 결정되었다. 2004년 3월 서울대학교병원 교육연구부 산하에 의학연구협력센터(Medical Research Collaboration Center, MRCC)가 신설되었고, 같은 해 6월 서울대학교 의과대학의 중앙연구지원시설로서 MRCC가 승인되었다. 센터의 설립을 주도해온 박병주 교수가 초대 센터장으로 임명되었다. 2004년 8월 11일 MRCC의 개소식이 개최되었는데, 국내외적으로 전문성을 인정받는 수준 높은 의학연구협력기관이 되기 위하여 수준 높은 의학연구지원, 수준 높은 의학연구 교육지원, 수준 높은 다기관, 다국가 공동연구 추구의 세 가지 비전을 수립하였다.

초창기의 MRCC는 연구계획파트, 연구분석파트, 그리고 연구수행파트의 3개 파트와 행정직원을 포함하여 총 17명의 인력으로 시작하였다. 총괄팀장으로 의학통계교수가 초빙되었고, 역학연구원 1명, 통계연구원 4명, 자료관리연구원 7명, 자료입력원 1명, 전산담당자 1명, 행정직원 1명으로 구성되었다. 이 당시에는 구성원 모두가 참여하는 실무회의를 개최하여 MRCC 운영에 관련한 주요사항들을 논의하였고, 매주 전체 직원들이 참여하는 연구모임을 개최하여 연구지원 진행상황을 검토하고 연구지원 과정에서 부닥친 문제들을 해결하기 위하여 활발히 의논하였다.

2008년 2월, MRCC에 새로운 전기가 찾아왔다. 서울대학교병원 교육연구부 산하의 '실' 위치였던 MRCC가 임상의학연구소 소속의 '센터'로 지위가 격상되었다. 이에 발맞추어 기존의 파트단위였던 하부조직들도 격상되어, 연구계획파트가 임상역학실로, 연구분석파트가 의학통계실로, 그리고 연구수행 파트가 연구자료관리실로 개편되고, 기초 및 임상과의 전임교수가 실장으로 부임하여 업무의 전문성을 높이고, 조직 운영의 효율을 높이게 되었다. 또한, 여러 곳에 분산되어 있던 MRCC 업무공간을 통합 이전하여 모든 구성원이 한 장소에서 근무하게 되면서 연구원간, 그리고 실 간 보다 효율적인 소통이 가능해졌고 궁극적으로 업무효율을 높일 수 있게 되었다. 2011년에 임상의학연구소가 의생명연구원으로 격상하면서 다시 조직개편이 이루어져 MRCC는 현재 의생명연구원 산하의 센터가 되었다.

나 설립 초기 주요 활동

우리나라 최초의 임상연구지원조직인 MRCC는 고유의 영역인 임상연구지원 외에도 다양한 측면에서 임상연구의 선진화를 위해 노력하였다. 우선 임상연구진을 위한 다양한 교육프로그램을 개발하고 운영하였다. MRCC에서 수행되었던 교육 중 대표적인 것은 함춘강좌이다. 함춘강좌는 PMS/다기관연구지원실 시절인 1998년부터 시작하여 MRCC가 개설된 이후에도 계속 진행중이다. 임상연구에 대한 이해를 높이기 위한 필수적인 내용들로 구성되어 임상시험과 관찰연구를 포함한 연구설계, 의학통계, 자료관리 및 실제 연구진행에 대한 경험들을 포함하여 임상연구를 처음 접하는 연구진들에게 입문강좌 역할을 수행하였다. 그 외에도 각 실의 전문성을 살려 의학통계, 약물역학, 연구자료관리 등 3개의 심화과정을 운영하여, 체계적이고 특성화된 교육을 통해 고급연구인력 양성을 이끌었다. 임상연구자들이 많이 사용하는 통계 패키지인 SPSS에 대한 교육도 수행하여 기초통계 개념에 대한 이해를 높이고, 직접 통계분석 및 해석할 수 있는 능력을 배양하도록 하였다. MRCC에서 수행한 단계별, 분야별 임상연구교육을 통하여 전반적인 임상연구의 질을 끌어올릴 수 있었고, 아울러 간단한 분석과 연구설계는 연구자가 직접 해결할 수 있도록 하여 연구지원조직의 고급인력이 더 높은 수준의 연구지원에 집중할 수 있게 하였다.

교육프로그램을 통해 인적자원 영역에서 선진화를 도모하였다면, 새로운 시스템을 개발하여 임상시험 자료관리프로그램의 국산화를 추진하였다. 초기에 사용하던 종이 기반의 자료관리시스템인 Clintrials4의 라이센스 비용이 점차 부담이 증가하면서, 웹 기반 자료관리시스템의 자체 개발을 시도하였다. 2008년부터 국가임상시험사업단의 기술개발과제를 통하여 다기관 공동임상연구를 위한 웹기반 자료관리시스템인 웹기반 자료관리시스템(PhactaX)을 개발하여, 2010년부터 임상연구에 적용하기 시작하였다. 국내외 임상시험관련 규정을 준수하고 이상반응 코딩사전(MedDRA)을 포함하였으며, 개인정보보호 및 자료보안이 유지되도록 보안개발업체와 협업하여 개발하였다. 2011년에 특허를 출원하였고, 2013년에 성능을 보완한 뒤 특허등록을 하여, 지금까지 50건 이상의 코호트연구와 임상시험 과제를 지원하였다.

다 서울의대/서울대학교병원 의학연구협력센터의 현재

현재 MRCC는 센터장 아래 임상역학실, 의학통계실, 연구자료관리실을 두어 3인의 실장과 4인의 연구교수 및 26인의 연구원과 2인의 행정담당직원으로 구성되어 있다. 주로 서울의대, 서울대학교병원, 강남센터 소속 연구자의 연구과제 및 이들이 공동연구자로 참여하는 외부연구과제의 지원을 의뢰받아 연구지원업무를 수행하고 있다. 질병관리본부의 지원으로 운영되는 한국인 고유의 만성콩팥병 데이터베이스 구축을 위한 KNOW−CKD 연구나 장기이식 코호트연구인 KOTRY 등의 대규모 환자등록연구 외에도 다양한 무작위배정 비교임상시험, 원내 임상연구 부분지원건 등 2024년까지 총 4,580건에 달하는 임상연구를 지원하였다.

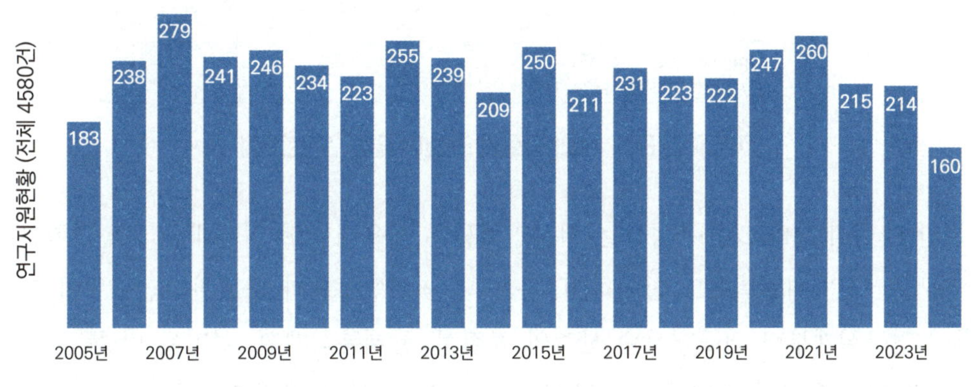

그림 9.2 연도별 MRCC 연구지원현황

시스템 측면에서는 국립보건연구원에서 개발하여 제공 중인 웹기반 임상연구관리 시스템 (Internet based Clinical Research and Trial management system, iCReaT)을 도입하였고, 자료관리연구원들이 시스템 사용자 교육을 받아 국가에서 지원하는 임상연구 과제의 연구계획서 검토, 과제 관리, 연구대상자 관리, 데이터 입력 및 자료 추출 등의 연구전반을 관리하고 있다. 또한 국제임상 규제기준에 부합하는 메디데이터 클리니

컬 클라우드 플랫폼을 도입하여 글로벌 시장 규제에 맞는 임상데이터 자료제출을 위한 역량을 강화하였다. 최근에는 유럽의 다국가 임상시험 수행을 지원하는 비영리단체인 유럽임상시험인프라네트워크 (European Clinical Research Infrastructure Network, ECRIN)로부터 규정을 잘 준수하고 효과적이며 효율적인 자료관리시스템을 갖춘 국제표준을 만족하는 자료관리센터로 인증받은 바 있으며 이는 유럽 외 국가 중에서는 일본에 이어 두 번째이다.

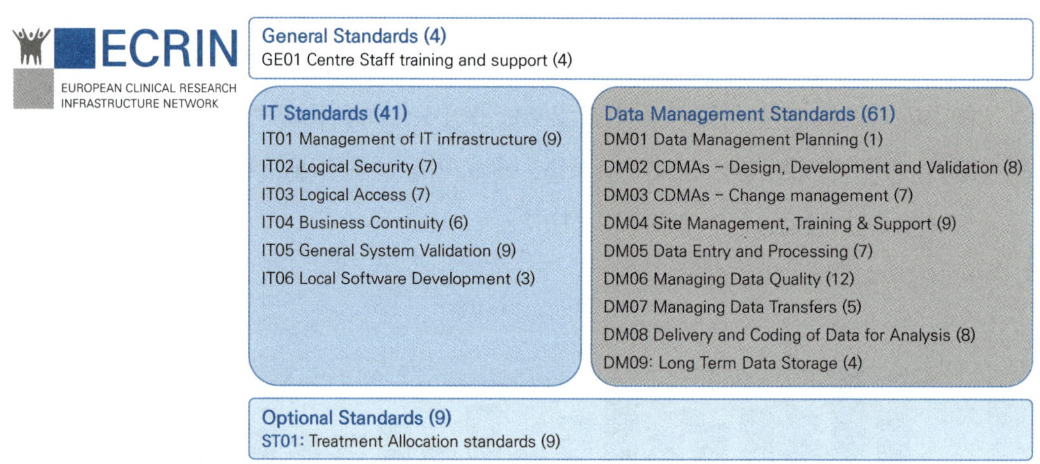

그림 9.3 ECRIN의 자료관리센터 인증 프로그램

뿐만 아니라 MRCC를 구성하는 전문인력들은 서울대학교 의과대학/서울대학교병원 연구윤리심의위원회에도 참여하여, 통계 및 역학연구원과 자료관리연구원이 팀을 이루어 연구설계부터 연구대상수 산출의 적절성, 통계분석계획, 설명문 및 동의서 내용 등 과학적, 윤리적 측면에서 연구계획서의 타당성을 사전검토하여 의학연구의 질적 향상에도 기여하고 있다.

4. 맺는 말

진료 및 의료정책에 있어 과학적 근거 생성을 위한 임상연구 수행이 활발해지고 신속한 연구대상자 모집으로 인한 연구기간 단축, 연구결과의 일반화 용이성 등을 위한 다기관 공동연구가 활성화되면서 서울의대/서울대학교병원 MRCC 외에도 분당서울대병원, 서울아산병원, 삼성서울병원, 경북대학교병원, 아주대의료원 등 점점 더 많은 의료기관들에 연구지원조직이 설립되고 있다. 하지만 아직까지 국내 연구지원조직에서는 연구수행에 있어서 통계분석을 위주로 하는 부분적인 지원이 이루어지는 경우가 대부분이다. 앞으로 더 많은 의료기관들에 다양한 직역의 전문인력과 인프라가 갖추어진 연구지원조직이 설립되어 임상연구자들에게 실질적인 도움을 주고 기관의 연구역량 향상 및 질 높은 다기관 공동임상연구를 수행하는데 가여할 수 있도록 관심과 지원이 이루어져야 할 것이다.

참고문헌

1. 서울대학교병원 의생명연구원. 우리나라 임상연구지원조직의 발전방향. 2014.
2. 서울대학교병원 의학연구협력센터. [cited Jun 19, 2025]; Available from: URL:http://mrcc.snuh.org. (Korean)
3. 식품의약품안전처 국립독성연구원. 임상시험관련자를 위한 전문교재. 식품의약품안전처 국립독성연구원; 2007.
4. European Clinical Research Infrastructure Network. [cited Jan 30, 2021]; Available from: URL:http://ecrin.org.
5. Kim O, Park YR, Kim YS, Kim SH, Kim HJ, Kim JH, Park BJ. PhactaManager: a clinical trial management system incorporating an XML Layer as a database-independent processing platform. J Kor Soc Med Informatics 2007;13(2):99-113.

제10장

개인정보 보호와 근거기반 보건의료

박도현

1. 들어가며

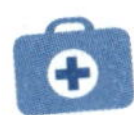

오늘날 세상을 송두리째 뒤바꾸고 있는 인공지능기술의 성패가 학습의 원천인 데이터에 달려있다는 사실은 익히 알려져 있다. 이는 보건의료영역에서도 마찬가지이다. 다만 데이터의 활용성이 확장될수록 프라이버시가 침해될 가능성 또한 커진다는 우려로 보건의료현장에서 데이터를 적극적으로 활용하는 일은 많은 경우에 논란을 동반한다. 특히 의료행위와 관련된 데이터는 개인의 내밀한 정보를 담고 있을 개연성이 크므로 일반데이터에 비해 더 높은 수준의 프라이버시 보호가 요구되는 것이 보통이다. 이러한 상황에서 새로이 대두되는 의료 기술 및 방법론이 프라이버시 보호와 충분히 양립하지 못한다면 관련 기술에 대한 개인적, 사회적 신뢰가 저해되어 그 도입 자체를 거부하는 분위기가 형성될 수도 있다.

다른 한편, 프라이버시 보호가 소중한 가치이기는 하지만 그 구체적 활용맥락을 묻지도, 따지지도 않고 절대적 권리로 인정해야 하는 것인지는 불분명하다. 정보를 지나치게 드러내면 개인의 프라이버시가 침해될 수 있지만, 반대로 지나치게 숨긴다면 사회적으로 유용하게 활용할 기회가 사라질 수 있기 때문에 양자를 고려한 균형잡힌 시각이 필요하기 때문이다. 이에 헌법을 포함한 우리나라의 법과 판례는 정보주체가 자신과 관련된 개인정보를 활용하거나 숨길지 여부와 그 정도를 결정할 수 있도록 하는 개인정보자기결정권을 인정하면서,[1] 동시에 그 예외를 규정하는 방식에 기초한 개인정보 보호 법제를 구성하고 있다.

요컨대 오늘날 보건의료영역을 포함하여 개인정보 보호 법제가 극복해야 할 문제는 정보의 활용과 보호라는 두 가지 가치를 어떻게 하면 조화롭게 달성할 것인가이다. 개인정보의 활용과 보호의 관계를 제로섬(zero-sum)으로 인식하는 것은 과도하지만, 일반적으로 서로 상충관계(trade-off)에 있는 경우가 많은 것은 부정하기 어렵다. 따라서 이를 고려하여 관련 법제가 요구하는 개인정보 보호 수준을 충족하는 동시에 보건의료현장의 수요를 고려하여 데이터를 유용하게 활용할 수 있는 실무적 체계가 확립될 필요가 있다. 그리고 이 과정에서 발생할 수 있는 규범적 난맥상이 있다면 이는 적절히 해소되어야 한다. 아래에서는 이러한 문제의식 하에, 먼저 실무현장에서 널리 활용되고 있는 '의료정보'라는 표현과 실정법상 '개인정보' 개념의 관계를 검토하면서 관련된 법적 쟁점을 검토한다. 이후 보건의료 맥락에서 중요한 역할을 담당해오고 있는 '생명윤리 및 안전에 관한 법률(이하 '생명윤리법')'이나 여타 관련 법제가 '개인정보 보호법'과 부조화를 발생시킬 수 있는 위험성을 지적하고 글을 마무리하도록 한다.

2. 의료정보와 개인정보

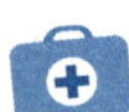

가 실정법상 의료정보 개념의 문제점

일반적으로 법률문제를 해결하는 첫걸음은 법률용어를 명확히 규정하는 것에서부터 시작한다. 그러나 보건의료현장에서 실무적으로 많이 쓰이는 '의료정보'는 현행법상 그리 정확한 표현은 아닌 것으로 파악된다. 보건의료현장에서 가장 중요한 역할을 담당하는 '의료법'에는 의료정보가 정의되지 않았고, 단지 부대사업과 관련된 제49조

1 헌법재판소 2005. 5. 26. 선고 99헌마513 등 결정; 대법원 2014. 7. 24. 선고 2012다49933 판결. 개인정보의 활용은 양의 효용을 가진 재화(good)적 성격과 음의 효용을 가진 비재화(bad)적 성격을 동시에 가지기 때문에 정보주체는 개인정보가 활용되는 구체적 맥락의 순 효용을 계산하여 활용, 보호 여부 및 정도를 결정한다는 것이 개인정보자기결정권의 전제이다. 박상철, "데이터 소유권 개념을 통한 정보보호 법제의 재구성", 법경제학연구 제15권 제2호, 2018, 261-262쪽.

제1항 제6호에서 별도의 정의 없이 '의료정보시스템'이라는 표현이 사용되고 있을 뿐이다. 의료법 시행령 제22조 각호에서는 '의료정보시스템 사업'이라는 표제하에 '전자의무기록, 전자처방전, 영상기록'이 열거되어 있기는 하지만, 그것이 의료정보의 전부라고 보기는 무리가 있다. 나아가 의미론적으로 의료법 제17조부터 제23조에 열거된 정보가 의료정보에 해당한다는 해석도 가능할 수 있지만, 이외에도 의료정보로 볼 여지가 있는 정보가 많다는 점에서 여전히 한계가 있다.[2] 예컨대 최근 신설된 제23조의3, 제23조의4에는 '진료정보'라는 개념이 등장하는데, 의미상 이것도 의료정보의 일환으로 해석될 여지가 다분하다.

한편 보건의료분야의 기본법 역할을 담당하는 '보건의료기본법'은 '보건의료정보' 개념을 별도로 정의하고 있어 이를 의료정보로 보면 된다는 견해가 있을 수 있다. 보건의료기본법상 보건의료정보란, "보건의료와 관련한 지식 또는 부호·숫자·문자·음성·음향·영상 등으로 표현된 모든 종류의 자료"이다(동법 제3조 제6호). 이는 지나칠 정도로 포괄적인 정의여서 그 의미를 정확히 파악하기가 어렵고, 실무현장에서 직접 활용하기에는 불확실성이 너무 크다는 문제가 있다. 아울러 '응급의료에 관한 법률', '국민건강보험법' 등의 여타 보건의료 관련 특별법도 통상적으로 의료정보라고 일컬을 수 있을 만한 내용을 포함하고 있지만 해당 개념을 명확히 규정하고 있지는 않다. 요컨대 실정법상 의료정보는 명확한 규정이 힘든 개념이고, 굳이 한다고 해도 다양한 종류의 정보를 포괄한 극히 광범위한 개념이 되기 쉽다.[3]

나 의료정보에 대한 개인정보 보호 관점의 접근

이처럼 보건의료 관련 법제의 개념 정의를 통하여 의료정보의 의미를 명확히 규정하는 것은 쉽지 않은 작업이다. 한 가지 가능한 대안은 의료정보 개념의 의미를 명확히 하는 대신, 그에 대한 규제를 정비하는데 보다 집중하는 방안이다. 특히 실무적 차

2 신수용 외, "개인 의료정보 활용 활성화와 프라이버시 보호 및 제도개선 방안", KOSMI Issue Report Vol. 2, No. 2, 2020, 2쪽.

3 고학수 외, "보건의료 빅데이터의 보호 및 활용을 위한 법적 기반 강화 연구", 보건복지부 연구보고서(미간행), 2019, 9-10쪽.

원에서는 의료정보로 볼 수 있는 개별 정보가 개인정보보호법의 규율 체계상 어떠한 위치에 놓이게 되는지를 파악하는 것이 중요하다. 이와 관련하여 각국의 개인정보 보호 법제는 정보주체가 원하지 않더라도 활용을 가능하게 하는 방안을 한 쪽 극단에, 정보주체가 원하더라도 활용을 불가능하게 하는 방안을 다른 한 쪽 극단에 둔 스펙트럼 상에서 일부 형태를 유형화하고는 한다.

이러한 관점에서 재해석하면, 국내 개인정보보호법은 논의의 대상이 되는 '정보'의 유형을 세 가지로 구분하고 있다고 볼 수 있다. 즉, ① 비식별정보[4]로 대표되는 '개인정보에서 제외되는 종류의 정보', ② '개인정보에 해당하는 정보', ③ 민감정보로 대표되는 '특별한 규율 대상인 개인정보'에 해당하는 정보로 나누어 볼 수 있다(동법 제58조의2, 제2조 제1호 각목, 제23조부터 제24조의2). 개인정보 보호 법제에 따르면, 전자로 갈수록 정보의 활용에, 후자로 갈수록 정보의 보호에 좀 더 방점을 두는 경향을 가진다.

1) 개인정보에서 제외되는 정보

개인정보보호법상의 규제는 기본적으로 문제가 되는 대상이 '개인정보'에 해당할 때 작동하므로, 어떤 정보가 개인정보에 해당하는지와 그렇지 않은지를 명확히 하는 것이 논의의 출발점이 된다. 특히 개인정보 개념은 일반법인 개인정보보호법을 넘어, 다른 몇몇 법에서도 규율의 출발점으로 작동하기도 한다(예를 들어, 생명윤리법 제2조 제18호). 현실적으로는 개인정보에 해당하지 않는 정보에 대해서도 프라이버시 보호가 필요할 수 있지만, 개인정보 보호 법제에서는 개인정보 개념에 해당하는 정보에 대해서는 보호를 제공하고, 그렇지 않은 정보에 대해서는 별도의 보호를 제공하지 않는 이분법적 구조를 채택하고 있다.

법적으로 개인정보는 '살아있는 개인'의 것임을 전제로 한다. 따라서 법인, 사망하거나 아직 태어나지 않은 인간, 인간 이외의 존재에 대한 정보는 개인정보 보호 법제의 규율대상이 아니다.[5] 일반적으로 개인인 환자를 전제로 한 보건의료 맥락에서는 사

---

4 개인정보 보호법 제3조 제7항의 문구를 고려할 때 이를 '익명정보'로 칭할 수 있지만 아래에서 살펴보듯 생명윤리법에 규정된 '익명화' 과정을 거친 정보와 혼동을 줄 수 있어서, 이 글에서는 '비식별정보'라는 표현을 사용하도록 한다.

5 개인정보보호위원회, "개인정보 보호 법령 및 지침·고시 해설", 2020, 10-11쪽.

망한 자의 것을 제외한 보건의료현장에서 활용되는 거의 모든 정보가 개인정보에 해당된다고 생각할 수 있지만, 반드시 그렇지는 않다. 개인정보의 원형적 모습은 특정 개인을 알아볼 수 있거나 다른 정보와 쉽게 결합하여 알아볼 수 있다는 조건을 충족한 정보로 국한되기 때문이다(개인정보 보호법 제2조 제1호 가, 나목).

학술적으로 '특정 개인을 알아볼 수 있다는 요건'은 '식별성'으로, '다른 정보와 쉽게 결합하여 알아볼 수 있다'는 요건은 '식별가능성'으로 각각 일컫는다. 여기서 식별성은 해석의 여지가 많지 않지만, 식별가능성을 판단하는 과정에서는 '다른 정보와 쉽게 결합'한다는 이른바 '결합용이성' 요건의 해석이 문제될 수 있다. 이에 대해 2020년 개정 개인정보보호법에서는 "다른 정보의 입수가능성 등 개인을 알아보는데 소요되는 시간, 비용, 기술 등을 합리적으로 고려하여야 한다"는 기준을 새로이 포함하였다(동법 제2조 제1항 나목 제2문). 물론 여기서 '합리적으로 고려'라는 문구의 의미를 둘러싸고 논란이 발생할 수도 있지만, 이러한 기준의 도입을 통해 판단의 불확실성이 일부 줄어든 것만큼은 사실이다.

이처럼 특정 정보가 개인정보에 해당하는지 여부가 '식별(가능)성'을 기준으로 정해지므로, 개인정보의 활용을 고려하는 맥락에서 가장 먼저 생각할 수 있는 방안은 개인정보의 식별가능성을 제거하는 것이다. 보건의료 맥락에서도 식별가능성을 제거하는 '비식별화(de–identification)' 방법론에 관한 관심이 비교적 일찍부터 나타났다.[6] 만일 비식별화 작업을 통해 "시간·비용·기술 등을 합리적으로 고려할 때 다른 정보를 사용하여도 더 이상 개인을 알아볼 수 없는 정보"로 변환되어 사실상 재식별화가 불가능하게 되었다면, 이러한 정보는 비식별정보에 해당하여 개인정보보호법의 적용대상에서 배제된다(동법 제58조의2). 요컨대 개인정보보호법상 개인정보 개념에서 원천적으로 제외되거나, 비식별화에 의해 비식별정보로 변환된 정보는 개인정보에 해당하지 않는다.

6 이와 관련하여 보건의료 맥락의 비식별화 방법론에 대한 선행연구로, 고학수 외, 『개인정보 비식별화 방법론 - 보건의료정보를 중심으로 -』, 박영사, 2017 참조.

2) 개인정보에 해당하는 정보

앞서 보았듯, 개인정보보호법상 '개인정보'의 원형적 의미는 특정 개인을 자체로 알아볼 수 있거나 다른 정보와 쉽게 결합하여 알아볼 수 있는 정보(동법 제2조 제1호 가, 나목)를 말한다. 2020년 개정 개인정보보호법은 여기에 더해 '가명정보'라는 새로운 개념을 개인정보의 또 다른 유형으로 도입하였다. 가명정보란, 위의 두 가지 정보 중 하나를 가명처리하여 이를 원래의 상태로 복원하기 위한 추가정보의 사용이나 결합 없이는 특정 개인을 알아볼 수 없게 된 정보를 의미한다(동법 제2조 제1호 다목). 그리고 여기서 가명처리란 개인정보의 일부를 삭제하거나 일부 또는 전부를 대체하는 등의 방법으로 추가정보가 없이는 특정 개인을 알아볼 수 없도록 하는 방식의 처리를 가리킨다(동법 제2조 제1호의2).

결국 가명처리는 개인정보의 식별가능성을 낮추기 위한 처리기법의 일종이라는 점에서 약한 형태의 비식별화로 볼 수도 있다.[7] 다만 가명처리를 통해 생성된 가명정보는 어디까지나 개인정보의 일종인 반면, 비식별정보는 개인정보 개념 자체에서 배제된다는 근본적 차이를 가진다. 따라서 가명정보는 비식별정보에 비해 높은 재식별화 가능성을 가지게 되고, 이를 '추가정보'라는 요건을 통해 판단한다. 여기서 추가정보란 가명정보를 원래의 상태로 복원하기 위한 정보로서 동법 제2조 제1호 나목의 '다른 정보'와는 개념상 차이가 있지만,[8] 그것의 구체적 의미는 명확히 정리되지 않은 상태이다.

가명정보가 약한 형태의 비식별화를 통해 생성된 정보인 동시에 개인정보보호법의 규제 대상인 개인정보에 해당한다는 사실은 일견 모순되어 보인다. 2020년 개정 개인정보보호법의 취지는 가명정보 및 비식별정보 개념의 도입을 통해 프라이버시 보호와 개인정보 활용이라는 법의 두 가지 목적을 모두 달성하려는데 있었기 때문이다. 따

---

7 실제로 개인정보보호위원회, "가명정보 처리 가이드라인", 2024에는 두 개념을 연속선상에서 바라보는 것으로 해석할 소지가 있는 "가명·익명처리"라는 표현이 여러 차례 등장하기도 한다.

8 개인정보보호위원회, 앞의 글, 7쪽에서는 '추가 정보'를 "개인정보의 전부 또는 일부를 대체하는 가명처리 과정에서 생성 또는 사용된 정보로서 특정 개인을 알아보기 위하여 사용·결합될 수 있는 정보(알고리즘, 매핑테이블 정보, 가명처리에 사용된 개인정보 등)"로 규정하면서, 가명처리 과정에서 생성·사용된 정보에 한정된다는 점에서 '다른 정보'와 구분된다고 명시하였다.

라서 개정 개인정보보호법은 제3장 제3절에 '가명정보의 처리[9]에 관한 특례(동법 제28조의2부터 제28조의7)'를 신설하여 가명정보의 처리를 원활히 하고자 하였다. 이러한 특례 조항의 도입 의의를 명확히 파악하기 위해서는 가명처리되지 않은 원형적 개인정보(동법 제2조 제1호 가, 나목)에 대한 기존의 규율 방식을 이해할 필요가 있다.

우리나라는 개인정보보호법상 개인정보 보호 정도가 상당히 강한 나라로 손꼽혀 왔는데, 그 이유는 개인정보 규제가 원칙적으로 해당 정보주체의 '동의'에 기초하고 있기 때문이다. 여기서의 동의는 이론적으로 '충분한 정보에 기초한 동의(informed consent)'를 말한다. 달리 말해, 타인의 개인정보를 수집하고 활용하고 싶은 개인정보처리자는 정보주체에게 목적과 항목을 밝히고, 개인정보 처리에 따른 이익과 불이익을 분석하고 판단하는데 필요한 정보를 충분히 제공한 뒤 이에 기초한 동의를 받아야 한다는 것이다.[10] 이러한 동의 원칙은 정보주체의 최초 개인정보 수집을 넘어서는 제3자에 대한 제공이나 최초 수집 목적 이외의 활용에도 유사하게 적용된다(동법 제15조 이하). 보건의료 맥락에서는 최초의 개인정보 수집자와 최종 연구자가 달라지거나 처음에 수집한 목적과 실제 활용목적이 달라지는 경우가 적지 않게 발생할 수 있으므로, 이는 상당히 중요한 문제이다. 이러한 경우 개별 사안마다 정보주체로부터 일일이 새로이 동의를 받아야 하는 것이 동의원칙의 취지이다.

이처럼 정보주체의 동의를 요구하는 방식은 일견 개인정보의 보호와 활용을 조화하기 위한 적절한 수단이라고 이해될 수도 있다. 개인정보를 어느 정도 보호하거나 활용할지에 대하여는 정보주체 스스로가 가장 잘 아는 것이 일반적이라고 전제하면, 동의를 둘러싼 정보의 공급자와 수요자 간의 일종의 '거래'를 바탕으로 최적의 개인정보 보호 및 활용 수준이 결정되리라고 볼 수 있기 때문이다. 그러나 이와 같은 생각에는 몇 가지 문제가 있다. 먼저 동의를 둘러싼 개인의 비용–편익 분석에는 공동체 차원의 비용과 편익이 반영될 이유가 없기에 이에 대한 적절한 고려가 어렵다. 따라서 동의

9 여기서 개인정보 보호법 문구상 특례 조항의 적용 대상이 '가명처리'가 아닌, '가명정보의 처리'임에 유의할 필요가 있다. 가명처리는 원형적 개인정보를 가명정보로 변환하는 처리를 말하고, 이렇게 변환된 가명정보의 처리와는 개념상 구분된다.

10 박도현, "개인정보 보호법의 재구성 - 개인정보처리자 개념을 중심으로 -", 저스티스 통권 제194-1호, 2023, 310쪽.

원칙에만 의존한다면 공적 관점에서의 최적 수준보다 많거나 적은 개인정보가 활용될 여지가 있다.

더욱 더 근본적으로는 동의에 앞서 제시되는 정보가 적절한 것인지, 그로부터 정보주체가 적절한 판단을 할 수 있는 능력과 여건이 마련되어 있는 것인지 등에 대해 지속적으로 논란이 발생하고 있다. 특히 발전하는 인공지능기술 맥락에서는 집단의 정보를 활용하여 개인정보가 추론되거나, 현재의 정보가 미래에는 다른 맥락에서 활용되는 것처럼 예상하지 못한 파급효과(externality)가 나타날 가능성도 있다. 나아가 이와 같은 파급효과가 없다고 하더라도 동의에 기초한 개인정보 보호와 활용 방식은 개인정보가 포함된 빅데이터 분석을 수행할 때마다 매번 동의를 받도록 하여 거래비용을 높일 수도 있다.[11] 이러한 문제의식에서 2023년 개정 개인정보 보호법은 정보주체와의 계약을 체결하거나 이행하는 과정에서 동의의 예외조항을 신설하고 동의방법을 보다 간소화하였지만, 동의원칙이 가진 근본적인 문제점은 여전히 남아 있다.

가명정보의 처리에 관한 특례 규정은 여타 종류의 개인정보에 비해 식별가능성이 낮은 가명정보에 대해서는 동의원칙의 이와 같은 한계를 벗어나 활용가능성을 넓히기 위한 노력의 일환으로 이해할 수 있다. 특례 규정에 따르면 통계작성, 과학적 연구, 공익적 기록보존 등의 목적으로 가명정보를 처리하는 경우에는 정보주체로부터 동의를 받아야 하는 요건이 면제된다(동법 제28조의2 제1항). 또한 같은 목적을 따르는 한 전문기관을 통해 서로 다른 개인정보처리자가 보유하고 있는 가명정보를 동의 없이 결합하거나, 전문기관장의 승인을 받고 이를 반출하는 것도 허용된다(동법 제28조의3 제1, 2항).

보건의료 맥락에서는 정보주체의 동의가 면제되는 세 가지 목적 중 '과학적 연구' 개념의 의미가 특히 많은 관심의 대상이 될 것으로 보인다. 2020년 개정 개인정보 보호법은 '과학적 연구'를 "기술의 개발과 실증, 기초연구, 응용연구 및 민간투자연구 등 과학적 방법을 적용하는 연구"라고 규정하고 있다(동법 제2조 제8호). 여기서 '연구'는 무엇이고, '과학적 방법'은 무엇이며, '과학적 방법을 적용하는 연구'가 산업적 또는 상

11 법경제학적으로 말하자면 거래비용의 존재로 코즈 정리(Coase Theorem)가 성립하지 않으므로, 충분한 정보에 기초한 동의를 토대로 이루어진 시장거래가 모든 사회적 문제를 해소할 수 없다는 말이다. 고학수, "데이터 이코노미(Data-Driven Economy)의 특징과 법제도적 이슈", 『데이터오너십』, 박영사, 2019, 5-29쪽 참조.

업적 목적을 가진 연구를 포함하는지와 같은 다양한 질문이 제기될 수 있다. 이에 대해 과학적 연구의 범위를 확장하면 보건의료의 공공성이 저해된다는 시각도 있고, 인공지능기술에 대해 공공과 민간 영역을 구분하여 이해하는 일이 바람직하지도, 가능하지도 않다는 시각도 있다.[12] 이 문제에 대한 보다 상세하고 구체적인 해석은 법 시행 이후의 지속적 논의를 통해 정리될 전망이다.[13]

그 밖에도 보건의료 맥락에서 개인정보 활용에 도움이 될 수 있는 법조항이나 법원 판례가 일부 있다. 가장 먼저 개정 개인정보보호법에는 개인정보처리자가 '당초 수집 목적과 합리적으로 관련된 범위에서' 정보주체에게 불이익이 발생하는지 여부, 암호화 등 안전성 확보에 필요한 조치를 하였는지 여부 등을 고려하여 대통령령으로 정하는 바에 따라 정보주체의 동의 없이 개인정보를 이용할 수 있도록 허용하는 조항이 새로이 도입되었다(동법 제15조 제3항, 제17조 제4항). 다만 법률과 시행령 내용이 어떻게 해석될지, 실무적으로 얼마나 활용도가 높을지는 좀 더 지켜봐야 할 필요가 있다. 이와 별개로, 대법원은 이미 정보주체의 의사에 따라 공개된 개인정보가 별도의 동의 없이 영리목적으로 수집 또는 제공되었더라도 정보주체의 동의가 있었다고 객관적으로 인정되는 범위 내에서 처리되었을 때는 위법한 것으로 볼 수 없다는 법리를 설시하기도 하였다.[14]

---

12 고학수, 구본효, 정종구, "가명정보의 '과학적 연구' 목적을 위한 활용", 『서울대학교 인공지능정책 이니셔티브 이슈페이퍼 2020-1: 데이터 3법 시대의 과제』, 2020, 8-11쪽.

13 정부 가이드라인은 대체로 '과학적 연구'에는 산업적 목적의 연구가 포함된다고 설명한다. 먼저 개인정보 보호법의 주무부처인 개인정보보호위원회의 "가명정보 처리 가이드라인"에 따르면 '과학적 연구'는 과학적 방법을 적용하는 연구로서 기초연구, 응용연구뿐만 아니라 새로운 기술, 제품, 서비스의 개발 및 실증을 위한 산업적 연구도 해당한다고 밝히고 있다. 나아가 여기에는 공적 자금으로 수행하는 연구뿐만 아니라 민간으로부터 투자를 받아 수행하는 연구도 포함된다고 보고 있기도 하다. 개인정보보호위원회, 앞의 글, 12쪽. 개인정보보호위원회와 보건복지부의 "보건의료데이터 활용 가이드라인"은 '과학적 연구'를 "기술개발, 실증, 기초연구, 응용연구 및 민간 투자 연구 등 과학적 방법을 적용하는 연구"로 규정하여 이와 마찬가지의 입장을 취하고 있다. 개인정보보호위원회, 보건복지부, "보건의료데이터 활용 가이드라인(개정안)", 2024, 9쪽. 다만, 가이드라인은 자체로 공식적 법령은 아니고 사실상의 구속력만을 가진다는 데 유의할 필요가 있다.

14 대법원 2016. 8. 17. 선고 2014다235080 판결. 개인정보보호위원회는 이 판결을 개인정보 보호법 제15조 제1항 제6호에 규정된 '개인정보처리자의 정당한 이익'과 '정보주체의 권리' 사이의 이익형량에 따른 결과로 해석한 바 있다. 개인정보보호위원회, "인공지능(AI) 개발 서비스를 위한 공개된 개인정보 처리 안내서", 2024, 12-20면 참조.

3) 특별한 규율 대상인 개인정보

개인정보보호법 제23조부터 제24조의2에는 통상적인 개인정보보다 엄격히 보호할 필요가 있는 특별한 유형의 개인정보가 규정되어 있다. 보건의료 맥락에서는 특히 제23조에 규정된 '민감정보'가 중요한 의미를 갖는다. 보건의료 맥락에서 대표적 민감정보로는 법률에서 정한 '건강에 관한 정보', '성생활에 관한 정보', 시행령에서 정한 '유전정보'와 이른바 '생체정보'를 포괄하는 '개인의 신체적, 생리적, 행동적 특징에 관한 정보'가 꼽힌다(동법 시행령 제18조 제1호, 제3호). 민감정보와 통상적인 개인정보가 함께 수집될 때는 원칙적으로 민감정보를 처리할 수 없고, 다만 정보주체로부터 민감정보의 처리에 대해 개인정보의 처리와는 별개의 동의를 받으면 동의원칙을 달성하는 것으로 되어 있다(동법 제23조 제1항 제1호).

법에서 정한 민감정보의 구체적이고 실무적인 의미에 관해서는 해석의 여지가 있다. 먼저 개인정보보호법 시행령에 민감정보로 규정된 '유전정보'에 대해서는 개인정보 보호법에 별도의 정의가 제시되어 있지 않다. 유전정보의 의미는 생명윤리법이 "인체유래물을 분석하여 얻은 개인의 유전적 특징에 관한 정보"로 정의하고 있고(동법 제2조 제14호), 여기에서 '인체유래물'이란 "인체로부터 수집하거나 채취한 조직·세포·혈액·체액 등 인체구성물 또는 이들로부터 분리된 혈청, 혈장, 염색체, DNA, RNA, 단백질 등"을 의미한다(동법 제2조 제11호). 개인정보보호법 시행령에 또 다른 민감정보로 규정된 '생체정보'는 보건의료 맥락에서 심박수, 대사량, 혈당과 같은 생리적 정보를 통칭하는 개념이다. 정보기술의 발전에 따라 이를 측정하고 분석하는 서비스가 많아지면서 그 중요성이 점점 높아지고 있다.

한편, 법률에 민감정보로 예시된 건강 및 성생활에 관한 정보에 포함되는 정보가 구체적으로 무엇인지에 대해서는 광범위한 해석의 여지가 있다. 가령 개인정보보호위원회 해설서에서는 "개인의 과거 및 현재의 병력(病歷), 신체적·정신적 장애(장애등급 유무 등), 성적 취향 등에 관한 정보"가 여기에 포함된다고 보면서, 특별한 근거 제시 없이 혈액형은 제외하고 있기도 하다.[15]

다만 개념상으로 보면 민감정보도 개인정보의 일종이므로, 이를 가명처리한 이후

---

15 개인정보보호위원회, "개인정보 보호 법령 및 지침·고시 해설", 158쪽.

가명정보의 처리특례조항을 적용할 수 있다면 실무상 개인정보의 경우와 별반 차이가 없을 수 있다. 실제로 개인정보보호위원회에 따르면 민감정보에도 가명정보의 처리특례조항이 적용된다고 보면서, 개인정보 보호 원칙(동법 제3조)에 따라 처리 목적에 필요하지 않은 민감정보를 삭제할 의무만을 추가로 명시하였다.[16] 여기서 한 가지 유의할 점은 개인정보보호위원회와 보건복지부 가이드라인에서는 건강에 관한 정보 중 특히 주의를 요하는 몇몇 정보에 대해서는 가명처리 대신 정보주체의 동의를 받은 뒤 활용하도록 규율하고 있다는 것이다.[17]

3. 개인정보보호법과 관련 법제의 조화

'가명정보의 처리에 관한 특례' 조항으로 대표되는 2020년 개정 개인정보보호법이 2020년 8월 5일 시행된 이후, 어떻게 관련 법제와 조화를 이루면서 개정법의 취지를 살릴 수 있을지가 중요한 과제로 대두되었다. 특히 보건의료 맥락에서는 개인정보보호법과 생명윤리법의 관계와 관련하여 다음 두 가지 쟁점이 중요하게 지적될 수 있다.

첫째, 동의에 관한 것이다. 생명윤리법은 인간대상연구 대상자와 인체유래물 기증자로부터의 충분한 정보에 기초한 동의를 기본원칙에 명시함으로써(동법 제3조 제2항), 개인정보보호법과 유사하게 동의원칙을 천명하고 있다. 그러나 실제로 양자가 규율하고 있는 내용에는 일부 차이가 있고, 특히 동의원칙의 구현방식에서 이들이 상충할 우려가 있다. 가령 생명윤리법은 동의를 받는 방법으로 서면동의를 전제하는데(동법 제16조, 제24조, 제37조, 제42조, 제51조), 개인정보보호법은 동의를 받는 방법의 하나로 서면동의를 규정하고 있을 뿐이다(동법 제22조).

서면동의와 달리 오히려 생명윤리법이 개인정보보호법에 비해 덜 엄격한 규제를

16 개인정보보호위원회, "가명정보 처리 가이드라인", 14쪽. 다만 개인정보 보호 원칙은 개인정보 처리 시에도 적용되는 것이므로, 실질적으로 민감정보 처리에 추가적 의무가 더해졌다고 볼 수 있는지는 의문이다.

17 구체적으로 정신질환 정보, 후천성면역결핍증 정보, 감염병예방법 제2조 제10호에 따른 성매개감염병 정보, 희귀질환관리법 제2조 제1호에 따른 희귀질환 정보, 학대 및 낙태 관련 정보를 그 예시로 제시하고 있다. 개인정보보호위원회, 보건복지부, 앞의 글, 15쪽.

둔 부분도 있는데, 대표적 사례가 동의의 면제조항이다. 생명윤리법은 직접적 의료행위와 달리 연구에 있어서는 서면동의를 면제할 수 있는 조항을 마련하고 있고(동법 제16조 제3항, 제37조 제4항), 개인정보보호법에는 이러한 조항이 도입되어 있지 않다. 이와 관련하여 개인정보보호법은 다른 법에서 개인정보나 민감정보의 처리를 허용하는 경우를 동의의 예외로 인정하는 경우가 많아(동법 제15조 제1항 제2호, 제17조 제1항 제2호, 제18조 제2항 제2호, 제19조 제2호, 제23조 제1항 제2호), 생명윤리법상 서면동의 면제조항을 매개로 개인정보보호법상 동의도 배제된다고 볼 여지도 있다. 하지만 이러한 일반론이 현실의 구체적 사안에서 어떻게 해석될지에 대해서는 일의적으로 단정하기 어렵다.[18]

둘째, '익명화' 개념의 의미를 둘러싸고 논란이 발생할 수 있다. 개인정보보호법은 가명처리 개념만을 명시적으로 정의하고 있을 뿐이고, 다만 개인정보 보호 원칙 중 하나에서 '익명처리'라는 표현을 별도의 정의 없이 언급하고 있다(동법 제3조 제7항). 반면 생명윤리법에는 익명화를 명시적으로 정의한 조항이 있다. 생명윤리법상 '익명화'는 "개인식별정보를 영구적으로 삭제하거나, 전부 또는 일부를 기관의 고유식별기호로 대체하는 것"을 의미한다(동법 제2조 제19호). 이는 개인정보보호법의 '가명처리' 개념과 유사하여, 가명처리와 익명처리를 비식별화의 정도에서 연속선상에 있는 개념으로 보는 개인정보보호법의 입장과는 차이가 있어 보인다.[19]

생명윤리법과 별개의 차원에서, 공공기관이 보유, 관리하는 정보와 관련된 규율이 또 하나의 이슈가 되기도 한다. 특히 '공공데이터의 제공 및 이용 활성화에 관한 법률(이하 '공공데이터법')', '정보공개에 관한 법률(이하 '정보공개법')', 그리고 '개인정보보호법' 사이에 긴장관계가 형성될 수 있다. 국내 보건의료 맥락에서는 국민건강보험공단과 건강보험심사평가원 등 여러 공공기관이 보유한 개인정보에 해당하는 의료정보에 어떤 방식을 통해 접근하도록 할지, 안전한 관리방안은 어떻게 마련할지, 얼마나 상세한 정보를 제공할지와 같은 다양한 실무적 질문이 제기된다.

---

18 예컨대 조주은 외, "인공지능 '기술-윤리원칙-산업-제도'의 매트릭스와 적용", 과학기술과 법 제11권 제1호, 2020, 319쪽은 개인정보 보호법과 생명윤리법의 목적이 서로 다르다는 점을 들어 이러한 해석론에 반대하는 입장을 펼치고 있다.

19 고학수, 구본효, 정종구, 앞의 논문, 22-23쪽 참조.

기본적으로 공공데이터법과 정보공개법은 공공기관이 보유하고 관리하는 정보의 공개와 활용에 목적이 있어, 프라이버시 보호를 염두에 둔 개인정보보호법과 입법 목적상 차이가 있다. 그러나 이 두 법률에서도 개인정보보호법을 고려하여 공개될 경우 '사생활의 비밀과 자유를 침해할 우려가 있는 정보'에 대하여는 공개를 제한할 수 있도록 한 규정이 마련되어 있다(정보공개법 제9조 제1항 제6호, 동일한 내용이 공공데이터법 제17조 제1항 제1호에서도 규정됨). 문제는 '사생활의 비밀과 자유를 침해할 우려가 있는 정보'가 개인정보보호법의 '개인정보' 개념과 동일한지 여부가 불명확하다는 것이다.[20]

4. 맺는 말

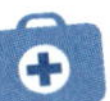

지금까지 주로 개인정보보호법의 내용을 토대로 하여 근거기반 보건의료에 관련된 몇 가지 법적 쟁점을 살펴보았다. 보건의료 맥락에서 활용되거나 활용될 수 있는 데이터는 많은 경우 개인정보 또는 민감정보에 해당하여 원칙적으로 정보주체의 동의를 받아야 한다. 다만 2020년 개정 개인정보보호법에 신설된 가명정보의 처리에 관한 특례조항을 바탕으로 가명처리된 개인정보의 활용성을 극대화할 여지가 있다. 다른 한편, 개인정보보호법상 가명처리에 관한 개념과 규정이 생명윤리법 등 보건의료영역에 적용되어온 여타 법제와 어떻게 조화롭게 해석될 것인지에 관해서는 앞으로도 추가적인 논의가 요구된다.

20 판례는 '사생활의 비밀과 자유를 침해할 우려가 있는 정보'에 '개인식별정보(개인정보 보호법 제2조 제1호 가목의 개인정보)'뿐만 아니라, 정보의 구체적 내용에 비추어 공개를 통해 개인의 내밀한 비밀이 알려지게 될 때 인격적·정신적 내면생활에 지장을 초래하거나 자유로운 사생활을 영위할 수 없을 위험성을 가지는 정보도 포함된다고 보았다(대법원 2012. 6. 18. 선고 2011두2361 전원합의체 판결). 여기서 후자에 해당하는 정보를 '개인식별가능정보(개인정보 보호법 제2조 제1호 나목의 개인정보)'와 같다고 본다면 '사생활의 비밀과 자유를 침해할 우려가 있는 정보'의 외연은 개인정보 보호법 제2조 제1호 가, 나목의 원형적 개인정보와 같아지고, 그렇지 않다고 본다면 양자의 외연은 달라진다. 전응준, "공공데이터의 이용과 통계 및 학술연구목적의 데이터 처리 - 데이터의 안전한 이용의 관점에서", 『데이터오너십』, 박영사, 2019, 218쪽 참조.

참고문헌

개인정보보호위원회, "가명정보 처리 가이드라인", 2024.

개인정보보호위원회, "개인정보 보호 법령 및 지침 · 고시 해설", 2020.

개인정보보호위원회, "인공지능(AI) 개발 서비스를 위한 공개된 개인정보 처리 안내서", 2024.

개인정보보호위원회, 보건복지부, "보건의료데이터 활용 가이드라인(개정안)", 2024.

고학수, "데이터 이코노미(Data−Driven Economy)의 특징과 법제도적 이슈", 『데이터오너십』, 박영사, 2019.

고학수, 구본효, 정종구, "가명정보의 '과학적 연구' 목적을 위한 활용", 『서울대학교 인공지능 정책 이니셔티브 이슈페이퍼 2020−1: 데이터 3법 시대의 과제』, 2020.

고학수, 이동진, 박미정, 김은수, 신수용, 김현창, 박유랑, 차효성, "보건의료 빅데이터의 보호 및 활용을 위한 법적 기반 강화 연구", 보건복지부 연구보고서 초안(미간행), 2019.

고학수, 이동진, 이선구, 김은수, 정종구, 『개인정보 비식별화 방법론 − 보건의료정보를 중심으로 −』, 박영사, 2017.

고학수, 임용 (편), 『데이터오너십 − 내 정보는 누구의 것인가? −』, 박영사, 2019.

박도현, "개인정보 보호법의 재구성 -개인정보처리자 개념을 중심으로 -", 저스티스 통권 제194−1호, 2023.

박상철, "데이터 소유권 개념을 통한 정보보호 법제의 재구성", 법경제학연구 제15권 제2호, 2018.

신수용, 고학수, 이유라, 최인영, 정종구, 박도현, "개인 의료정보 활용 활성화와 프라이버시 보호 및 제도개선 방안", KOSMI Issue Report Vol. 2, No. 2, 2020.

전응준, "공공데이터의 이용과 통계 및 학술연구목적의 데이터 처리 − 데이터의 안전한 이용의 관점에서", 『데이터오너십』, 박영사, 2019.

조주은, 정종구, 박도현, 김은수, "인공지능 '기술−윤리원칙−산업−제도'의 매트릭스와 적용", 과학기술과 법 제11권 제1호, 2020.

II

근거기반 보건의료의 적용과 평가

제11장 근거기반 보건의료정책
제12장 우리나라 보건의료기술평가의 현황과 과제
제13장 근거기반 임상예방의료
제14장 근거기반 건강검진과 선별검사
제15장 과학적 근거에 기반한 맞춤의료
제16장 근거기반 임상진료지침 개발
제17장 과학적 근거기반의 감염병 관리
제18장 과학적 근거기반 백신 개발
제19장 근거기반 보건교육
제20장 근거기반 보건의료 실행기관
제21장 근거기반 글로벌 보건

제11장

근거기반 보건의료정책

박은철

1. 들어가며

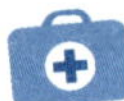

근거기반 보건의료정책(evidence-based health policy)은 객관적이고 과학적인 근거에 기초하여 보건의료정책을 결정하고 집행하는 것이다. 이는 보건의료정책의 지향점이라 할 수 있으며 근거기반 보건의료정책은 객관성과 투명성 확보, 효과성 및 효율성 증가, 책임성 강화, 지속적 개선과 발전, 환자와 국민 중심의 의사결정에 기여할 수 있다.

1990년대 초, 근거기반 의학의 등장은 정책입안자들에게 보건의료정책에 있어서도 근거에 기반하여 결정하고 집행하라는 압력을 주고 있으나 실제 근거에 기반하여 충분히 보건의료정책이 펼쳐지고 있는지에 대하여는 아쉬움이 많았다. 이는 정책입안자들이 임상적 효과 외의 다른 목표(사회적, 재정적, 서비스의 전략적 개발, 직원의 고용조건, 선거)를 가지고 있으며, 근거의 관련성이 없다고 일축되기도 하며, 근거에 대한 합의가 부족하거나, 개인경험, 지역정보, 저명한 동료의 의견, 보고서와 같은 다른 유형의 경쟁근거가 존재하기도 하며, 사회환경이 정책변화에 도움이 되지 않거나, 지식전달자의 품질이 낮기 때문이다(Black, 2001).

그럼에도 불구하고 보건의료정책은 근거기반을 강화하여야 하기에 이 장에서는 보건의료정책을 개관하고, 정책 수립과정에 따른 근거기반의 적용을 설명하며, 한국의 보건의료정책에서 근거기반을 설명한다.

2. 보건의료정책

보건의료정책의 목적은 국민의 건강관련 삶의 질 향상이다(박은철과 장성인, 2012). 국민의 건강관련 삶의 질을 향상시키기 위한 보건의료정책은 세 가지 영역으로 구분할 수 있는데 의료접근도, 의료의 질, 의료비로 이를 보건의료정책분야의 철의 삼각(iron triangle in healthcare)이라 한다(Kissick, 1994).

보건의료정책의 목적과 세 가지 영역 모두에 적용되는 개념으로 효율(efficiency)과 형평(equity)이 있다. 즉, 국민의 건강관련 삶의 질이 효율적이고 형평적으로 향상되었는가, 그리고 의료의 접근도 제고, 의료의 질 향상, 의료비 절감이 효율적이고 형평적으로 반영되었는지를 검토하여야 한다([그림 11.1]).

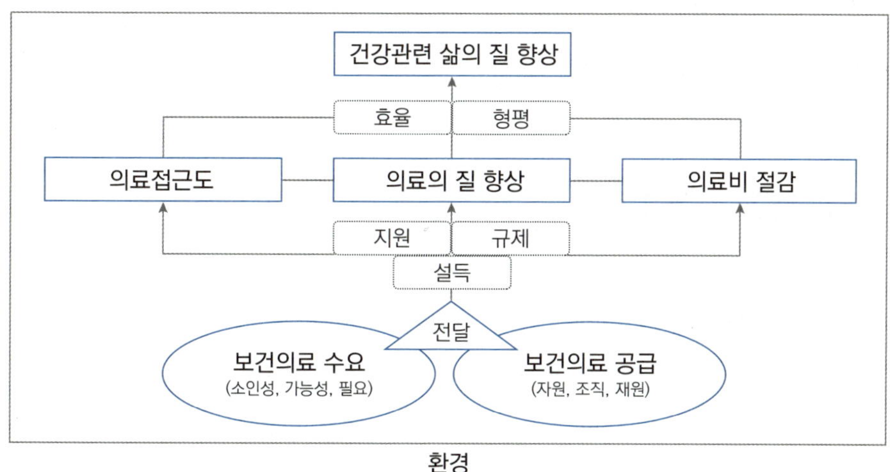

그림 11.1 보건의료정책의 틀

출처: 박은철과 장성인, 2012를 일부 변형

보건의료정책의 목적과 목표를 달성하기 위해 정부는 크게 세 가지 정책수단(지원·규제·설득)을 사용하고 있다(Vedung, 1998). 첫째, 지원(support, 당근)은 정부가 물질적 자원(예산, 보조금, 세제 혜택 등)을 대상집단에 제공하여 그들의 행동을 유도하거나 장려하는 것이다. 둘째, 규제(regulation, 채찍)는 법률, 명령, 금지, 허가, 기준 설정 등 정부가 개인이나 조직의 재량권을 제한하거나 특정 행위를 강제·금지하는 것이다. 셋째, 설득(persuasion, 설교)은 비가시적 정책수단으로 정부가 정보 제공, 홍보 교육, 캠페인, 설명회 등 방법을 통해 정책대상자의 자발적 행동변화를 유도하는 것이다.

보건의료정책의 목표를 달성하기 위하여 보건의료 수요와 이에 대응하는 보건의료 공급이 만나 제공된다. 보건의료 수요는 성, 연령 등의 소인성 요인과 소득, 건강보험 가입 등의 가능성 요인과 질병의 유무 등의 필요에 의해 결정된다. 보건의료 공급은 인력, 시설 및 장비, 정보 등의 자원, 조직, 관리, 보건의료재원이며, 이들 수요와 공급이 만나 제공되는 과정을 거친다. 그리고 이런 전체 과정은 보건의료를 둘러싸고 있는 환경에 크게 영향을 받는다.

보건의료정책 틀의 각 부문별에 근거를 강화해야 한다. 보건의료 수요는 어느 수준이며, 보건의료 수요에 따라 공급되어지고 있는가, 의료접근도, 의료의 질, 의료비라는 정책영역은 어느 위치에 있으며, 이를 달성하기 위한 정책수단은 적절히 구성되어 있는가, 그리고 국민의 삶의 접근도, 의료의 질, 의료비는 효율적이고 형평적인가에 대한 근거는 지속적으로 추적되고, 생성되어야 한다.

3. 정책과정과 근거기반

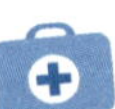

정책에 있어 근거기반을 강화하기 위해서는 정책의 과정인 정책의제 설정, 정책결정, 정책집행, 정책평가에 적용되어져야 한다(정정길 등 2024)([그림 11.2]) .

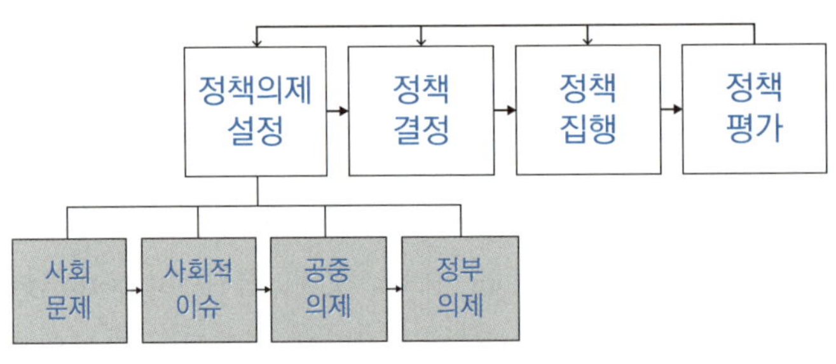

그림 11.2 정책과정

가 정책의제 설정

정책과정의 첫 단계인 정책의제 설정이란 정부가 정책적 해결을 위하여 사회문제를 정책문제로 채택하는 과정 또는 행위이다. 즉, 사회문제가 정책문제로 전환되는 과정이나 행위이다. 사회 내의 문제가 정책문제로 채택되기까지는 여러 단계를 거치는데 사회문제 중 일부가 사회적 이슈가 되고, 이 중 일부가 공중의제(public agenda)로 되며, 이 중 일부가 정부의제(governmental agenda)가 된다.

사회문제 중 일부만이 정책화되고 있는데 이를 설명한 것으로 정책창문(policy window)이 있다(Kingdon, 2011). 이는 정책문제의 흐름, 정치의 흐름, 그리고 정책대안의 흐름이 결합될 때 정책창문이 열리고 닫히는데 정책창문을 통과한 사회문제만이 정책화된다는 것이다.

정책의제 설정에 있어 근거에 기반하면 정책문제의 흐름과 정책대안의 흐름을 파악하는데 효과적이다. 사회문제 인식 및 정의, 사회적 쟁점화 및 공중의제화, 정부의제 채택 및 우선순위 설정에 있어 근거기반은 합리적이고 설득력 있는 정책을 수립하는데 유용하다.

나 정책결정

정책의 내용은 주로 정책목표와 정책수단으로 구성되어 있으므로 타당한 정책을 결정한다는 것은 정책목표와 정책수단을 타당하게 결정한다는 것을 의미한다. 정책목표를 타당하게 결정하기 위해서는 정책문제를 올바르게 설정하여야 한다. 정책문제의 정의가 이를 해결하는 정책수단을 결정하기 때문이다. 의료전달체계(건강보험 환자진료체계)는 1989년 전국민 건강보험 때부터 정책화되어 현재까지 지속되고 있는 정책인데 현재까지의 정책문제의 정의는 '수도권의 대형병원에 환자가 쏠림'이었고 이에 대한 정책으로 진료의뢰서와 대형의료기관에 본인부담 강화라는 정책수단을 사용하였다. 그러나 정책문제를 '지방의 소형의료기관에 대한 환자의 불만'이라고 정의하면 정책은 지방 및 소형의료기관의 지원 강화로 전혀 다른 정책이 펼쳐지기 때문이다(박은철, 2021).

정책문제는 객관적인 상태일 수도 있으나 많은 사람들에 의해서 또는 힘 있는 구성원들에 의해 생각된 주관적 판단일 수도 있기 때문이다(Dery, 1984). 정책문제를 바람직하게 정의하기 위해서는 국민전체 또는 국가·사회 전체의 입장에서 문제 자체의 파악과 함께 문제의 중요한 구성요소들을 확인하고 이들의 원인을 파악하고자 노력해야 한다.

정책결정이론은 어떻게 정책이 결정되는지 설명하고 예측하기 위한 것이다. 현실에서 복잡한 정책 결정과정을 단순화하고 체계적으로 분석하기 위해 다양한 모델과 이론들이 제시되어 있는데 합리모형, 만족모형, 점증주의모형, 쓰레기통모형 등이 있다(정정길 등, 2024).

합리모형(Rational Model)은 정책결정자가 완전한 정보를 가지고 있으며, 합리적인 판단을 통해 최대 효용을 달성하는 최적의 정책을 결정한다는 이상적인 모형이다. 이를 실현하기 위해서는 완전한 정보, 명확한 목표 설정, 모든 대안 고려, 결과 예측 및 평가, 최적 대안 선택 및 가치중립성이 전제된다. 현실에서는 정책 결정에 정보 부족, 시간 제약, 정치적 압력 등 다양한 요인으로 인해 많은 제약이 있으나 정책결정자는 이러한 제약을 인정하고 합리적 정책결정을 하려고 노력해야 한다.

만족모형(Satisficing Model)은 제한된 합리성(bounded rationality)하에서 정책결정자가 완벽한 최적안을 추구하기보다는 만족할 만한 수준의 대안을 선택한다는 것이다(Simon, 1955). 인간의 인지능력, 정보처리능력, 시간, 자원 등의 제약 때문에 제한된 합리성으로 완벽하게 합리적인 결정을 내리는 것이 불가능하기에 문제해결에 필요한 최소한의 수용가능한 기준 또는 목표 수준을 설정하여 충분히 좋은 정책을 결정한다는 것이다.

점증주의모형(Incrementalism Model)은 정책결정이 과거의 정책, 관행, 경험을 바탕으로 점진적이고 소폭으로 이루어진다고 보는 모형이다. 정책결정자들은 급격한 변화보다는 기존 정책의 틀 내에서 약간의 수정을 가하는 대안을 선호하며, 여러 이해관계자들의 합의를 중시한다는 것이다. 정책결정자의 분석능력, 시간, 정보가 제약되어 있고 대안비교의 기준으로 이용할 가치마저 불분명한 상태에서는 현재의 정책에서 소폭적인 변화만을 대안으로 고려하여 정책을 결정하고, 시간의 흐름에 따라 환류되는 정보를 분석하여 잘못된 점이 있으면 수정 보완하는 식으로 연속적인 정책결정을 하는 것이 가능하면서도 바람직하다고 주장하였다. 점증주의 모형은 현실적인 정책결정과정을 설명하는데 유용한 이론이지만, 근본적인 문제 해결이나 혁신적인 변화에는 한계를 가진다.

쓰레기통모형(Garbage Can Model)은 조직화된 무정부 상태(organized anarchy)와 같이 매우 불확실하고 혼란스러운 상황에서의 정책결정을 설명하는 모형이다. 쓰레기통모형에서는 정책결정이 문제(problems), 해결책(solutions), 참여자(participants), 선택기회(choice opportunities)라는 네 가지 요소의 우연한 결합으로 이루어진다고 보고 있으며, 정책결정은 합리적인 분석이나 계획에 따르기보다는 상황적 요인과 우연에 의해 좌우될 수 있다는 것이다.

근거기반의 보건의료정책 수립은 정책결정모형 중 합리모형에 속한다고 할 수 있다. 그러나 여러 한계에 의해 합리모형을 적용할 수 없을 경우 만족모형이 대안이라 할 수 있다. 근거기반 정책을 위해서는 만족모형에 근거기반을 강화하는 것이라 할 수 있다.

다 정책집행

정책집행은 정책의 내용을 실현시키는 과정이다. 정책의 내용을 실현시킨다는 것의 핵심은 정책수단을 적용하는 것이다. 정책집행을 위한 활동으로는 정책지침 작성, 자원 확보, 실현 활동 및 감시·감독 등이 있다. 정책집행을 위한 법률과 시행령 등(법의 형태를 띠지 않는 경우 정부의 공문서 등)을 마련하여 공포하고, 이의 집행을 담당할 기관, 인력 및 예산을 배정하여 정책을 수행하고, 이의 집행을 감시하고 감독한다. 정책결정과정에서 여러 가지 이유 때문에 원칙적이며 추상적으로 결정된 정책내용이 정책집행과정에서 보다 실질적이고 구체적으로 결정되는 경우가 많으며, 또한 정책결정단계에서 결정이 된 정책의 내용이 집행과정에서 수정·보완되는 경우도 있다. 따라서 정책집행에 있어 구체적인 해석은 집행담당자들의 몫이 되는데 근거기반은 정책집행의 합리성을 높인다.

근거에 기반할 때 최적의 집행방법론을 선택하게 되고, 자원배분의 합리성을 확보하게 되며, 현장적용의 유연성과 적응성을 높이며, 집행인력의 역량 강화 및 교육을 향상시키며, 모니터링 및 중간평가에 활용할 수 있다.

라 정책평가

정책평가는 정책을 대상으로 그 가치를 부여하는 활동이다. 정책평가는 정책과 관련된 구조, 과정, 산출(중간결과와 최종결과)에 대해 평가한다. 정책평가는 현재 진행되는 정책의 내용이나 집행전략·활동 등에 대해 되먹임(feedback)하여 수정·보완하거나 정책을 종결하기 위해서 활용되고 또 새로운 정책의 수립을 위해서도 활용되어야 한다. 근거기반은 정책평가에 있어 그 중요성이 가중된다. 정책의 가치를 평가하는 정책평가는 근거가 반드시 필요하기 때문이다.

근거를 확보하기 위해 양적 평가뿐 아니라 질적 평가를 수행해야 한다. 이를 위해 정책결정 때부터 정책평가를 구상해야 하며 정책집행과 함께 정보를 수집하려는 노력이 필요하다.

4. 한국 보건의료정책의 근거기반

한국의 보건의료정책은 근거기반에 있어 취약한 측면이 있다. 2000년 7월에 실시된 의약분업은 의제설정, 정책결정 및 집행에 있어 근거가 미약했을 뿐만 아니라 근거를 마련하기 위한 시범사업은 졸속으로 시행되었고 그 결과도 부정적이었다. 또한, 의약분업이 실시된 지 25년 경과되었으나 제대로 된 평가가 거의 없다.

의료급여대상자들의 의료이용에 도덕적 해이가 상당 수준이며 이를 감소시키기 위해 2007년 7월부터 의료급여 1종 대상자에게 외래 이용 시 건강생활유지비(월 6천 원)를 지급하면서 이전에 없었던 본인부담을 부과하였다. 이로 인해 외래진료비는 감소하였으나 입원진료비는 증가하였고 총진료비는 증가하여 정책목적의 역효과를 보였다(Yoo et al, 2016).

2001년 도입된 국민건강보험의 진료비지불제도인 자원기준 상대가치(Resource Based Relative Value Scale, RBRVS)는 1994년 보건복지부 의료보장개혁위원회에서 논의되었고 1996년부터 네 차례 진행된 연구를 바탕으로 도입되었다. 2013년 도입된 질병군별 포괄수가제(Diagnosis Related Groups, DRG)는 1995년 포괄수가제 도입검토협의회를 구성하고 1997년부터 세 차례의 시범사업을 실시하였으며, 2002년부터 선택적으로 참여하게 하다가 2012년 의원과 병원에 강제 적용, 2013년 종합병원급 이상에 강제 적용하였다. 한편, 포괄수가제가 비교적 단순한 외과계 수술환자를 대상으로 실시하고 있어 전체 질병군으로 확대에 한계가 있어 2009년부터 공공병원을 대상으로 신포괄수가제 시범사업을 추진해 오고 있고, 2018년부터는 민간병원으로 시범사업을 확대하고 있으나 16년째 시범사업만을 지속해 오고 있다.

2002년 시작된 국가암검진사업은 최초 위암, 유방암, 자궁경부암을 대상으로 하였으나 이들 암검진의 효과에 대한 근거 없이 실시되었다. 이 중 위암과 자궁경부암의 경우 그 후에 효과성이 있다는 근거가 제시되었으나(Han et al., 2012; Choi et al., 2015; Jun et al., 2017), 유방암의 경우 효과성에 의문이 제기되고 있다(Yoo et al.,2013; Choi et al., 2018). 그러나 2019년 도입된 폐암검진의 경우 2014년 국가암검진 권고안 제개정위원회를 통해 도입의 타당성이 제시되었으며, 2017~2018년 폐암검진 시범사업을 실시하여 근거가 마련된 후 2019년부터 국가암검진사업에 포함되었다. 대장암검진의 경우 검진방법을 분변잠혈검사에서 대장내시경으로 변경하고자 2019년부터 시작된 대장내시경 시범사업을 통해 본 사업 실시를 검토하고 있다(Park et al., 2021). 국가암검진의 경우 초기에 미약한 근거로 출발하였으나 최근에는 근거기반의 방향으로 진전되고 있다.

5. 맺는 말

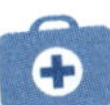

정책은 문제의 정의에서부터 객관성뿐 아니라 사람들의 가치와 주관성이 개입된다. 그러나 근거를 통해 객관성의 수준을 높이고, 사람들의 주관성을 체계적으로 도출한 근거가 마련된다면 바람직한 정책에 가까워질 것이다. 정책결정에 있어 만족모형의 적용이 현실적이나 근거가 강화된 만족모형을 추구해야 할 것이다.

근거기반은 모든 정책과정에서 적용되어야 한다. 특히, 우리의 문제 파악과 정책평가에 근거기반은 대폭 강화되어야 한다. 우리의 문제가 과거와 비교했을 때 좋아지는지 나빠지는지, 다른 국가들과 비교할 때 어떤 수준인지, 그리고 현 문제가 계층별 차이를 용인할 수 있는 범위인지 여부를 파악해야 하며, 이런 근거를 통해 정책이 결정되고 집행되어야 한다. 그리고 집행된 정책은 제대로 평가되어 정책유지, 정책수정, 정책종결, 정책혁신 등의 정책변동에 근거가 되어야 한다.

과학적 근거 생성을 위한 체계 및 노력으로 인해 근거기반이 강화될 때 보건의료정책은 국민의 건강을 효율적이고 형평적으로 유지하고 향상시킬 것이다.

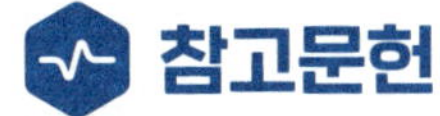

참고문헌

김한중 등. 의료보험 수가구조개편을 위한 상대가치 개발. 연세대학교 보건정책 및 관리연구소, 한국보건의료관리연구원, 1997. 10.

대한예방의학회(편). 예방의학과 공중보건학: Ⅲ 보건의료와 건강관리: 제2장 보건의료정책. 제5판, 계축문화사, 2025.

박은철, 장성인. 한국 보건의료정책 문제의 진단. 대한의사협회지 2012; 55(10): 932－9.

박은철. 상대가치 개편방향. 대한병원협회지 2016; 359: 25－42.

박은철. 의료전달체계 개선의 방향과 전략. HIRA Research 2021; 1(1): 9－15.

정정길, 등. 정책학 원론. 4판, 대명출판사, 2024.

Black N. Evidence based Policy: Proceed with care. BMJ 2001; 323(7307): 275－9.

Choi KS et al. Effect of endoscopy screening on stage at gastric cancer diagnosis: results of the National Cancer Screening Programme. in Korea. Br J Cancer 2015:112:608－612.

Choi KS et al. Effect of mammography screening on stage at breast cancer diagnosis: results from the Korea National Cancer Screening Program. Scientific Reports 2018:8:8882.

Dery D. Problem definition in policy analysis. The University of Kansas; 1984.

Han MA et al. Performance of Papanicolaou Testing and Detection of Cervical Carcinoma In Situ in Participants of Organized Cervical Cancer Screening in South Korea. PLoS ONE 2012; 7(4): e35469.

Jun JK et al. Effectiveness of the Korean National Cancer Screening Program in Reducing Gastric Cancer Mortality. Gastroenterology 2017:152:1319－1328.

Kingdon JW. Agendas, alternatives, and public policies. 2nd ed., Longman; 2011.

Kissick W. Medicine's dilemmas: Infinite needs versus finite resources. Yale Fastback Series; 1994.

Park B et al. Korean colonoscopy screening pilot study(K－cospi) for screening colorectal cancer: Study protocol for the multicenter, community－based clinical trial. BMC Gastroenterology 2021; 21: 36.

Simon HA. A behavioral model of rational choice. The Quarterly Journal of Economics 1955; 69(1): 99－118.

Vedung E. Policy instrument: Typologies and theories. In Bemelmans–Videc M, Rist RC, Vedung E (eds.). Carrots, sticks, sermons: Policy instruments and their evaluation. Transaction Publishers, 1998.

Yoo KB et al. Impact of co–payment for outpatient utilization among Medical Aid beneficiaries in Korea: A 5–year time series study. Health Policy 2016; 120: 960–6.

Yoo KB et al. Is Mammography for Breast Cancer Screening Cost–Effective in Both Western and Asian Countries?: Results of a Systematic Review. Asian Pac J Cancer Prev 2013; 14(7): 4141–4149.

제12장

우리나라 보건의료기술평가의 현황과 과제

이상일

1. 들어가며

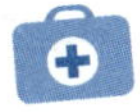

우리나라에서는 2007년부터 도입된 의약품 선별등재제도에 의약품 경제성평가가 포함되고, 2007년 신의료기술평가에 관한 규칙이 시행되면서 '보건의료기술평가(Health Technology Assessment, HTA)'라는 용어가 널리 쓰이기 시작하였다. 우리나라에서 시행되는 공식적인 보건의료기술평가의 대상은 의약품, 치료재료와 의료행위로 구분할 수 있으며, 각각의 시장진입 승인과 보험급여 결정에 보건의료기술평가 결과가 사용되고 있다. 의약품과 치료재료의 시장진입 승인은 식품의약품안전처가 주관하고 있으며, 의료행위(신의료기술)는 신의료기술평가위원회에서 안전성·유효성 등에 관한 평가결과를 심의하여 보건복지부장관이 시장진입을 승인하고 있다. 보건의료기술 및 이를 이용하여 생산한 제품(식품 및 화장품에 관한 기술 및 그 제품은 제외)에 대한 분석 및 평가를 위하여 보건의료기술진흥법에 근거하여 한국보건의료연구원이 2009년에 설립되면서, 건강보험심사평가원에서 담당하고 있던 신의료기술평가 업무가 2011년에 한국보건의료연구원으로 이관되었다. 또한 2006년에 한국보건의료기술평가학회가 창립되어, 보건의료기술평가(이하 HTA)의 학술적 기반 구축과 더불어 보건의료기술의 안전성, 유효성, 그리고 경제성을 과학적이고 합리적으로 평가하여 객관적 근거에 바탕을 둔 보건의료정책의 수립에 기여하기 위하여 활발한 활동을 전개하고 있다.

이 글에서는 HTA의 최근 국제적 변화 동향을 검토하고, 이를 바탕으로 우리나라의 HTA의 현황을 점검하여 앞으로의 발전을 위하여 해결하여야 할 과제를 제시한다.

2. 보건의료기술평가의 개념

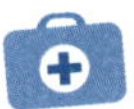

HTA에 대한 정의는 여러 가지가 있지만, 다음의 정의가 그동안 비교적 널리 사용되어 왔다(Goodman, 1998).

> HTA는 의료기술의 특성, 효과 및 영향에 대한 체계적인 평가로서, 보건의료기술에 관한 의사결정에 필요한 정보를 제공하는 것을 목적으로 한다.

HTA 분야의 발전을 반영하기 위하여 HTA 전문기관들(HTA International, INAHTA, EUnetHTA, HTAsiaLink, RedETSA, ISPOR)이 다양한 의견을 수렴하여 2020년 5월에 HTA의 새로운 정의를 공동으로 발표하였다. 이들이 새롭게 제안한 HTA의 정의는 다음과 같다(O'Rourke 등, 2020).

> HTA는 명시적인 방법을 사용하여 보건의료기술의 생애주기의 서로 다른 지점에서 보건의료기술의 가치를 평가하는 다학제적 과정이다. HTA는 의사결정에 필요한 정보를 제공하여 공평하고, 효율적이며, 질적 수준이 높은 보건의료시스템을 촉진하는 것을 목적으로 한다.

새로운 정의에서는 기존의 정의에 비하여 다음의 4가지 측면(HTA의 대상, HTA의 과정, HTA에서 다루는 가치, 보건의료기술의 생애주기와 HTA)에 주목하고 있다.

① HTA에서 다루는 보건의료기술은 의학적인 상태의 예방, 진단 또는 치료, 건강증진, 재활 또는 보건의료 제공을 조직화하기 위해 개발된 중재, 보건의료 제품 또는 서비스이다. 중재에는 검사, 의료기기, 의약품, 백신, 시술, 프로그램 또는 시스템이 포함될 수 있다.

② HTA 과정에서는 공식적이고, 체계적이며, 투명하고, 최신 방법을 사용하며 가용한 최선의 근거를 고려한다.

③ HTA에서는 다양한 측면의 가치(임상적 효과와 안전성, 비용 및 경제적 영향, 환자와 간병인에 대한 광범위한 영향, 윤리적, 사회적, 문화적 또는 법적 문제뿐만 아니라 조직적 및 환경적 측면)를 검토하여 평가할 수 있다. HTA에서 전체적인 가치는 평가자가 채택한 관점과 의사결정 상황에 따라 달라질 수 있다.

④ HTA는 보건의료기술의 생애주기 중 여러 시점에 적용할 수 있다. 평가시점에는 보건의료기술의 시장진입 이전, 시장진입의 승인, 시판 후 조사, 승인 취소(disinvestment) 등이 포함된다.

3. 보건의료기술평가의 원칙

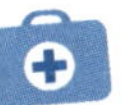

International Working Group for HTA Advancement(HTAi, HTAsiaLink, ISPOR 등 다양한 HTA 관련 국제기구 및 전문가그룹이 협력하여 만든 실무그룹)는 효과적이고 신뢰할 수 있는 보건의료기술평가(HTA)를 위한 15가지 핵심원칙을 제시하였다(Drummond 등, 2008). 이 원칙들은 HTA 기관이 과학과 정책결정 사이의 가교역할을 충실히 수행하도록 돕기 위한 것으로, 이 원칙들은 크게 네 가지 영역으로 나눌 수 있다.

가 프로그램의 구조(Structure of HTA programs)

- 목표와 범위의 명확성: HTA의 목적과 평가범위가 명확하고 사용목적에 부합해야 한다.
- 객관성과 투명성: HTA는 비뚤림(bias)이 없고 투명하게 수행되어야 한다.
- 모든 관련기술 포함: 평가대상이 되는 모든 관련 의료기술을 포함해야 한다.
- 우선순위 설정시스템: HTA 수행에서 명확한 평가의 우선순위 설정시스템이 존재해야 한다.

나 HTA 방법론(Methods of HTA)

- 비용 – 효과 분석방법의 적절성: 비용과 편익의 평가에 적절한 방법론을 사용해야 한다.
- 다양한 근거 및 결과 고려: 광범위한 근거와 다양한 결과(임상적, 환자중심적 등)를 고려해야 한다.
- 사회적 관점 고려: HTA는 사회 전체적인 관점을 고려해야 한다.
- 불확실성 명확화: 추정치의 불확실성을 명시적으로 다루어야 한다.
- 일반화 가능성 및 이전가능성: HTA는 일반화 가능성과 다른 환경으로의 이전가능성(transferability) 문제를 고려하고 다루어야 한다.

다 HTA 수행 과정(Processes for conducting HTA)

- 이해관계자 참여: HTA 수행 시 모든 주요 이해관계자 그룹(전문가단체, 환자단체, 제조업체 등)을 적극적으로 참여시켜야 한다.
- 이용가능한 모든 자료 확보: HTA를 수행하는 사람들은 이용가능한 모든 자료를 적극적으로 찾아야 한다.
- HTA 결과의 모니터링: HTA 결과의 이행여부를 모니터링해야 한다.

라 의사결정에서 HTA 활용(Use of HTA for decision making)

- 적시성: HTA를 적시에 수행하여야 한다.
- 적절한 결과 전달: 다양한 의사결정자에게 HTA 결과를 적절하게 전달하여야 한다.
- HTA 결과와 의사결정과정의 투명한 연계: HTA 결과와 의사결정과정 간의 연계를 투명하고 명확하게 정의하여야 한다.

이 원칙들은 전 세계 HTA 기관들이 각자의 환경과 목표에 맞춰 HTA 프로그램을 구축하고 운영하는데 중요한 지침을 제공하여, HTA의 질적 수준과 영향력을 높이는데 기여하고 있다.

4. 보건의료기술평가 원칙의 적용 수준

우리나라의 HTA 현황을 외국과 비교해 볼 수 있는 자료로 우리나라의 건강보험심사평가원을 포함한 9개국의 14개 HTA기구를 대상으로 이러한 원칙의 지지 및 실행 정도를 비교한 연구가 있다(Neumann 등, 2010). 그 결과를 요약하면 [표 12－1]과 같다.

표 12-1 핵심적인 HTA 원칙의 적용 수준

	원칙	우리나라	평가 대상 HTA 기구(14)	
			지지 기구	실행 기구
프로그램의 구조	1	++	14	10
	2	+*	11	19
	3	0*	8	6
	4	0	9	4
HTA 방법론	5	+	10	5
	6	+*	13	9
	7	0*	4	2
	8	+	8	4
	9	0*	7	2
HTA 수행 과정	10	0	8	5
	11	+	12	8
	12	0	3	1
의사결정에서 HTA 활용	13	+	13	5
	14	+*	8	5
	15	+*	7	3

적용 수준: 미적용(0), 지지(+), 실행(++)

*: 필자의 판단에 따라 논문에 제시된 적용 수준을 수정하였음.

이 표에 포함된 우리나라 자료는 신의료기술평가를 대상으로 저자들이 가용자료원을 이용하여 원칙의 적용수준을 주관적으로 평가하여 제시한 결과로 우리나라 현실을 정확하게 파악하지 못할 수 있고, 연구가 이루어진 후 상당한 시간이 경과하여 그간에 이루어진 변화를 제대로 반영하지 못하는 제한점이 있을 수 있다. 그러나 우리가 이러한 자료의 한계를 적절하게 고려하면서 다른 HTA 기구들의 수준과 비교를 한다면, 우리나라 HTA의 상대적인 강점과 약점을 파악하는데 도움을 줄 수 있을 것이다.

5. 보건의료기술평가의 발전과제

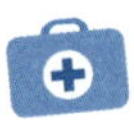

앞에서 살펴본 HTA의 새로운 정의와 핵심원칙에 비추어 본 우리나라 HTA의 주요한 발전과제는 다음과 같다.

첫째, 우리나라의 HTA는 대부분 의약품과 의료행위를 대상으로 하고 있으며, 프로그램이나 시스템에 대한 평가는 미약한 편으로 앞으로 보건의료 사업 및 정책을 대상으로 한 HTA도 활성화할 필요가 있다.

둘째, 신의료기술평가는 임상적 효과와 안전성, 의약품 경제성평가는 비용－효과성에 초점을 맞추고 있다. 앞에서 언급한 HTA 대상의 확대와 함께 HTA의 수행에 있어 보다 넓은 시각에서 가치(예: 형평성 등)들을 추가로 반영할 필요가 있다.

셋째, 기술의 생애주기별 HTA에서 조기기술 탐색과 재평가 활동을 더욱 활성화할 필요가 있다. 조기기술 탐색 결과 사회적 편익이 클 것으로 예상되는 기술에 대해서는 공익적 임상연구 지원과 연계하여 기술의 도입을 촉진하여야 할 것이다. 기존의 HTA가 대부분 임상시험 자료를 이용하고 있어서, 진료현장의 자료/근거(real world data/evidence)를 활동한 HTA 결과의 모니터링 활동이 필요하다. 건강보험 보장성 확대 정책에 따라 충분한 타당성 검토가 이루어지지 않은 급여항목에 대한 재평가가 앞으로 더욱 활성화되어야 할 것이다.

넷째, 우리나라의 HTA는 허가 또는 보험급여에 관련된 행정적 요구를 충족시키기 위한 목적 이외의 적극적인 HTA 활동이 미약한 편이다. 현재는 사용되는 기술 중 임상적 효과와 안전성에 대한 근거가 명확하지 않은 일부 기술은 신의료기술평가를 신청하지 않으면 HTA의 영향이 미치지 않는 평가의 사각지대에 놓여지게 된다. 보건의료기술의 전반적인 발전속도를 고려할 때, 앞으로 HTA가 필요한 주제들을 적극적으로 찾고 이들의 평가 우선순위를 어떻게 설정할 것인지에 대한 논의가 필요하다.

다섯째, 보건의료분야에서 근거를 생산하는 연구활동과 의사결정 사이의 연계를 더욱 강화할 필요가 있다. 수행되는 연구에서 생성되는 근거와 의사결정자가 필요로 하는 근거 사이에는 간극(evidence gap)이 존재하고, 이러한 근거 간극을 메꾸려면 추가적인 연구가 필요하며 이를 연구간극(research gap)이라고 한다(Scott 등, 2008). 이러한 연구간극을 파악하여 의사결정과 연계성이 높은 연구과제를 도출하여 이를 집중적으로 지원하려는 노력이 필요하다.

6. 맺는 말

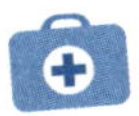

제시된 과제들을 해결하기 위해서는 정부의 정책적 의지와 함께 HTA 관련 기관들의 유기적인 협력이 필수적이다. 특히 한국보건의료연구원, 건강보험심사평가원, 그리고 한국보건의료기술평가학회 등 다양한 주체들이 각자의 역할을 명확히 하고 협업을 통하여 시너지를 창출해야 할 것이다. 궁극적으로 이러한 노력은 국민건강증진과 지속가능한 보건의료시스템 구축에 기여하며, HTA가 보건의료 의사결정의 핵심적인 근거로 더욱 확고히 자리매김하는데 중요한 초석이 될 것이다.

참고문헌

1. Drummond MF, Schwartz JS, Jönsson B, et al. Key principles for the improved conduct of health technology assessments for resource allocation decisions. Int J Technol Assess Health Care. 2008;24(3):244−368.
2. Goodman, CS. Healthcare technology assessment: Methods, framework, and role in policy making. Am J Manag Care. 1998;4:SP200-2164.
3. Neumann PJ, Drummond MF, et al. Are Key Principles for improved health technology assessment supported and used by health technology assessment organizations?. Int J Technol Assess Health Care. 2010;26(1):71−78.
4. O'Rourke B, Oortwijn W, Schuller T. The new definition of health technology assessment: A milestone in international collaboration. Int J Technol Assess Health Care. 2020;36(3):187−190.
5. Scott NA, Moga C, Harstall C, Magnan J. Using health technology assessment to identify research gaps: an unexploited resource for increasing the value of clinical research. Health Policy. 2008;3(3):e109−e127.

제13장

근거기반 임상예방의료

이중엽, 박병주

1. 들어가며

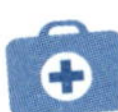

우리나라의 급속한 경제성장과 의학기술의 발전은 급속한 고령화를 가져왔고, 그 결과 2030년이 되면 전체 인구 4명 중 1명이 65세 이상의 고령자일 것으로 추산된다. 고령자 1인의 의료비 부담은 지속적으로 증가하고 있으며, 일반인구와 비교할 때 2018년 통계청 자료에서 약 3배의 의료비를 지출하고 있다. 이에, 적절한 질병예방과 건강증진 활동을 체계적으로 수행하는 것은 고령자 개인의 건강뿐 아니라 사회적으로 지속가능한 보건의료제도를 위하여 필수적이다. 예방의료서비스 제공을 위한 꾸준한 노력의 결실로 예방의학과가 2019년 개정된 의료법시행규칙 제41조에서 종합병원, 병원 및 의원에서 표시할 수 있는 진료과목이 됨에 따라 지역사회에서처럼 병원기반의 예방의료 확대가 전망되고 있다. 본 장에서는 과학적 근거에 기반한 임상예방의료의 개념을 소개하고, 국내의 현황과 발전방향을 살펴본다.

2. 임상예방의학의 정의와 개념

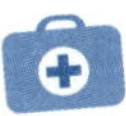

미국의사협회의 위임을 받은 특별위원회는 1989년 임상예방의학을 건강유지 및 증진, 질병예방과 손상유발요인 최소화를 포함하는 예방의학의 분야들을 통합하는 분야

로 정의하였다. 임상예방의료는 임상현장에서 질병과 손상 위험요인 평가와 예방적 중재를 행하는 것으로 지역사회 기반으로 질병예방활동을 지속해 온 전통적인 예방의학 및 공중보건학과 다른 면이 있다. 전통적으로 예방의학과 공중보건학은 집단의 건강을 향상시키는 것을 목표로, 질병 발생의 위험인자를 확인하고 일차예방 중재 수단의 과학적 근거를 확보하여, 예방적 중재를 집단대상으로 수행하기 위한 정책을 개발해 왔다. 따라서 일차예방의 계획과 수행 측면에서는 임상예방의학이 공중보건학과 겹친다는 의견을 제기할 수 있다. 하지만, 임상예방의학은 지역사회의 일반인구집단뿐만 아니라, 임상현장에서 접하게 되는 개인을 대상으로 이차예방과 삼차예방에 해당하는 질병예방 목적의 자료수집과 이를 활용한 교육 및 예방적 중재를 수행한다는 면에서 차별성을 가진다.

임상예방의학 전문의는 개인, 공동체, 피고용자, 그리고 다양한 인구집단에 대해서 위험인자 평가와 관리 프로그램에 참여할 수 있다. 임상예방의학 전문가는 다음과 같은 일들을 수행할 수 있는 지식과 기술을 갖출 필요가 있다.

- 선별검사나 건강위험 사정도구를 활용한 개인의 질병발생위험의 평가
- 개인의 질병 또는 손상 발생위험을 경감하거나 제거할 수 있는 생물학적, 행태학적, 환경적인 수단을 활용한 조치
- 개인에게 주어지는 예방서비스 통합관리를 촉진하는 진료세팅을 구축하고, 개인의 건강증진에 있어서 주도적인 역할
- 위험 평가, 위험 경감, 그리고 미디어 기술을 공동체와 인구집단에 적용, 집단의 건강증진을 이끌고, 공동체 예방전략의 정보원으로 역할
- 개인과 공동체의 위험경감조치의 효과를 평가하거나, 의사, 기업, 그리고 정부에 프로그램 도입과 평가를 위한 자문가로서의 역할

한편, 주로 이차예방과 삼차예방서비스가 임상세팅에서 이루어지는 것을 생각해보면, 이는 질병발생 이후에 환자에게 제공되는 서비스이므로 전적으로 임상의학의 영역으로 볼 수도 있다. 하지만, 관련 전문가의 관심영역과 추구하는 건강목표를 중심으로 본다면, 임상진료를 담당하는 임상가의 주요 관심영역은 질병의 진단과 치료인 반면, 질병 발생의 위험인자나 원인의 확인 및 예방적 중재는 예방의학자의 관심영역이

다. 이런 방식을 적용하면 임상현장에서 제공되는 서비스를 치료적인 것인지 예방적인 것인지를 구분하는 것이 가능하다. 하지만, 임상현장에서는 예방서비스가 진단 및 치료와 함께 환자중심으로 통합되어 제공되는 것이 환자입장에서 편리하며, 의료시스템 효율면에서도 더 바람직할 수 있어서 전문지식과 관심영역에 따라 임상예방의학을 임상의학과 차별화하는 것의 실행가능성에 대해서는 경험적 근거를 확보하는 것이 필요할 것이다.

3. 임상예방의학의 필요성 및 국내 도입의 과정

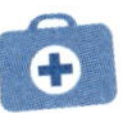

가 임상예방의학의 필요성

우리나라가 산업화 과정에서 이룩한 경제성장은 의학과 의료를 둘러싼 환경의 변화도 함께 가져왔다. 생활수준의 향상과 기대수명의 증가는 전세계적으로 선례를 찾아 볼 수 없는 속도로 인구의 고령화를 가져왔고, 이에 따른 급성질환에서 만성질환으로의 질병 패턴 변화는 의료수요 패턴의 변화를 동반하였다. 뿐만 아니라 환자 본인과 환자가 속한 공동체가 부담해야 하는 비용도 급속히 증가하여, 지금까지 잘 작동해왔던 치료중심 의료시스템의 지속가능성이 위협받기에 이르렀다.

즉, 더 적은 비용으로 만성질환을 관리하며, 지금과 동등하거나 더 높은 성과를 만들 수 있는 시스템이 필요해졌는데, 이는 질병발병 전 예방적 중재 또는 초기단계에 치료적 중재를 집중하며 달성할 수 있는 목표임이 다양한 만성질환들의 관리프로그램을 통하여 알려졌다. 한편, 미국의학협회는 20세기 초부터 권장해오던 정기건강검진에 대하여 1983년 그 유효성에 대한 지지를 철회하고, 건강검진 시 시행되는 검사의 종류, 검사과정, 그리고 검사의 빈도 등을 수진자의 특성에 맞추어 시행할 것을 권고하였다. 수진자 특성에 맞추어 유효성이 검증된 건강진단의 내용과 과정이 만성질환의 비용-효과적인 관리지침과 통합된 형태로 제공될 수 있다면 최선의 결과를 기대할 수 있을 것이다. 하지만, 현재 수가시스템에서 수익이 적은 예방서비스와 사후관리에 의료기관의 적극적인 투자와 노력을 기대하기 어려운 환경이다. 이보다 수익구조가 확실한 건강검진을 중심으로 시장은 이미 만들어져 있기 때문에, 건강검진을 포함한 예방의료서비스 시장의 관성을 바꾸기 위해서는 예방서비스의 유효성과 안전성을 검증하고 시장에 공급하기 위한 과학적이고 체계적인 노력이 필요하다. 이를 위해 예방의료시술자를 양성하고 전문성을 높이며, 과학적 근거를 산출하여 예방의료서비스의 질적 향상에 기여함과 동시에 합리적 의료자원의 배분 및 의료서비스의 질적 향상을 도모하는 학문분야의 필요성은 자명하다. 예방의학은 이러한 노력을 사명으로 하는 의학의 분야로, 대한예방의학회는 근거기반 예방의료서비스 제공을 통한 국민건강 향상을 목표로 임상예방의료를 추진해오고 있다.

나 임상예방의학의 도입과정

임상예방의학의 필요성을 처음 제기하고 공론화한 것은 1994년 서울의대 안윤옥 교수이다. 그는 단순히 무증상자 중에서 환자를 가려내는 선별검사의 모음인 건강검진보다는 질병이 없지만 질병발생의 위험요인을 가진 사람을 가려내고 이들에 대해서 개체 특이적인 예방의료의 과정을 후속조치로 취하는 건강진단이 21세기 미래의 첨병 역할을 할 것으로 내다보고, 예방의료의 출발점이 될 건강진단에 학회차원의 관심과 노력이 필요함을 역설하였다. 또한 예방서비스 제공과 환자진료의 질향상을 포함한 임상역학자의 역할을 제시하기도 하였다. 1997년 대한예방의학회 추계학술대회에서 임상예방의학의 도입이 제안되었으나 반향을 불러일으키지 못하였고, 본격적인 논의는 2007년 대한예방의학회 추계학술대회에서 특별연제로 임상예방의학 도입논의가 다루어지면서 시작되었다. 이 심포지엄은 예방의학에서 임상예방의학 도입의 필요성과 교육내용 및 타세부전공과의 공존방안 등을 다루었고, 그 결과 예방의학회는 2008년 1월부터 '근거중심예방의료TFT'(이하 TFT)를 설치 운영하기로 하였다.

예방의학회가 설치한 TFT의 전신은 서울의대 박병주 교수가 2007년 11월 설립하였던 '근거중심임상예방의학연구회'(이하 EBCPM연구회)였다. 서울의대 예방의학교실은 박병주 교수를 중심으로 2007년 4월 임상예방의료 추진전략을 수립하고, 교실내에서 이룬 컨센서스에 기반하여 전국의 예방의학 교수가 참여하는 EBCPM연구회를 설립하였다. EBCPM연구회의 설립취지와 내용이 대한예방의학회가 추진하고자 하는 임상예방의학의 발전방향에 부합하여 학회는 EBCPM연구회의 활동에 대한 지원을 결정하였고, 이에 박병주 교수를 팀장으로 대한예방의학회 TFT가 EBCPM연구회를 기반으로 발족한 것이다. 전술한 임상예방의학의 필요성에 공감하여 의기투합한 전국의 예방의학 교수들이 연구회가 학회차원의 공식적인 활동이 되자, 각자의 관심분야에서의 예방의료서비스 내용을 정리하여 임상예방의료 교과서인 '과학적 증거에 기반한 임상예방의료'를 집필하였고, 질환 및 대상별 예방의료서비스 제공 모듈을 개발하고 이를 통합한 임상예방의료 프로그램을 개발하였다.

2008년 대한예방의학회 추계학술대회에서 학술위원장은 임상예방의학 도입여부에 대한 논의를 제안하였고, 수련교육위원장은 임상예방의학 교육목표 및 수련방안에 대한 의견을 수렴하였다. 2009년 2월 이사회에서는 임상예방의학 도입을 결정하며 이사장 산하 특별위원회를 설치하기로 하였다. 이에 박병주 교수를 위원장으로 4개의 소위원회(예방의료서비스 수요조사 소위원회, 새 예방의료 관련 제도 소위원회, 제도 및 수가 소위원회, 임상예방의학 교육수련 소위원회)로 구성된 임상예방의학특별위원회(이하 CPM특위)가 출범하였다. CPM특위의 노력 속에 2008년 집필이 시작된 교과서인 '과학적 증거에 기반한 임상예방의료'가 2011년 발간되었다. 2011년 10월 박병주 위원장이 이끄는 2기 CPM특위가 4개의 소위원회(제도정책 및 수가 소위원회, 홍보 소위원회, 교육수련 소위원회, 표준지침서 개발 소위원회)로 발족하여 1기 특별위원회의 전공의 수련에 대해 더 구체화하여 이사회에 제시하였다.

제3기(2014–2015) CPM특위는 전공의 수련의 기반이 될 수 있는 병원 내 진료과를 확보하기 위한 준비로 예방의학 세부전공별 활동을 분석하고, 현재 예방의학자가 요구받은 분야와 역할에 기반하여 핵심적 역량을 정리하였다. CPM특위가 처음 출범하는 시기부터 진료과 개설은 꾸준히 시도되어 왔다. 2기 CPM특위 때 서울대병원 본원, 서울대병원 암병원에 공공검진센터의 형태로 임상예방의학을 구현하는 방안을 개발하였으나 수익성 문제로 병원 지도부의 설득이 어려웠고, 원내 역할문제로 타임상과와의 협의에서도 난항을 겪었던 바 있었다. 제3기 CPM특위는 이러한 시행착오를 반복하지 않기 위한 준비작업의 일환으로 분야와 역할을 분명히 하는 작업이 진행되었다. 이후 제4기(2016–2017) ~ 제5기(2018–2019) CPM특위는 상급종합병원의 예방의학전문가들의 활동기반을 파악하고, 이를 출발점으로 하여 임상세팅에서 예방의학자의 활동을 확대해나갈 방안을 모색하였다. 비록 상급종합병원에 예방의학과를 신설하는 실적은 없었으나 2019년 10월 의료법 시행규칙 개정을 통하여 예방의학과를 진료과목으로 표방할 수 있도록 하는 성과를 올릴 수 있었다.

4. 임상예방의학의 영역과 현황 및 발전방향

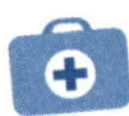

가 임상예방의학의 영역

임상예방의학의 정의에 기반하여 도출될 수 있는 예방의료 활동은 건강진단과 개인별 특성에 맞춘 예방의료서비스들로 요약될 수 있다. 건강진단은 다양한 선별검사를 포함하는 건강검진과 검진결과 발견된 건강요주의자를 대상으로 행동개선을 목표로 수행되는 상담과 교육으로 이루어진다. 한편, 개인별 특성에 맞춘 예방의료서비스는 과거력, 직업력 등을 고려하여 필요한 예방접종, 예방적 화학요법 및 행동개선을 목표로 하는 상담과 교육을 포함한다. 임상의사들 사이에서 행동개선을 위한 상담의 중요성에 대한 인식수준은 높지만, 진료현장에서 의사가 직접 교과서적으로 시간을 할애하여 상담하는 경우는 드물다. 이는 검사와 처방이 아닌 상담에 대한 보상이 부재한 상황에서 환자와 상담시간을 늘리면 늘릴수록 불리해지는 경쟁적인 시스템에서 진료가 진행되는 점을 고려한다면 현재로서는 불가피한 것으로 설명될 수도 있다. 하지만, 이들 환자에서 최선의 성과를 거두기 위하여 위험인자 조절을 위한 행동교정 상담은 필수적이기 때문에, 환자의 건강행동을 변화시킬 수 있는 예방서비스와 최선의 상담방법 및 상담도구를 개발하고 평가하는 과학으로서 임상예방의학의 영역은 앞으로 더 각광받게 될 것이다.

나 임상예방의학의 현황과 활용사례

예방의학전문의는 주로 대학, 연구소, 정부기관, 병원 등 기관에 근무하며, 의료기관에 근무하는 경우 진료뿐만 아니라 연구활동, 사업관리 등 역할에 비중 있게 참여하는 것으로 알려져 있다. 임상예방의학 교과서가 2011년 발간되어, 임상예방의료를 제공하는 구체적인 방법을 기술하여 진료에 활용할 수 있도록 하고 있으며, EBCPM특위는 의료기관에 예방의학과를 개설하여 임상예방의학의 소임을 다하는 방안을 강구하고 있다. 이에 안정적인 임상예방서비스를 위하여 의료기관 내 예방의학과 설치가 필요할 것으로 생각되는데, 개설 신고와 실제 운영은 증가 중에 있으나 아직은 저조한 수준이다. 2018년 대한예방의학회 추계학술대회 임상예방의료 심포지엄에 발표된 2018년 1분기 말까지 파악된 현황조사에서 전국에 운영중인 종합병원 346개 중 25개(7.2%), 병원 1,581개 중 10개(0.6%)가 예방의학과 개설을 신고하였고, 의원 중 예방의학과 개설 신고는 없었다.

예방의학과 개설 의료기관 현황은 의료법 시행규칙 개정으로 예방의학과를 진료과목으로 표방할 수 있게 된 후, 2025년 현재 건강보험심사평가원에서 공개한 요양기관 현황신고 자료에서 상급종합병원 4개소, 종합병원 24개소, 병원 18개소, 의원 1개소로 2018년 학회조사에 비하여 증가하였으나, 의료기관에 등록된 전문의 수는 상급종합병원 10명, 종합병원 22명, 병원 3명, 의원 1명으로 진료과목 개설한 기관 중 예방의학전문의 없이 운영되는 경우들이 병원 수준에서는 빈번함이 확인되었다.

현직의 예방의학전문의들이 설명하는 예방의료서비스 제공의 현장은 진료실적에 따른 인센티브제도로 인하여 이상소견자 관리과정에서 대부분의 기관에서 임상과 출신 전문의들과 치열한 경쟁이 불가피한 것으로 보고되었다. 검진 및 건강증진 서비스는 현재 많은 예방의학전문의가 활동하는 영역임을 감안할 때, 검진서비스의 속성상 다학제적 검진센터 내에서 타 임상과목도 별도로 진료과목을 표방하지 않는 경우가 많기 때문에 예방의학과를 개설하는 것이 필수적이지 않을 수도 있어서 이러한 방식의 현황파악은 예방의학전문의가 수행하고 있는 예방의료서비스 제공에 있어서 기여를 과소평가할 가능성이 있었다. 반면, 임상과목과 예방의학전문의를 모두 취득한 복수전문의가 예방의학전문의로 고려된 점을 생각하면, 순수하게 예방의학 수련만으로 할 수 있는 역할과 기여를 과대평가할 가능성 또한 없지 않았다. 상기 한계점들이 지적될 수 있는 조사였지만, 예방의학과를 개설하여 운영되고 있는 기관이 드물다는 사실을 확인할 수 있었고, 임상에서 진료와 교육 및 봉사를 수행할 수 있는 기반이 현재 미약한 것으로 평가되었다.

진료과목 표방이 가능해지면서 울산대병원 예방관리센터가 예방의학과로 진료과를 표방하게 되었다. 이는 제5기 CPM특위에서 시도하였던 예방의학전문의가 활동하고 있는 질환특성화센터를 이용한 상급종합병원 내의 임상예방의학 기반 구축의 한 모델인데, 이 모형은 대한예방의학회가 수행하였던 예방의료서비스 기술 및 제공방법 개발 연구를 통하여 고도화되어서 상급종합병원 내에 설치될 수 있는 병원기반 통합 예방관리센터 모형으로 발전되었다. 통합예방관리센터의 인력은 예방의학과 및 관련 분야 전문가를 포함한 다학제 팀으로 구성하고, 퇴원환자를 대상으로 3차 예방서비스(재입원 예방, 건강행태 개선, 위험인자 관리 등)를 제공하며 지역사회 의료기관과 연계 및 연구 기능을 병행한다. 이 모형 속에서 환자는 자신이 내원한 질환에 대해서는 3차 예방서비스를 제공받으나, 전임상단계의 질환에 대해서는 2차 예방서비스를 받을 수 있고, 아직 발생하지 질환에 대해서는 1차 예방서비스를 제공받을 수 있다. 즉, 입원기간 동안 환자에게 필요한 임상예방서비스 수요를 파악하고, 이후 체계적 예방서비스 제공을 수행하는 조직으로 지불보상은 1년 단위 인두제 및 성과연동 지급이 제안되어 구현방안을 모색 중에 있다.

다 임상예방의학의 발전방향

임상예방의학은 오랜 진통 끝에 예방의학의 네 번째 분야로 새롭게 자리잡았지만, 그 역할과 실현방안에 대한 논의는 아직 완결되지 못하고 있다. 2019년 의료법 개정으로 의료기관에서 진료과목으로 표방할 수 있게 되었으나, 한 걸음 더 나아가 수련병원에서 임상과로서 자립할 수 있는 모형이 확립되지 않았다. 수련병원에서의 재정적으로 지속가능한 기반을 확보하는 것이 중요한 이유는 현재의 의료시스템에서 수용가능한 예방의료서비스 제공자 역할을 담당하며, 이 기반 위에서 수련시스템을 개발하고 전공의 및 진료지원인력을 양성하여야 하기 때문이다. 이렇게 길러진 후속세대는 역학, 환경, 관리 분야와 함께 예방의학의 미래를 이끌어갈 주역이 될 수 있을 것이다.

5. 맺는 말

급격한 고령화와 질병양상의 변화에 대응하기 위하여 대두된 임상예방의학의 정착을 위하여 예방의학회 내의 많은 교수들의 노력으로 오늘에 이르렀지만, 아직 진료와 교육의 기반이 확보되지 못하였으며 개선이 필요한 부분이 많다. 그러나, 20세기에 이룩한 치료의학의 발전만으로는 21세기, 그리고 그 이후에 찾아올 보건의료문제를 해결하기에는 역부족이라는 사실을 고려할 때 의료시스템은 예방중심으로 변환될 것이며, 여기에 발맞추어 임상예방의학은 미래를 위하여 발전시켜 나아가야 할 분야임이 분명하다. 지금까지 학회의 노력으로 정리되어 온 이론이 펼쳐질 수 있는 장이 확보되고, 예방의료서비스의 수가를 정당화할 수 있는 과학적 근거를 체계적이고 지속적으로 확보하기 위한 노력이 필요한 시점이다.

참고문헌

김준연. 예방의학의 발전방향. 예방의학회지 2006;39(3):185-189.

김한중. 예방의학의 발전방향: 보건의료관리 분야. 예방의학회지 2006;39(3):195-198.

맹광호, 이원철 , 이강숙, 임현우 , 김석일. 대학역학. 가톨릭대학교 출판부 2008.

맹광호. 우리나라 예방의학교육의 미래: 희망과 도전. 예방의학회지 2006;39(1):7-12

박정한. 예방의학의 발전방향. 예방의학회지 2006;39(1):2-6.

안윤옥, 신명희. 임상역학자의 활동과 역할. 한국역학회지 1994;16(1):20-27.

예방의학편찬위원회 . 예방의학 수정증보판. 계축문화사 2004.

이민, 이순영, 신승수, 이경수, 이나래, 이중엽, 이형일, 임현우. 예방의료서비스 기술 및 제공방법 개발. 한국보건의료연구원 2021.

최진수. 예방의학의 발전방향: 역학분야. 예방의학회지 2006;39(3):190-194.

통계청 사회통계 기획과 2020년 고령자 통계 available at: http://kostat.go.kr/portal/korea/kor_nw/1/1/index.board?bmode=read&aSeq=385322

Glasgow RE, Orleans CT, Wagner EH. Does the chronic care model serve also as a template for improving prevention? Milbank Q. 2001;79(4):579-612, iv-v.

Jaen CR, Stange KC, Nutting PA. Competing demands of primary care: a model for the delivery of clinical preventive services. J Fam Pract. 1994;38(2):166-71.

Lang RS, Hensrud DD. Clinical Preventive Medicine, 2nd ed. American Medical Association: 2004.

Litzelman DK, Dittus RS, Miller ME, Tierney WM. Requiring physicians to respond to computerized reminders improves their compliance with preventive care protocols. J Gen Intern Med. 1993;8(6):311-7.

Lorig KR, Ritter P, Stewart AL, Sobel DS, Brown BW, Jr., Bandura A, et al. Chronic disease self-management program: 2-year health status and health care utilization outcomes. Med Care. 2001;39(11):1217-23.

Matzen RN, Lang RS. Clinical preventive medicine. Mosby; 1993.

Rahman MI. Training preventive medicine residents to put prevention into practice. Am J Prev Med. 1996;12(4):221-2.

Recommendations of the U.S. Preventive Services Task Force. The Guide to Clinical Preventive Services 2010 – 2011, U.S. Par tent of Health and Human Services, Washington , DC : 2012.

Rich MW, Beckham V, Wittenberg C, Leven CL, Freedland KE, Carney RM. A multidisciplinary intervention to prevent the readmission of elderly patients with congestive heart failure. N Engl J Med. 1995;333(18):1190 – 5.

Rubin RJ, Dietrich KA, Hawk AD. Clinical and economic impact of implementing a comprehensive diabetes management program in managed care. J Clin Endocrinol Metab. 1998;83(8):2635 – 42.

US Preventive Services Task Force. Guide to clinical preventive services 2nd and 3rd editions. International Medical Publishing, Inc ; 2006.

제14장

근거기반 건강검진과 선별검사

송홍지

1. 정의와 목적

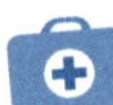

건강검진은 증상이 나타나기 전 질병을 조기에 발견하고 치료하여, 질병을 예방하고 건강을 증진시키기 위해 정기적으로 시행되는 보건의료서비스이다. 한편, 「건강검진기본법」 제3조 제1항에서는 건강검진을 "건강상태의 확인과 질병의 예방 및 조기발견을 목적으로 지정된 건강검진기관을 통하여 진찰 및 상담, 이학적 검사, 진단검사, 병리검사, 영상의학검사 등 의학적 검진을 시행하는 것"이라고 정의하고 있다. 건강검진의 목적은 증상이 나타나기 전에 질병을 조기에 진단하고, 질병 발생의 위험도를 평가하며, 새로 발견된 질환이나 기존 질환에 대해 조기치료 및 적절한 중재를 통해 건강을 회복하거나 유지하도록 돕는 것이다. 이를 통해 질병의 진행속도를 늦추고, 합병증 발생을 예방하여 궁극적으로 국민의 건강수준과 삶의 질을 향상시키는데 그 목적이 있다.

2. 역사적 배경과 법적 근거

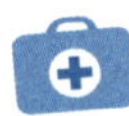

의학과 보건학의 관점에서 건강검진과 선별검사의 역사적 배경과 발전과정, 그리고 법적 근거를 이해하는 것은, 이러한 검진이 과학적 근거에 기반해 이루어져야 한

다는 개념을 이해하는데 도움이 된다. 중국 후한 말기의 명의 화타(145~208)가 질병이 발생하기 전에 이를 다스리는 예방의학적 접근의 중요성을 강조한 기록이 전해지는 것으로 미루어 볼 때, 질병예방과 조기진단의 개념은 고대에도 존재했던 것으로 보인다. 현대적 의미의 건강검진 개념은 1861년, 영국의사 도벨(Dobell)이 치료뿐 아니라 질병예방의 중요성을 주장하면서 본격적으로 시작되었다. 이후 1909년에는 피스크(Fisk)가 정기 건강검진을 통해 수명을 연장하고 경제적 효율성을 높일 수 있다고 제안하였다. 1922년 미국의학협회는 정기 건강진단 개념을 공식 채택하였고, 1923년에는 미국 국가보건평의회와 공중보건협회가 "생일날에 건강진단을 받자"는 슬로건을 제안하였다. 이후 제2차 세계대전 등의 영향으로 건강검진에 대한 관심이 일시적으로 줄어들었으나, 1950년대 이후 다시 중요성이 부각되었다. 1968년에 세계보건기구(WHO)와 J.M.G. Wilson, G. Jungner는 질병 선별검사의 원칙과 실제(Principles and Practice of Screening for Disease)라는 보고서를 통해 건강검진과 선별검사에 대하여 아래 10가지 원칙을 제시했다.

1. 조사대상 질병은 중요한 건강문제여야 한다(The condition sought should be an important health problem).
2. 잠재기에서 명백한 질병으로 진행하는 것을 포함하여 질병의 자연사가 충분히 이해되어야 한다(The natural history of the condition, including development from latent to declared disease, should be adequately understood).
3. 질병의 인지가능한 잠재기 또는 초기증상단계가 있어야 한다(There should be a recognisable latent or early symptomatic stage).
4. 적합한 검사 또는 진찰 방법이 있어야 한다(There should be a suitable test or examination).
5. 검사방법이 대상인구에게 수용가능해야 한다(The test should be acceptable to the population).
6. 환자로 치료할 대상에 대한 합의된 정책이 있어야 한다(There should be an agreed policy on whom to treat as patients).
7. 질병에 대한 수용가능한 치료법이 있어야 한다(There should be an accepted treatment for patients with recognized disease).

8. 진단 및 치료를 위한 시설이 마련되어야 한다(Facilities for diagnosis and treatment should be available).
9. 환자 발견(진단 및 진단된 환자에 대한 치료 포함)에 드는 비용은, 전체 의료비 지출과 비교하여 경제적으로 균형을 이루어야 한다(The cost of case−finding (including diagnosis and treatment of patients diagnosed) should be economically balanced in relation to possible expenditure on medical care as a whole).
10. 환자 발굴은 "일회성" 프로젝트가 아닌 지속적인 과정이어야 한다(Case−finding should be a continuous process, not just a "once and for all" project).

이러한 원칙은 이후 각국의 건강검진 프로그램 설계 및 평가에 기준이 되었으며, 오늘날에도 선별검사의 타당성과 윤리성을 판단하는데 중요한 기준으로 활용되고 있다.

이후 1970년대에는 건강검진이 과학적 근거 없이 무분별하게 상업화되었다는 비판이 제기되었다. 이에 따라 1976년 캐나다질병예방위원회(Canadian Task Force on Preventive Health Care, CTFPHC), 1984년 미국질병예방위원회(U.S. Preventive Services Task Force, USPSTF)가 설립되었다. 이들 위원회는 질병 조기발견의 타당성, 선별검사 항목과 대상자 선정, 예방법의 효용성에 대해 과학적 근거에 기반한 검진기준을 마련하였다.

우리나라에서는 1953년 「근로기준법」 제정을 계기로 근로자를 대상으로 한 건강검진이 시작되었으며, 이후 공무원, 교직원, 직장가입자 및 피보험자 등으로 검진 대상과 범위가 점차 확대되었다. 2005년에는 「국민건강증진법」이 제정되었고, 2007년부터는 국민건강증진기금이 조성되어 건강증진 분야에 본격적인 투자가 이루어지기 시작하였다. 이어 2008년 「건강검진기본법」이 제정·공포되면서, 보다 나은 정책 결정을 위해 과학적 근거를 지원하는 체계 마련의 필요성이 대두되었다.

이에 따라 2015년 7월, 질병관리본부는 공중보건 전문가, 일차의료 전문가, 방법론 전문가 등으로 구성된 본위원회(Korea Preventive Services Task Force, KPSTF)를 중심으로, 실무위원회와 사무국(질병관리본부 만성질환예방과), 근거평가센터를 포함한 '한국형 질병예방서비스위원회'를 발족하였다. 이를 통해 근거기반의 임상예방서비스 및 지역사회 예방서비스 분야에서 공중보건정책애 대한 의사결정체계를 구축하였다([표 14−1]).

표 14-1 국가건강검진사업 주요 연혁

연도	내용
1953년	「근로기준법」 제정, 근로자에 대한 건강검진 시작
1980년	공무원·교직원 의료보험관리공단 피보험자 건강검진 실시
1995년	직장가입자 건강검진 실시 및 지역가입자 건강검진 실시
1996년	직장피보험자 특정암검진 실시
2005년	「국민건강증진법」 제정
2007년	국민건강증진기금 조성
2008년-2009년	「건강검진기본법」 제정·공포(2008년), 시행(2009년)
2008년-2011년	「국가건강검진원칙」 제정 (2008년), 최종 확정(2011년)
2012년	64세 이하 의료급여수급권자 건강검진 실시
2015년	한국형 질병예방서비스위원회(Korea Preventive Service Task Force, KPSTF) 발족
2016년	건강보험가입자 자궁경부암검진 20세 이상으로 확대
2019년	20·30대 직장가입자 피부양자와 지역가입자 세대원 국가건강검진 대상 포함
2019년	만 54-74세 장기흡연자 대상 폐암검진

참고자료: 감사원 감사보고서(2018.11.), 건강과 질병. 질병관리본부. 2016. 제9권 2호. p.37-40.

3. 국가건강검진 원칙

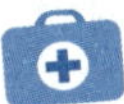

세계보건기구(WHO)의 건강검진원칙을 바탕으로, 캐나다와 미국을 비롯한 여러 국가는 자국의 특성과 보건환경을 반영한 국가검진권고원칙을 제시하고 있다. 우리나라는 2008년 질병관리본부의 학술연구용역 결과와 여러 차례의 전문가 회의를 토대로 「국가건강검진원칙」을 제정하였으며, 2011년에는 국가건강검진위원회의 심의·의결을 거쳐 이를 최종 확정하였다([표 14-2]). 이 원칙에 따라 질병관리본부는 국가건강검진의 목표질환을 재설정하고, 검진항목의 유효성과 권고수준을 평가하며, 표준화된 검진정보를 개발하는 등 과학적 근거에 기반한 검진체계를 구축하고 질관리체계를 운영하고 있다.

표 14-2 국가건강검진 프로그램 원칙 (Korea, 2011)

1. 중요한 건강문제일 것
2. 조기에 발견하여 치료가 가능한 질병일 것
2-1. 질병을 조기에 진단할 수 있는 정확한 선별검사방법 및 검사주기가 존재할 것
2-2. 조기발견에 따른 근거있는 치료 및 관리 방법이 있고 이용가능할 것
3. 검진방법이 수용성이 있을 것
3-1. 국민이 쉽게 받아들일 수 있는 방법일 것
3-2. 인프라가 구축되어 있을 것(검진기관 수, 시설, 장비, 인력 등)
4. 검진으로 인한 이득이 손해보다 클 것
5. 비용대비 효과가 있을 것

4. 국가건강검진 항목에 대한 근거수준 평가

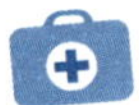

앞서 살펴본 바와 같이 1953년 근로자 건강검진을 시작으로, 검진대상 및 검진항목에 있어서 지속적인 확대와 양적 성장 및 예방적 건강관리체계를 구축하였으나 국가건강검진 항목에 대한 근거평가 및 타당성에 대한 검토는 체계적으로 이루어지지 못하였다. 2009년 「건강검진기본법」이 시행되면서 질병관리본부 내 '검진기준 및 질 관리반'을 두고 미국 USPSTF, 캐나다 CTFPHC, 영국 NSC(National Screening Committee) 등 국외 기관 검진기준 관리 및 평가방법, 국내 용역연구결과 등을 검토하여 이후 2010년부터 2013년까지 '검진기준 및 질 관리반' 검진항목평가분과의 회의를 통해 국가건강검진원칙을 제정하고 총 4단계의 국가건강검진 항목에 대한 근거수준 평가절차([그림 14-1])를 개발하였다. 근거수준 평가절차 1단계는 각 검진항목에 대한 평가를 위한 근거자료를 국가건강검진원칙에 따라서 평가하고, 2단계는 각 검진항목에 대하여 체계적 문헌고찰(systematic review) 계획서와 결과를 평가하여 근거수준을 평가한다. 3단계는 체계적 문헌고찰을 통하여 근거수준 평가결과와 이득의 크기에 따라 검진항목에 대한 적정 권고수준을 논의하고, 4단계에서는 최종 국가건강검진의 검진항목 권고수준을 결정한다. 이때 권고수준은 아래 총 5단계(A, B, C, D, I)로 구성된다.

- A: 선별검사로 시행할 것을 권고함(선별검사의 이득이 크다는 근거가 높음).
- B: 선별검사로 시행할 것을 권고함(선별검사의 이득이 크다는 근거가 중간 정도/선별검사의 이득이 중간 정도에서 크다는 근거가 중간 이상).
- C: 일상적인 선별검사로 시행할 것을 권고하지 않는다. 다만, 개인별로 상황에 따라 권고를 고려할 수 있음(선별검사의 이득이 적다는 근거가 중간 정도 이상).
- D: 선별검사로 시행할 것을 권고하지 않음(선별검사의 이득이 없거나 해가 많다는 근거가 중간 정도 이상).
- I: 선별검사로 권고하거나 반대할 만한 근거가 불충분함(근거가 부족하거나 근거의 질이 낮거나 손해와 이득에 대한 평가가 상반됨).

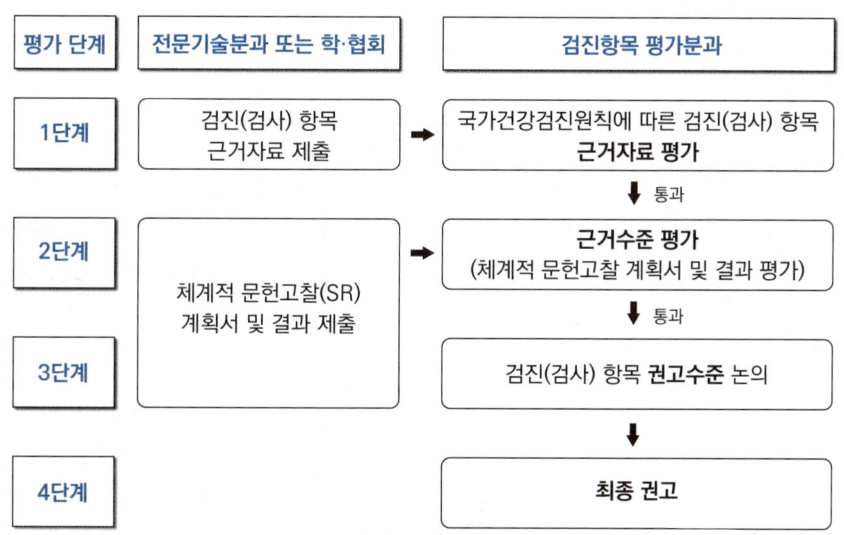

그림 14.1 국가건강검진 프로그램 선별검사 항목의 근거수준 평가절차

출처: 김은영, 최윤정, 오신영, 성창현. Introduction to Evaluation Procedures for The Level of Evidence of Screening Items of National Health Screening Program. 건강과 질병. 질병관리본부. 2015. 제8권 제25호. P578-580

각 검진항목의 국가건강검진 원칙에 근거한 구체적인 평가내용 및 근거자료는 [표 14-2]에 제시되어 있다. 이후 질병관리청(구 질병관리본부)은 지속적으로 후속 검토를 이어왔으며, 2024년에는 평가대상을 기존 선별검사뿐 아니라 상담·교육 영역까지 확

대하고, 체계적인 근거수준 평가절차를 적용하였다.

표 14-2 국가건강검진원칙에 대한 평가내용 및 근거자료

원칙 번호	국가건강검진 원칙	평가내용	근거자료
1	중요한 건강문제 일 것	1. 유병률 5% 이상 2. 목표질환의 사망률 10만명당 10명 이상 3. 질병부담(10만명 DALY의 1~35순위, 의료비용 부담, 삶의 질)에 영향	• 국민건강영양조사 질병별 유병률 • 통계청 목표질환의 사망률 • 질병관리청 연구결과보고서 'DALY 35순위 이상' • 공단 및 보사연의 직접 및 간접 비용 •국민건강영양조사 '삶의 질'
2	조기에 발견하여 치료가 가능한 질병 일 것		
2.1	질병을 조기에 진단할 수 있는 정확한 선별검시방법 및 검사주기가 존재할 것	1. 건강문제에 대한 근거 있는 정확한 선별검사방법이 있을 것 2. (연령별, 성별) 반복적으로 수행해야 할 선별검사 주기 제시	• 무증상자를 대상으로 한 검사 방법의 민감도, 특이도, 우도비, 양성예측률, 음성예측률에 대한 국내외 저널 • 검사주기가 제시되어 있는 국내외 저널
2.2	조기발견에 따른 근거있는 치료 및 관리 방법이 있고 이용가능할 것	1. 조기발견에 따른 효과적인 치료방법이 존재할 것 2. 선별검진의 결과에 사후관리방법이 존재할 것 3. 질병이 조기에 발견됨으로 인한 득이 있을 것	• 조기발견에 따른 치료방법의 근거자료는 국외저널에서 *SCIE급 이상, 국내에서 *한국연구재단에 등재 또는 등재후보된 저널 • 선별검사 경과에 따른 사후관리방법은 국내외 교과서 또는 임상진료지침으로 하며, 이때 임상진료지침은 국내외 전문학회에서 모두 인정받은 것 • 검사항목에 따른 목표질환의 조기발견으로 인한 이득에 대한 국내외 저널
3	검진방법이 수용성이 있을 것		

3.1	국민이 쉽게 받아들일 수 있는 방법일 것	1. 선별검사를 시행하는 것이 용이하고, 윤리적으로 문제가 없을 것	• 질병을 발견함에 따라 낙인의 가능성이 있는 질환(예: 유전성 질환, 감염병, 성매개질환)일 경우 보호방안과 예방책 제시 • 선별검사방법에 대한 대상자의 순응도, 선호도 자료 제시
3.2	인프라가 구축되어 있을 것(검진기관 수, 검사시설, 장비, 인력 등)	1. 인프라가 구축되어 있을 것(검진기관 수, 시설, 장비, 인력, 검진 과정 및 결과에 대한 질 확보 등)	• 지정된 검진기관의 수와 검진 종별 분류 • 검사 장비의 기보유수 • 검사시 필요한 면허 및 자격증 소유자 • 검진의 인력, 시설, 장비, 내용에 대한 질 관리 및 평가방법의 지침 또는 정도관리 실태 제출
4	검진으로 인한 이득이 손해보다 클 것	1. 검진(검사) 시행이 건강증진에 미치는 긍정적 영향에 대한 근거 제시 가능 2. 선별검사 도구 및 방법의 안전성	• 유병률과 사망률 감소 자료 • 선별검사로 인한 부작용(예: 통증, 발암요인, 감염의 위험) 관련 안전성 자료 • 선별검사로 인한 합병증에 대한 자료
5	비용대비 효과가 있을 것	1. 비용효과 관련 근거가 있을 것	• 경제성 비용-효과분석 논문 및 연구결과

※ SCIE(Science Citation Index Expanded): 자연과학에 대한 인용색인 웹기반 데이터베이스로 과학기술분야에 대한 저널을 대상으로 학술적으로 기여도가 높은 학술지를 선정

※ 한국연구재단(학진): 학술지 체계를 평가하고 게재논문의 학문적 가치와 성과 학술지의 전문성, 정확성 등에 대해 주제전문가 평가를 거쳐 학술지 게재 심사에 대한 패널 평가까지 거쳐야 학술지로 선정되며 선정 이후에도 2년 주기로 체계 평가 및 패널 평가로 학술지 질적 수준을 관리

출처: 김은영, 최윤정, 오신영, 성창현. Introduction to Evaluation Procedures for The Level of Evidence of Screening Items of National Health Screening Program. 건강과 질병. 질병관리본부. 2015. 제8권 제25호. P578-580

5. 국가건강검진 현황

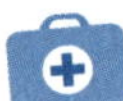

현재 우리나라에서 시행되고 있는 「건강검진기본법」 제3조에서 정의된 "국가건강검진"은 제11조 및 제12조에 따라 국가와 지방자치단체가 시행하는 건강검진으로 [표 14－3]에 제시된 바와 같다.

표 14-3 국가건강검진의 종류와 관련 법

건강검진	관련법
영유아에 대한 건강검진	「모자보건법」, 「영유아보육법」
초·중·고등학교 학생의 건강검사	「학교보건법」
청소년 건강진단	「청소년복지지원법」
건강검진	「국민건강보험법」
일반건강진단	「산업안전보건법」
건강검진	「의료급여법」
암검진	「암관리법」
건강진단	「노인복지법」
그 밖에 보건복지부령으로 정하는 건강검진	보건복지부령

현재 우리나라에서 시행되는 건강검진은 국가건강검진 외에도 민간건강검진이 있으며, 민간건강검진은 개인이 비용을 부담하거나 기업·단체가 종합검진 형태로 시행하고 있다. 각 검진 유형의 공급 주체, 제도, 재원 등은 [그림 14.2]에 정리되어 있다.

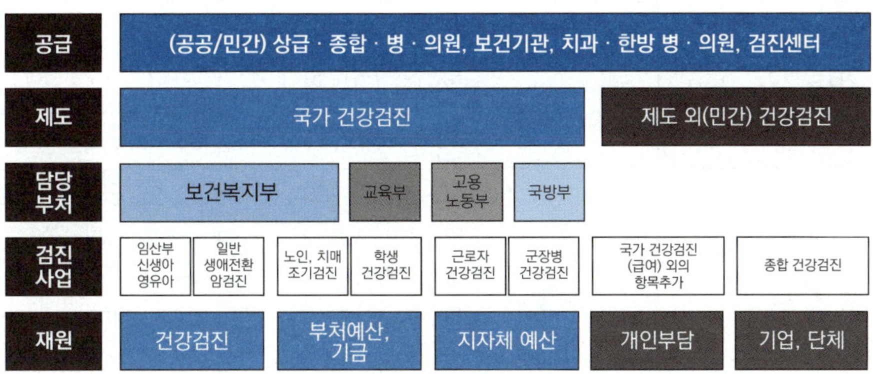

그림 14.2 한국의 공공/민간 건강검진 모식도

출처: 근로자의 건강검진 실태조사 연구. 산업안전보건연구원. 2019.09.

현재 국가 일반건강검진 대상자는 지역가입자 세대주, 직장가입자, 20세 이상 세대원과 피부양자, 20세~64세 의료급여 수급권자이다. 국가 암검진 대상자는 의료급여 수급권자, 건강보험 가입자 및 피부양 중 암종별 연령기준에 부합하는 자이다. 현재 성별, 연령별로 실시되고 있는 국가 일반 건강검진과 암검진 항목은 [표 14-4]와 [표 14-5]에 정리되어 있으며, 이는 질병관리청 국가건강정보포털과 국립암센터 국가암검진사업 사이트에서 확인할 수 있다.

표 14-4 일반 건강검진 항목 (출처: 질병관리청 국가건강정보포털)

공통 검사항목			
진찰 및 상담, 신체계측(신장 및 체중, 허리둘레, 비만도), 시력·청력검사, 혈압측정, 흉부방사선 검사, 혈액검사(혈색소, 공복혈당, AST, ALT, γ-GTP, 혈청크레아티닌, e-GFR), 요검사, 구강검진			
성·연령별 검사 항목			
구분		**대상시기**	**비고**
총콜레스테롤	이상지질혈증	남성 24세 이상, 여성 40세 이상 (4년 마다)	남성(24, 28, 32 …) 여성(40, 44, 48 …)
고밀도(HDL)콜레스테롤			
중성지방			
저밀도(LDL)콜레스테롤			
B형간염검사		40세	보균자 또는 면역자 제외

C형간염검사		56세	
골밀도 검사		54, 60, 66세 여성	
인지기능장애검사		66세 이상(2년 마다)	66, 68, 70, …
정신건강검사	우울증	20~34세(2년마다), 35~39세(1회), 40~49세(1회), 50~59세(1회), 60~69세(1회), 70~79세(1회)	20, 22, 24, … 32, 34세 - 2년에 1회 35, 36, … 38, 39세 - 해당 연령 중 1회 40, 50, 60, 70대 - 해당 연령대 각 1회
	조기정신증	20~34세(2년마다)	20, 22, 24, … 32, 34세 - 2년에 1회
생활습관평가		40, 50, 60, 70세	
노인신체기능검사		66, 70, 80세	
치면세균막검사		40세	구강검진

표 14-5 국가 암검진 프로그램 (출처: 국립암센터 국가암검진사업)

암종	검진대상	검진주기	검진방법
위암	40세 이상 남녀	2년	위내시경검사
간암	40세 이상 남녀 간암 발생 고위험군 (간경변증이나 B형 간염 바이러스 항원 또는 C형 간염 바이러스 항체 양성으로 확인된 자)	6개월	간초음파검사 + 혈청알파태아단백검사
대장암	50세 이상 남녀	1년	분변잠혈검사 : 이상소견시 대장내시경검사
유방암	40세 이상 여성	2년	유방촬영술
자궁경부암	20세 이상 여성	2년	자궁경부세포검사
폐암	54세 이상 74세 이하의 남·여 中 폐암 발생 고위험군	2년	저선량흉부 CT

6. 문제점과 개선방안

우리나라의 국가건강검진제도는 전 세계적으로도 드물게 체계적이고 포괄적으로 운영되는 선진적인 프로그램이다. 그러나 이러한 우수한 제도에도 불구하고, 다음과 같은 몇 가지 문제점이 지적되고 있으며, 이에 대한 개선이 필요하다는 의견도 제기되고 있다.

우선, 국가건강검진은 단순한 일회성 검사로 그쳐서는 안 되며, 검진결과가 질환 치료와 건강관리로 원활하게 연계되어야 한다. 이를 통해 지속적이고 포괄적인 건강관리 서비스가 제공되어야 한다는 점에서, 개인의 검진기록을 효과적으로 관리하고 활용할 수 있는 정보체계의 구축이 필수적이다. 현재 국민건강보험공단의 '건강iN 포털'(http://hi.nhis.or.kr)을 통해 개인별로 최근 10년간의 일반건강검진, 암검진, 구강검진, 학교 밖 청소년 검진결과와 최근 5년간의 영유아 건강검진정보, 건강위험평가(HRA) 예측서비스 등을 조회할 수 있다. 그러나 이 시스템은 아직 일반 국민과 보건의료인에게 충분히 알려지지 않았고, 실제 활용도도 낮은 수준이다. 따라서 향후 보다 적극적인 홍보와 함께, 사용자들의 피드백을 반영하여 시스템을 더욱 편리하게 개선해 나갈 필요가 있다. 이러한 한계를 보완하기 위해 보건복지부는 제3차 국가건강검진 종합계획의 일환으로, 디지털헬스기술과 마이데이터를 연계한 건강검진 고도화 전략을 추진하고 있다. '마이헬스웨이(My Healthway)' 플랫폼을 통해 개인맞춤형 건강정보 제공, 모바일 알림 및 예약 기능 강화, 건강생활실천지원금 시범사업 등이 이루어지고 있으며, 이를 통해 검진 이후 건강관리로의 연계성을 높이기 위한 노력이 지속되고 있다.

또한 검진항목 및 검진주기의 타당성에 대해서는 지속적인 노력이 이루어지고 있으나 과학적 근거를 뒷받침할 만한 연구가 부족하여 타당성 검증에 한계가 있다. 특히 민간건강검진에서 다양한 종양표지자검사나 갑상선초음파 등 근거가 부족한 항목들로 인한 불필요한 추가검사와 수진자들의 건강에 대한 과도한 불안과 비용-효과적 측면에 대해서도 위험과 이익에 대한 전반적인 검토와 근거 제시가 필요하다. 이에 더해, 최근에는 검진의 과학성과 예측력을 높이기 위해 인공지능 기반 위험예측모델과 디지털헬스기술을 적용한 선별검사 평가연구도 추진되고 있다. 이 과정에서 전문가들 중심의 논의 뿐만 아니라 수진자인 국민들도 직접 논의과정에 참여하고, 의견을 제시할 수 있는 체계가 마련될 수 있으면 더 바람직할 것이다. 실제 미국질병예방위원회 USPSTF에서는 근거기반 건강검진권고안을 개발할 때, 전문가뿐 아니라 일반 대중의 의견도 체계적으로 수렴한다. 공공의견 수렴은 연구계획 초안(Draft Research Plan), 증거 검토 초안 (Draft Evidence Review), 권고안 초안(Draft Recommendation Statement) 세 단계에서 이루어지며, 누구나 USPSTF 공식 웹사이트를 통해 온라인으로 의견을 제출할 수 있다. 제출된 의견은 기밀로 보호되며, 모든 공청 절차 후 전문가가 검토하여 반영 여부를 결정하고, 최종 권고안에는 제출된 의견에 대해 어떻게 반영되었는지 요약한 표가 포함된다. 이를 통하여 USPSTF는 검진권고의 각 단계에 공공의견을 반영하여 근거기반 건강검진의 과학성뿐 아니라 국민의 가치와 사회적 수용성도 높이려고 노력한다.

마지막으로 검진의 형평성 문제가 있다. 2024년 장애인 빅데이터 플랫폼 자료에 따르면, 전국 장애인의 일반 1차 건강검진 수검률은 61.2%로, 전체 인구 수검률인 74.5%보다 약 13.3%p 낮은 수준이다. 이처럼 장애인의 일반검진 및 암검진 수검률은 비장애인보다 12~13%p 낮게 나타나, 건강검진 접근성 측면에서 형평성 문제가 여전히 존재한다. 보건복지부는 이를 개선하기 위해 제1차(2011~2015), 제2차(2016~2020) 및 제3차(2021~2025) 국가건강검진종합계획을 시행하였으며, 현재는 제4차(2026~2030) 국가건강검진종합계획을 수립하고 있다. 이번 계획에서는 취약계층의 검진 접근성 제고와 검진 사각지대 해소가 주요 과제로 포함되어 있다.

7. 맺는 말

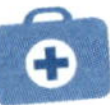

우리나라의 건강검진과 선별검사 제도는 비교적 짧은 기간 안에 빠르게 발전하고 체계를 갖추었으며, 이는 국민의 기대수명 연장에 중요한 역할을 해왔다. 이제는 그동안 축적된 자료와 경험을 바탕으로, 한국형 질병예방서비스위원회(KPSTF)와 같은 전문기구를 중심으로 하여, 보건의료전문가뿐 아니라 검진 제공자와 수검자까지 모두가 함께 근거 생성과 평가, 권고안 마련 등 의사결정과정에 참여하는 장기적이고 포괄적

인 국가검진체계를 마련해야 할 시점이다. 또한, 무분별하게 이루어지는 일부 민간검진과 선별검사항목에 대해서는 과학적 근거 수준을 체계적으로 평가하고, 그 등급을 명확히 제시함으로써 불필요한 검사로 인한 건강위해를 줄이고, 과학적 근거와 윤리적 타당성을 확보하며, 디지털헬스기술을 활용한 개인맞춤형 검진, 형평성 강화, 과잉검진 예방 등의 방향으로 진화해야 한다.

참고문헌

1. Clinical Preventive Medicine. Mosby: 1993. p21－31.
2. 과학적 증거에 기반한 임상예방의료. 대한예방의학회: 2011. p 129.
3. Charap MH The periodic health examination: genesis of a myth. Ann Intern Med. 1981;95(6):733－5.
4. Wilson JMG, Jungner G. Principles and practice of screening for disease. Geneva: World Health Organization; 1968. Available from https://iris.who.int/bitstream/handle/10665/37650/WHO_PHP_34.pdf
5. 김영식. 질병예방과 건강증진. 가정의학. 개정5판. 대한가정의학회: 2019. P. 257
6. Canadian Task Force on Preventive Health Care, CTFPHC Available from https://canadiantaskforce.ca/
7. U.S. Preventive Service Task Force Canadian Preventive Service Task Force. Available from https://www.uspreventiveservicestaskforce.org/uspstf/
8. 서순려, 김영택. Introduction of Korea Preventive Service Task Force(KPSTF). 건강과 질병. 질병관리본부. 2016. 제9권 2호. p.37－40.
9. 최윤정. Introduce principle of national health screening program. 건강과 질병. 질병관리본부. 2014. 제7권 제9호. P187－188
10. 김은영, 최윤정, 오신영, 성창현. Introduction to Evaluation Procedures for The Level of Evidence of Screening Items of National Health Screening Program. 건강과 질병. 질병관리본부. 2015. 제8권 제25호. P578－580
11. 오명진, 오재일, 백은미, 곽수진, 김혜란, 권은중, 문지현. 근로자의 건강검진 실태조사 연구. 산업안전보건연구원. 2019.09.
12. 질병관리청 국가건강정보포털. Available from https://www.nhis.or.kr/nhis/healthin/wbhaca04500m01.do
13. 국립암센터 국가암검진사업. Available from https://www.ncc.re.kr/main.ncc?uri＝manage01_4

제15장

과학적 근거에 기반한 맞춤의료

박수경

1. 정의와 개념

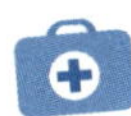

맞춤의료(Personalized medicine)란 다양한 자료를 통합하여 유전체부터 환경요인까지 다양한 환자의 특성들을 고려하여 환자의 유전적, 환경적, 사회적 특성을 반영한 맞춤진단과 약물반응평가 등을 통하여 개인에 맞춘 치료와 건강관리를 의미한다[1]. 맞춤의료는 2000년대 초, 4P 의료(4P medicine) 용어와 함께 등장하였다. 4P 의료는 Predictive, Preventive, Personalized, and Participatory Medicine을 통합한 것으로, 질병 발생 전 위험을 유전체, 생활습관, 환경요인 등으로 미래의 질병발생확률을 예측하여 질병발생확률이 높은 고위험 대상을 찾아 요인을 중재, 제거하는 목적의 예측의료(Predictive Medicine)와 질병 발생 전에 요인을 파악하여 미리 제거함으로써 사전에 예방하고자 하는 예방의료(Preventive Medicine), 환자 스스로 건강관리에 적극 참여하여 행동변화를 유도하고 환자와 의사가 의료방침결정에 공동으로 참여하는 참여의료(Participatory Medicine)와 맞춤의료가 포함된다[2].

4P 의료는 전통적 의료에 대한 제한점과 질병의 역학적 변천, 그리고 새로운 기술 발전이란 배경 하에서 제안되었는데, 전통적 의료는 질병 발생 이후에 진단과 치료에 집중하는 질병중심체계이기 때문에 개인의 생물학적 다양성, 환경, 생활습관 등을 충분히 고려하지 못한다는 제한점을 가지고 있어 개인의 특이성과 다양성을 고려한 의료가 필요하게 되었다. 또한 질병의 역학적 변천으로 인해 암, 심혈관질환, 당뇨병 등

복합 만성질환이 증가하게 되었는데 복합 만성질환은 치료보다 예방과 맞춤형 관리가 더 중요하다고 판단되었으며, 유전체학(genomics), 프로테오믹스(proteomics), 대사체학(metabolomics) 등 오믹스 기술, 웨어러블 디바이스, 센서, 모바일 헬스 앱 등의 확산과 의료데이터 분석 및 예측기술의 발전으로 인해 개인의 건강상태를 정밀하게 파악하고, 치료를 넘어 예측 및 예방적 개입이 가능하게 됨으로써 맞춤의료가 현실화되게 되었다.

기존 전통적 의료에 대한 제한점을 극복하고자 하는 또다른 노력으로 인간중심의료(Person-centred medicine)가 제안되었는데, 인간중심의료는 임상전문가의 니즈(needs)나 관심보다 환자의 니즈와 관심에 기반하여 접근하는 것으로써, 치유를 통해 인간에게 의미있는 삶을 부여하고 인간존재를 회복한다는 철학적 개념을 포함하고 있다[3]. 위에서 언급한 정밀의료(precision medicine)는 미국 오바마정부의 정밀의료주도계획(Precision Medicine Initiative, PMI) 하에서 더 구체화되었다[4].

과거의 맞춤의료는 주로 맞춤형 약물치료를 의미하였는데, 현재도 협의의 맞춤의료 개념으로 쓰이고 있다. 협의의 맞춤의료는 맞춤약물치료를 의미하며, 특정 유전적 변이를 보이는 하위집단에서 심각한 부작용을 나타내지 않는 약물을 선택하여 맞춤형 치료를 시행함으로써 환자치료를 개선하는 것을 의미한다[5]. 현재 임상 현장에서 사용되는 맞춤의료는 정밀의료 개념과 상당 부분 중첩된다. 현재의 맞춤의료는 분자질병 경로, 유전학, 단백체학, 대사체학 수준에서 생물학적 정보와 바이오마커를 활용하여 고위험인 하위집단(예를 들어 약물에 반응을 잘 하지 않는 하위집단)을 확인하고 고위험 하위집단에 속하는 대상을 선별하여 개인적 특성에 맞춘 진단과 치료, 건강관리를 시행하는 것이다.

표 15-1 맞춤의료, 정밀의료, 4P 의료, 인간중심의료의 개념

	맞춤의료	정밀의료	4P 의료	인간중심의료
	Personalized Medicine	Precision Medicine	Predictive, Preventive, Personalized, Participatory Medicine	Person-centred Medicine

주요 개념	개인의 특성에 따라 치료를 조정	유전정보·환경·생활양식 등 과학적 데이터 기반의 치료 최적화	4가지 P 기반의 미래지향적 통합의료 패러다임	인간 전체를 존엄성과 관계 중심으로 돌보는 통합적 의료
중심 대상	환자	환자	환자, 시민, 사용자	환자를 포함한 인간 전체
주요 초점	맞춤형 치료	정밀한 질병 분류와 개입	예측과 예방, 참여 중심의 능동적 건강 관리	치유적 관계, 존재의 회복, 삶의 의미 중심 돌봄
적용 영역	협의 – 치료 / 광의 – 진단, 치료, 건강 관리	진단, 치료, 예방	예방, 건강증진, 진단, 치료, 자가관리	전 생애 의료, 정신, 사회, 윤리적 돌봄 포함
철학적 기반	개인차 인정, 생물학적 다양성	과학적 정밀성, 계층화된 분류	예측가능성과 자기 관리능력의 강화	인간의 존엄, 관계성, 치유와 공감
강점	개인 맞춤형 진단, 치료, 관리	치료의 정확도 향상	질병 발생 전 선제적 개입	치유적 관계와 삶의 질 향상
단점	과학적 근거 부족 시 오남용 위험	데이터 불균형, 비용, 윤리 문제	기술 중심으로 환자 정체성 약화 우려	정량화 어려움, 생물학적 치료 결정에 한계

표 15-2 맞춤의료, 정밀의료, 4P 의료, 인간중심의료의 중심 개념 차이

	맞춤의료 (협의 개념)	정밀의료	4P 의료	인간중심의료
과학적 근거 기반	+	+++	++	비강조, 보조적 수준
윤리와 철학	±	±	보조적 수준	+++
환자 참여 강조	제한적	보조적 수준	+++	+++
미래의료 지향성	+	+++	+++	±

2. 근거기반의료와 맞춤의료

맞춤의료에 대한 관심은 신약 임상시험에서 관찰되는 비반응 환자집단에 대한 의구심으로부터 시작하였고, 해당 환자들이 일관적인 어떤 특성을 가지고 있는데 그럼 '왜 그런 특성을 가진 환자들은 약물에 반응하지 않는 것일까?'란 의문으로부터 시작되었을 것이다. 비반응자에 대한 반응형 약물을 만들고자 하는 맞춤형 치료는 개인의 특이성과 다양성에 의거한 개인별 접근이긴 하지만, 임상적 전문성하에서 환자에게 최선의 치료를 제공하고자 한다는 점에서 맞춤의료와 근거기반의료(Evidence-Based Medicine, EBM)는 서로 유사하다. 두 접근방식 모두가 임상경험이나 의사의 직관을 기반으로 의사결정을 하는 것이 아니라 데이터와 정보를 기반으로 의사결정을 한다는 공통점이 있다. 근거기반의료와 맞춤의료 모두 과학적 근거를 기반으로 하지만, 맞춤의료에서는 유전체·바이오마커 등 분자·생물학적 정보를 추가로 활용하여 개별 환자 또는 세분화된 하위집단 수준으로 진료를 세분화할 수 있다. 두 의료 모두 환자의 조건에 따라 조정된 진료를 목표로 하고 있고, 치료 효과의 극대화와 부작용의 최소화, 그리고 비용 효율성을 도모하여 의료의 질 향상을 궁극적 목적으로 하고 있으며, 의사뿐 아니라 역학자, 유전학자, 생물정보학자, 통계학자 등 다양한 전문가의 협력을 필요로 한다는 공통점을 가지고 있다.

맞춤의료가 개인 특이성과 다양성에 대한 특별한 진료를 강조한다는 점에서 근거기반의료와 서로 다른 관점을 취하지만, 두 접근은 배타적이라기보다 상호 보완적인 관계에 있다. 근거기반의료는 질적 수준이 높은 동일한 설계의 체계적 문헌고찰이나 혹은 질적 수준이 높은 최상의 방법적 연구(예. 대규모 무작위배정 비교임상시험 및 메타분석 등 인구 기반 방법)에서 근거를 확인하게 되는데, 맞춤의료에서 지향하고 있는 개별 환자의 분자적, 유전적 정보기반 접근방식이 아니라 인구집단 접근방식이다. 또한 근거기반의료의 목표인 최상의 과학적 근거를 확보하기 위해서는 객관적 중재방법과 평가가 필요하다. 개인별 접근방식에서는 일관성 있는 설계와 객관적 중재 및 평가를 실시하기 어렵기 때문에 근거기반의료에서는 인구집단 접근방식을 채택하고 있다.

근거기반의료에서의 최상의 과학적 근거는 인과적 연관성에 기반한다. 이는 확률적으로 통계적 연관성 하에 있어야 한다. 통계적 연관성이 있는 현상이 인과적 연관성 하에 있는 것은 아니지만, 인과적 연관성이 있다면 필요충분조건에 따라 통계적 연관성이 존재한다. 통계적으로 유의한 연관성은 통계적 검정력을 확보할 만한 적절한 대상 수를 요구하게 되는데, 이는 집단의 평균에 입각하여 의미있는 결과인지를 검정하기 위함이다. 개인별 접근을 강조하는 맞춤의료에서는 개개인의 다양성과 특이성에 맞추어 진단과 치료를 하려고 한다. 개개인에 대한 진료결과는 엄청나게 나쁜 결과로부터 엄청나게 좋은 결과에 이르기까지 매우 다양하다. 개별 환자 수준의 관찰결과만으로는 통계적 검정을 수행하기 어려워 인과성을 직접 확인하기는 어렵다.

근거기반의료가 질병을 중심으로 진단, 치료, 예방에 대한 집단평균치 변화를 근거로 효과를 확인하는 반면, 맞춤의료는 개개인 중심으로 생물학적 다양성과 특이성에 근거하여 효과를 판단한다. 또한 근거기반의료는 가장 많은 환자에게 효과적 치료를 목표로 하여 일반화된 표준진료지침을 강조한다. 근거기반의료가 개인보다 집단의 가치를 우선시함으로써 환자의 진료에 대한 만족도에 제한적일 수 있다. 반면 맞춤의료는 개별 환자에게 최적화된 진료를 강조하는 접근방식으로, 무분별한 개인화로 인해 안전성과 효과 검증에 미비할 수 있으며 개인적 접근이다 보니 일반화에 있어 제한적이다.

표 15-3 맞춤의료와 근거기반의료 간 유사성

환자 중심의 최적 의료 추구	두 접근 모두 "환자에게 최선의 치료를 제공"하려는 공통 목표를 가짐
데이터와 정보 기반 의사결정	임상경험이나 직관이 아닌 과학적 근거(근거기반의료) 또는 생물학적 정보(맞춤의료)에 기반한 진료를 지향
진료 적용	환자의 조건에 따라 조정된 치료를 목표로 함
다학제적 접근 필요	의사뿐 아니라 유전학자, 생물정보학자, 생물통계학자 등 다양한 전문가의 협력이 필요함
의료의 질 향상	치료효과 극대화, 부작용 최소화, 비용 효율성을 도모함

표 15-4 맞춤의료와 근거기반의료 간 차이점

구분	맞춤의료	근거기반의료
정의	환자의 유전정보, 생체지표, 생활양식 등을 반영한 맞춤형 진료	최선의 임상 근거 + 임상의 경험 + 환자가치에 기반한 진료
접근 방식	개별 환자의 분자·유전·환경 정보를 기반으로 한 환자 개개인 수준의 접근	대규모 RCT·메타분석 등의 집단 근거를 전체 인구·환자에 대해 일반화 접근
객관적 중재 방법과 평가	표준화·검증된 중재방법과 평가도구가 아직 제한적	인구집단 접근을 통해 객관적 중재 방법과 평가
인과적 연관성의 확인	인과적 효과 추정이 쉽지 않음	인과적 연관성 확보가 필수적
대상 정보	개인 중심, 생물학적 다양성 반영	질병 중심, 집단평균의 치료효과
진료 접근 방식	개별 환자에게 최적화된 진료	가장 많은 환자에게 효과적인 진료
기반	오믹스(omics), 바이오마커, AI, 유전체 분석 등	임상연구의 체계적 문헌고찰 근거
강점	개인별 다양성과 특이성에 맞는 진료	표준화된 진료지침 강조
단점	근거 부족 시 무분별한 개인화로 인해 안전성·효과성 미확립, 일반화 어려움	집단평균 효과를 우선시함으로써 개인간 차이를 충분히 반영하지 못함

3. 과학적 근거에 기반한 맞춤의료의 중요성

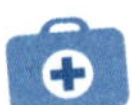

기존 문헌에서 맞춤의료란 용어가 매우 다양한 정의 하에서 광범위하게 사용되고 있는데, 개인맞춤형 웰니스계획이나 환자의 신념을 고려하는 등과 같이 맞춤의료를 지향하는 이해관계자가 본인의 관심사와 선호도에 따라 다양하게 정의하고 있다고 한다[5]. 연구자마다 맞춤의료에 대해 다른 정의에 입각하여 개념화하다 보니 메타분석을 시행하고자 하였으나 다른 개념과 방법적 접근으로 통합된 결과를 산출할 수 없었으며, 개별 임상시험의 결과는 매우 다양하였다고 한다[6), 7)]. 해당 체계적 문헌고찰에서는 그러한 제한점으로 인해 환자중심 접근을 표방한 일부 맞춤의료 개입에서 유효성

이 명확하게 관찰되지 않았고, 전체적으로 일관성 또한 관찰하기 어려웠기 때문에 최종적으로는 '효과 확인할 수 없음'으로 결론지었다[6), 7)].

과학적 근거에 입각하지 않은 맞춤의료는 오히려 위해가 될 수 있다. 임상적 의미가 확립되지 않았지만 환자 개인에게 맞을 것 같은, 생체지표(biomarker)를 선택하여 사용하는 것, 환자의 유전체 검사결과를 과대 해석함, 혹은 일부 연구에서 효과가 있다고 판단한 치료방법을 선택할 경우 불필요한 치료를 행하게 되거나 과학적으로 입증되지 않은 치료를 행하게 됨으로써 환자에게 위해를 줄 수 있다. 2012년 호주에서 시행한 의학저널 검토에서는 일반적인 의료행위인데도 불구하고 150건 이상의 잠재적으로 효과적이지 않거나 안전하지 않은 의료행위가 발견되었다고 한다[8)]. 또한 2013년 영향력이 높은 의학저널에 대한 검토에서도 140건 이상의 잘못된 의료행위가 발견되었다고 보고하였다[9)]. 위 예제가 모두 개인별 맞춤의료에 대한 예제는 아니다. 그러나 과학적 근거에 기반하지 않은 개인별 맞춤의료에 대한 접근은 불필요한 치료를 유발하고 안전하지 않은 의료로 이어질 수밖에 없다.

맞춤의료의 기반인 분자질병경로, 유전학, 단백체학, 대사체학 수준에서 생물학적 정보와 바이오마커 분석결과, 본인이 특정 위험유전자가 있음을 알게 되었다고 하자. 특정 위험유전자가 있다고 할지라도 그것이 임상적으로 병원성인 유전자(Pathogenic gene)인 경우는 드물다. 질병의 병원성 유전자는 질병발생위험을 매우 증가시키는 것으로 알려진 유전자의 DNA 서열 변화를 의미하는데, 이러한 변이는 단백질의 구조와 기능을 변화시켜 잠재적으로 질병을 유발할 수 있다. 예를 들어 BRCA1 돌연변이 중 c.5266dupC (5382insC or 5385insC), c.68_69delAG (185delAG) 와 같은 경우는 유전성 유방암 및 난소암 발병위험을 높이는 것으로 알려져 있는데, 이 돌연변이가 있을 경우 70세까지 유방암 발병위험이 60–80%, 난소암 발병위험이 40–60%에 달하며, 일부 폐경 후 여성에서는 예방적 유방절제술이나 난소절제술을 시행하기도 한다. 그러나 대부분은 예방이나 치료법이 확립되어 있지 않기 때문에 이를 알게 된 환자가 불필요한 걱정과 불안을 느끼게 되고 비현실적 치료를 기대할 수도 있다. 특히 의미가 불확실한 유전자 변이(VUS, Variants of Uncertain Significance)에 대한 해석 오류는 심리적 트라우마나 부적절한 의사결정(예: 불필요한 절제술)을 초래할 수도 있다[10)]. 과학적 근거 없는 유전자검사키트, AI 기반 건강 앱 등의 시장 유통은 환자의 의학적 판단을 흐리게 할 수 있다. 또한 디지털 치료(Digital Therapeutics)와 유전체 등의 분석서비스 상업화가 시행되면서 최적 치료를 의미하는 상업적 광고가 시행되고 있다. 이는 규제 사각지대에서 상업적 오남용을 유발할 뿐 아니라 경쟁적 건강검진시스템에서도 오남용이 발생하고 있다. 그러한 배경은 환자에게 잘못된 의학적 정보를 줄 수 있어 실제 효과와 상업적 효과 간 괴리로 인해 피해가 예측된다.

따라서 맞춤의료는 과학적 근거에 기반하여 시행되어야 하며, 유전체, 단백체, 생체표지자 등의 정보를 바탕으로 한 의학적 의사결정은 근거기반의료의 틀 안에서 평가되고 통제되어야 한다. 개별 환자에게 정량화된 안전성과 효과와 치료의 일관성 및 표준화를 유지하기 위해서는 최상의 과학적 근거를 기반으로 해야 한다. 개인의 다양성과 특이성을 고려하여 환자의 특성에 맞도록 합리적으로 변경할 수는 있지만 환자에 대한 효과를 최대화하고 부작용을 최소화하는 과학적 근거 하에서 맞춤의료가 시행되어야 한다.

과학적 근거에 기반한 맞춤의료의 대표적 사례로는, HER2 양성 유방암 환자에 대한 Trastuzumab 표적치료, 대장암 환자 중 KRAS 돌연변이가 있는 경우 EGFR 억제제(cetuximab)의 비효과성을 근거로 다른 치료제를 선택하는 전략, 그리고 CYP2C9, VKORC1 유전형에 따라 Warfarin 용량을 조절하여 출혈위험을 줄이는 약물유전체학적 치료조정 등을 들 수 있다.

4. 과학적 근거에 기반한 맞춤의료에서 추가적으로 고려할 사항

과학적 근거에 기반한 맞춤의료이지만 그 비용이 고가인 경우, 사회적 가치와 형평성에 대해서 고려해 보아야 한다.

맞춤의료 기술이 고가인 경우 건강보험 적용이 안될 가능성이 크다. 그럴 경우 일부 고소득층만 접근할 수 있어 건강불평등이 예상된다. 고가의 맞춤의료에 대해 건강보험이 적용될 경우에도 의료자원의 배분문제가 없는지 검토가 필요하다. 임상시험에서 통계적으로는 유의한 차이가 산출되었지만 기존 약제에 의한 생존기간에 비해 평균적으로 겨우 몇 주 정도 차이가 난다면 자원이 제한된 의료시스템에서 매우 고가인

해당 약제 사용을 권고할지에 대해서도 고민해야 한다. 특히 건강보험에서 일부 비용만 지불되고 대부분은 본인부담금으로 지불해야 한다면 경제적 상황이 좋지 못한 경우 건강불평등의 소지가 여전히 남아 있다. 그러한 경우에는 환자의 선호도와 경제적 상황, 사회적 가치, 자원배분 적정성과 형평성 등 다양한 상태를 고려한 맞춤의료가 시행되어야 할 것이다.

5. 맺는 말

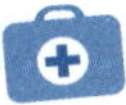

개인별 특성에 맞춤으로 조정된 진료 실현을 목표로 개념화된 접근방식인 맞춤의료는 개인 간 변이와 질병의 세분화된 특성을 함께 고려하여 세분화된 환자 하위집단 또는 개인을 표적으로 한 의료이다. 맞춤의료는 반드시 과학적 근거를 기반으로 적용되어야 하며, 그렇지 않으면 환자의 생명, 정신건강, 의료 신뢰성, 사회정의 측면에서 다층적인 위해를 초래할 수 있다. 이는 최상의 과학적 근거 하에서 환자중심의 맞춤의료가 실현되어야 함을 시사한다.

참고문헌

1. Hood L, Friend SH. Predictive, personalized, preventive, participatory (P4) cancer medicine. Nature Reviews Clinical Oncology. 2011 Mar;8(3):184-187.

2. Flores M, Glusman G, Brogaard K, Price ND, Hood L. P4 medicine: how systems medicine will transform the healthcare sector and society. Per Med. 2013;10:565-576.

3. Louw JM, Marcus TS, Hugo JFM. Patient- or person-centred practice in medicine? - A review of concepts. Afr J Prim Health Care Fam Med 2017;9:1455.

4. White House, The Precision Medicine Initiative. Available at: https://obamawhitehouse.archives.gov/precision-medicine

5. Schleidgen S, Klingler C, Bertram T, Rodowski WH, Marckman G. What is personalized medicine: sharpening a vague term based on a systematic literature review. BMC Medical Ethics, 2013;14:55.

6. Olsson LE, Ung EJ, Swedberg K, Ekman I. Efficacy of person-centred care as an intervention in controlled trials - a systematic review. J Clin Nurs. 2013,22:456-65.

7. McMillan SS, Kendall E, Sav A, King MA, Whitty JA, Kelly F, Wheeler AJ. Patient-Centered Approaches to Health Care: A Systematic Review of Randomized Controlled Trials. Medical Care Research and Review. 2013;70:567-596

8. Elshaug AG, Watt AM, Mundy L, Willis CD: Over 150 potentially low-value health care practices: an Australian study. Med J Aust 2012, 197:556-560

9. Prasad V, Vandross A, Toomey C, et al: A decade of reversal: an analysis of 146 contradicted medical practices. Mayo Clin Proc 2013, 88:790-798.

10. Facio FM, Eidem H, Fisher T, Brooks S, Linn A, Kaphingst KA, Biesecker LG, Biesecker BB. Intentions to receive individual results from whole-genome sequencing among participants in the ClinSeq study. Eur J Hum Genet. 2013;21(3):261-265.

제16장

근거기반 임상진료지침 개발

안형식

1. 들어가며

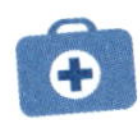

임상진료지침은 특정한 임상적 상황에서 의료제공자와 환자의 의사결정을 지원하기 위해 체계적으로 개발된 방침으로 근거기반의료의 실행과 보건의료분야 정책 결정에 중요한 역할을 수행하고 있다.

임상진료지침의 개발과정은 오랜 기간에 걸쳐 발전해 왔으며, 전문가의 합의과정을 통한 개발방법부터 근거기반의 개발방법까지 다양하게 존재한다. 연구가 다양해지는 만큼 임상진료지침의 개발과정과 권고안 작성은 근거의 요약을 토대로 하는 타당한 방법론을 사용해야 할 것이며 이에 대한 적절한 이해가 필요하다. 또한, 임상의료현장 개발과정에서 의료제공자와 환자들에게 적용해야 한다.

2. 임상진료지침의 개요

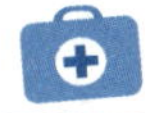

임상진료지침에서 개발하고자하는 개발과정 내용은 다음과 같다.

① 체계적인 문헌검토를 통해 최신의 근거에 대한 정보를 수집한다.

② 진료행위의 효과의 입증을 위해 비교하고자 하는 다양한 진료행위를 파악하고, 진료행위를 통해 나타날 수 있는 모든 결과의 검토를 통해 진료행위의 이득과

위해를 구체화한다.

③ 임상진료지침은 진료행위의 여러 대안을 제시하고 각 대안의 이득과 위해를 요약, 가능한 결과의 크기 및 방향을 제시한다.

④ 환자와 사용자의 관점과 선호도를 파악하며, 각 진료행위의 장애요인과 촉진요인을 고려한 실행가능성을 검토한다.

⑤ 여러 이해당사자의 참여와 의견을 반영하여 권고안에 대한 수용성을 확인하고, 표준적 치료에 대한 합의를 도출한다.

3. 임상진료지침의 개발과정

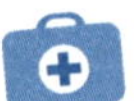

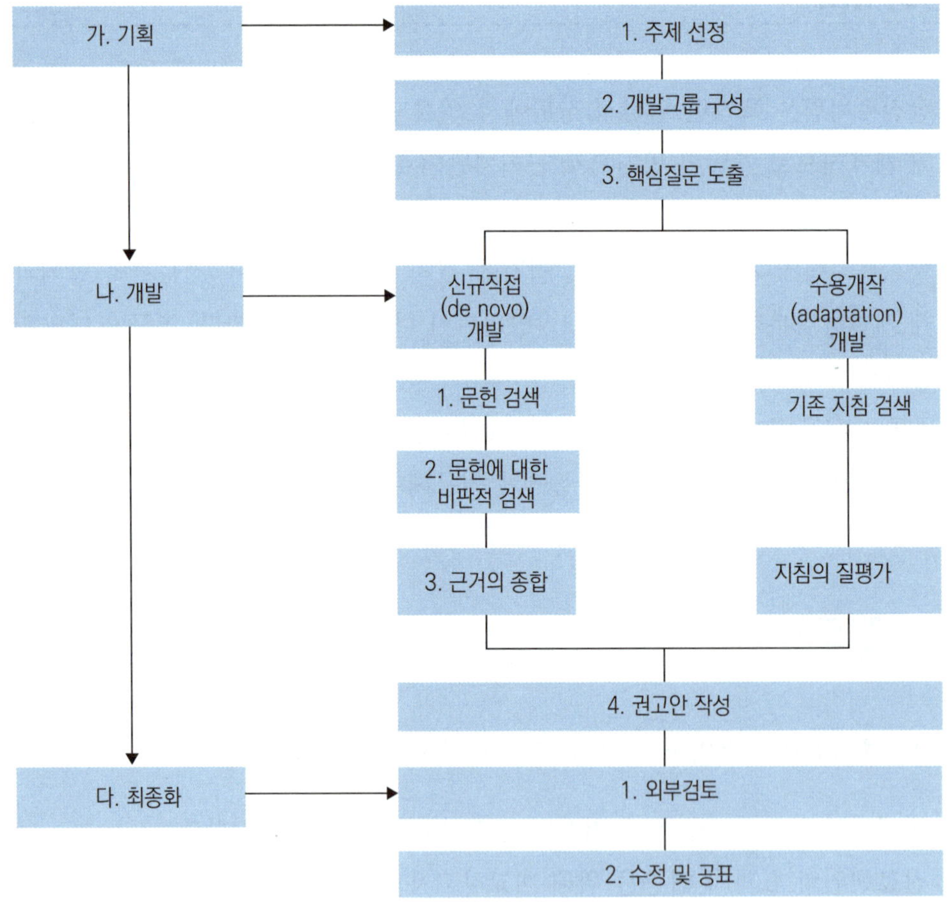

그림 16.1 임상진료지침 개발과정

가 기획

임상진료지침은 개발과정이 복잡하고 많은 비용과 노력이 필요하며 여러 분야의 사람들이 공동으로 개발하게 된다. 개발계획에는 단계별 개발내용, 개발비용 및 기간, 대상인원을 포함하여야 한다.

1) 주제 선정

최근의 경향은 사용자 집단과 환자의 관점과 선호도를 고려하는 것이다. 따라서 개발자 입장이 아닌 사용자 입장과 환자의 입장을 어떻게 반영할 것인가에 대한 고민이 필요하다. 일본의 경우 환자를 특정 질병을 갖고 생활을 영위하는 전문가로서 정의하고 있으며 임상전문가만으로 지침을 개발할 경우 환자의 관점과 선호도를 간과하거나 잘못 이해할 문제가 있으므로 개발단계 특히 주제의 선정과 출간되기 이전 단계에서의 외부검토과정에 참여를 권고하고 있다.

2) 개발그룹 구성

가) 임상진료지침 개발그룹 구성 시 고려사항

(1) 다학제성

임상진료지침 개발그룹은 원칙적으로 다학제적으로 구성되어야 한다. 그 이유는 첫째, 다학제적 개발그룹이 다양한 과학적 근거를 파악하고 비판적으로 평가하여 범위, 유연성을 강화할 수 있으며, 둘째, 임상진료지침 사용 시 발생할 수 있는 여러 문제를 파악할 수 있고 다양한 분야의 개발 참여가 해당 분야에서 지침의 당사자로 지침 실행을 가능하게 할 수 있기 때문이다.

(2) 적합성

개발그룹 구성은 충분히 시간을 할애할 수 있으며 그룹 내 의사소통 및 협력에 장애가 없어야 한다.

(3) 개발그룹 규모

주제의 범위에 따라 적절한 규모의 임상진료지침 개발그룹을 구성해야 한다. 개발그룹 규모가 커질수록 다양한 분야의 사람들이 임상진료지침 개발에 참여할 수 있으나 효과적인 의사결정이 어려워진다는 단점이 있다. 개발그룹은 임상진료지침 주제 및 개발환경에 따라 다양하나, 일반적으로 10~20명으로 구성된다.

(4) 이해관계의 충돌(conflict of interest)

임상진료지침을 개발할 때, 외부의 상업적인 영향을 받지 않아야 하므로 임상진료지침 개발그룹의 구성원들은 이해관계 충돌여부를 잘 고려하여야 한다. 이 점은 점차 중요성을 더해가고 있다.

나) 임상진료지침 개발그룹 구성원

(1) 임상의사

임상의사로는 의과대학 교수가 중심이 되나, 지침의 사용자인 개원의나 병원 봉직의 등도 포함하도록 한다.

(2) 의사 외 보건의료인

간호사, 약사 등 개발하려는 임상진료지침 주제에 관련이 있는 보건의료인이 포함된다.

(3) 방법론 전문가

체계적 문헌고찰 전문가, 정보관리자, 역학자 등이 포함되기를 권고한다.

(4) 환자

환자도 개발그룹의 일원으로 포함되는 것이 강조되고 있다.

(5) 개발그룹 리더

개발그룹 리더가 중요한 역할을 맡게 되며, 구성원 중에서 선임된다.

3) 핵심질문 도출

핵심질문(Key Question)은 정해진 범위의 내용을 질문형태로 구체적으로 명료화시키는 것이다. 이를 바탕으로 근거의 수집 및 검토가 이루어지고 임상진료지침 권고안이 만들어진다. 하나의 임상진료지침에서 다루는 핵심질문의 수는 개발기간, 인력, 비용 등을 고려하여 결정한다. NICE의 경우 10~18개월 동안 15~20개 핵심질문을 결정하도록 하고 있다. 핵심질문은 PICOTS(Patient/Problem, Intervention, Comparison, Outcomes, Time period, Study design)의 요소를 포함하여야 한다.

나 개발

1) 문헌검색

핵심질문에 기초하여 문헌검색을 위한 검색전략을 짜게 된다. 필요한 문헌을 선택할 수 있게 되도록 검색할 데이터베이스를 선정하고 데이터베이스별 검색전략과 적절한 검색어의 조합을 만든다. 실제 검색을 할 때에는 임상전문가 및 정보전문가와 함께 검색어, 검색전략 및 데이터베이스를 결정하고 예비검색을 통해 검색전략을 평가하여 수정할 수 있다.

가) 데이터베이스 선정

일차적으로 PubMed, Embase, Cochrane CENTRAL 등과 같은 핵심 데이터베이스와 국내 데이터베이스를 검색한다. 나아가 기타 학술지에 대한 수기검색, Web of Science, DARE 등과 같은 다른 데이터베이스, CINAHL, PsycINFO, ERIC, CANCERLIT 등과 같은 주제가 특화된 데이터베이스, 학술대회 초록집, 출판되지 않은 문헌, 현재 진행되고 있는 임상시험 등이 포함될 수 있다. 대체로 임상진료지침의 경우 핵심 데이터베이스로 검색을 하는 것이 일반적이다.

나) 검색어

검색어는 PICOTS에서 도출되며, 주제어(subject headings, MeSH, EMtree 등)와 텍스트 검색을 모두 사용하는 것이 일반적이다. 주제어는 표준화된 단어나 구의 형태로 문헌의 주요 내용을 대표하는 것으로 나무형태로 가지를 치고 있어 상·하부에 어떤 주제어가 있는지를 살펴보고 정해야 한다. 연구설계에 따른 검색은 무작위배정 비교임상시험, 체계적 문헌고찰은 SIGN, PubMed, Cochrane highly sensitive search strategy, BMJ의 Clinical Evidence 등에서 제시하고 있는 검색전략을 사용해 볼 수 있다. 이밖에도 연구설계에 대한 검색전략을 보고하고 있는 개별 논문을 참조해 볼 수도 있으며

CRD(Center for Review and Dissemination) 홈페이지에서 다양한 검색전략을 모아 수록해 놓고 있으므로 이를 참조할 수 있다.

다) 검색전략

문헌검색은 연구설계별로 접근하는 것이 좋다. 1단계에서는 체계적 문헌고찰 등 삼차문헌을 중심으로 검색하여, 검토과정을 통해 해당 임상질문에 대해 충분한 지를 판단한다. 충분치 않다면 무작위배정 비교임상시험, 관찰연구 순으로 검색을 확대한다.

라) 문헌 포함 및 배제

본격적인 문헌 포함 및 배제 작업을 시작하기 전에 예비조사를 통해서 이후 선택/배제 과정에서의 시행착오를 줄이도록 한다. 문헌선정은 적어도 두 명의 연구자가 독립적으로 수행하며 일반적으로 1) 중복배제, 2) 제목 및 초록 확인 후 배제, 3) 원문 확인 후 배제의 순서로 진행된다. 이때, 흐름도를 제시하여 독자가 쉽게 이해할 수 있도록 한다. 문헌선정 결과에 연구자 간에 불일치가 있는 경우 연구자간의 토론이나 제3자와 의견교환을 통하여 불일치를 해소하도록 한다. 문헌을 배제하는 경우 1차 배제 시에는 주로 해당 사유 및 개수를 흐름도에 간단히 남기고, 2차 배제 시에는 사유를 별도로 정리하고 보고서 작성 시 부록에 보고한다. 검색을 한 이후로 더 추가된 문헌이 있는지를 확인하기 위해 연구 종료시점 1~2개월 전에 재검색을 시행할 수 있으며, 재검색을 위해 각 검색엔진과 웹사이트에 자동알림시스템을 이용할 수 있다.

2) 문헌에 대한 비판적 평가

가) 근거 평가의 이유

근거 평가를 하는 이유는 지침의 권고안을 구성하는데 사용할 근거의 최소한의 질적 수준을 보장해야 하기 때문이다. 이를 위해 근거에 사용될 문헌에 대해 질적 수준과 타당성을 평가하게 되며, 평가의 결과는 문헌의 근거수준을 결정하며, 결과적으로 권고사항의 등급에 영향을 미치게 된다. 근거 평가는 주로 연구설계에 초점을 두며, 연구결과의 타당성을 손상시키는 오류가 얼마나 존재하는지를 파악한다. 일반적으로 무작위배정 비교임상시험이 가장 근거의 수준이 높다고 알려져 있으나, 질문성격에 따라 그 질문의 문제를 가장 잘 설명할 수 있는 연구설계가 존재할 것이다. 양질의 근거로 받아들일 수 있는 기준을 세워 포함기준으로 설정하는 것이 필요하다.

나) 근거평가도구

근거의 질을 평가하는 도구는 다양한데, 평가도구들이 공통적으로 다루고 있는 항목에 관하여 정리된 공통도메인은 [표 16-1]과 같다. 근거의 평가과정은 불가피하게 일정한 주관적 판단이 개입되게 마련이며 잠재적 비뚤림을 최소화하기 위해서 각 문헌에 대하여 최소한 두 사람의 구성원이 별개로 평가하는 것이 좋다.

표 16-1 연구유형별 질 평가의 주요 도메인

연구 유형	평가의 주요 도메인
체계적 문헌고찰	문제 설정, 검색전략, 선택/배제 기준, 자료 추출, 포함된 연구의 질과 타당성, 자료 분석, 연구비 지원처
무작위배정 비교임상시험	대상 인구집단, 무작위배정, 눈가림, 중재, 결과, 통계적 자료분석, 연구비 지원처
관찰연구	대상의 비교가능성, 노출과 존재, 결과 측정, 통계적 자료분석, 연구비 지원처
진단연구	대상 인구집단, 진단에 대한 기술, 적절한 비교군, 눈가림

3) 근거의 종합

가) 근거의 질

근거의 질은 판단의 근거가 되는 연구들이 얼마나 비뚤림을 최소화하였는지에 관한 것이며, 연구방법 및 연구수행의 질적 수준에 의하여 결정된다.

(1) 연구설계 유형

의료서비스의 효과를 파악하는데 있어서 무작위로 배정하지 않는 연구결과는 비뚤림이 개입하였을 가능성이 크다. 임상진료지침 개발그룹은 서로 다른 연구설계에서도 같은 결과가 보고되었는지를 확인해야 한다. 그렇지 않다면, 연구설계 수준이 높은 것에 더욱 많은 가중치를 두는 것이 좋다. 무작위배정 비교임상시험은 ‘high’, 관찰적 연구는 'low', 기타 다른 연구는 'very low'로 판정하고 문헌의 질 평가를 통해 상향 또는 하향 조정한다.

(2) 연구의 질

연구를 수행함에 있어서 여러 가지 비뚤림이 개입될 수 있다. 연구의 질적 수준은 비뚤림이 있었을 가능성을 판단하는데 중요하다. 개발그룹은 동일한 연구설계라 할지라도 질적 수준에 따라 연구 간에 일관된 결과를 보이는지 파악하여야 한다. 그렇지 않다면 잘 수행된 연구결과에 가중치를 두는 것이 바람직하다.

(가) 환자 요인: 환자와 관련된 요인들이 진단의 민감도와 특이도 혹은 중재효과의 차이를 초래할 수 있는지를 판단하여야 한다. 이런 요인으로 성, 연령, 인종 등의 요소를 들 수 있다.

(나) 공급자 요인: 공급자 혹은 구조적 요인들이 중재의 효과를 변화시킬 수 있는지, 진단검사의 민감성과 특이성을 변화시키는지를 고려하여야 한다. 예를 들면, 경험있는 의료인이 처치를 하였는지, 이 요인에 따라 결과를 해석하는지에 관한 것이다.

(다) 문화적 요인: 임상진료지침 개발그룹은 위에 언급한 요소들에 대하여 문화적 요인의 영향 정도를 고려해야 한다. 건강증진에 대한 태도 혹은 약에 대한 태도 등이 일례이다.

(3) 일관성

근거의 일관성은 상충되는 연구결과를 해석할 때 중요하게 고려되어야 한다. 잘 수행된 연구에서 도출된 결론이라면 대상 중재의 효능은 그 연구의 맥락에서는 증명된 것이라고 할 수 있다. 그러나 이 결과가 연구대상 및 조건을 넘어서 일반화된다는 것이 자동적으로 확립되지는 않는다. 예를 들어 무작위배정 비교임상시험 결과와 상충되는 결과를 보고한 관찰연구가 있는 경우가 있는데 이때는 무작위배정 비교임상시험의 연구조건과 대상집단의 유사성을 검토하여야 한다. 역으로 만일 무작위배정 비교임상시험 결과가 관찰연구에 의해서 확인된다면 권고사항은 강력한 것이 된다. 이상적인 것은 무작위배정 비교임상시험을 통한 효능이 확립되고, 뒤이어 중재방안을 더 넓은 범위 사람들에게 배정하여 효과성을 확립하는 것이다. 그러나 이런 경우를 만족시키는 경우는 현실적으로 많지는 않다.

(4) 적용성

상당수의 경우에 외국의 인구집단을 대상으로 한 연구로부터 도출되었기에 이를 통해 국내에 필요한 권고안을 만드는 것이 필요하다. 임상진료지침 개발그룹은 외국의 결과를 우리나라 환자에 일반화하는 것에 대해 사려깊게 고려할 필요가 있는데 이 경우 근거를 약하게 하고 권고사항도 등급이 하향되기도 한다. 흔히 쓰이는 하나의 방법은 인구집단의 특성을 고려하는 것이며, 우리나라에 일반화하지 못하는 만큼 특성의 차이가 존재하는지를 판단하는 것이다. 이 경우 연구대상 및 조건을 얼마나 일반화할 수 있는지에 관한 과제가 대두된다. 다른 방법은 사회적 요인과 같은 환경조건을 고려하는 것인데 이는 연구결과의 일반화를 제한할 수 있으며, 우리나라에 적용할 수 없도록 할 수 있으므로 이러한 요소들이 다른지에 대한 고려가 필요하다.

(5) 요소별 비중 고려

주어진 주제에 대하여 고려해야 할 여러 요소(효과, 부작용, 비용 등)를 어떻게 종합하고 비중을 둘지를 정하여야 한다. 부작용의 정도가 종합적 판단에 있어서 중요한 요소라면 근거가 비록 약하다고 하여도 이에 충분한 비중을 두어 판단하여야 한다. 즉 편익뿐만 아니라 위해의 위험에 대하여서도 고려하여야 하며 각 요소의 비중을 종합하여 판단하는 것이다. 또한, 보고자하는 결과가 종합적 판단에서 얼마나 중요한 것인지를 고려하여야 하며 근거의 등급화 과정에서 이해득실을 따질 때 숙고되어야 한다.

나) 근거수준의 등급화

문헌에 대한 질 평가는 이상의 네 가지 측면을 고려하여 시행한다. 각 항목에서 문제점이 있다면 근거수준을 하향 조정하며, 이와 같은 과정을 거쳐 다음과 같이 근거를 등급화 할 수 있다.

GRADE 그룹에서 효과를 평가하는데 있어서 확신이 향후 연구결과들에 의해 거의 바뀔 것 같지 않을 경우 'high', 향후 연구결과들에 따라 효과에 대한 판단에 있어서 우리의 확신에 중요한 영향을 끼칠 수 있고 판단이 바뀔지도 모를 경우 'moderate'

로 등급화한다. 향후 연구결과들이 효과에 대한 판단에 있어서 우리의 확신에 중요한 영향을 끼칠 가능성이 매우 높고 판단이 바뀔 것 같지 않다면 'low', 효과에 대한 어떤 판정도 불확실하다면 'very low'로 근거를 등급화한다.

다) 근거표 작성

근거표는 모든 개별 연구들의 내용과 질을 종합하여 일목요연하게 평가할 수 있도록 정리한 것이다. 근거표는 연구에 따라 다양할 수 있는데, 일반적으로 연구의 일반정보, 연구 특성, 대상자 특성, 중재, 비교 중재, 중재 결과, 효과측정치, 문헌의 질 평가 결과, 평가자 코멘트 등을 기록한다. 작성자는 2명이 독립적으로 진행하는 것이 원칙이나, 1인이 작성하고 다른 1인이 확인할 수 있다. 근거표 양식을 만들 때는 가급적 예비조사를 진행하여 최종 양식을 확정하도록 한다. 임상연구에서 최종 결과인 생존율이나 삶의 질 등 자료가 없어 대리지표로 대신하기도 하는데, 이 지표가 최종 결과와 얼마나 긴밀한 연관이 있는지도 고려해야 한다.

4) 권고안 작성

가) GRADE 그룹이 제시하는 권고 등급화

근거표를 작성하여 평가된 결과가 집약되고 나면, 임상진료지침 개발그룹은 이 전체 근거에 대한 사려깊은 판단을 통해서 권고안을 개발하게 된다. GRADE 그룹은 이와 같은 판단과정에서는 각 중요한 결과에 대한 임상연구 전체적인 근거의 질, 어떤 결과가 결정에 중요한 요소인가, 이러한 중요한 요소인 결과들에 대한 전반적인 근거의 질, 이득과 해로움 사이의 균형, 권고의 강도를 고려하여 판단한다고 제시한다. 권고사항에 대한 판단을 내리는 과정은 전체 개발과정에서 가장 어려운 단계이며, 방법론에 대한 지식과 경험에 의존한 판단에 대한 훈련이 요구된다. 또한, 권고사항에 대한 강도를 등급화 하는 체계가 각 임상진료지침을 만드는 그룹마다 달라 혼돈을 줄 수 있다. 같은 사항에 대해서도 지침을 만드는 그룹에 따라 II−2, B; C+, 1와 같이 달리 표현되어 혼란을 초래하고 있어서 이를 표준화 하려는 움직임이 있으며 여기에서는 2000년부터 각국의 전문가들이 협력하여 보건의료분야에서 등급에 대한 표현을 표준화하려는 GRADE(The Grades of Recommendation, Assessment, Development, and

Evaluation)그룹의 체계를 소개한다. GRADE 과정은 크게 질문의 정의와 근거의 수집, 근거수준의 결정, 권고등급 결정단계가 있으며, 이 절에서는 권고등급을 기술한다.

(1) 권고등급의 결정

권고는 이해득실을 판단하는 과정을 거치게 된다. 이러한 판단은 비용을 고려하는 것에 앞서 이루어진다. 어떠한 중재가 위해보다는 이익을 가져다 줄지에 대해 판단하는데 있어서는 상황이나 환자특성에 따라 차이가 있는지 살펴보아야 한다. 이렇게 이해득실을 따져본 후 다음과 같이 정리할 수 있다.

- 순편익 있음: 명백하게 중재가 편익이 위해보다 많다.
- 우열이 불확실한 상충관계: 편익과 위해간의 우열이 확실하지 않다.
- 순편익 없음: 명백하게 중재가 편익보다 위해가 심하다

위와 같이 편익과 위해를 교환하여 순편익에 대한 결정이 내려지면 이에 따라서 다음과 같이 권고안 표현을 구분해야 한다고 제안하고 있다.

(가) '하는 것이 좋다' 또는 '하지 않는 것이 좋다'

해당 중재에 대해 정보를 잘 제공받는 사람의 대부분은 권고안의 내용을 행한다는 것을 의미하고 있다. 순편익이 크다는 것이 명확한 경우에는 이렇게 표현할 수 있다.

(나) '하는 것이 좋을 수 있다' 또는 '하지 않는 것이 좋을 수 있다'

해당 중재에 대한 정보를 잘 알고 있는 대다수는 중재를 하지만, 일부의 경우는 하지 않을 수 있는 경우이다. 위와는 반대로 편익과 위해의 우열이 없는 경우나 명확하지 않은 경우가 해당된다. 어떤 중재의 편익이 위해에 비교해서 차이를 발견할 수 없거나 다른 중재와 비교하여 편익의 상대적 크기가 작은 경우가 해당된다.

(2) 비용의 고려

권고안에서 비용을 지불할 가치가 있는지를 고려한다. 어떤 중재를 사용한다는 것은 다른 중재를 적게 사용하거나 사용하지 않는다는 것을 의미한다. 권고안은 어떤 중재를 함으로써 증가하는 순편익에 대한 증가하는 비용이 부담할 만한 가치가 있는지에 대한 판단도 포함하고 있다. 소요되는 비용에 대한 고려는 권고안을 만드는 과정에서 중요한 의미가 있다. 하지만 비용적 함의는 사회적 맥락에서 찾아지는 것이며, 시간

에 따라서 변화할 수 있고, 그 가치를 평가하는 것이 쉽지 않다. 정확한 비용을 측정하는 것이 어려우며 이를 고려하여 증가하는 편익에 드는 증가하는 비용을 고려하는 것도 좋은 방법이다.

나) 권고안 도출

GRADE의 권고는 방향성과 강도를 토대로 크게 4개의 범주로 구분될 수 있다. 권고등급은 다양한 방법으로 나타낼 수 있으며, 다양한 용어로 표현될 수 있다.

(1) 권고의 방향성

권고의 방향성은 중재의 원하는 효과(편익)와 원하지 않는 효과(위해)의 크기 중, 더 큰 쪽으로 결정된다. 원하는 효과가 원하지 않는 효과보다 클 때, 해당 중재를 시행하도록('for') 권고할 것이고, 이와 반대로 원하지 않는 효과가 원하는 효과보다 클 때 해당 중재를 시행하지 않도록('against') 권고할 것이다. 일반적으로 원하는/원하지 않는 효과의 비교시 각 효과의 상대적 중요성에 대한 고려가 필요하다.

(2) 권고의 강도

권고의 강도는 중재의 원하는 효과와 원하지 않는 효과를 비교하여 결정되며, 얼마나 확신할 수 있는지의 정도를 반영한다. 권고 강도는 연속적으로 개념화할 수도 있으나, 단순하게 4개의 범주로 제시하고 있다. 원하는 효과와 원하지 않는 효과의 차이가 커서 강하게 확신하는 경우, 강한 권고가 될 것이고, 이와 반대로 원하는 효과와 원하지 않는 효과의 차이가 적어 확신이 부족한 경우 약한 권고를 내릴 가능성이 커진다.

다 최종화

1) 외부검토

임상진료지침 초안이 완성되면 해당 분야 전문가나 영향을 받을 수 있는 이해당사자에게 초안을 보내고 그에 대한 의견을 받게 된다. 이러한 과정을 외부검토라고 하는데 이해당사자에는 정책결정자, 의사결정자, 기구 대표 및 관리자 등이 포함될 수 있다. 외부검토를 동료검토, 이해당사자의 의견수렴, 사용자 사전조사로 구분하기도 하며, 이에는 공청회, 웹 게시 후 의견수렴 등 다양한 방법이 있다. 전문가 심사와 이해당사자 의견수렴은 구분되어 시행되기도 하고 동시에 진행되기도 한다.

2) 수정 및 공표

이처럼 다양한 이해당사자를 대상으로 해당 권고안에 대한 공식적 합의를 이끌어내어 수용성을 높이도록 하고, 이러한 과정을 통하여 임상진료지침을 수정하고 공표할 수 있다.

4. 임상진료지침의 보급

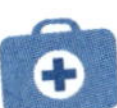

임상진료지침은 실제로 임상현장에서 적용되었을 때 그 의미가 있으며, 지침의 성공여부는 궁극적으로는 실행 여부를 통하여 판정된다고 할 수 있다. 이 절에서는 그동안 지침의 보급과 실행에 관한 연구성과를 정리해보도록 한다.

가 연구의 개관

지침의 실행에 관한 연구의 대부분은 임상진료가 일어나는 제공자-환자의 관계를 다루고 있다. 이는 제공자와 환자의 단위가 실행의 최접점이며 다른 수준의 중재들 예를 들어 정책이나 진료환경의 변화라 하더라도 실행은 제공자-환자 단위에서 일어나기 때문이라고 할 수 있다. 이처럼 제공자 행태는 임상진료지침 실행을 위한 중요한 대상이며 목적이라고 할 수 있다.

지금껏 적지 않은 수의 문헌들이 이를 다루어 왔고 개별연구결과를 종합한 체계적 문헌고찰도 수십여 개에 이르는 등 적지 않게 되어 왔다. 이러한 노력 중 특이한 것은 코크란연합에 소속되어 있는 EPOC(Cochrane Effective Practice and Organisation of Care)그룹이다. 이 모임은 진료수준의 향상을 위하여 여러 가지 중재의 효과에 대한 체계적 검토를 시행하여 수록하고 있다. 체계적 검토에 포함된 중재에는 전문가 대상의 중재, 재정적 중재, 조직대상의 중재, 규제 등이 포함되어있다. 현재 EPOC에는 2500

개의 일차 연구들이 등록되어 있고 27개의 체계적 문헌고찰과 21개의 프로토콜이 등록되어 있다.

나 주요 전략

지금껏 주로 사용되어 온 임상진료지침 실행의 전략은 주로 다음의 방법이 다루어졌다.

1) 교육자료 배부: 임상진료지침과 같이 진료에 필요한 권고사항을 출판, 인쇄물로 보내는 것
2) 교육집담회: 강의, 워크숍, 회의 등에 의료제공자들이 참석하는 것
3) 합의도출과정: 임상진료지침에 중요성과 타당성에 대한 합의를 도출하기 위해서 제공자들을 참석하게 하는 것
4) 교육자 방문: 훈련받은 사람이 실제 진료현장을 방문하여 의료서비스 제공자를 만나 지식을 보급하는 방법
5) 의견지도자: 동료들로부터 학문적, 교육적 영향력이 있는 사람을 통한 접근
6) 환자매개전략: 환자들로부터 직접 수집된 임상정보를 사용하여 의사들에게 정보 제공
7) 감사와 피드백: 임상수행평가의 지표 등의 사용
8) 상기도구: 환자의 특정한 정보를 특정 환자에게 필요한 정보를 말, 문자, 컴퓨터 스크린을 사용하여 정보를 기억나게 하는 도구
9) 마케팅: 의료소비자를 목표로 장애요인을 구별하여 이를 제거하려고 노력함

다 기존 연구의 질적 수준

그동안 진료행태의 변화 등에 대한 연구는 다른 분야에 비하여 양적이거나 질적인 면에서 많은 양에 달하지는 않는다. EPOC을 주도하는 그룹에서는 이들 연구를 평가하였는데 다음과 같은 문제점을 지적하였다.

1) 연구 전반 및 설계

- 연구상황, 장애요인, 중재의 내용 및 배경에 대한 기술이 빈약하다.
- 연구의 이론적, 가설적 배경을 사용한 연구가 적다(1/4 정도만 사용함).
- 연구설계가 무작위배정 비교임상시험 등의 정교한 설계 대신 단일군 전후비교연구 등 단순 비교가 많다.
- 교란변수로 인한 결과해석의 오류 가능성 등으로 연구의 일반화 가능성도 불확실하다.

2) 연구 내용과 방법

- 중재에 대한 기술이 불충분하다. 어떤 방법을 구체적으로 사용하였는지, 어떤 중재범주에 속하는지 등이 불명확한 경우가 많다.
- 사용된 중재방법이 연구의 상황에 효과가 있을 것 같은 것만 선택적으로 채택되었을 가능성이 높기에 해석상의 문제점이 있을 수 있다.
- 경제적 자료를 제시한 경우가 1/3 정도에 불과하다.

3) 자료의 분석

- 통계적 유의성에 대한 정보가 명확하지 않거나 없다.
- 분석단위의 오류가 있는 경우가 있다.
- 효과의 크기에 대한 정보를 주지 않았다.
- 개별 연구를 종합한 체계적 연구의 경우 각 연구의 질적인 측면에 대하여 고려하지 않은 경우도 있다.

라 연구의 결과

지금까지 이루어진 연구의 결과는 대체적으로 다음과 같이 정리할 수 있다.

1) 효과적인 것

- 교육자 방문: 영향력있는 교육자가 병원이나 지역 등에 직접 방문하여 토론하는 경우, 특히 약물 처방 등
- 리마인더: 컴퓨터나 포스터 등
- 두 개 이상의 중재방법의 조합: 다음의 조합; 감사, 피드백, 리마인더, 마케팅, 지역 내 합의과정 등
- 피교육자가 적극적으로 참여하는 토론이나 실습 등

2) 연구에 따라 효과가 상이한 것

- 감사와 피드백
- 오피니온 리더: 동료가 지명한 리더의 경우
- 지역 내 합의과정: 참석자가 의제의 중요성과 접근방법의 타당성에 동의한 경우
- 환자를 매개로 한 중재: 의사들에게 주고자 하는 임상진료지침의 중요한 내용이 환자를 통해서 얻어지거나 환자에게 주어진 경우

3) 효과가 없는 것

- 교육자료의 배부(임상진료지침 책자, 오디오 및 비디오, 전자출판물 등)
- 단순강의 등 설교적인 모임

또한, 연구자들은 진료행태의 변화에 관한 비교적 정교한 설계를 한 연구들을 대상으로 체계적 문헌고찰 및 분석을 시행하였다. 연구결과, 연구설계를 무작위배정 비교임상시험이나 시계열 분석 등으로 제한하여 84개의 논문을 분석한 결과도 이와 크게 다르지는 않았다. 즉, 이들 문헌 중 전체 비교의 86%가 효과가 있었고, 그중 리마인더나 교육방문은 효과가 있었다. 교육자료의 보급이 제한적이지만 가능성 있다는 결과가 나와 비용을 생각한다면 고려할만하였고, 단일한 방법의 중재보다는 여러 방법을 같이 사용한 것이 효과는 있었지만, 늘 그렇지는 않았다는 결과가 나왔다.

이상의 결과를 보면 임상진료지침의 단순보급은 큰 효과가 없고 적극적 접근이 효

과적이지만 비용이 많이 소요된다는 것을 알 수 있다. 아울러 각 상황의 장애요인을 파악하고 이를 변화시키려는 중재가 효과적이었으며, 임상진료지침의 보급에 대해서는 효율성이나 비용에 대해서는 알려진 것이 없다고 할 수 있다.

참고문헌

1. Browman, G.P., Snider, A., Ellis, P. Negotiating for change. The healthcare manager as catalyst for evidence−based practice: changing the healthcare environment and sharing experience. 2003;Healthc Pap, 3(3), pp.10−22
2. Committee to Advise the Public Health Service on Clinical Practice Guidelines IoM. Clinical practice guidelines: directions for a new program. 1990;Washington: National Academy Press.
3. Developing NICE guidelines: the manual October 2014, https://www.nice.org.uk/media/default/about/what−we−do/our−programmes/developing−nice−guidelines−the−manual.pdf
4. Grade Working Group. Grading quality of evidence and strength of recommendations. BMJ. 2004;328(19):1−8.
5. Grimshsw JM, Russell IT. Achieving health gain through clinical guidelines II: ensuring guidelines change medical practice. Qual Health Care. 1994;3(1):45−52.
6. Julian Higgins et.al, Cochrane Handbook for Systematic Reviews of Interventions Version 6, 2019., https://training.cochrane.org/handbook/current
7. Rosenbaum SE, Moberg J, Glenton C, Schünemann HJ, Lewin S, Akl E, et al. Developing Evidence to Decision frameworks and an interactive Evidence to Decision tool for making and using decisions and recommendations in health care. Global Challenges. 2018. https://doi.org/10.1002/gch2.201700081.
8. Shea BJ, Reeves BC, Wells G, Thuku M, Hamel C, Moran J, Moher D, Tugwell P,Welch V, Kristjansson E, Henry DA. AMSTAR 2: a critical appraisal tool for systematic reviews that include randomised or non−randomised studies of healthcare interventions, or both. BMJ. 2017 Sep 21;358:j4008
9. Tsuguya Fukui et.al., Minds Handbook for Clinical Practice Guideline Development 2014, VER 1.0, Minds Guideline Center Japan Council for Quality Health Care
10. Woolf, S.H., Grol, R., Hutchinson, A., Eccles, M., Grimshaw, J. Clinical guidelines: potential benefits, limitations, and harms of clinical guidelines. BMJ, 1999;318(7182), pp.527−530.

11. 김수영, 박승희, 류다현, 유지혜 외 4명, 임상진료지침 실무를 위한 핸드북., National Evidence－based Healthcare Collaborating Agency, 2015 NECA방법론 시리즈,2015.091－428

12. 박병주 외, 근거기반보건의료, 박영사, 2018.03,1－369

제17장

과학적 근거기반의 감염병 관리

이종구

1. 들어가며

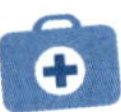

감염병은 질병에 걸릴 숙주, 질병을 일으키는 감염원과 병원소, 질병을 전파시키는 환경의 삼각 역학(dynamic)관계에 의해서 발생하거나 사라진다. 근거기반의료의 관점에서 감염병 관리는 임상적으로 유용한 정보, 예를 들어 임상시험 결과를 중심으로 어떤 약물이 어떤 병원체, 어떤 질환, 어떤 계층에 효과적인가를 논하는 것이 일반적이다. 그러나 인구집단 관리는 임상진료와 달리 지역사회에서 발생한 감염병의 질적, 양적 제한된 증거에 기반해 신속한 중재 대안의 집행이란 시간적 제약을 극복해야 하는 어려움이 존재한다. 이번 장은 이러한 관점에서 과학적 대응을 위한 문제에 대한 정보, 효과적 중재 대안의 존재 여부, 의사결정에 필요한 지역적 맥락의 정보, 비용편익 등 효과평가 등 공중보건서비스의 기능 즉, 평가(assessment) 기능, 보증(assurance) 기능, 정책 개발(policy development) 등 주요 10대 서비스 기능을 중심으로 감염병의 발생정보, 역학적 정보, 실험실 정보 등이 어떻게 개발되어 이를 근거로 정책대응 즉, 감염병의 전파사슬을 차단하기 위한 조치, 예방접종의 도입과 캠페인 필요성, 각 대안들의 비용효과, 또는 편익 등 일련의 과정에 근거기반 과학적 접근을 위한 방안을 서술하려고 노력하였다. 그러나 COVID-19 발생은 불확실한 과학적 근거 하에서 치명적 질병의 예방과 치료을 위한 조치를 집행해야 하는 공중보건위기로 전문가의 견해와 일반 국민의 의사결정 참여란 절차적 정당성의 과제를 도외시하기 어려운 상황으로 전개되었다. 다만 본고는 재난적 COVID-19 전세계 대유행 초반 이전의 상황 중심으로 정리하였다.

2. 근거에 기반한 감염병 관리전략 수립

감염병은 과연 증가하고 있는가? 감소하고 있는가? 새로운 감염병 병원체의 도전과 그에 대한 공중보건학적 대응은 우리나라 법령의 개편과 정부조직에 고스란히 남겨져 있다. 가장 주요한 변화는 2000년 「전염병예방법」 개정으로 감염병의 종류, 진단기준, 신고 및 보고방법, 기록관리 등에 대한 전면적인 개선이후부터 정확한 통계가 만들어졌다. [그림 17.1]은 우리나라 급성감염병(결핵과 에이즈 제외)의 현황으로 전반적으로 예방접종질환과 설사질환은 일반적으로 줄어드는 경향이 있으나, 신고하는 새로운 감염병 수의 증가에 따른 영향과 불완전한 접종에 의한 홍역 등의 재유행으로 오히려 관리되는 감염병은 증가하고 있다.

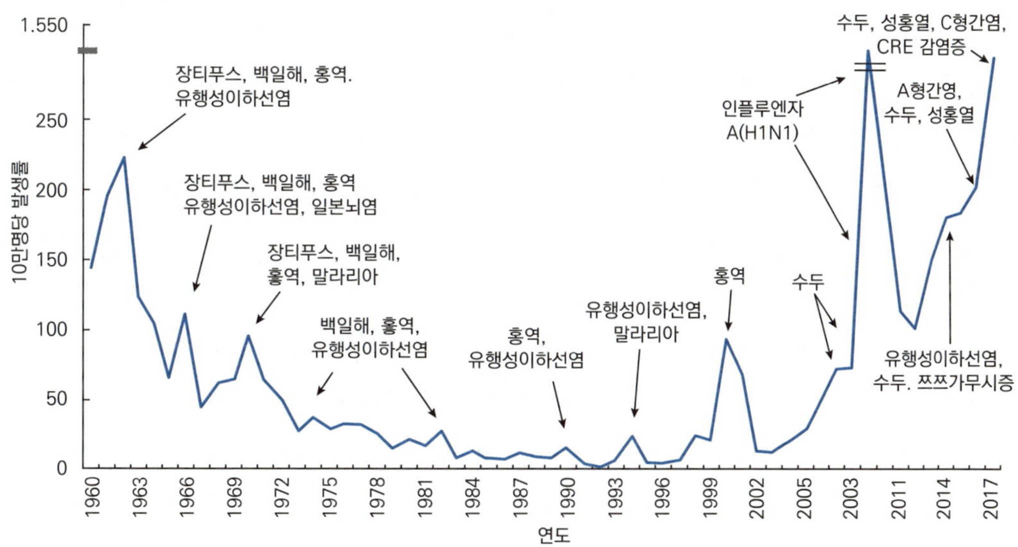

그림 17.1 감염병의 신고로 본 50년 간의 발병률 변화

출처: 질병관리본부. 감염병 연보, 2018

감염병 감시의 핵심인 신고실태를 보면 1960년대의 백일해, 홍역, 디프테리아 등 감염병의 신고율이 0.9~6.3%, 1980년대의 장티푸스 신고율 12~20%, 예방접종대상 감염병은 2~12%, 1990년대의 1, 2종 법정감염병 신고율 27%로 알려져 있다. 그 후 2000년 법 개정 후 신고율이 증가하여 1, 2, 3, 4군 감염병 신고율은 43.0~81.6%로 알려져 있다. 신고에 기반하여 감염병 대책을 수립하는 것은 신고자료에 대한 지속적, 장기적 조사, 분석과 예측에 기반해야 하고 정책의 결과에 대한 타당성도 검증되어야 한다. 즉, 대책의 효과성을 확인할 만한 평가, 관리체계가 만들어져야 하고, 각 감염병별 장기계획과 전망을 가지고 있어야 한다. 과거에 일본뇌염 예방접종 캠페인, 렙토스피라 예방접종, 전국민 B형 간염 예방접종 권장 등은 증거가 불확실한 상황에서 많은 접종을 실시한 것은 예방접종의 안전성과 유효성 평가기전이 미흡했음을 반증하는 것이다. 또한 소아예방접종은 개인을 보호하기 위해 일반 의료기관에서 비싼 비용을 내고, 저소득 계층은 보건소에서 무료로 예방접종을 받는 것은 근거기반 과학적 접종을 위한 자료나 역량을 가지지 못한 방역사업과 모자보건사업으로 이분화된 접종체계, 질병관리보다 시혜적 무상접종, 선별적 복지정책에도 그 이유가 있었다. 이제는 감염병 퇴치를 위해서 일정 수준의 군집면역(herd immunity) 형성이 필요하며 예방접종이 미래에 대한 건강투자와 국민보호란 보편적 관점(Extended Programme on Immunization/Essential Programme on Immunization, EPI)에서 접근하는 것이 필요하다.

감염병 관리의 개선이 본격적으로 대두된 것은 1994년 일본뇌염 예방접종으로 인한 사망사례와 그로 인한 예방접종 실시기준 개선, 각종 감염병의 신고·보고의 개선을 연구하고 그 결과를 법에 반영하면서 시작되었다. 당시 신종감염병 유행에 대비하기 위하여 한국의 감염병 관계자, 감염병 관련 역학, 임상의사들과 미국 국립보건원의 연구소, 미국 질병통제센타(CDC) 미국 대학 관계자들과 실행한 한－미 포럼도 정책개발의 기폭제가 되었다. 보건복지부 방역조직을 개편하여 각종 감염병 사업 협회를 관리하는 행정조직에서 조사와 감시, 실험실 기반 진단과 연구, 동시에 관련 기술을 일선 보건소에 전수하여 일선 보건조직의 역량을 강화하는 역할로 변화되었다. 더 나아가 근거에 기반한 보건사업은 사회, 보건 안전망(security network)을 구축하는 핵심이라는 개념이 자리잡게 되었다.

가 증거에 기반한 과학적 감염병 관리조직 구축

1999년 정부조직 개편으로 보건복지부 방역과는 국립보건원 방역과로 조직이 이전되면서 기존 국립보건원의 역학조사과, 기획통계과를 이관받아 감염질환부가 신설되었다. 감염병 정책의 기조가 의료인의 신고, 보고에 근거한 감시와 통계 산출·분석, 유행에 대한 실험실 기반의 역학조사, 이를 근거로 한 과학적 대응조직으로 전환되었다. 즉, 기존의 수인성, 곤충매개의 급성 질병, 결핵·성병·한센병·AIDS의 만성 감염병 대응조직인 방역과는 법령과 국제협력을 제외하고 전부 국립보건원으로 이관되었고, 기획통계과(전염병정보관리과로 2000년 개칭)는 새롭게 정비된 감염병의 진단기준을 기반으로 의료인의 신고를 강화하고 수집된 각종 감염병 정보를 분석하여 환류함으로써 즉각적인 대응이 가능하도록 감시센타(Surveillance Center)인 전염병정보관리과로 개편되었다. 기존 콜레라 등 수인성 질환 실험실 중심 역학조사과는 감염질환과 집단발병에 대해서 중앙과 지방정부의 체계적이고 신속한 역학조사를 하도록 현장역학조사교육제도(Field Epidemiology Training Programme)와 역학조사제도(Epidemic Intelligence Service)를 도입함으로써 수직적 보건사업체계를 조사와 실험의 근거기반, 현장문제해결 중심의 조직으로 변화되었다.

2002 – 2003년 중증호흡기증후군(Severe Acut RespiratorySyndrom, SARS)과 2003년 조류인플루엔자(Avian Influenza, AI) 유행으로 국내발생감염병 관리조직(국립보건원 소관)과 해외유입감염병 관리의 검역업무(보건복지부 소관)를 일원화시킨 '질병관리본부(2020년 질병관리청으로 승격됨)'가 만들어졌다.

배경과 필요성
• 신종 및 재출현 감염병의 창궐로 국민건강에 위협 증가 • 감염병관련 역학조사 및 감시의 전문 인력 미비로 대책 수립의 어려움 • 사스(SARS)와 같이 외부효과가 큰 질병에 대한 국가 역할과 책임 증대

감염병관리 분야에 대한 21세기 전략
•「주요 중점관리 감염병군」 설정과 달성목표 년도 수립 • 수립된 목표 달성을 위한 준비단계의 『6 대 기반정책』 정비와 질병별 『4대 세부 대응전략』 수립

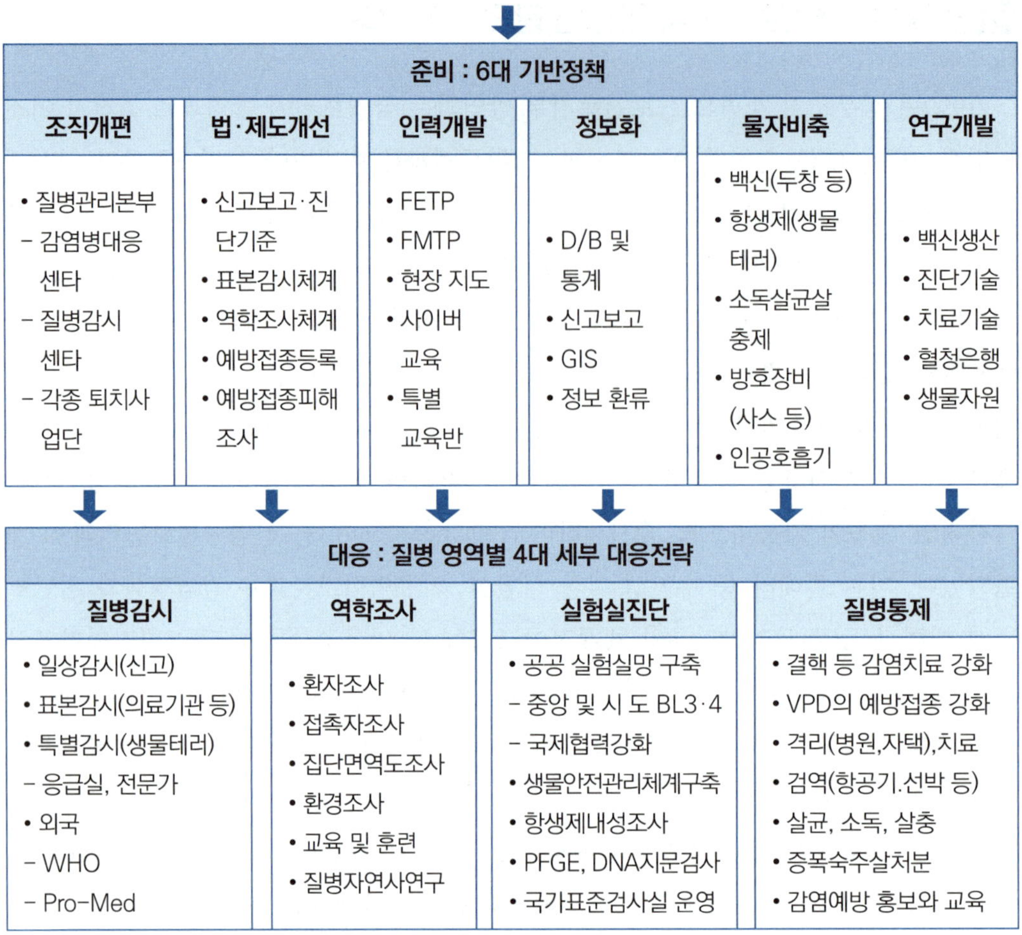

준비 : 6대 기반정책					
조직개편	**법·제도개선**	**인력개발**	**정보화**	**물자비축**	**연구개발**
• 질병관리본부 – 감염병대응 센타 – 질병감시 센타 – 각종 퇴치사 업단	• 신고보고·진단기준 • 표본감시체계 • 역학조사체계 • 예방접종등록 • 예방접종피해조사	• FETP • FMTP • 현장 지도 • 사이버 교육 • 특별 교육반	• D/B 및 통계 • 신고보고 • GIS • 정보 환류	• 백신(두창 등) • 항생제(생물테러) • 소독살균살충제 • 방호장비(사스 등) • 인공호흡기	• 백신생산 • 진단기술 • 치료기술 • 혈청은행 • 생물자원

대응 : 질병 영역별 4대 세부 대응전략			
질병감시	**역학조사**	**실험실진단**	**질병통제**
• 일상감시(신고) • 표본감시(의료기관 등) • 특별감시(생물테러) – 응급실, 전문가 • 외국 – WHO – Pro-Med	• 환자조사 • 접촉자조사 • 집단면역도조사 • 환경조사 • 교육 및 훈련 • 질병자연사연구	• 공공 실험실망 구축 – 중앙 및 시 도 BL3·4 – 국제협력강화 • 생물안전관리체계구축 • 항생제내성조사 • PFGE, DNA지문검사 • 국가표준검사실 운영	• 결핵 등 감염치료 강화 • VPD의 예방접종 강화 • 격리(병원,자택),치료 • 검역(항공기.선박 등) • 살균, 소독, 살충 • 증폭숙주살처분 • 감염예방 홍보와 교육

그림 17.2 21세기의 감염병관리 전략(출처, 소아감염, 이종구, 2000)[3]

또한 조류인플루엔자(Avian Influenza, AI)의 전세계 유행(Pandemic Influenza, PI) 가능성에 대비하여 '전염병위기대응과'와 실험실 감시와 진단을 위한 '인플루엔자과'를 신설하였다. 홍역 등 예방접종 감염병의 유행 감시와 접종률 향상을 위한 '예방접종관리과'도 신설되었다. 시·도에 감염병 진단업무를 확대하여 신속한 대응을 위하여 보건환경연구원의 실험실 강화(Biosafety Level 3, BL3)와 보건과에 역학조사관을 배치하였다. 그리고 이관된 13개 국립검역소 관리를 위하여 검역관리과도 신설되었다.

나 신종 감염 대비 법령체계 정비

감염병관련 법령[4]은 전염병예방법, 결핵예방법, 후천성면역결핍증예방법, 기생충예방법, 검역법 등 5개 법령과 성병관리에 관한 규칙(1984년 제정된 후 위생분야종사자등의건강진단규칙, 성매개감염병 및 후천성면역결핍증 건강진단규칙으로 개정됨)이 있었다. 그러나 신종 및 재출현 감염병에 대응하기 위하여 전염병예방법은 2000년 1월 의원입법으로 개정되었다. 주요 내용은 다음과 같다. 신종 전염병의 출현과 전염병 발생양상의 변화에 대응하기 위하여 법정전염병의 종류 및 분류를 변경하고, 국가와 지방자치단체에 대하여 역학조사와 전염병 발생감시의 의무를 부과함으로써 전염병의 예방·치료 및 확산방지를 위한 효율적인 관리체계를 구축하려는 목적으로 1, 2, 3종의 28개 전염병과 지정전염병을 1, 2, 3, 4군의 33개 전염병과 지정전염병으로 재분류하여 체계적이고 전문적으로 관리가 가능하도록 하였다. 또한 국립보건원장 또는 시·도지사는 국내외 전염병의 발생을 감시하고, 전염병에 관한 정보를 수집·관리하도록 하였으며, 전염병 발생감시 활동에 의하여 수집된 중요한 국민건강관련 정보를 관련 단체나 국민에게 제공하도록 하였고 전염병이 발생하거나 유행할 우려가 있는 경우 역학조사를 실시하여야 하고, 이를 위하여 국립보건원 및 시·도에 역학조사반을 두도록 하였다.

이러한 개정에도 불구하고 2009－2010년 인플루엔자 전세계 유행 이후 나타난 미비점을 보완하기 위하여 2009년 12월 「기생충질환 예방법」과 「전염병예방법」을 통합, 「감염병의 예방 및 관리에 관한 법률」로 바꾸었다. 전염병 용어를 감염병이라는 용어로 정비하며, 최근 국제보건환경의 변화에 따라 「국제보건규칙(International Health Regulation, IHR)」에 의해 관리대상 감염병을 국가적으로 관리하도록 하고, 감염병의 예방·관리에 관한 주요 사항을 심의하기 위하여 감염병관리위원회를 설치하는 한편, 생물테러에 대비하기 위한 고위험병원체 관리를 강화하고 감염병의 대유행이 우려되면 예방·치료 의약품 및 장비 등을 미리 비축하거나 구매를 위한 계약을 할 수 있도록 함으로써 신종 감염병 및 생물테러감염병 등에 효율적으로 대응할 수 있도록 하였다. 감염병관리위원회는 감염병의 예방 및 관리에 관한 기본계획과 감염병 위기관리대책의 수립 등에 관한 사항을 심의하기 위하여 20명 이내의 위원으로 구성하도록 하였다. 특히 시·도에 감염병관리지원단을 둘 수 있도록 개정함에 따라 2013년부터 서울시,

경기도 등에 지원단이 설치되어 유행분석과 역학조사 등 근거기반의 감염병 관리가 이루어질 수 있었다.

2015년 186명의 환자가 발생하여 38명이 사망한 중동호흡기증후군(Middle East Respiratory Syndrome, MERS)은 치명률이 높고 신속한 음압격리를 필요로 한 질병으로 이러한 질병관리를 위하여 2018년 3월 질환의 역학 특성별 '군(群)'감염병 분류체계를 감염병의 심각도·전파력·격리수준·신고시기 등을 중심으로 한 '급(級)'별 분류체계로 개편하고, 긴급상황실의 설치·운영과 감염병 접촉자격리시설의 지정을 위한 법적 근거를 신설하였으며, 감염병관리위원회 위원장을 보건복지부차관에서 질병관리본부장으로 변경하는 등 감염병관리체계를 개선·보완한 바 있다.

다 질병 특성 따른 새로운 감염병 감시와 그 환류전산망 구축

2000년 법령 개정으로 인플루엔자, 성병 등은 3군 전염병으로 전수보고가 필요없는 표본감시질환으로 정비되었다. 즉. 인플루엔자유사질환(Influenza Like Illness, ILI)을 일선 의료기관에서 주간 단위로 보고하고 이를 실험실 감시와 결합한 유행예측시스템을 개발하였다. 이 통계는 WHO의 전략상황실(JW Lee Center for Strategic Health Operations)에서 인플루엔자 유행판단에 인용하는 대표적 자료이다([그림 17.3]). 또한 상기도 감염증에 대한 항생제 사용근거를 제공하기 위하여 세균과 바이러스에 대한 호흡기병원체 감시망을 2009년부터 운영 중에 있다. 2001년 미국의 생물테러 이후 응급실 중심으로 생물테러감시체계가 운영되었고 학교의 유행성 질환 감시와 소아과 영역의 열성질환, 무균성뇌막염, 급성출혈성결막염, 급성설사질환의 원인 감시 등 각종 감시망을 구축하였다. 이 감시망도 기존 전수보고 법정감염병이 아닌 보초감시로 운영하여 일선 의료기관에서 근거에 기반한 진료가 이루어지도록 하고 있다. 전체적인 발생정보는 주간 단위 감염병 발생보고(Public Health Weekly Review, PHWR)를 통하여 일선 의료인에게 배포하고 있으며 또한 의사협회를 통하여 의료인에게 감염병 발생정보를 직접 배포하고 있다.

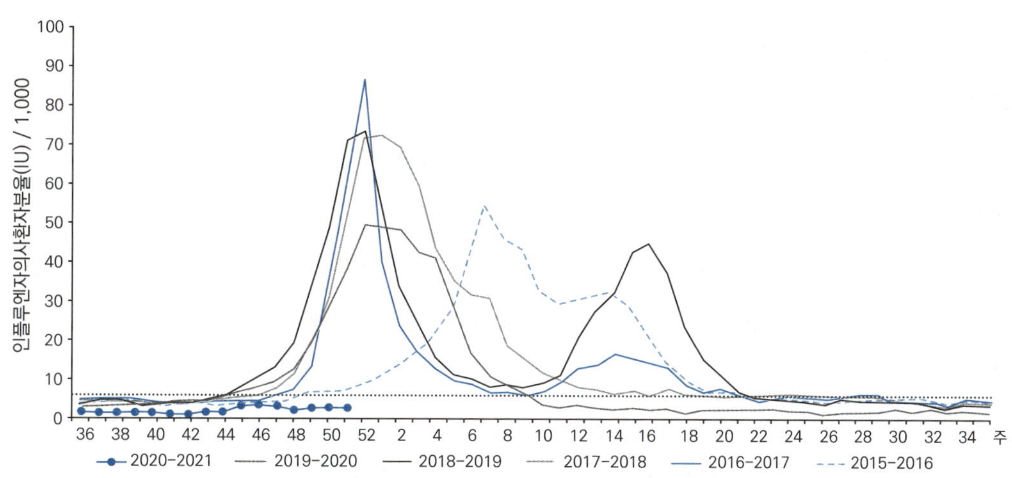

그림 17.3 외래 환자 1,000명당 인플루엔자 의사환자 발생현황(PHWR의 ILI 통계 자료)

그동안 수작업에 의지하던 감염병 통계수집을 효과적이고 효율적으로 운영하고자 1996년부터 국가전염병전산망을 개발하여 1998년부터 감염병자료를 DB화 하고 정부에서 처음으로 인터넷망(Electronic Data Interchange, EDI) 보고체계로 개편하였다. 또한 각종 감염병 관련 정보를 1일 단위로 상황관리를 할 수 있음에 따라 감염병 대응 의사결정을 보다 신속, 정확하게 수행하게 되었다. 홍역 유행을 예방하기 위하여 전산망으로 초등학교 입학 시 예방접종 완료 여부를 확인하였고, 2012년부터 모든 접종을 확인할 수 있었다. 의료기관에서 실시되는 국가지원 예방접종사업은 web 기반의 자료수집과 비용정산의 전산망으로 운영되었고 대상자에게 Recall, Remind 서비스를 제공하는 시스템으로 발전되었다.[5]

라 현장 역학조사, 일선 감염병 관리인력 역량개발, 관리지침 발간 보급

각종 감염병의 역학조사업무를 대학에 의뢰해서 추진하던 관행을 개선하여 정부가 직접 현장 역학조사를 수행함으로써 보다 신속하게 대응할 수 있는 개선방안을 만들었다. 외국의 사례를 참고하여 예비적인 프로그램을 만들었고, 1999년 겨울 미국

CDC[1]와 한국역학회의 도움[2]을 받아 2년의 현장역학조사 훈련과정(Field Epidemiology Training Program, FEPT)을 개발하여 공중보건의사 중 관련 분야 전문의를 선발하여 훈련 후 각 감염병 관련 부서와 시·도에 배치하여 유행을 감시하고 이에 신속한 대응을 하도록 하였다. 이후 법을 개정하여. 일정 기준이 되면 역학조사를 하도록 명시하였으며 예방접종 이상반응도 역학조사를 하도록 명시하였다.

중앙의 감염병관련 교육과정의 단점을 개선하여 2002년부터 모든 보건소의 감염병 관련 담당자를 2–3명씩 매년 선발하여 해당 시·도의 보건의료 관련 대학과 대학원에 위탁하여 역학조사, 유행시 대응, 신고 및 보고 자료의 활용 등 Diploma 수준의 현장감염병관리과정(Field Management Training Program–Frontier, FMTP–F)의 연수과정을 운영하였다. 2009년부터는 학교의 보건교사 대상으로 감염병 관련 교육도 실시 중이다. 이러한 현장훈련(on– the job– training)으로 일선 보건소의 대응역량을 강화시켰다. 또한 시·도 감염병관리지원단 설치를 계기로 감염병 관련 현장교육(FMTP)도 시·도가 통합하여 추진하는 체계로 개선함에 따라 매년 각 감염병별, 사업별 지침을 개발, 보급하여 근거기반의 사업이 추진되도록 하고 있다.[6] 이 조직은 2020년 시작된 COVID–19 유행 대응에 중요한 역할을 담당한 것으로 알려져 있다.

마 감염병 관리를 위한 물자 비축과 격리 병상

보건복지부 소관 비축물자관리지침(보건복지부 훈령 제659호, 1993. 1. 1.)에 따른 일선 보건소를 위한 소독, 살충, 살균제, 의료용품 등 비축물자를 2001년 발생한 탄저생물테러를 계기로 두창백신, 항생제 등 생물테러 가능 질병의 백신, 예방·치료약품(stock pile)로 확대, 비축하기 시작하였다. 2003년의 사스(SARS), 조류인플루엔자(AI) 발생 이후에는 항바이러스제와 각종 개인보호장구(Personal Protection Equipment, PPE) 등을 추가로 비축하여 유사 시 24시간 내 이를 필요한 장소에 공급할 수 있는 체계도 마련하였다. 2009–10년 인플루엔자 대유행(Pandemic Influenza, PI) 계기로 약 1,000

1 CDC의 Robert Fontaine 박사는 우라나라 이외 요르단, 중국의 역학조사관 교육을 지원했다.

2 연세대의대 오희철교수, 동국대의대 임현술교수, 한양대의대 최보율교수 등의 적극적인 지원으로 기본, 심화과정이 운영되었다.

만 명분 항바이러스제를 비축하였다. 이들 약품과 보호장구 등 비축물자에 대하여 선구매와 지정생산을 위한 법률도 보완되었다.

2003년 사스의 유행을 계기로 음압격리병상, 감염의심환자 외래진료, 검역과 이송의 특수시설과 장비의 필요성이 제기되었다. 2003년 국립의료원에 사스 대비 임시음압격리 병상시설을 만든 후 2006년부터 질병관리본부는 본격적으로 국가지정 음압격리시설을 전국에 구축하기 시작하였다. 우선 국립의료원, 국군수도병원에 이어 국립목포병원 등 2009년까지 14개 병원에 32개 음압병실과 130개 격리병상 설치를 지원하였다. 2020년 1월 29개 개소 161병실(198병상)을 운영하였으나 2020년 5월 COVID-19 유행에 따라 39개소 244병실(281병상)으로 확충하기로 하였다.

바 공중보건 실험실망(Public Health Laboratory Network)과 연구·개발 확충

2000년 질병별 대응체계 구축을 위해서 질병통제, 감시, 역학조사와 함께, 실험실 진단과 감시 강화가 필요하여 공중보건 실험망구축(중앙 및 시 도 BL3), 생물안전관리 체계구축, 항생제내성조사, 분자역학시험법(Pulsed-Field Gel Electrophoresis, PFGE)망, 국가표준검사실 운영 등을 주요 과제로 추진하였다.[7] 국립보건원은 감염병 원인균에 대한 국가 표준실험실의 역할을 수행하여 세균 및 바이러스성 감염병에 대한 최종 확인진단 및 병원체의 역학적 특성을 규명하고 공공 실험실 종사자의 교육을 담당하였다. 한편, 지방의 시·도 보건환경연구원은 법정감염병의 일부만 진단이 가능하여 미국, 일본, 호주 등 선진국의 지방자치단체에 비하여 "first line of defence"로써 신속한 초기 대응이 어려운 실정이었다. ISO 등 국제규격 인정기구가 공인한 시험기관 결과만을 국가 간 상호인정 추세에 있어 표준실험실의 기능 확충이 필요한 상황이었다. 이에 2009-2010년 인플루엔자 대유행과 질병관리본부 충북 오송 이전과 맞물려 BL3, 병원체 자원은행 등 인프라 확충이 진행되었고 생물테러, 백신 개발, 원인불명 열성환자의 진단을 위한 BL4의 실험실과 고위험병원체실험실네트워크(Laboratory Response Network)를 구축했다. 이에 따라 수인성·식품매개감염병병원체감시사업(EnterNet), 세균성급성호흡기감염증병원체감시사업(ARI Net), 인플루엔자및호흡기바이러스병원체감시사업(KINRESS), 엔

테로바이러스감염증병원체감시사업(KESS), 감염병매개체종합 감시(VectorNet) 등이 일선 병원, 시·도 보건환경연구원과 네트워크를 만들어 운영 중에 있다.[8]

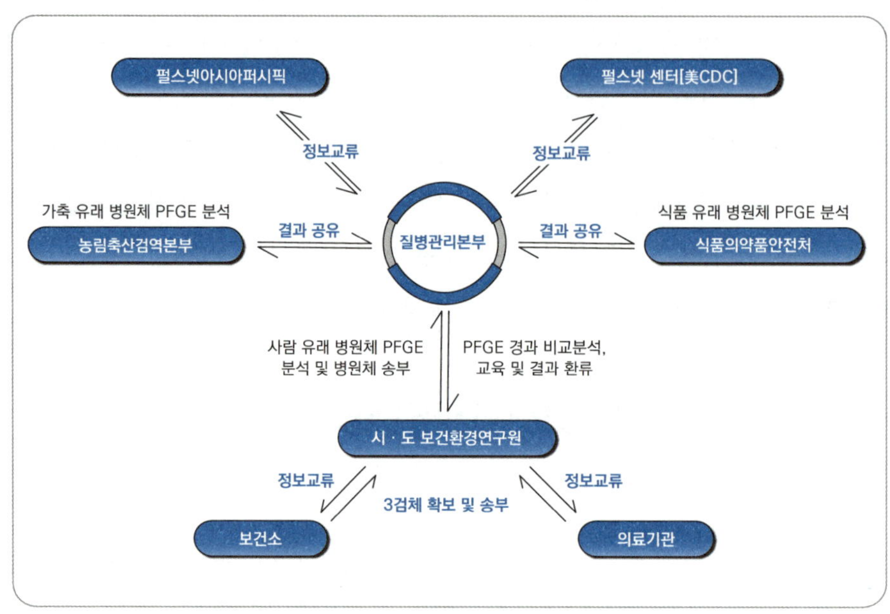

그림 17.4 PulseNet 운영 개요(2020 감염병관리지침)

감염병관련 정책 연구의 중요성도 상대적으로 증가하였다. 1995－1999년까지 실시된 '예방접종 기준과 감염병 관리전략'의 연구결과를 활용하여 법령개선 등 감염병 관리제도를 대대적으로 개선하였다. 이후 홍역의 유행, 콜레라 유행, 9.11 생물테러 등 신종 및 재출현 전염병의 관리를 위한 백신과 진단시스템 개발 정책연구는 신종 혹은 재출현 가능한 질환에 대한 보건행정학적, 역학적, 생물학적 기초연구의 목표 및 계획 수립을 목적으로 했다. 2009－10년 인플루엔자 백신개발 경험을 바탕으로 범부처 인플루엔자사업단을 만들어 새로운 변이바이러스에 대한 백신과 항바이러스제, 진단시스템 개발 등을 추진하였다. 예방접종심의위원회의 분과위원회 정책연구, BCG 백신의 자급화와 새로운 결핵 진단시스템개발, MERS 유행이후 방역연계 범부처 감염병 연구개발 사업단 구축 등 감염병에 대한 Top－Down 연구·개발도 추진되고 있다.

가 예방접종 질병(Vaccine Preventable Disease, VPD)의 퇴치[9]

1994년 일본뇌염 접종 후 이상반응으로 2명이 사망한 사례는 예방접종사업의 전환점이 되었다. 예방접종 대상 전염병의 지정과 예방접종의 기준 및 방법, 예방접종으로 인한 피해보상 등을 심의하기 위하여 예방접종심의위원회가 만들어졌다. 또한 예방접종을 받은 자가 그 예방접종으로 인하여 질병에 걸리거나(National Immunization Technical Advisory Committee) 장애인이 된 때 또는 사망한 때에는 그 진료비나 보상금 등을 국고에서 지급하도록 하였다. 1997년 13개 예방접종에 대한 안전성과 유효성을 평가하여 예방접종에 대한 표준지침과 예방접종 시 지켜야 할 황금규정(golden rule)이 제정되었다. 일본뇌염의 예방접종 주기를 매년에서 2년, 폴리오 예방접종은 4회로 축소, 취학 시 결핵예방접종의 2차 접종 폐지, B형간염 예방의 소아 중심 접종으로 전환, 임시예방접종 질병인 렙토스피라증, 유행성출혈열, 장티푸스는 위험집단으로 대상자를 축소하는 등 대대적으로 개편하였다. 2004년 예방접종심위원원회 산하에 15개 분과회의와 매년 6~7억원의 예산으로 년 10개 전후의 연구사업이 수행되었다. 보편적 의료보장 질병관리의 중요한 수단인 영유아의 정기예방접종사업이 2003년 보건복지부에서 국립보건원으로 이관된 후 2009년부터 필수예방접종 지원 사업으로 본인부담 경감이 추진되었고 2011년부터 백신접종료만 부담하였고 2014년부터 전액 본인부담이 없는 사업으로 전환되었다. 그럼에도 3세 예방접종의 접종완료율은 88.3%로 목표 95%에 미달하고 있다.[10] 이에 따라 접종률 향상대책이 필요하며 유행성이하선염, 수두 등은 지속적으로 발병하고 있어 백신의 유효성, 효능 평가에 기반하여 새로운 백신 도입의 필요성 여부를 판단할 필요가 있다.

질병퇴치를 위한 예방접종사업은 무엇보다도 예방접종의 안전성 확보, 군집면역 형성을 위한 접근성 제고, 국민의 신뢰, 홍보와 교육, 과학적 근거 창출 등의 전략이 필요했다. 1999–2000년 DTaP 등 예방접종 후 사망사례가 다수 언론에 보도되면서 학계와 공동조사를 실시하였다. 조사결과 예방접종과 관계없는 영유아돌연사증후군(Sudden Infant Death Syndrome, SIDS)으로 판단하였음에도 접종률은 이미 낮아졌다.

2000－2001년 홍역이 다시 유행하였다. 면접조사결과 홍역의 1차 접종률은 84.2%, 재접종률은 37.7%에 불과하였고 7－18세의 홍역항체 양성율은 평균 89.3% 이었으나 초등학교 학생의 13.5－15.3%가 항체가 없는 것으로 확인되었다[11]. 바이러스의 유전자형은 H1으로 중국에서 유입되었을 것으로 추정되었다. WHO, UNICEF, 미국 CDC 도움으로 MR 백신을 확보, 신속한 대규모 추가접종(Supplementary Immunization Activity, SIA)을 실시하여 유행을 종료시켰다. 비용편익 조사결과 1.27로 확인되었다.[12] 이 성공적 사례는 미국 CDC의 Morbidity Mortality Weekly Report(MMWR)[13]와 WHO의 Weely Epidemiological Report(WER)[14]에 실리기도 했다. 이를 계기로 2002년 대통령령을 개정하여 보건소 중심 영유아 정기예방접종업무가 임시예방접종사업과 통합관리하게 되었다. 2004년 질병관리본부가 설립될 때 예방접종질병을 관리하는 예방접종관리과가 만들어졌다. 2005년부터 '예방접종 대상 전염병의 역학과 관리'를 발간[3]하여 예방접종 질병의 역학과 과학적 근거기반의 질병관리를 강화하였다. 2006년 서태평양 지역에서 최초로 홍역퇴치를 선언한 후 퇴치수준을 유지하기 위한 2회 접종률 95% 이상, 유행 예측을 위한 항체보유율과 바이러스 감시, 홍역의 집단발병 예방홍보를 중점적으로 실시하였다. 홍역 등의 감염병을 퇴치를 위한 군집면역 형성을 위하여 입학 시 접종기록 확인, 필수예방접종등록과 DB화, 접종 비용지원, 접종의 recall/remind 서비스를 실시하였다.[15]

B형간염의 유병률은 1980년대 8.3－8.6%까지 보고되었다. 1983년 B형간염 백신이 상용화되어 1995년부터 만성B형 간염이 3군의 전염병으로 지정되었고 B형간염은 정기접종 대상으로 지정되었다. 그러나 2000년 전염병 예방법을 개정하여 2군의 신생아 중심의 예방접종 질병으로 변경하였다. 2002년부터 산모의 B형 간염에 의한 수직감염 예방사업을 지속 추진하여 2008년 WHO로 부터 5세 미만 아동의 표면항원 양성률이 1% 미만인 '관리 목표 달성' 인증받아 퇴치를 가속화시키고 있다.[16]

일본뇌염은 1946년 최초로 환자 발생이 확인되었다. 1958년에는 약 6,897명의 환자가 발생하여 이중 2,177명이 사망하는 대유행이 있었다. 1960년부터 1968년까지 연간 1,000명~3,000명의 환자가 발생하여 300명~900명이 매년 사망하였다. 1971년 일

3 1997, 2005, 2006, 2011, 2013(4판 개정), 2017년 5판까지 발행되었다.

본뇌염 백신이 도입되면서 환자발생이 급격히 감소하였으며, 1982년 1,197명의 환자가 발생, 10명 사망 보고 이후 한동안 환자발생이 줄어들었다. 1985년부터 집단예방접종사업(SIA)이 도입되어 1994년까지 매년 접종을 했다. 그러나 예방접종 이상반응으로 2명의 어린이가 사망한 사례가 발생한 후 항체지속기간, 역학 변천을 감안하여 임시예방접종을 기초접종 3회 후 추가접종 2회 등 정기접종으로 변경하였다. 최근 성인 중심으로 발병하고 있어 이들 연령집단에 대한 추가접종의 필요성도 제기되고 있다

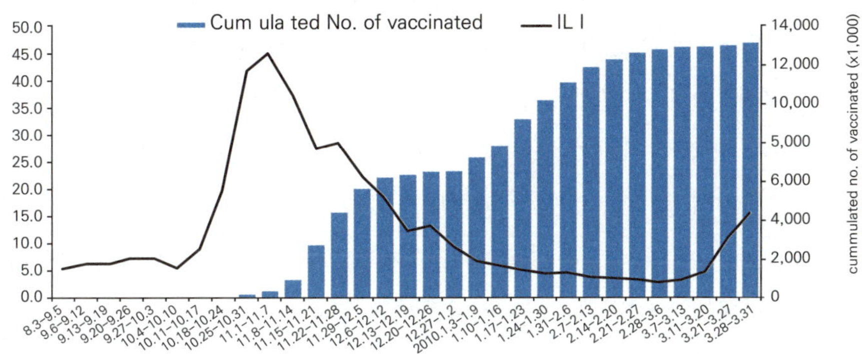

KCDC, 2009–2010 White Paper for the response to Novel Influceza, Nov. 2010. (Korean edition)

그림 17.5 2009–10년의 PI에 대한 1가 인플루엔자 예방접종과 ILI의 변화

인플루엔자는 1997년 고위험군에 대한 예방접종이 실시되었고 2000년 전염병예방법 개정으로 3군의 감염병으로 관리되었다. 보건소 감시사업과 노령층과 고위험자 중심 무료접종을 하였다. 2009–10년 신종인플루엔자 대유행 시 우리나라 최초로 백신을 개발하여 사용허가를 얻었다. 우선적으로 의료인과 예방접종요원을 접종하고, 소아와 학동기 아동 접종 등 약 1,700만 명 집단접종으로 유행을 종료시킨 바 있다([그림 17.5]). 2015년부터 65세 이상 노령층에 대한 무료접종을 실시한 결과 2015/16 절기 인플루엔자 접종률은 80.9%로 이전 해에 비해 약 8%가 증가하였다.[17] 특히 85세 이상 연령층에서 약 13% 정도로 큰 증가폭을 나타내었다. 이에 따라 2016년부터 영아, 소아 등으로 필수예방접종 대상자를 점차 늘려가고 있다.

나 수인성 감염병의 근거기반 개선

상수도 보급과 생활위생의 개선, 손씻기 등 개인 위생습관의 강화 등으로 콜레라, 장티푸스, 파라티푸스, 이질 등 수인성 감염병의 집단발병은 줄어 들고 산발적 발생으로 변화되어 가고 있으며 상대적으로 여행자를 통한 유입이 증가하고 있다. 수인성 감염병의 집단발병에 대비하여 일선 보건소는 매년 하절기 비상방역체계를 유지하면서 실시간 상황 보고, 역학조사, 대응으로 관리하고 있다.

대표적인 여름철 수인성 감염병인 콜레라는 해안 중심으로 발병하였다. 1995년 인천 등에서 68명의 환자가 발생하였고, 다음 해인 1996년에도 역시 인천에서 발병하여 '해양병원소'설을 강하게 뒷받침하였다.[18] 1996년부터 이 가설에 입각하여 해안 70여 개 보건소를 대상으로 의료기관의 여름철 보초감시망을 운영하였다. 2005년에 국립보건원은 검역소와 함께 자연계에서 콜레라균 이나바형(독소양성)을 검출한 바 이 가설을 입증하였다. 이에 콜레라가 국내에서 발생하여 유행할 가능성은 항상 있으며 실제로 2016년 거제에서 발생이 보고된 바 있다. 이에 콜레라 유입 방지를 위한 항공기 등 운송수단의 오수에 콜레라균 등 검출과 탑승객 추적조사사업의 개선이 있었다.

장티푸스와 세균성 이질은 최근 집단발병은 많이 줄어들었으나 산발적 발생은 계속되고 있다. 장티푸스는 이에 따라 예방접종 대상자를 위험집단 중심 접종으로 개선하였고 년간 200만명 이상 실시해 온 보균자 검사도 효율성이 낮아 모든 위생분야 종사자에 대한 일률적인 검사보다 감염자와 위험집단 종사자 중심으로 개선되었다.

가장 큰 진전이 있었던 부분은 식품매개 감염병으로 1999년 처음 노로바이러스에 의한 집단 설사환자가 보고된 후 표준검사법을 확립하고 국내 발생현황을 파악하기 위하여 2000년 전국의 17개 시도보건환경연구원과 연계하여 노로바이러스를 포함한 4종의 바이러스성 장염 원인병원체에 대한 전국적인 실험실 감시체계를 도입하여 운영하였다. 그 결과 바이러스성 병원체가 확인된 사례의 약 20%에서 노로바이러스가 검출되었고, 겨울철 집단설사 사례는 대부분 노로바이러스가 원인병원체로 확인되었다. 2004년 노로바이러스 유전자 검출 kit를 자체적으로 제작하여 전국의 시·도 보건환경연구원을 연계한 감시체계에서 적극 활용함으로써 노로바이러스 집단 설사사례의 조기검출이 가능하게 되었고, 시·도의 노로바이러스 검출율을 높이는데 기여하였다.[20]

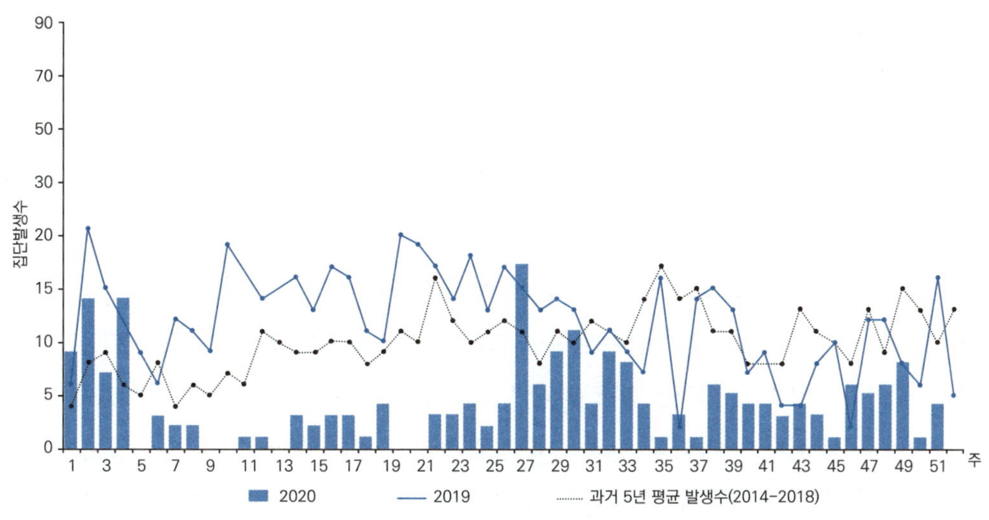

그림 17.6 주요 수인성, 식품매개 감염병 발생현황 (PHRP, vol 13, No. 52, 2020)

다 수직적 국가보건사업의 근거기반 개편

보건의료자원이 부족한 1950대 주요 질병을 관리하기 위해 국가는 관련 법을 만들어 민간전문단체(협회)가 직접 수행하거나 일선의 보건소망을 활용하는 등 중앙부터 말단 읍·면·동까지 예방접종, 검진, 투약, 교육 등 강력한 단일질병관리체계를 추진하였다. 1978년 WHO의 알마아타선언을 계기로 Health For All 2000을 달성하기 위하여 강력한 일차보건의료정책을 도입하여 수직적 보건사업을 통합하고 무의촌을 없애기 위하여 국민의료를 위한 특별조치법(후에 '농어촌 등 보건의료를 위한 특별조치법'으로 개정됨)에 의하여 통합보건요원사업, 공중보건의사, 보건진료원제도가 실시되었다. 또한 보편적 의료보장정책이 강화되어 1988년 전국민의료보험이 추진되었다. 이에 따라 의료기관에 대한 경제적, 지리적 접근성이 좋아지면서 각종 질병 유병률, 발병률, 사망률의 감소, 기대수명의 증가 등 전반적인 건강지표가 개선됨에 따라 수직적 보건사업－결핵, 한센병, 기생충관리, 모자보건사업 등은 사업 축소, 전환 혹은 의료기관과 협력 등 새로운 모형을 필요로 하였다.

대표적인 수직적 보건사업은 결핵관리사업으로 1953년 대한결핵협회가 중심이 되어 추진되다가 1962년 전국에 보건소가 만들어지면서 보건소와 협회 중심의 국가결핵관리체계가 만들어졌다. 1965년 1차 전국결핵실태조사에 의한 5.1%의 유병률을 기반으로 1967년 결핵예방법이 만들어졌다. 국가결핵관리는 BCG 접종과 결핵홍보, X-ray 검진을 통한 환자발견, 발견된 환자의 보건소 등록관리와 결핵관리요원을 통한 치료사업으로 전국망을 가진 대한결핵협회의 기술적 지원으로 강력한 수직적 보건사업이 진행되었다. 7차례의 전국실태조사 결과 5-9세의 투베르쿨린 반응양성률은 연간 5.3%에서 0.5%로, 10만 명당 연간 도말양성 폐결핵 신환자발생률은 0.94%에서 0.09%로, 흉부 X선 촬영상 활동성 폐결핵환자는 5.1%에서 1.0%로 현저히 낮아졌다. 그럼에도 불구하고 퇴치기준인 100만 명당 연간 도말양성 신환자 발생률 1명은 2070년에 도달할 것으로 여겨졌다.[21] 이러한 성과는 수직적 보건사업의 효과도 있으나 경제성장에 따른 주거위생과 영양상태의 개선, 전국민 의료보험 도입에 성과 따른 의료접근도의 향상 등에 힘입은 바 크다.

2000년 전염병예방법 개정에 따라 결핵의 신고·보고도 변화되었다. 1995년 실태조사결과를 보면 다음의 8차 결핵의 유병률이 1% 미만으로 감소가 확실한 것으로 예측되었고 환자들도 보건소의 무료 국가관리를 이용하지 않고 장비와 시설이 좋은 일반의료기관 특히 종합병원에서 치료받는 형태로 변화됨을 반영[4]하여 전국결핵실태 조사를 신고·보고로 변경하였다. 즉, 2000년부터 의료기관에서 결핵환자를 신고·보고할 수 있도록 전산시스템을 구축하였고, 2004년 결핵의 접촉자 추적관리 등을 위하여 결핵 역학조사가 실시되었다. 그러나 이러한 개선에도 불구하고 환자의 발생 및 치료·관리 보고는 답보상태로 민간의료기관에 대한 결핵협회와 보건소의 역할은 제한적이었다. 이에 민간의료기관 결핵환자의 발견, 환자추구관리, 가족 등 접촉자 관리를 개선하기 위하여 2007년 시범사업을 확대하는 전략을 마련하였다. 즉, G20회의가 한국에서 열리던 2010년 이후, 선진국 진입의 명분으로 '결핵퇴치 2030계획' 관련 예산을 확보하게 되었다. 이에 따라 민간공공결핵협력사업(Private Public Mix, PPM)[5]이 2011년부터 전국적으로 시행되었다.[22] 2011년 세계보건기구(WHO), 미국 질병통제센터(US CDC),

4 2001년 당시 보건소의 결핵신고 환자 비율은 46.2%이었으나 2016년에는 보건소 환자관리 비율은 7.8%로 더 감소하여 대부분의 환자는 민간의료기관에서 관리하고 있다.

5 전국 252개 보건소와 120개 의료기관에 전담 간호사를 배치하여 결핵환자의 집중관리와 신고,보고를 담당하도록 함

국제항결핵 및 폐질환연맹(International Against TB and Lung Disease, IUATLD), 일본결핵예방협회(Japan AntiTB Association, JATA)의 전문가들을 초청하여 '결핵조기퇴치 New 2030 Plan' 수립 – ① 환자 조기발견 강화; 민간의료기관 전염성 결핵환자 접촉자 검진 확대, 노숙인, 외국인 근로자 등 취약계층 및 고위험군 신속검진 확대, ② 모든 환자 완치시까지 사후관리; 민간–공공협력사업으로 결핵관리전문 간호사 민간 병·의원 배치 등 완치까지 집중관리, 입원명령 전염성 환자의 지원, 진료(입원 포함) 비용에 대한 국가 지원, 취약계층 환자 치료 및 관리, ③ 결핵 감염자중 '발병 고위험군' 집중관리, 접촉자 감염 검진 및 감염자 등록관리, 감염자의 잠복결핵감염치료 실시, ④ 대국민 홍보 강화; 감염 위험요인, 발병 예방요령 발생원인 등 심층실태조사를 토대로 결핵예방수칙 홍보, ⑤ 결핵관리조직 강화 및 R&D 확대; 조기퇴치추진단 설치·운영, 차세대 백신 개발, 감염 위험률 조사, 검사법 개선 및 진단기준 개발 등 연구개발하였고 –5년 단위 실행계획을 수립하여 2번째 계획을 추진 중에 있다.[23]

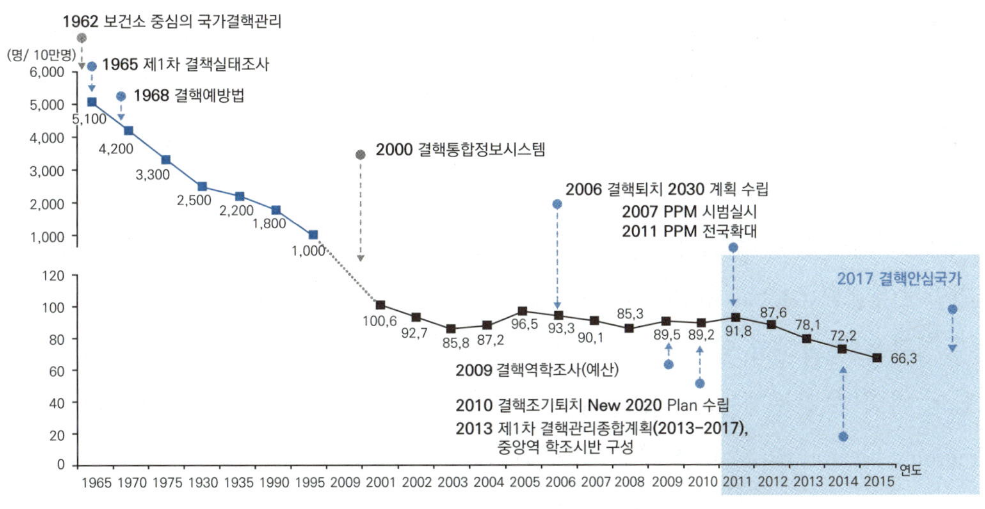

그림 17.7 결핵발생률 감소 추이와 결핵관리 정책의 변화

출처: 고운영, 서울대학교보건대학원 강의자료, 2017 (이종구 변형함)

4. 세계적인 감염병의 대유행과 향후 대응

가 보건안보(Health Security) 개념의 도입

세계 보건을 위협하는 질병은 에볼라, 생물테러, 항생제 내성, 신종인플루엔자 등으로 이들 고위험성 감염병은 발생국가 뿐만 아니라 전 세계적 위기를 불러일으키고 있다. 또한 단순히 보건, 환경의 문제를 넘어서 사회, 경제적 활동에 막대한 직접적인 영향을 미치고 있다. 전 세계적인 기후변화는 신종인플루엔자, 뎅기열, 말라리아 등의 질병 증가 양상 변화 추세를 잘 나타내고 있다. 전 세계적 여행과 교역의 증대로 이들 질환들은 더욱 빠른 속도로 넓은 범위에서 확산이 이루어지고 있다.

감염질환의 치료를 위하여 오랫동안 쓰이던 항생제에 대한 내성균들이 최근 늘어나고 있어 보건안보의 주요한 위험요소이다. 또한 유전자조작기술(gain of fuction)을 이용하여 항생제 내성, 병원성 등을 의도적으로 조절하여 외부로 유출시키게 된다면, 자연 발생보다 더 큰 문제를 야기할 수 있기 때문이다. 이에 따라 세계보건기구(WHO)는 2002년 중국의 SARS 발생, 2003년 조류인플루엔자 바이러스(H5N1)의 인체감염을 계기로 국제보건규칙을 대폭 개편하여 대응하고 있다(International Health Regulation, IHR 2005).

한편 미국은 9.11 생물테러 이후 WHO 중심의 다자외교의 한계를 실감하여 국제보건안보아젠다(Global Health Security Agenda, GHSA)를 구성하여 국가대 국가의 양자적 접근을 강화하고 있다. 즉, 감염질환의 발생예방과 전파차단을 국가의 안보로 인식함에 따라 보건문제는 사이버, 자원, 환경분야의 문제들과 함께 전 세계 신흥안보(Emerging Security)의 주요한 대상이 되었다([그림 17.8]).[24]

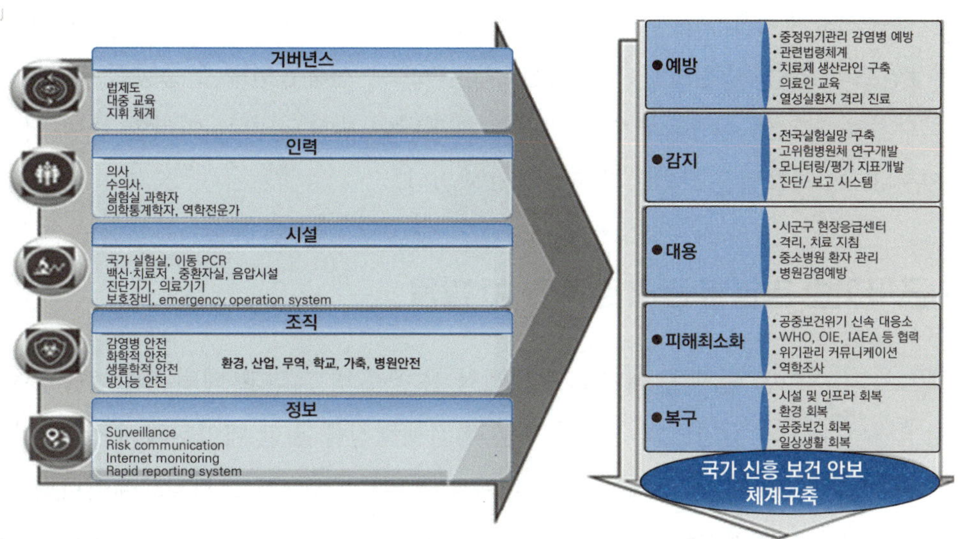

그림 17.8 국가 신흥보건안보 연구개발체계 구축 흐름도

출처: 이종구, 박미정 등 2015

나 2015, 2018년 MERS 유행 이후

2015년 중동에서 유입된 메르스로 야기된 위기상황은 국제화시대에 신종감염병 유입으로 인한 우리나라 의료체계의 문제점을 극명하게 보여준 사례로 평가된다. 2014년 아프리카의 에볼라 유행으로 국제적 보건안보 이슈가 확대되고 있는 시점에 한 명의 MERS 환자가 18개 병원에서 186명의 환자를 감염시키고 38명이 사망하는 사례가 발생하였다. 의료체계가 잘 갖추어진 우리나라에서 메르스가 급속히 전파되는 의외의 상황(superspread event)원인을 파악하고자 국제보건기구(WHO)와 우리나라 정부는 공동조사를 하게 되었다. 치료약제와 백신이 없는 신종감염병의 관리수단인 접촉자 추적 및 격리조치는 인권문제를 야기하였으며 접촉자 1명은 중국에서 발병하여 국제적 논란이 되었다. 정부의 접촉자 추적, 격리, 치료의 적극적 대응(test–trace–isolate–quarantine (TTIQ) strategy)은 효과를 발휘해서 1달 후 유행은 종료되었다. 이후 첫째 신종감염병 국내유입을 차단하고, 유입 시 조기종식이 될 수 있도록 초기 즉각대응체계를 구축하였고, 둘째, 신종감염병 유행 확산 대비 신속진단, 감염병 환자 음압격리

시설, 전문치료체계를 구축하며, 셋째, 병원감염방지를 위해 응급실 선별진료, 병원감염예방인프라 확충, 병원방문 문화개선, 마지막으로 신종감염병에 능동적 대응, 방역의 특수성을 감안한 신종감염병 거버넌스 개편안이 발표되었다. 이러한 준비 덕분에 2018년 MERS 재유입은 1명의 환자로 종료되었다.

다 근거기반 감염병 관리 정책과 AI 활용

메르스의 연이은 발생을 계기로 전세계적 유행 질병 그리고 해외유입 가능성이 높은 감염병의 감시와 감염병의 신속한 대응과 정책결정을 위한 데이터의 수집, 관리, 공유 등에 관심이 높아지고 그 필요성이 대두되고 있다. 그동안 보건의료데이터의 활용은 유전체연구, 약물후보연구, 암치료 등 맞춤형 의학연구 AI를 접목한 질병의 위험도 예측, 진단과 치료, 수술 후 환자모니터링과 교육 등에 적용되고 있으나 감염병 관련 데이터는 상대적으로 공중보건정책 활용을 목적으로 수집·관리되지 못하고 있으며 실제 정책실행에서도 과거 대응 데이터를 체계적으로 분석한 연구는 미흡한 것으로 판단된다.

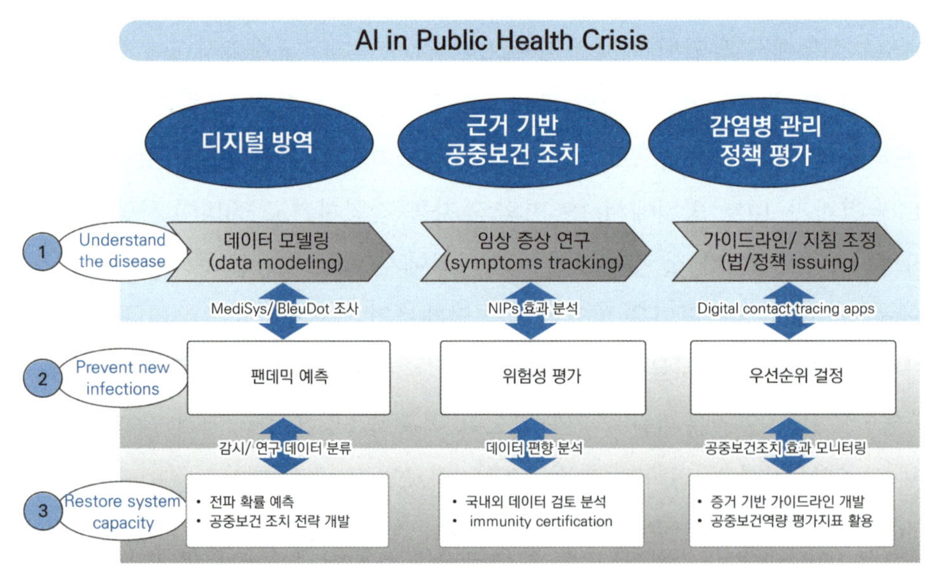

그림17.9 AI를 활용한 감염병 정책 연구의 목표와 내용

출처: 이종구, 박미정, 2020, 미발표자료

그러나 미래 감염병에 대한 불확실성은 더욱 높아지고 있으며 실제 기존의 기준을 적용하여 예측하기 힘들고, 대응계획을 수립하기 어려운 측면이 있다. 감염병의 예방과 관리의 과정에서 수집되는 추적, 검사, 치료 데이터는 대부분 디지털화 되어있고, COVID-19 초기 대응 시 수집된 데이터는 인공지능의 학습데이터로 활용가능성이 높은 상황[25]으로 특히 다기관, 다차원의 데이터세트에서 통계함수를 학습하여 향후 접촉자 추적 및 역학조사, 검체 진단검사 및 이송, 의료적 개입을 위한 우선순위 결정, 모니터링에 활용될 수 있을 것으로 보인다.

5. 맺는 말

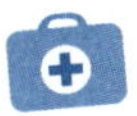

2020년 1월 중국에서 발생한 COVID-19은 전세계로 전파되어 국제보건의 위기를 불러일으키고 있다. 1억 명 이상이 감염되어 200만 명 이상이 사망하고 2020년 6월 현재 3차 유행이 진행되고 있다. 전세계는 백신 개발에 전력을 다하여 2020년 말부터 예방접종을 추진 중이지만 집단면역을 이루어 안전한 사회로 가기에는 쉽지 않아 보인다. 이렇듯 감염병은 한 국가의 문제를 넘어서 전세계의 보건안보적 성격으로 변화되어 있다. 이러한 감염병에 대비한 준비(preparedness), 조기발견(early detection), 예방(prevention), 대응(response)은 분절된 것이 아니고 상호연계되어 있고 연속적인 업무로 과학적 근거기반, 투명성, 신속성이 요구되고 있다. 특히 대응에는 국민의 참여가 필수적이며 관리에 있어서 기본권의 보장과 법에 근거하고 사전예방의 원칙, 위험비례한 최소 침해의 비례규정의 원칙 등 공중보건의 원칙들과 숙의 과정 등 절차적 정당성이 지켜지도록 추진되어야 할 것이다.

참고문헌

1. https://www.cdc.gov/publichealthgateway/publichealthservices/essentialhealthservices.html
2. 기획재정부. 2013 경제발전경험모듈화사업:감염병 조사·감시체계 구축 프로그램, 2014
3. 이종구. 2000년 전염병예방법령의 개정과 향후 추진계획 소아감염, 2000;7(2): 257 – 280
4. 국가법령정보센타. [cited Jun 5, 2020]; Available from:URL:http://www.law.go.kr/main.html, (Korean)
5. Entry vaccination requirement program: Experience from the Republic of Korea. Vaccine Volume 36, Issue 37, 5 September 2018, Pages 5497 – 5499
6. 질병관리본부., 2020 감염병 사업관리 지침. [cited Jun 5, 2020]; Available from: URL:http://www.law.go.kr/main.html, (Korean)
7. 이종구. 2000년 전염병예방법령의 개정과 향후 추진계획 소아감염, 2000;7(2): 257 – 280
8. 질병관리본부. 2020 감염병 사업관리 지침. [cited Jun 5, 2020]; Available from: UR:http://www.law.go.kr/main.html, (Korean)
9. 이종구, 최원석. 우리나라의 백신 정책. 감염과 화학요법 2008;40(2):14 – 23
10. 질병관리본부. 2017년 어린이 국가예방접종지원사업 관리지침, [cited Jun 5, 2020]; Available from: URLhttps://www.kdca.go.kr/board/board.es?mid=a20507020000&bid=0019&tag=&act=view&list_no=138112
11. 이종구. 2000~200 1년 홍역유행 종식을 위한 홍역 캠페인의 성과 및 교훈, 소아감염, 2001; 8(2): 280 – 284
12. Geun – Ryang Baea, Young June Choea, Un Yeong Gob, Yong – Ik Kimc, Jong – Koo Lee. Economic analysis of measles elimination program in the Republic of Korea, 2001: A cost benefit analysis study. Vaccine. 2013; 31: 2661-6
13. J – K Lee, H – W Cho, D – K Oh. Korea Centers for Disease Control and Prevention, South Korea. Western Pacific Regional Office, Manila, Philippines; Vaccines and Biologicals Dept, World Health Organization, Geneva, Switzerland. Global Immunization Div, National Center for Immunization and Respiratory Diseases, CDC. Elimination of Measles —South Korea, 2001-2006. MMWR, April 6, 2007; 56(13): p304 – 6

14. WHO. Elimination of measles in the Republic of Korea, 2001-2006. Weekly epidemiological record. 2007; 82: 117-124

15. Young June Choe, Kwangsuk Park, Eunyoung Park, Insik Kong, Jong－Koo Lee. School entry vaccination requirement program: Experience from the Republic of Korea. Vaccine 2018; 36: 5497-5499

16. 질병관리본부. '서태평양지역 최초로 B형간염 관리 WHO인증 받아' 보도자료, 2008 07,10. [cited Jun 5, 2020]; Available from: URL https://kdca.go.kr/board/board.es?mid=a20501010000&bid=0015&list_no=8821&cg_code=&act=view&nPage=632&newsField=

17. 고려대학교산학협력단. 인플루엔자 예방접종 전략에 따른 비용－효과 분석, 2017, 7쪽

18. 오희철, 기문식, 이종구, 김상순, 박기동, 김호훈, 황창용. 우리나라 1995 , 1996년 콜레라 발생 근원에 대한 연구, 역학회지 1996; 18(2):182－190

19. 인하대학교 산학협력단. 장티푸스 보균자 찾기사업의 효율성 제고방안 수립. 2008; 57－61[cited Jun 5, 2020]; Available from: URL:http://www.kdca.go.kr/board/board.es?mid=a20507020000&bid=0050&act=view&list_no=1310&tag=&nPage=116

20. 지영미. 국내 노로바이러스 김염증의 역학. 소아감염 2007;14(1):17－14

21. 홍영표. 우리나라 결핵의 어제, 오늘, 내일. 결핵 및 호흡기 질환. 1997; 44(1):10－13

22. 조경숙. 우리나라 결핵 실태 및 국가 결핵관리 현황. 보건사회연구 2017;37(4):179 － 212

23. 이연경, 권윤형, 이승철, 손현진, 고운영. 우리나라 결핵관리 정책 변화, 주간 건강과질병.2015;l.8(.28)

24. 과학기술자문위원. 과학기술기반 신흥안보(Emerging Security) 대응, 2015. [cited Jun 5, 2020]; Available from: URL. https://www.pacst.go.kr/jsp/board/boardView.jsp?post_id=324&board_id=5#this

25. OECD. Using artificial intelligence to help combat COVID－19. [cited Jun 5, 202o]; Available from: URL.https://www.oecd.org/content/dam/oecd/en/publications/reports/2020/04/using－artificial－intelligence－to－help－combat－covid－19_852d7f87/ae4c5c21－en.pdf

제18장

과학적 근거기반 백신 개발

이철우

1. 들어가며

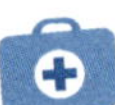

감염병은 역사 속에서 반복적으로 우리의 생명을 위협해 온 가장 치명적인 질병 중 하나로, 인류가 이에 맞서 개발한 가장 효과적인 공중보건 수단 중 하나가 바로 백신이다. 백신은 우리 몸 안에서 특정 병원체에 대한 면역반응을 유도함으로써, 앞으로의 감염을 예방하고 감염이 되더라도 증상을 경감시키는 역할을 한다. 인류는 백신의 효과적인 개발과 대규모 예방접종을 통해 과거 천연두를 완전 박멸하였고, 소아마비, B형간염, 홍역 등으로 인한 사망률을 획기적으로 낮출 수 있었다. 세계보건기구(World Health Organization, WHO)는 예방접종 프로그램의 도입이 전 세계 소아사망률 감소와 기대수명 연장에 가장 크게 기여한 요인 중 하나로 평가한 바 있다.

1796년 영국인 의사 에드워드 제너가 우두바이러스를 이용하여 천연두 예방을 위한 최초의 백신 접종을 실시한 이래 지금까지 30여 종의 치명적인 감염병에 대한 백신이 개발되어 사용되고 있다. 감염병 예방 및 공중보건 향상에 있어서 백신의 중요성에 대해서는 일반적으로도 잘 인식되고 있어 통상 예방접종 프로그램에 대한 참여율이 높게 나오고 있으나, 백신 개발의 과정 및 중요성에 대해서는 상대적으로 관심이 적었다. 그러나, 최근 코로나바이러스감염증(Coronavirus Disease 2019, COVID−19) 팬데믹 이후, 백신의 신속한 개발의 중요성에 대해 전례없이 높은 수준으로 많은 사람들이 관심을 갖게 되었다. 특히 신·변종감염병 유행이 지속적으로 나타나고 있고, 새로운 인수공통감염병(zoonotic diseases)의 사람 – 동물 종간전파(spillover)가 보고되는 등 감염병 환경이 급변하고 있는 상황에서, 기존에 알려진 감염병에 대한 백신 개발 뿐만 아니라 미래에 등장할 가능성이 있는 정체불명의 신종 감염병, 일명 "미지의 감염병(Disease X)"에 대비하여 선제적으로 백신플랫폼을 구축하고 신속대응체계를 확립하는 것이 중요한 공중보건전략으로 자리매김하게 되었다. 이번 장에서는 일반적인 백신개발과정과 과학적 근거에 대해 살펴보고, 나아가 신·변종감염병에 대한 새로운 백신을 신속하면서도 과학적으로 개발할 수 있는 전략들을 살펴보고자 한다.

2. 일반적인 백신개발과정

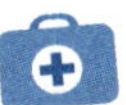

신규 백신이 승인을 받기 위해서는 임상, 제조품질 및 규제기준을 종합적으로 충족해야 한다. 백신후보물질 발굴 이후 백신으로 개발되는 과정에서의 첫 번째 단계는 비임상(non – clinical) 또는 전임상(pre – clinical) 연구로, 동물실험을 통해 백신후보물질의 기본적인 안전성과 면역반응 유도능력을 평가하게 된다. 이 단계에서는 백신이 실제로 항체를 생성하는지, 감염예방효과가 있는지 및 급성 또는 만성 독성반응이 있는지를 확인하게 된다. 비임상 연구단계에서 중요하게 검토되어야 하는 과학적 요소들은 명확한 연구설계와 표준화된 절차 및 적절한 동물모델(animal model)의 선택이다. 백신후보물질이 효과적으로 작용하는지를 평가하기 위해서는 실험에 사용되는 동물이 실제로 병원체에 감염되어 임상적으로 유의미한 증상을 나타낼 수 있는 감수성(susceptibility)을 갖고 있다는 근거가 전임상 실험결과와 함께 마련되어야 한다.

백신후보물질이 전임상 데이터를 바탕으로 기초적인 안전성과 면역원성이 확인되면, 다음으로는 사람을 대상으로 하는 임상단계로 넘어가게 된다. 임상시험(clinical trial)은 일반적으로 1상, 2상, 3상 순서로 단계적으로 수행되는데, 일반적으로 1상에서는 소수의 건강한 성인자원자를 대상으로 안전성을 확인한다. 2상에서는 수백 명의 참가자를 대상으로 면역원성과 안전성을 보다 정밀하게 평가하고, 사람에서의 적정투여용량을 파악하며, 마지막으로 3상에서는 수천 명 이상의 대규모 인원을 대상으로 백신후보물질의 실제 효능(efficacy)을 검증하고, 드물게 나타날 수 있지만 심각할 수 있는 이상반응까지 포괄적으로 평가하게 된다. 앞서 설명한 각 임상단계마다 1–2년 이상 소요되기 때문에, 백신후보물질을 발굴하여 제품화하기까지는 일반적으로 5–10년 이상 소요된다. 다만, 팬데믹(pandemic)과 같은 긴급상황에서는 중간분석결과를 바탕으로 다음 임상단계로 넘어가기도 하며, 일부 3상 중간 결과만으로도 긴급사용승인(emergency use authorization)이 내려지기도 한다.

임상 차원의 근거만큼 중요한 평가요소는 바로 백신의 생산과정에서 제조 및 품질관리 기준을 충족하는 것이다. 제조과정에 있어서 일관되게 고품질의 백신을 생산할 수 있어야 하며, 이 과정은 제조 및 품질관리 기준(Good Manufacturing Practice, GMP)을 반드시 준수해야 한다. 백신의 유통기한, 보관조건, 안정성 등에 대한 자료도 필수적으로 갖춰져야 백신후보물질의 승인을 위한 기본적인 과학적 근거가 마련된 것으로 평가받을 수 있다. 이 모든 자료는 국가별 보건당국의 엄격한 심사를 거치게 되는데, 미국의 식품의약국(Food and Drug Administration, FDA), 유럽 의약품청(European Medicine Agency, EMA), 한국의 식품의약품안전처(Ministry of Food and Drug Safety, MFDS)와 같은 규제기관은 제출된 과학적 데이터를 바탕으로 백신의 안전성과 유효성을 종합적으로 평가한다. 동 규제기관은 위험–편익 분석(Risk–Benefit Analysis)을 토대로 해당 백신후보물질이 일반적으로 허용가능한 수준의 위험을 감수할 수 있을 만큼 충분한 편익(효과)을 주는지 공중보건학적 가치를 평가하게 되는 것이다. 만약 대규모 감염병 유행으로 인해 한시가 급한 상황이라면, 규제기관이 긴급사용승인, 조건부승인 등의 제도를 통해 유연하게 평가제도를 운영함으로써 신속히 대응하는 것이 중요하다.

신규 백신이 위의 과정을 거쳐 효능과 안전성이 입증되어 규제당국의 허가를 받고 시판되었다 하더라도 과학적 근거 수집은 계속되어야 한다. 엄격한 검증과정을 거쳤다 하더라도, 임상시험에 있어서 참여자 수, 참여대상에 있어서 다양성, 측정지표, 비교방식 등 한계점이 있을 수밖에 없는 만큼, 시판된 이후에도 실제 환경에서 나타나는 과학적 근거를 지속 수집하면서 드물게 나타날 수 있는 부작용을 감시하고, 장기적인 효과를 평가하며, 변이대응력을 확인하는 등 보다 현실적이고 정밀한 방식으로 안전성·효과성을 검증해야 한다. 일반적으로 시판 후 감시(4상 임상) 단계에서는 실제 접종

상황에서의 장기적인 효과와 안전성을 평가하게 되며, 이상반응보고체계 확립을 통해 임상시험에서 나타나지 않은 예기치 못한 이상사례를 조기에 발견하고 대응할 수 있도록 한다. 이러한 감시자료는 백신접종권고를 조정하거나, 경우에 따라 사용 중단을 결정하는데 중요한 과학적 근거로 사용된다.

3. 백신 개발에 필요한 과학적 근거의 종류

면역원성(immunogenicity) 평가는 백신이 체내에서 면역반응을 유도할 수 있는지를 확인하는 과정으로, 백신이 실제로 질병에 대한 방어력을 제공할 수 있는지 판단하는데 있어서 필수적인 과학적 근거이기 때문에 전임상에서부터 임상까지 백신 개발의 모든 단계에서 수행된다. 면역원성 평가는 일반적으로 체액성 면역반응(예: 항체 농도 또는 역가)과 세포매개성 면역반응(예, 감작 T－세포 비율)으로 구분된다. 체액성 면역반응은 면역원성 평가에서 가장 많이 사용되는 지표로, 백신접종 전후로 항체(antibody) 수치를 측정하고 비교하여 증가한 정도가 특정 수준 이상에 도달한 시험대상자(예: 접종 후 4배 이상 증가)의 전체 수 대비 비율을 혈청전환율(seroconversion rate)로 나타내는 것이 일반적이다. 검출된 항체의 방어효과를 정확히 평가하기 위해서는 단순히 특정 항원과 결합할 수 있는 정도를 측정하는 결합항체(binding antibody)값뿐만 아니라 야생형 바이러스(wild－type virus) 또는 슈도바이러스(pseudo－virus)를 이용하여 항체가 얼마나 병원체를 직접적으로 중화(neutralization)하는지 측면에서 항체의 기능을 평가하는 지표도 중요하다. 세포매개성 면역반응은 흔히 시험대상자들의 혈액에서 감작된 T 세포의 존재를 검출하고 정량화함으로써 평가할 수 있는데, 이를 통해 해당 백신이 면역기억을 유발한다는 과학적 근거를 제공할 수 있고, 특히 교차감작을 확인하는데 도움이 될 수 있다.

면역원성이 백신에 유도된 면역반응의 정도와 기능을 평가한다면, 백신의 예방효과를 가장 잘 나타내는 임상적 근거는 유효성(efficacy)이다. 유효성은 백신이 질병을 예방하는데 얼마나 효과적인지를 나타내는 지표로, 일반적으로 임상시험에서 백신을 접종받은 사람들과 접종받지 않은 사람들 간의 질병발생률을 비교하여 산출하게 된다. 즉, 유효성은 백신이 이상적인 조건(예: 임상시험 환경)에서 감염, 증상, 중증화 또는 사망 등을 얼마나 줄일 수 있는지를 나타내는 수치로, 이는 백신의 실질적인 보호능력을 판단하는 핵심기준 중 하나이다. 따라서 백신의 유효성을 평가하기 위한 임상시험 설계에 있어서 비뚤림을 최소화하는 연구형태인 양측눈가림(double-blind), 무작위배정(randomization), 위약(placebo) 대조와 같은 연구방법들을 적용하는 것이 바람직하며, 이때 1차 유효성 평가변수는 백신 또는 위약 접종 후 실험실적으로 확진된 해당 질병의 발생률로 정의되는 것이 일반적이다. 유효성 평가는 확증적 근거를 생성하는 3상 임상시험에서 이루어지며, 유효성 평가의 검정력을 높이기 위해서는 사전에 질병발생률이 높은 지역을 선택하는 것이 중요하다.

다만, 백신개발과정에서 유효성 평가가 항상 가능하거나 필요한 것은 아니다. 만약 확증된 면역학적 방어지표(immune correlate of protection, ICP)가 수립된 감염병이라면(예: B형간염, 디프테리아, 홍역 등), 해당 백신이 감염병 예방에 필요한 면역학적 방어지표 이상으로 면역반응을 유도하는지를 측정하여 유효성 평가를 대체하게 된다. 즉, ICP가 이미 수립된 감염병의 경우 백신임상개발과정이 그렇지 않은 감염병에 비해 상당히 간소하게 수행될 수 있다. 또 다른 경우로 이미 동일한 감염병 예방에 효과적인 백신이 허가를 받아 사용 중에 있다면 임상시험에서 위약군을 두는 것은 비윤리적이며, 유효성 평가 역시 불가능하게 된다. 이런 경우 규제당국과의 협의를 통해 기존 백신과의 비열등성(non-inferiority)평가를 실시함으로써, 새로운 백신이 기존 백신보다 면역원성 지표가 통계적으로 열등하지 않음을 입증하게 된다. 만약 대상으로 하는 감염병이 매우 드물게 발생하거나, 자연발생률이 낮고 예측이 어려워서 수천 명의 사람을 대상으로 감염예방효과를 직접 평가하기 어려운 경우 동물실험 결과만을 근거로 평가하는 특별규제경로인 동물규칙(Animal Rule)이나 미충족 수요를 해결하기 위해 도입된 가속승인제도(Accelerated Approval Program)와 같은 규제당국의 유연한 평가기준을 활용하여 과학적 근거를 입증하게 된다.

안전성은 백신 개발에 있어 가장 중요한 평가항목으로, 백신 개발의 모든 단계에서 수집하고 평가하게 된다. 백신의 경우 치료제와 다르게 건강한 사람을 대상으로 사용되기 때문에 치료제보다 상대적으로 까다로운 기준으로 평가된다. 초기 임상시험과 같이 연구목적이 안전성 평가일 경우에는 1차 평가변수를 일반적으로 특정 안전성 평가변수(예: 특정 이상사례 발생률 또는 접종 후 발생한 이상사례)의 발생률로 정하게 된다. 매 접종 직후(예: 20－60분간)에 백신을 접종받은 대상자들의 즉각적인 접종부위 및 전신 반응을 관찰하고, 그 이후 예측되는 징후 및 증상들에 대해서는 통상 접종 후 최소 4－7일간 대상자 일지를 작성하여 다음 방문 시 수집한다. 예측되지 않는 이상사례는 일반적으로 투여 후 약 3－4주간 수집하며, 특별 관심대상 이상사례 및 중대한 이상사례의 경우 6개월에서 1년까지 수집하는 것이 권장된다. 임상시험에서 수집되는 모든 이상사례에 대해서는 임상시험자가 생물학적 관련성 및 개연성, 접종과 이상사례 발생 시기, 동반질환 및 병용약물, 이상반응과 투여용량 간 용량－반응관계 등을 종합적으로 고려하여 접종과의 관련성을 평가해야 한다. 모든 임상시험 단계를 통해 수천 건 이상의 안전성 자료를 바탕으로 시판승인을 받았다 하더라도, 앞서 언급된 임상시험의 한계를 감안하여 시판 이후에도 부작용을 지속적으로 감시하는 안전성 평가가 지속되어야 한다.

4. 신·변종감염병에 대한 백신개발전략

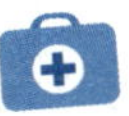

대규모 감염병 유행을 겪으면서 인류가 팬데믹 대비를 위해 수립한 백신개발전략 중 하나가 바이러스 패밀리 접근법(Virus Family Approach)이다. 인간을 감염시킬 수 있는 바이러스 과(family)가 26개 정도 있는 것으로 알려져 있으며, 하위분류단위로 내려가면 200여종 이상의 바이러스가 있다. 바이러스 패밀리 접근법은 향후 팬데믹을 유발할 수 있는 바이러스의 종류를 미리 특정한 뒤, 이들이 속한 바이러스 계통(패밀리 또는 속, family/genus) 단위로 백신을 개발하여 다양한 변종바이러스에 신속하게 대응할 수 있도록 준비하는 방식을 의미한다. 이 접근법은 서로 다른 바이러스들이더라도 유사한 구조적 특징이 존재하며, 특정 바이러스 군(family)은 진화하는 과정에서 특정 유전자 또는 단백질 구조를 보존하기 때문에 공통적인 항원부위를 공유하는 경향이 있다는 점에서 착안한 것이다. 따라서 바이러스 패밀리 접근법은 인류에게 가장 위협이 되는 바이러스 패밀리를 우선적으로 정하고, 각 바이러스 패밀리 안에서 대표적인 병원체를 미리 선정하여 백신을 먼저 개발함으로써, 면역반응유도메커니즘이나 교차보호

(cross – protection) 가능성을 확인한다.

다양한 바이러스 패밀리에 대하여 백신 라이브러리(vaccine library)를 미리 구축해 놓으면, 이후, 새로운 바이러스가 출현하더라도 기존에 개발된 백신플랫폼과 기초데이터(예: 동물시험, 면역반응 프로파일)를 바탕으로 빠르게 백신을 개발·개량·생산할 수 있다. 즉, 바이러스 패밀리 접근법은 새로운 감염병이 나타나기 전에 사전백신후보군을 미리 구축하고, 임상시험 설계와 허가자료까지도 일부 준비해두는 사전대비전략으로, 세계보건기구(WHO), 감염병혁신연합(Coalition for Epidemic Preparedness Innovations, CEPI) 등에서도 차세대 팬데믹 대응전략의 핵심축으로 활용되고 있다. 다시 말하면, 우리가 현재 아는 지식을 바탕으로 감염병 대유행을 일으킬 수 있는 바이러스에 대해 미리 과학적 근거를 수집하고 평가하는 것이 미지의 감염병 (Disease X)에 대한 가장 효율적인 대비인 것이다.

바이러스 패밀리 접근법과 함께 감염병 대비 백신개발전략으로 주목받고 있는 것이 바로 플랫폼 접근(platform approach)이다. 이는 생명공학의 발전으로 인해 가능해진 최첨단 유전자기술을 활용하여 다양한 바이러스나 병원체에 공통으로 적용할 수 있는 표준화된 백신기술기반(플랫폼)을 미리 개발·확보해 두고, 새로운 병원체가 출현했을 때 해당 항원만 빠르게 교체하여 신속하게 백신을 설계·생산·승인할 수 있도록 하는 전략이다. 이 방식은 전통적인 백신 개발처럼 병원체마다 백신을 새롭게 처음부터 개발하는 것이 아니라, 이미 안전성과 효능이 검증된 플랫폼(예: mRNA, 바이러스 벡터) 위에 새 바이러스의 유전정보를 활용하여 빠르게 백신을 만들 수 있다는 점이 핵심이다. 예를 들면, 기존의 코로나19 mRNA백신의 mRNA 플랫폼을 활용하여 새로운 코로나바이러스 변종이 나타나면 스파이크 단백질의 염기서열만 바꿔 새로운 변종에 효과적인 백신으로 개량하거나 mRNA 플랫폼에 다른 병원체 항원유전정보를 넣어 그 병원체에 효과적인 백신으로 개발하는 방법이 있다. 글로벌 병원체 감시 및 유전체분석시스템이 신속하게 작동하고 정보공유체계를 통해 빠르게 유행 병원체의 유전정보가 공유된다면 수 시간 이내에 새로운 백신디자인도 가능해졌다. 플랫폼 접근은 백신의 초기 개발, 비임상시험, 제조공정, 품질관리, 심지어 허가자료까지 일부 공통적으로 적용할 수 있어, 신속한 백신생산 및 임상진입이라는 팬데믹 대비 목표를 달성하는데 매우 유리하다. 또한, 하나의 플랫폼을 반복적으로 사용함으로써 생산시설과 공급망, 규제 노하우를 효율적으로 축적할 수 있다는 점에서도 전략적으로 중요한 접근법이다.

앞으로는 플랫폼 기술 확대와 함께 점차 인공지능(artificial intelligence, AI)이 팬데믹 대비 백신개발의 전 과정에서 속도와 효율을 높이는 핵심도구로 활용될 전망이다. 병원체 유전체 분석과 항원 예측에서 AI는 수많은 바이러스 염기서열데이터를 비교·분석해, 면역반응을 유도할 수 있는 가장 적합한 항원부위를 빠르게 예측할 수 있으며, 이를 통해 백신설계시간을 단축하고, 교차면역 가능성이 높은 항원을 우선적으로 선정할 수 있게 한다. 이 외에도 임상시험 대상자 선정, 임상시험설계 최적화, 중간분석 등을 AI가 도와 효율성과 정확성을 높일 수 있으며, AI 기반 공정제어와 품질예측모델을 통해 백신 생산의 일관성과 품질을 향상시킬 수 있을 것으로 기대된다. 이에 따라, 가까운 미래에는 AI가 백신후보 발굴부터 설계, 임상시험, 생산 및 품질관리까지 전 과정에서 혁신적인 역할을 수행하여 백신 개발의 속도와 성공률을 높이고, 미래 신종감염병 대응력을 크게 강화할 것이다.

5. 맺는 말

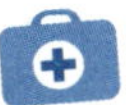

백신 개발에서 과학적 근거는 백신이 안전하고 효과적이며 품질이 우수하다는 것을 객관적으로 입증하는데 필수적이다. 과학적 근거는 비임상시험, 임상시험, 품질자료, 면역반응 분석, 유효성 및 부작용 평가 등 다양한 과정을 통해 축적되며, 이를 바탕으로 규제기관은 백신의 사용에 따른 이익이 위험을 초과하는지 판단하게 된다. 특정 팬데믹 상황에서는 해당 공중보건위기라는 특수성을 고려하여 유연한 규제평가를 수행하고 있지만, 과학적 근거에 따른 평가라는 원칙은 동일하게 적용된다. 충분한 과학적 근거를 토대로 평가해야만, 백신에 대한 신뢰와 수용성이 높아지고, 신속하면서도 안전한 승인과 접종이 가능해져 공중보건위기 대응에 결정적인 역할을 할 수 있기 때문이다.

참고문헌

1. 식품의약품안전처. 백신 임상평가 가이드라인. [cited Jun 28, 2025]; Available from: https://www.nifds.go.kr/brd/m_15/view.do?seq=11115 (Korean)
2. 식품의약품안전처. 백신 임상시험 이상반응 중증도 평가 가이드라인. [cited Jun 28, 2025]; Available from: https://www.nifds.go.kr/brd/m_15/view.do?seq=9668 (Korean)
3. Anderson LN, Hoyt CT, Zucker JD, McNaughton AD, Teuton JR, Karis K, et al. Computational tools and data integration to accelerate vaccine development: challenges, opportunities, and future directions. Front Immunol 2025;16:1502484. doi: 10.3389/fimmu.2025.1502484.
4. Cassetti MC, Pierson TC, Patterson LJ, Bok K, DeRocco AJ, Deschamps AM, et al. Prototype Pathogen Approach for Vaccine and Monoclonal Antibody Development: A Critical Component of the NIAID Plan for Pandemic Preparedness. J Infect Dis 2022;227(12):1433-41. doi: 10.1093/infdis/jiac296.
5. Ghattas M, Dwivedi G, Lavertu M, Alameh MG. Vaccine Technologies and Platforms for Infectious Diseases: Current Progress, Challenges, and Opportunities. Vaccines (Basel) 2021;9(12):1490. doi: 10.3390/vaccines9121490.
6. Saville M, Cramer JP, Downham M, Hacker A, Lurie N, Van der Veken L, et al. Delivering Pandemic Vaccines in 100 Days – What Will It Take?. N Engl J Med 2022;387(2):e3. doi: 10.1056/NEJMp2202669.
7. Shattock AJ, Johnson HC, Sim SY, Carter A, Lambach P, Hutubessy RC, et al. Contribution of vaccination to improved survival and health: modelling 50 years of the Expanded Programme on Immunization. Lancet 2024;403(10441):2307-16. doi: 10.1016/S0140-6736(24)00850-X.
8. US Centers for Disease Control and Prevention. How Vaccines are Developed and Approved for Use. [cited Jun 28, 2025]; Available from: https://www.cdc.gov/vaccines/basics/how-developed-approved.html
9. World Health Organization. Pathogens prioritization: a scientific framework for epidemic and pandemic research preparedness. [cited Jun 28, 2025]; Available from: https://www.who.int/publications/m/item/pathogens-prioritization-a-scientific-framework-for-epidemic-and-pandemic-research-preparedness

제19장

근거기반 보건교육

장창곡

1. 근거기반 보건교육의 개념

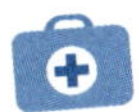

근거기반(Evidence-based)이라는 용어는 진료현장에서 근거가 없는 의료행위로 피해를 입는 환자가 많다는 문제가 제기되면서 과학적 근거를 바탕으로 환자를 진료하도록 의학교육을 개편해야 한다는 '근거기반의학(Evidence-based medicine)' 운동에서 유래되었다(허대석, 2018). 이러한 실천적 방법론은 복지, 사회, 심리, 정신, 인문 등으로 확산되었고 교육분야에서는 투명한 공공의 책임성과 효율성을 최대화하려는 시도가 점점 더 강조되면서 교육도 증거에 기반을 두고 실행해야 한다는 생각에서 증거기반실천(Evidence-based practice) 또는 증거기반교육(Evidence-based education)이라는 용어가 대두되었다(박보람, 2020).

윤광석 등(2011)은 증거기반교육을 엄격하고 체계적인 과학적 연구를 통해 밝혀진 교육정책 및 프로그램의 효과성 즉, 타당하고 신뢰할 만한 최상의 증거들을 교육적 개입을 위한 의사결정에 사용함으로써 교육의 질적 향상을 도모하는 것이라고 하였다. 박보람(2020)은 증거기반교육은 기존의 교육이 과학적으로 검증되지 않은 일회성 자료나 전통적 관습과 속설, 개인의 단편적 경험 등에 의존하는 '의견기반실천(Opinion-based practice)'에 대한 반성으로 시작되었으며, 교사들이 교육연구에서 발견된 명시적이고 공식적인 방법과 절차에 따라 교육을 실천할 수 있도록 교육의 증거를 설명하는 작업이며 '교육적 개입', '교육적 개입의 효과성', '가용한 최상의 증거확보', '의사결정 상황에서의 증거사용'을 기반으로 하는 것을 의미한다고 하였다.

교육과정의 하나로서 보건교육은 '건강에 관여하는 지식, 태도 및 행위에 영향을 미칠 목적으로 학습경험을 베풀어주는 과정'(Robert S Gold and Kathleen R Miner, 2001)으로 정의되며, 이를 통해 얻는 최종 목표는 건강을 위한 행동역량의 강화와 행동의 변화이다.

근거기반 보건교육(Evidence−based health education)은 행동역량의 강화와 행동의 변화를 목표로 하는 보건교육정책과 보건교육프로그램의 효과성에 대한 타당하고 신뢰할 만한 증거들을 체계적으로 마련하여 이와 같은 목표를 달성할 수 있도록 보건교육의 과학화를 모색하는 것이며, 근거기반의학처럼 보건교육문제에 대한 만병통치약은 아니지만 교육정책과 실천을 유도하기 위한 일련의 원칙과 실행을 의미한다(Davis, 1999).

즉, 보건교육의 일환으로 금연교육을 실시한 이후 교육의 효과에 대한 평가는 두 가지로 접근할 수 있다. 첫째는 흡연이 건강에 미치는 위해와 금연이 가져오는 이익의 지식에 대한 평가이고, 둘째는 흡연에 대한 태도와 흡연행동의 변화에 대한 평가이다. 즉, 교육의 목적은 지식의 전달과 지식을 기반으로 한 올바른 의사결정과 행동의 변화에 있지만 학교에서 이루어지는 교육의 효과에 대한 대부분의 평가는 지식의 측정에 국한되어 왔다. 하지만 교육 중에서도 보건교육의 목표는 건강한 의사결정과 보건행태로의 변화이기 때문에 보건교육의 효과평가는 개인의 건강행동 역량과 건강행동의 실천과 같은 행동의 변화이다.

2. 보건교육의 두 가지 패러다임

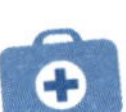

근거기반 보건교육을 논하기 전에 보건교육에 적용되고 있는 두 가지 접근법에 대하여 살펴보고자 한다. 덴마크의 건강증진학교 네트워크연구에서 학교의 보건교육에 두 가지 접근법이 있음을 확인하고 이를 '도덕적 보건교육(Moralistic health education)'과 '민주적 보건교육(Democratic health education)'으로 분류하고, 보건교육의 두 가지

패러다임을 다음과 같이 건강의 개념, 교육적 접근, 장의 접근 및 평가의 네 가지 측면에서 비교하였다(Jensen, 1995; Jensen, 1997).

첫째, 도덕적 보건교육의 특징은 1) 건강의 개념: 건강이란 질병의 없음, 건강문제의 원인은 순전히 개인의 생활습관과 보건행태의 잘못이며, 건강과 건강한 삶의 정의를 건강전문가에게 위임하는 폐쇄적인 개념이다. 2) 교육적 접근: 건강전문가는 무엇이 건강에 좋은 지를 알기 때문에 학생들의 보건행태를 변화시키기 위하여 모든 수단을 동원하며, 건강의 개념과 건강한 삶이 무엇인가에 대해 학생 스스로 생각하고 결정할 여지를 주지 않기 때문에 전체주의적 접근이 될 수 있다. 3) 장의 접근: 흡연, 음주, 영양관리 등에서 교사는 본보기가 되어야 하며, 학교 내에서 금연과 금연구역을 설정하고, 지역사회의 의사가 학교에 와서 진료한다. 4) 평가: 학생의 행위변화를 측정한다.

둘째, 민주적 보건교육의 특징은 1) 건강의 개념: 건강은 질병이 없을 뿐 아니라 안녕(Well-being)의 개념이며, 건강의 원인은 생활습관을 포함하여 삶의 조건과 관련이 있다는 개념이다. 2) 교육적 접근: 학생의 행동역량(Action competence)을 목표로 하며, 학생 스스로 참여하여 민주적으로 의사결정을 하는 것을 의미한다. 3) 장의 접근: 교사는 학생의 건강문제를 경청하고, 이를 해결하기 위해 협조하는 열린 자세를 가지며, 학교와 학생을 지역사회의 사회적 자원이자 핵심인력으로 본다. 4) 평가: 생각과 비전 및 실행 등에 대한 학생의 역량을 측정한다.

도덕적 보건교육의 특징을 살펴보면 '의견기반 실천교육'의 핵심인 정치적 이데올로기, 관습적 지혜, 전승되어 온 교육관, 낙관적 사고를 기반으로 하고 있으며, 이러한 교육을 이끌고 온 힘은 이성보다는 희망, 검증된 효과보다는 정서적 기대, 증거보다는 직관이라는 것을 알 수 있다. 이와 같이 의견기반 실천교육의 특징을 담고 있는 도덕적 보건교육은 지식의 주입 즉, 단순히 정보를 전달하는 방식이기 때문에 바람직한 보건행태로 변화시키지 못하는 비효과적인 방법인 것으로 증명되었다(Jensen, 1997).

반면 도덕적 보건교육의 대안으로 발달된 민주적 보건교육은 총체적 건강개념(Holistic health concept), 행동 지향 및 학생들의 적극적 참여와 같은 핵심개념과 원리에 근거를 두고 있으며(Jensen, Hedegaard, 1997), 도덕적 보건교육의 약점으로 지적된 교육의 기술적 활동과 실천적 활동을 아우르고 있음을 알 수 있다. 이는 보건교육이 단순히 지식의 전달에 국한된 것이 아니라 학생들의 적극적인 참여와 체험을 통해 건강문제에 대해 스스로 해결할 수 있는 행동역량을 증가시키는 것을 의미한다.

학교현장에서 민주적 보건교육과 가장 근접한 것이 건강증진학교(Health promoting school)이다. 건강증진학교는 학교를 배우고, 생활하고, 일하는 건강한 환경이 되도록 조성하고, 건강교육과 프로그램의 실현에 학교구성원이 참여하도록 하여 건강에 대한 행동역량 강화를 목표로 하는 학교를 의미하며, 따라서 건강증진학교의 운영방식은 민주적 보건교육의 접근방법이 그대로 반영되어 있다.

세계보건기구에서는 학교를 통해 학생, 교직원, 가족 및 지역사회구성원의 건강을 증진시키도록 하기 위하여 1995년 지방 수준에서부터 글로벌 수준까지 건강증진과 보건교육을 강화하고 촉진하는 것을 목적으로 하는 '글로벌 학교보건 이니셔티브(Global school health initiative)'를 출범하고 건강증진학교의 보급을 위해 노력하였다.

하지만 민주적 보건교육을 통해 학생들의 행동역량이 얼마나 증진되고 건강한 보건행태로 전환되었는 지에 대한 증거는 충분하지 않다. 왜냐하면 보건교육 연구는 자연과학과 달리 사람과 사회를 대상으로 행동변화를 목표로 하는 연구이기에 자연과학이나 의학연구와 같이 중재의 결과가 바로 나타나지 않는다. 또한 보건교육은 임상연구와 같이 문화적·맥락적 차이를 반영한 재현연구를 찾아볼 수 없기 때문에 누적적이고 실천적으로 기여하는 연구를 기대하기에는 무리가 있다. 이와 같이 교육현장은 다양한 특성을 가진 학생들과의 상호작용을 기본전제로 하는 역동적인 공간이므로 단순한 상황을 가정하는 실험연구나 관찰데이터연구를 통해 도출한 결과를 그대로 적용하기는 어렵기 때문이다.

그렇지만 보건교육분야에서 근거를 쌓기 위해서는 의학연구에서 개발된 다양한 방법 중 외적타당도가 높은 연구설계를 보건교육 연구에 활용할 수 있다.

3. 보건교육에서 근거의 생성

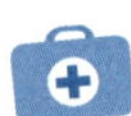

근거기반이라는 용어가 의학에서 나온 만큼 의학연구에서는 근거 생성을 위해 효과적이고 과학적인 방법이 많이 개발되었으며 보건교육에서는 이들 방법들을 도입하여 근거를 생성하는데 활용할 수 있다.

의학연구에서 근거를 생성하는 방법은 실험연구로 인과관계 규명에 있어 타당도가 가장 높은 무작위배정비교임상시험(Randomized controlled clinical trial)을 비롯하여 교차임상시험, 단일군 임상시험 등이 있다. 관찰연구로는 대규모 인구를 대상으로 위험요인에 노출된 집단과 노출되지 않은 집단을 장기간 관찰하여 위험요인과 결과발생 사이의 인과관계를 과학적으로 규명하는 코호트연구(Cohort study)를 비롯하여 환자－대조군연구(Case－control study), 단면연구(Cross－sectional study) 및 생태학적 연구(Ecological study)가 있으며, 이들 연구의 단점을 보완한 환자－교차연구(Case－crossover study)나 자신－대조환자군연구(Self－controlled case ceries study)들이 있다(이중엽, 박병주, 2018).

보건교육의 연구에서는 의학연구에 적용되는 유사실험연구(Quasi－experimental study)와 다양한 통계기법을 적용하여 여러 가지 요인들을 동시에 고려하여 연구하는 것이 가능해졌으며, 보건교육을 통한 우리나라의 연구사례의 예를 들면 다음과 같다.

2009년부터 2019년까지 11년 동안 교육부 주도로 전국의 초등학교, 중학교 및 고등학교 총 540개 학교에 대해 시범학교, 연구학교, 모델학교, 거점학교 등 다양한 형태의 건강증진학교 사업을 시행하였으며, 건강증진학교의 보건교육 및 건강증진사업의 효과를 평가하기 위하여 초등학교 5, 6학년, 중학교와 고등학교 1학년 각 1개 학급 학생과 학부모 및 교직원을 대상으로 설문조사를 실시하였다. 2015년부터 2017년까지 운영된 건강증진학교 169개교 1,719명과 대조군으로 일반학교 67개교 1,328명의 응답을 분석한 결과를 요약하면 다음과 같다.

첫째, 학생들은 일주일간 아침식사율, 패스트푸드 섭취율, 채소섭취율, 칫솔질실천율, 손씻기실천율, 3일 이상 고강도 신체활동실천율, 주관적 행복인지율, 주관적 스트레스인지율, 자동차 안전벨트착용율, 보호구 착용에 대한 생각, 음주에 대한 생각, 어른이 되었을 때 흡연의도 등에서 대조군 학교 학생에 비해 통계적으로 유의하게 개선되었다고 답하였다.

둘째, 교직원은 점심식사 후 칫솔질실천율, 3일 이상 신체활동실천율, 평소 걷기실천율, 안전 연수교육이수율에서 대조군 학교 교사에 비해 통계적으로 유의하게 개선되었다고 응답하였다.

셋째, 학부모는 자녀의 학업태도, 자녀의 왕따와 폭력같은 또래 관계, 자녀와 교사와의 관계, 학교장의 학생건강에 대한 관심과 애정, 교사의 학생건강에 대한 관심과 애정, 학교전체의 민주적 분위기, 학부모와 교사와의 관계, 학부모의 학교행사에에 대한 참여도, 자녀의 학교생활에 대한 전반적인 만족도, 학교가 제공하는 건강정보에 대한 만족도에서 대조군 학교 학부모에 비해 통계적으로 유의하게 개선되었다고 답하였다(장창곡 등, 2020).

4. 보건교육에서 근거의 활용

보건교육에 대한 다양한 연구결과들이 쌓이게 되면 체계적 문헌고찰(Systematic review)을 이용하여 종합적인 결과를 도출하여 효과적인 보건교육에 활용할 수 있다. 체계적 문헌고찰은 1990년대 초반부터 근거기반의사결정 및 근거기반의학의 개념이 활성화되면서 사전에 정해진 기준에 합당한 연구결과들을 모아 평가·분석하여 종합적 결론에 이르는 방법을 의미한다(박동아, 2018).

보건교육의 경우 체계적 문헌고찰을 통해 도출된 결과를 다음과 같이 활용할 수 있다.

첫째는 의학에서의 임상진료지침과 같이 건강의 주제별 및 교육대상별로 효과적인 보건교육지침서(가이드라인)의 작성에 활용할 수 있다. 근거에 기반한 보건교육지침서는 효과가 입증된 보건교육방법의 활용도를 높이고, 보건교육의 일관성을 유지하며, 보건교육의 효율성을 증대시켜주기 때문이다.

둘째는 보건교육지침서를 평가하는 도구의 개발에 활용할 수 있다. 보건교육지침서의 질은 작성과정에 생길 수 있는 연구자의 편견에 대한 통제여부, 지침서의 내적·외적타당도의 확보, 주제 및 대상에 따른 보건교육에 활용가능성 정도를 의미한다. 평가도구는 보건교육지침서 개발에 사용된 방법에 대한 판단, 권고의 내용, 수용과 관련된 요인 등을 통해 지침을 평가한다.

참고문헌

1 박동아 (2018). 체계적문헌고찰. 박병주(편), 근거기반 보건의료(초판, pp 173−174). 서울: 박영사.

2. 박보람(2020). 증거기반 도덕교육에 대한 고찰. 윤리교육 연구. 55, 223−248.

3. 윤광석·정혜경·김양분(2011). 교육정책 및 프로그램의 효과성에 관한 증거 기반 수립 모형: 미국의 사례를 중심으로, POSITION PAPER, 한국교육개발원, 제8권 제20호 1.

4. 이중엽, 박병주 (2018). 근거 생성을 위한 임상연구설계. 박병주(편), 근거기반 보건의료(초판, pp 47−73). 서울: 박영사.

5. 장창곡, 정혜선, 박현주, 박윤주, 옥해안, 조호제, 백성숙 외(2020). 건강증진학교 10년+2009−2019 성장이야기. 한국교육환경보호원. 80−109.

6. 허대석 (2018). 근거기반 보건의료의 배경, 박병주(편), 근거기반 보건의료(초판, pp 3−22). 서울: 박영사.

7. Davies, P (1999), What is evidence-based education? British journal of educational studies, 47(2), 117−118.

8. Jensen, BB (1997). A case of two paradigms within health education. Health Education Research, Theory & Practice, 12(4), 419−428.

9. Jensen, BB and Hedegaard, K (eds.) (1997). The Danish Network of Health promoting Schools−selected Themes. Research Center for Environmental and Health Education, The Royal Danish School of Educational Studies, Copenhagen.

10. Robert S Gold and Kathleen R Miner (2001). Report of the 2000 Joint Committee on Health Education and Promotion Terminology. Journal of School Health, 72(1), 3−7.

제20장

근거기반 보건의료 실행기관

이영성

1. 들어가며

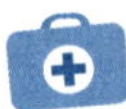

한국보건의료연구원은 2008년 12월 보건의료기술진흥법을 근거로 설립 승인을 받아 2009년 3월 개원하였다. 한국보건의료연구원은 보건의료기술 관련 독립된 공적 평가·연구기관으로서 보건의료기술 및 이를 이용하여 생산한 제품의 임상적 안전성·유효성 및 경제성 등에 관한 과학적 근거를 분석·제공하여 국민건강 향상에 기여하고 보건의료정책의 합리적인 의사결정을 지원하여 의료자원의 활용 및 건강보험제도 운영의 합리성을 제고하고자 설립되었다. 또한 국제적 수준의 의료기술평가체계 구축을 통한 산업경쟁력 제고를 목적으로 한다.

주요 업무는 「의료법」 제53조 및 「보건의료기술진흥법」 제21조에 의거, ① 신의료기술평가 등에 관한 업무를 포함한 보건의료기술의 안전성·유효성 등에 대한 정보 수집·분석·평가 및 경제성 분석, ② 보건의료기술에 대한 국가적인 근거 개발을 위한 연구의 지원, ③ 국민건강 개선효과 분석 및 연구개발 수요 분석, ④ 보건의료기술에 관한 근거 분석 및 평가결과의 보급·확산, ⑤ 근거기반 임상진료지침의 개발 및 보급에 대한 지원, ⑥ 국내외 보건의료 관련 기관과의 교류·협력 및 보건의료에 관한 통계·정보의 수집·관리 등과 그밖에 국가 차원의 근거기반 보건의료체계 확립을 위한 업무로서 대통령령으로 정하는 업무이다.

본 장에서는 대표적인 국외 의료기술평가기관과 함께 한국보건의료연구원의 재평가 사업, 정책연구, 임상진료지침 개발 및 보급지원을 위한 임상근거연구 및 신의료기술평가에 대해 소개하고자 한다.

2. 국외 근거기반 보건의료 실행기관

가 영국 NICE

영국의 대표적인 의료기술평가기관인 국립보건임상연구소(National Institute for Health and Care Excellence, NICE)는 지역별 보장성 결정으로 인해 벌어진 지역 간 의료서비스의 질적 격차를 해소하기 위해 1999년 설립된 비영리 독립기구이다.

초기 설립목적의 연장선에서 보건의료·사회보장 시스템의 질적 향상을 촉진하기 위해 NICE는 의료의 질과 환자의 안전을 평가하기 위한 기준을 세우고 의약품, 의료기기 등을 비롯한 의료기술의 임상적 유효성, 안전성에 대한 과학적 근거를 생성하고 있다. 의료기술에 대한 객관적인 근거를 바탕으로 근거에 기반한 임상진료지침 개발도 NICE의 중요한 한 축이다. NICE는 조직 내 가이드라인센터를 두고 있으며 국립보건연구원(National Institute for Health Research, NIHR)에 지침 개발을 위한 임상진료지침을 의뢰하는 등 유관기관과 협력하여 지침을 개발하고 있다. 개발된 지침은 국민건강서비스(National Health Service, NHS)에서 급여 결정 시 참고자료로 최종 활용된다. 의료기술에 대한 과학적 근거 생성과 지침 개발을 수행하는 것 외에도 의료기기회사 등 외부에서 효과적으로 근거를 창출할 수 있도록 지원하는 메타 툴(META tool) 프로그램을 운영하는 등 다양한 서비스를 제공하고 있다. 이와 함께 시민참여프로그램 운영을 통해 환자와 일반 시민의 목소리를 경청하고 의료의 질을 높이기 위한 활동을 수행하고 있다. NICE 조직은 크게 7개의 센터 및 부서로 구성되어 있다.

나 캐나다 Canada's Drug Agency

Canada's Drug Agency(CDA)의 전신인 캐나다 보건의약기술평가원(Canadian Agency for Drugs and Technologies in Health, CADTH)은 보건의료기술의 적절한 사용을 도모하기 위해 관련 정책 결정 시 도움이 될 만한 근거를 생성하는 목적으로 1989년 설립된 비영리조직이다. 캐나다에서는 학계, 병원, 주 단위 여러 단체에서 개별적으로 의료기술평가를 수행하고 있으며 CDA는 이를 아우르는 범국가적 의료기술평가 수행기관이다.

CDA는 의약품과 의료기기, 시스템, 서비스까지 넓은 범위의 보건의료 관련 제품과 서비스의 임상적 효과, 비용효과성을 평가한다. 환자의 건강은 물론 보건의료시스템에 미치는 사회적, 윤리적, 경제적 영향까지 폭넓은 범위의 평가를 진행하고 있다. 캐나다 전역을 대상으로 한 의료행위(pan-Canadian practice), 정책 결정, 재평가가 요구되는 의약품, 진단검사, 의학적·치과적·수술적 의료기기와 시술, 정부의 보건관련 프로그램이 평가대상으로 포함된다.

주요 사업으로 급여 검토(Reimbursement Review), 의료기술 검토(Health Technology Review), 문헌 리스트 제공(Reference List), 신개발 유망의료기술 탐색(Horizon Scanning)을 수행하고 있으며, 이해관계자로부터 평가대상 신청을 받아 각 주의 요구에 맞추어 의료기술평가, 의료기술의 적정사용, 신속검토 등 다양한 서비스를 제공하고 있다.

다 미국 AHRQ

미국 의료관리품질조사국(Agency for Healthcare Research and Quality, AHRQ)은 미국 보건부 산하 12개 기관 중 하나로 미국 보건부의 의료서비스연구와 품질관리연구를 주도하는 연방조직이다. 의료서비스의 질적 개선을 도모하기 위해 제정된 일괄예산통합법(Omnibus Budget Reconciliation Act, 1989)을 근거로 설립되었다. 이러한 법적 근거를 토대로 AHRQ는 의료의 질과 적절성, 효과를 향상시키고 의료서비스의 접근성을 높이기 위해 의료비용, 의료서비스 접근성 관련 연구를 수행하고 있으며 보건의료분야에서의 의사결정을 위한 정보를 제공하고 있다. 특히 AHRQ의 조직 중 근거 생성 및 의료행위 개선 센터(Center for Evidence and Practice Improvement, CEPI)와 질적 개선 및 환자안전 센터(Center for Quality Improvement and Patient Safety)에서는 근거를 합성하고 근거 연구를 통한 보건의료시스템의 질과 안전성 개선을 목표로 한다는 점에서 한국보건의료연구원의 역할과 유사한 부분이 있다.

3. 우리나라 근거기반 보건의료 실행기관 한국보건의료연구원

가 보건의료연구사업

2008년 12월 한국보건의료연구원 설립 시점부터 보건의료기술의 발전에 따른 지속적 의료비의 상승 및 급속한 의료기술의 발전 속에서 의약품, 의료기기, 의료기술의 임상적 안전성, 유효성 및 경제성 등에 대한 독립된 공적 연구수행을 통해 과학적 근거를 제시하기 위한 보건의료연구사업을 지속하고 있다. 보건의료연구사업은 사회과학적 환경과 정책적 요인 등으로 지속적으로 분화, 확장되어가고 있으며, 설립 당시부터 수행해오던 연구뿐만 아니라 최근에는 의료기술재평가, 정책연구, 임상진료지침 개발연구, 빅데이터 활용 연구 등이 강화되고 있다.

1) 의료기술재평가

가) 발전 배경 및 개요

의료기술재평가는 2017년 8월 정부의 건강보험 보장성 강화대책 추진에 따라 기존 의료기술평가의 정책적 활용을 강화하고자 개별사업으로 추진하게 되었다. 즉, 이미 급여권 및 우리나라 임상현장에 도입된 의료기술에 대한 사후관리로 임상적 안전성, 유효성, 경제성, 사회적 가치를 평가하여 의료기술의 발달과 쇠퇴에 이르는 과정에 걸친 전주기적 관리를 위해 도입되었다.

나) 대상 및 평가방법

의료기술재평가의 대상이 되는 의료기술은 급여로 등재된 기술, 예비/선별급여, 등재된 비급여, 선택비급여로 크게 구분될 수 있으며 우리나라에 도입 후 축적된 임상근거를 바탕으로 재평가를 수행하고 이를 통해 급여여부 및 형태, 본인부담금 조정 등의 의사결정을 위한 근거를 제공한다. 또한 의학적 필요성이 없는 선택비급여 항목에 대해서는 문헌적 근거를 바탕으로 적정의료 사용을 위한 대국민 정보를 제공하고자 한다. 후보주제 발굴은 1) 임상전문가, 유관기관 및 정부, 국민 대상 수요조사, 2) 유관기관 의뢰 건, 3) 내부모니터링 건으로 크게 구분된다. 특히 선별급여의 경우 심사평가원의 적합성평가위원회에서 심층평가가 필요하다고 의뢰되는 건에 대하여 재평가 후 결과제공으로 정책적 의사결정에 긴밀하게 작용하고 있다.

수집된 후보주제는 임상전문가 자문단을 통한 적합성 평가와 재평가위원회의 우선순위 심사를 통해 최종 선정된다. 선정된 안건에 대해서 평가계획 심의를 진행하는데 평가범위 및 방법뿐만 아니라 소위원회 구성에 대한 심의를 통해 이해관계가 있는 임상분과 전문가가 모두 참여하여 합의를 도출하기 위해 노력한다. 평가방법은 체계적 문헌고찰, 성과분석 및 경제성 평가, 설문조사 등 평가의 핵심질문에 적절한 방법을 사용하도록 한다. 최종심의는 GRADE에 따른 권고절차를 참고하나 권고하지 않음은 강도를 구분하지 않고 심의한다. 재평가결과는 심사평가원 등 의뢰기관 회신 및 홈페이지 보고서 공개를 통해 투명성을 확보하고 있다 ([그림 20.1]).

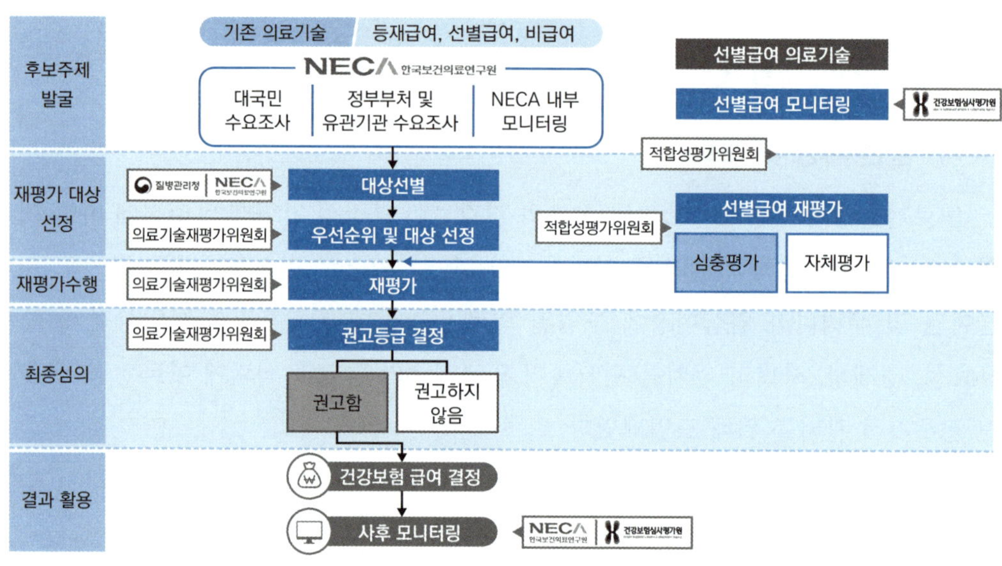

그림 20.1 한국보건의료연구원 의료기술재평가 수행 절차

다) 평가결과 활용

평가결과는 심사평가원 등 의뢰기관에 송부하고 홈페이지를 통해 보고서를 공개하고 있다. 그외 학문적 관심사가 되는 안건에 대해서는 논문작성 및 대국민 홍보 확산 활동도 수행한다.

2) 보건의료분야 현안 대응을 위한 정책평가연구

한국보건의료연구원은 예방중심 건강관리 지원과 의료공공성 확보 및 환자중심 의료서비스 제공 등을 위해 정책평가연구를 수행 중이다. 연구주제는 유관기관 및 보건복지부의 의뢰, 수요조사, 내부기획을 통해 발굴하며 미용, 건강증진 목적의 주사제의 안전성 및 유효성, 국가결핵관리에 대한 정책수립 근거지원연구, 고혈압 및 C형 간염 등 만성질환관리를 위한 연구, 일차의료에서 노쇠 등 인구고령화에 따른 건강관리연구, 국가건강검진을 위한 의사결정 지원연구 등을 수행하고 있다. 특히 정책결정에 있어 한국적 상황을 반영한 의사결정이 필수적이므로 청구자료, 건강검진자료 등 보건의료 빅데이터를 활용한 연구를 활발히 수행하고 있다. NECA는 보건의료기술진흥법 제26조를 근거로 의료기관 및 공공자료원의 연계와 활용이 가능한 기관으로 연구윤리 및 정보보안에 신중을 기하며 연구 수행 중이다.

3) 임상진료지침 개발 및 보급 지원을 위한 임상근거연구

NECA는 설립부터 임상진료지침의 개발 및 보급에 대한 지원을 위해 노력하였으나 최근에 이를 위한 전담부서 신설과 함께 대한의학회와 협력하여 다학제 협력에 의한 근거기반 임상진료지침을 본격적으로 개발하고 있다. 특히 코로나19가 확산되는 시기에 코로나19 진단 및 백신, 치료제에 대한 living guideline을 연구하여 코로나19 관련 최신의 임상정보와 치료동향에 대한 시의적절한 과학적 근거기반 권고를 통해 정부정책 및 국민대상 의료서비스 제공에 기여한 바 있다. 특히 2021년에는 GRADE 방법론의 전문성과 역량을 인증받아 국내 1호로 GRADE(The Grading of Recommendations, Assessment, Development and Evaluation) 센터로 지정되었다. GRADE방법론은 체계적 문헌고찰 및 임상진료지침에서 활용되는 근거수준과 질을 평가하고 권고등급을 결정하기 위한 연구방법론으로 WHO, NICE 등 전 세계적으로도 표준으로 활용되는 방법론이다.

NECA의 신뢰성과 투명성 향상을 위한 최선의 과학적 방법론 활용을 통한 합리적 근거자료 제공을 통해 양질의 진료 제공, 환자의 선택권 보장, 건강보험의 지속가능성 지원, 제약 및 의료기기산업의 글로벌 경쟁력 향상, 사회적 이슈에 대한 사회적 합의를 통한 갈등 조정, 국제적 네트워크를 통한 국제적 위상 강화에 기여할 것으로 기대된다.

나 신의료기술평가

1) 제도 개요

가) 도입 배경

2000년 7월 이후 정부에서는 「국민건강보험 요양급여의 기준에 관한 규칙」에 따른 「미결정행위 등의 결정 및 조정기준」을 제정하여, 건강보험에 등재되지 않은 의료행위의 급여 또는 비급여 대상 여부를 결정하기 위한 절차를 도입하였다. 다만, 당시 의료행위의 안전성 및 유효성 여부는 관련 전문학회들의 의견을 물어 결정하는 방식으로 이루어지다 보니 학회 간 새로운 의료기술의 임상적 안전성 및 유효성에 대한 의견이 상이한 경우가 많아 결정이 지연되고, 학회 내 전문가 의견에만 의존하다 보니 평가의 공정성 및 객관성에 대한 문제가 대두되었다. 이에 따라 2006년 10월 27일 국회에서 「의료법」 개정을 통해 근거기반의학에 기초한 신의료기술평가제도의 법적 근거가 마련되었으며, 2007년 4월 28일부터 제도가 전면 시행되었다.

나) 법적 근거

동 제도는 크게 세 종류의 법 「국민건강보험법」, 「의료법」, 「보건의료기술진흥법」과 관련되어 있다. 「국민건강보험법」 제41조의3에는 '요양급여대상 또는 비급여대상으로 결정되지 아니한 의료행위' 등은 요양급여대상 여부 결정신청을 하여야 한다고 명시되어 있으며, 관련 하위법령인 「국민건강보험 요양급여의 기준에 관한 규칙」 제10조에는 요양급여대상 여부 결정신청을 하기 위해서는 「의료법」 제53조에 따라 신의료기술평가 결과 안전성·유효성 등을 고시한 이후에 신청해야 한다고 명시되어 있다. 따라서 '신의료기술'로 인정된 경우가 아닌 경우에는 해당 고시가 발행되지 않으므로 요양급여 결정신청 요건을 얻을 수 없게 되는 것이다. 아울러 「보건의료기술진흥법」 제21조에는 한국보건의료연구원이 「의료법」에 따른 신의료기술평가 등에 관한 업무를 수행한다고 명시되어 있다.

다) 대상 및 절차

우리나라의 건강보험제도 관점에서 '신의료기술'의 법적인 정의는 국민건강보험

급여 또는 비급여 목록에 등재되지 않은 새로운 의료기술이라고 할 수 있다. 이에 따라 신의료기술평가 신청대상은 건강보험요양급여비용 책자에 등재되지 않았거나, 신의료기술의 안전성·유효성 평가결과 근거가 부족하여 보건복지부 고시로 공표되지 않은 기술이다. 보다 구체적으로는 기존 건강보험에 등재된 의료기술과 비교했을 때 사용목적, 대상, 방법 중 한 가지 이상이 변경된 경우 신청대상이라 할 수 있다.

신의료기술평가는 신청인이 한국보건의료연구원으로 평가신청서를 제출하는 경우에 이루어지는데 평가를 신청한 의료기술에 의료기기가 수반되는 경우, 식품의약품안전처의 해당 의료기기허가증을 첨부하여야 한다. 또한 신청하고자 하는 의료기술이 이미 건강보험에 등재된 기술인지 여부를 건강보험심사평가원에서 확인받은 후 확인증을 제출해야 한다. 신의료기술평가 신청이 접수되면 신의료기술평가위원회 심의를 통해 분야별 전문평가위원회에서 신청기술과 관련된 의료인으로 소위원회를 10인 이내로 구성하며, 한국보건의료연구원 연구진과 함께 평가를 진행한다. 소위원회의 임

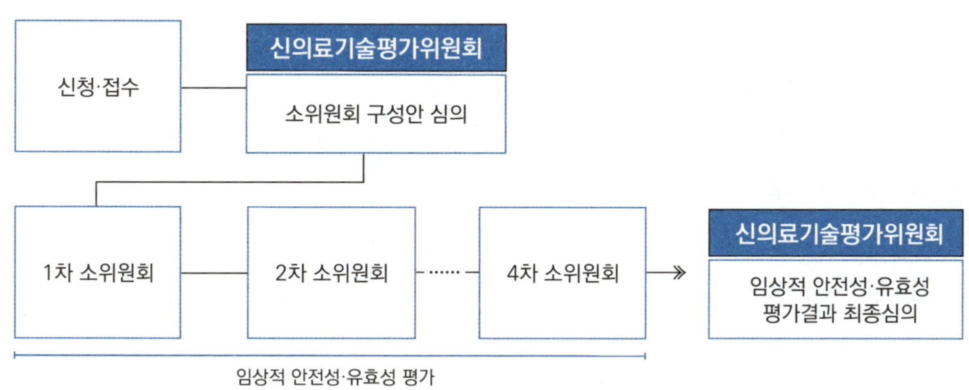

[참고사항]
- 소위원회는 일반적으로 3~4차례 진행되나 신청기술의 특성에 따라 변동될 수 있음
- 소위원회 대상으로 신청자 의견진술(서면 또는 화상) 가능
- 평가과정 중 매 소위원회 심의사항을 신청인에게 공개 및 의견수렴(다만, 최종 평가결과는 신의료기술평가위원회 심의 전까지 비공개)
- 신의료기술평가위원회 심의 시 잠정적 연구단계기술로 심의되는 경우 신의료기술평가위원회 대상 의견진술(서면 또는 화상) 기회 부여

그림 20.2 신의료기술평가 절차도

상적 안전성·유효성 평가결과는 매달 개최되는 신의료기술평가위원회에 상정되어 최종심의가 이루어진다. 평가소요시간은 접수일로부터 고시일까지 최대 250일이 소요되며, 체외진단검사 또는 유전자검사 관련 기술인 경우 신속평가를 수행하여 140일이 소요된다([그림 20.2]).

라) 평가방법

신의료기술평가 각 신청 건에 대한 소위원회와 한국보건의료연구원 연구진은 '체계적 문헌고찰(systematic review)'을 핵심방법론으로 하여 안전성 및 유효성을 평가하고 있다. 참고로, 체계적 문헌고찰은 특정 연구질문에 답하기 위해 평가계획서를 바탕으로 평가시점에 확보 가능한 임상문헌 결과를 수집하고 분석하는 방법으로 임상근거를 확인하는 연구방법론 중 가장 신뢰성이 높다고 알려져 있다. 동 방법론에 따라 각 소위원회에서 평가계획서 수립, 문헌검색 실시, 문헌 선택 및 배제, 선택문헌 질 평가, 자료추출 및 결과합성 등을 수행하고 해당 과학적 근거자료를 바탕으로 임상적 식견을 더하여 의료기술의 임상적 안전성 및 유효성 평가를 수행하고 합의를 도출한다.

마) 인정기준 및 결과 분류

평가결과 안전하고 유효한 기술로 인정되려면 기존기술에 비해 안전성 및 유효성이 동등하거나 더 우수해야 하며, 포함된 문헌들의 근거수준이 높고 연구결과가 일관되게 긍정적으로 보고되어야 한다. 인정되지 못한 의료기술들의 경우 문헌이 거의 없거나 관련 문헌이 있더라도 적절한 비교군이나 비교지표가 설정되어 있지 않은 경우, 대상자 수가 적어 결과의 일반화가 불가능한 경우가 대부분이다.

신의료기술평가의 최종결과는 '기존기술', '연구단계기술', '안전하고 유효한 기술'로 분류하는데 '안전하고 유효한 기술'은 건강보험에 등재된 기술과 대상, 목적, 방법이 유사한 경우를 의미하고, '연구단계기술'은 평가 결과 임상적 안전성 또는 유효성이 확립되었다고 판단할 만한 문헌적 근거 등이 충분하지 않은 경우를 말한다. '안전하고 유효한 기술'은 보편적 임상환경에서 사용이 가능한 것으로 안전성 및 유효성이 확인된 기술을 말하며, '안전하고 유효한 기술'로 결정되는 경우에 한해서 「신의료기술의 안전성·유효성 평가결과」라는 보건복지부 고시가 발행되며, 이는 건강보험 급여 또는 비급여 목록에 등재 신청할 수 있는 자격이 부여되었음을 뜻한다.

2) 주요 제도개선 추진사항

우리나라는 단일 공공건강보험으로 등재절차의 특성으로 인해 신의료기술평가는 의료기술의 의료현장 진입을 가로 막는 규제로 인식되어 왔으며, 이에 대한 인식 완화 및 절차적 개선을 위해 2014년부터 평가기간 단축 및 안전한 연구단계 의료기술이 임상현장에 신속하게 진입할 수 있는 기회를 부여할 목적으로 다양한 방식의 개선책을 내놓았다. 우선 신의료기술 평가기간 단축 및 식품의약품안전처 평가자료 공유 등을 위해 의료기기 허가, 기존기술여부 확인, 신의료기술 평가로 이어지는 3단계를 통합 운영하는 제도로 2014년부터 '원스탑 서비스'와 2016년 '의료기기 허가-신의료기술 평가 통합운영'을 실시하고 있다. 이를 통해 각 신청안건에 대한 한국보건의료연구원과 식품의약품안전처 양 기관 진행상황 및 신청기술의 세부사항 등을 신속하게 파악할 수 있어 평가기간을 대폭 단축하여 현재의 법정 평가기한을 설정하게 되었다. 또한, 인력 및 예산 보강 등을 통해 2015, 2019년 두 차례 법정 평가기간을 대폭 단축하였다. 아울러 안전성은 있으나 공익적 차원에서 임상근거 생성지원이 필요한 의료기술들을 위해 2014년부터 '제한적 의료기술평가제도'를 수행하고 있으며, 이를 통해 근거를 쌓은 기술에 대해 매년 신의료기술평가를 재수행하고 있다. 뿐만 아니라 기술개발 속도가 빠른 혁신의료기술의 경우 안전성이 확보되었다면 잠재가치를 평가하여 선진입시키고 임상현장에서 진료목적 및 연구목적으로 사용하게 하여 근거창출기회를 부여하여 일정기간 후에 신의료기술평가를 재수행하는 '혁신의료기술 별도평가 트랙'을 2019년에 도입하여 운영 중에 있다. 또한 식품의약품안전처, 건강보험심사평가원, 보건산업진흥원, 한국보건의료연구원이 동시에 허가, 기존기술여부 확인, 혁신의료기술 평가를 동시에 시행하므로써 허가와 동시에 의료현장에 선진입할 수 있는 '혁신의료기기 통합심사평가'를 운영 중이다. 이 외에도 임상시험을 통해 의료기기가 특정 치료를 위해 특정 대상에 한해 사용하기 위한 기술로 비교임상문헌을 통해 식약처 허가를 득한 경우 신의료기술평가를 최대 4년까지 유예해 주는 '평가유예제도' 및 신의료기술평가와 보험등재를 동시에 진행하는 '신의료기술평가-보험등재 동시진행' 등을 통해 한국보건의료연구원은 신속하고 일관성 있는 신의료기술평가를 수행하려고 노력하고 있다([표 20-1]).

표 20-1 주요 제도개선 추진 현황

2014. 08.	신의료기술평가 원스탑서비스제도 도입
2014. 10.	제한적 의료기술평가제도 시행
2015. 05.	평가기간 단축 (360일 → 280일)
2015. 09.	신의료기술평가 유예제도 도입
2016. 05.	체외진단 및 유전자검사 평가기간 단축 (280일 → 140일)
2016. 07.	의료기기 허가-신의료기술평가 통합운영
2016. 11.	제한적 의료기술 범위 확대
2019. 03.	혁신의료기술 별도평가 트랙 도입
2019. 03.	평가기간 단축 (280일 → 250일)
2019. 04.	체외진단분야 '선(先)진입-후(後)평가'(시범사업)
2019. 07.	'신의료기술평가-보험등재심사 동시진행' 시행
2020. 11.	의료기기 허가-신의료기술평가 통합심사 전환제 실시
2020. 11.	체외진단검사 분야 신의료기술평가 제외 대상 확대
2020. 11.	혁신의료기술평가 범위 확대
2022. 01.	신의료기술평가 유예제도 대상 확대 및 기간 연장 등 조건 완화
2022. 10.	혁신의료기기 통합심사평가제도 실시(80일 이내)
2023. 12.	혁신의료기술 실시 중 사용신고 및 자료제출 주기 단축(분기별 → 월별)
2025. 3.	신의료기술평가 유예제도 기간 연장 및 요건 완화술 실시 중 사용신고 및 자료제출 주기 단출(분기 → 월별)

다 근거기반 보건의료 실행에 있어 국민참여

1) 보건의료분야에서 국민참여 개념과 국외동향

국민의 건강에 대한 관심은 인구고령화와 만성질환 증가, 신종감염병 출현 등으로 날로 커지고 있다. 이런 현상은 건강에 대한 권리의식과 연결되면서 보건의료정책 의사결정과정에 국민참여 요구와 필요성의 증대로 나타나고 있다. 뿐만 아니라 정책의 사결정에 대한 투명성과 절차적 정당성을 확보하고 수용성을 높이기 위해서도 국민참여가 요구된다.

보건의료정책 의사결정에 과학적 근거로 활용되는 의료기술평가분야에도 국민, 환자 참여를 위한 다양한 노력이 시도되고 있으며, 영국 NIHR에서는 환자와 국민과 연구자를 연결해 주는 PPI(Patient and the Public Involvement) 플랫폼인 INVOLVE를 운영하면서 NIHR에서 지원하는 연구에는 반드시 환자와 국민이 수행과정에 참여하도록 하고 있다.

2) 한국보건의료연구원 의료기술평가 국민참여단 구성

한국보건의료연구원은 체계적이고 지속적인 국민참여 기전을 마련하고자 2018년 7월부터 의료기술평가 국민참여단을 운영하고 있다. 국민참여단은 보건의료연구원이 운영하는 사업에 대한 국민 자문단의 역할로 연구기획관리 규정과 지침에 명문화되어 있다. 일반국민과 환자·소비자·시민단체 활동가가 대상이며 임기는 2년이다.

1기 국민참여단은 환자·소비자단체에서 추천한 11인으로 구성했으며, 2기 국민참여단은 보건의료에 관심있는 일반 국민(85인)과 환자·소비자 단체 추천 및 1기 연임위원(12인)을 포함하여 총 97인이다. 국민참여단은 보건의료연구와 의료기술평가에 대한 이해를 높이고자 교육을 받고 연구주제 제안, 수행, 평가, 확산 과정에 참여한다.

3) 의료기술평가 국민참여단 운영성과

국민참여단은 연구주제 개발과정에 참여하여 소속 그룹 또는 주변인을 통해 접하게 된 치료법에 대한 궁금증을 연구화 할 수 있는지 제안했고, 이 회의에 참여한 연구원이 연구주제화 하는 작업을 진행했다. 그 결과 국민참여단이 제안한 연구주제 중 7건이 최종 연구과제로 선정되어 수행됐고, 이 중 슬관절 전치환술 후 재활치료에 관한 연구는 연구결과물로 보고서 외에도 대국민정보집을 제공하여 국민의 알권리 보장에 이바지했다.

보건의료연구원은 보건의료분야의 현안에 대해 다양한 이해관계자가 모여 숙의과정을 거쳐 합의문을 도출하는 원탁회의 'NECA 공명'을 운영하고 있다. 조혈모세포이식 관련 원탁회의에서는 관련 학회 전문가뿐만 아니라 국민참여단 위원 2인이 참여하여 환자경험과 제도보완의 필요성을 밝혔다. 원탁회의 결과로 만들어진 합의문이 학회와 환우회 등 공동명의로 공식 배포됐고 이는 '조혈모세포이식의 요양급여에 관한 기준' 개정에 기여하여 적합한 공여자가 없는 경우 반일치 혈연이식이 요양급여로 인정되는 성과를 거뒀다.

이외에도 국민참여단은 미용·건강증진 목적 정맥주사제 연구에서 국민관점 자문을 진행하고 연구주제 기획과정에서 연구주제로 제안된 후보과제에 대한 국민의 관심도영역을 평가하여 연구선정을 담당하는 위원회인 연구기획관리위원회에서 참고자료로 활용되기도 했다.

4) 의료기술평가 국민참여단 운영방향

의료기술평가 국민참여단은 보건의료연구 과정에 국민이 참여하여 공공연구기관인 보건의료연구원이 국민체감도가 높은 연구를 수행하고 연구사업의 투명성과 신뢰도 제고를 목표로 참여범위와 강도를 높여가고 있다. 국민이 건강권에 대한 주체로서 치료선택권을 강화할 수 있도록 지속적으로 교육을 병행할 예정이며, 나아가 연구자와 일반 국민 사이를 양방향 소통할 수 있는 플랫폼으로서의 역할을 수행하기 위한 노력을 이어갈 것이다.

한국은 임상연구에서 세계 최고의 위치에 와있다. 연구에서 사용하는 임상자료의 질과 임상의학적 분석역량 모두에서 세계가 인정하고 있다는 뜻이다. 의학기술의 개발과 확산, 소멸의 전주기에서 보험등재나 사용하지 않을 것을 권고하는 등 각국의 의료보장체계 내에서 의사결정이 중요해지고 있다. 각 국가들은 고유한 의료이용 문화와 법제도를 가지고 있다. 서구권에서 개발된 기술의 아시아 지역에서의 활용은 물론 우리가 개발한 기술의 해외보급을 위해서도 의료기술평가기관의 역할은 중요하다. 이를 위해서는 의료계에서 임상진료현장자료(Real World Data, RWD)에 기반한 임상진료근거를 생성하는 즉, Real World Evidence(RWE) 플랫폼 개발과 적극적 참여가 시급하다. 한국보건의료연구원에서 수행 중인 환자중심 최적화연구사업을 통해서 다양한 형태의 연구자 주도 임상연구지원사업(IIT)을 더 강화할 필요가 있다. 적정 의료기술의 조기보급과 불필요한 기술의 퇴출을 위해서는 시민단체의 참여를 통한 기술의 임상적 안전성과 유효성에 대한 감시활동 또한 함께 이루어져야 할 것이다. 이 모두가 의료기술평가 소관기관의 정체성 확립에 긍정적 모멘텀으로 작용하고 궁극적으로는 의료자원의 효율적 활용과 국민건강증진에 보탬이 되도록 국제의료기술평가기관과의 유기적인 연대활동을 기대해본다.

4. 맺는 말

국내 근거기반 의료 실행기관으로서 한국보건의료연구원의 설립과 운영에 관여해 오셨던 초대 허대석원장님, 2대 이선희원장님, 3대 임태환원장님을 비롯한 전.현직 임직원 분들의 노고와 관련 산업체, 병원, 연구소 및 정부의 적극적인 지원에 감사를 드립니다. 또한 항상 환자와 국민을 위해 정책개발을 할 수 있도록 옆에서 응원해 주신 환자단체, 시민단체와 바쁜 업무 중에도 원고 작성과 교정에 함께 해주신 신채민, 최지은, 김민정 본부장님들께도 특별히 감사의 뜻을 전합니다.

참고문헌

한국보건의료연구원. (n.d.). 주요사업 소개. Retrieved January 26, 2026, from https://www.neca.re.kr/lay1/S1T30C238/contents.do

National Institute for Health and Care Excellence. (n.d.). Homepage. Retrieved January 26, 2026, from https://www.nice.org.uk/

Canada's Drug Agency. (n.d.). Canada's Drug Agency | CDA-AMC. Retrieved January 26, 2026, from https://www.cda-amc.ca/

Agency for Healthcare Research and Quality. (n.d.). Agency for Healthcare Research and Quality (AHRQ). Retrieved January 26, 2026, from https://www.ahrq.gov/

Medical Services Advisory Committee. (n.d.). Medical Services Advisory Committee. Retrieved January 26, 2026, from https://www.msac.gov.au/

Haute Autorité de Santé. (n.d.). Haute Autorité de Santé - HAS - Professional. Retrieved January 26, 2026, from https://www.has-sante.fr/

Institute for Quality and Efficiency in Health Care. (n.d.). Institute for Quality and Efficiency in Health Care. Retrieved January 26, 2026, from https://www.iqwig.de/en/

International Network of Agencies for Health Technology Assessment. (n.d.). INAHTA - The International Network of Agencies for Health Technology Assessment. Retrieved January 26, 2026, from https://www.inahta.org/

Health Technology Assessment international. (n.d.). HTAi - Shaping the future of HTA. Retrieved January 26, 2026, from https://htai.org/

제21장

근거기반 글로벌 보건

한동운

1. 들어가며

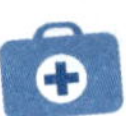

글로벌 보건(global health)은 무엇인가? 2019년 말부터 전 세계를 위험 속에 빠뜨린 COVID-19는 재앙적 신종 감염병이지만, 국제적 공조체계 구축과 협력적 대응의 기회를 제공하였다. COVID-19는 국제사회뿐만 아니라 각국 국민의 글로벌 보건에 대한 전례 없는 인식을 불러일으켰으며, 글로벌 보건 문제를 해결하려는 각국의 정치적 의지를 보여주었다. 이러한 글로벌 위기 상황은 회복력 있고 지속가능한 의료시스템과 경제의 필요성을 다시 한번 드러냈다. 이러한 상황이 글로벌 보건에 대한 이해의 좋은 사례가 될 수 있다.

그동안 국제사회는 이와 유사한 상황으로 인하여 글로벌 보건(global health) 관련 연구와 개입사례가 급속히 성장하고 있다. 고령화, 만성질병 및 신종 감염병으로 인한 질병부담, 빈곤과 생활습관과 같은 건강결정요인으로 인한 글로벌 건강 및 질병 관련 문제 해소 등에 대한 국제기구, 연구기관과 개별 연구자들의 관심도 증가되고 있다. 그동안의 팬데믹에 대한 경험은 그 원인규명, 치료 및 예방방법에 대한 개발, 국가 간 여행 시의 격리와 같은 활동으로 글로벌 보건활동의 가장 가시적인 근거가 되고 있다. 그러나 과거 또는 현재의 글로벌 보건의 필요성에 대한 논의가 심화될수록 질병의 발생과 사망을 막는 것을 훨씬 넘어 경제적, 정치적, 문화적 중요성의 영역으로 확장되고 있다.

이로 인하여 글로벌 보건정책 수립과 사업 수행을 위한 투자도 증가되고 있으나 여전히 문제해결을 위한 중재에 대한 접근과 이용 측면에서 불형평성 및 비효율성 등에 대한 문제는 지속되고 있다. 특히 개발도상국의 빈곤층에서 건강을 개선하기 위한 많은 개입의 효과는 아직 검증되지 않았기 때문에 입증되지 않고 있다. 때때로 효과가 있는 것이 알려져 있고 유일한 도전은 소위 노하우 격차라고 하는 전세계적으로 소외된 사람들에게 광범위하게 개입을 제공하는 것이라고 가정한다. 그러나 예방접종을 제외하고는 증거를 기반으로 한 글로벌 보건의료에 대한 중재수단은 거의 없다.

이에 대한 대책으로 근거기반의 정책결정을 위한 과학적 지식의 사용은 정보의 증가, 기술에 대한 의존도 증가, 의사결정과정에서 이익과 해로움의 균형을 맞출 필요성에 힘입어 그 중요성이 커지고 있다. 정책 및 실무 결정을 안내하는데 사용할 수 있는 관련 정보의 복잡성과 잠재적 유용성은 연구정보를 종합하는 방법으로 이어졌다. 대규모 연구정보를 융합하기 위해 "특정 주제와 관련된 모든 연구를 체계적으로 수집·비판적 평가·종합하면서 비뚤림을 최소화하는 전략"을 적용하는 체계적 문헌고찰(systematic review)이 광범위하게 수행되고 있다. 특히 임상진료 결정을 위해 코크란 연합(Cochrane Collaboration)과 미국예방서비스태스크포스(U.S. Preventive Services Task Force)는 근거기반 접근방식을 체계화한 여러 그룹 중 하나이다. 이러한 노력은 효과적인 개입과 효과가 덜한 개입을 구별하고 효과적인 개입에 대한 지식의 공백을 강조하기 위해 고안되었다.

이로 인하여 이미 공중보건분야에 적용되어 근거기반의 공중보건 정책 수립 및 사업으로 활용되고 있다. 그러나 앞서 지적한 바와 같이 "글로벌 보건"에 대한 관심 증가에도 불구하고, 그동안 수행되었든 글로벌 보건관련 사업도 그 복잡성이나 글로벌 보건에 참여그룹의 다양성, 사업지역의 사회문화적인 다양성으로 인하여 이에 대한 적용은 아직은 초기단계라고 할 수 있다. 이러한 원인으로 우선 개념의 불명확성, 전문가들의 이해부족 및 관련 연구의 부족 등이 지적되고 있다. 이로 인하여 의학 또는 보건학 관련 전문가집단과 학생들의 이해도 낮을 수 있다.

이러한 국면에서 이 장은 연구자나 학생들이 글로벌 보건에 대한 기본적 지식을 갖추고, 해당 분야 연구수행에 도움을 주기 위하여 준비되었다. 이 장의 주요 내용은 첫째, 글로벌 보건에 대한 개념, 둘째, 글로벌 보건의 현황과 과제, 셋째, 근거기반의 글로벌 보건 대두배경과 과제, 마지막으로 근거기반의 글로벌 보건에 대한 향후 과제와 함의이다.

2. 글로벌 보건의 개념

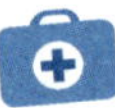

가 국제적(international)과 글로벌(global)의 의미

우선 국제적(international)과 글로벌(global)이라는 용어에 대한 정의를 살펴보면 다음과 같다. "글로벌(global)"이란 용어는 전 세계적 차원의 문제와 관심사를 지칭하며, "국제적(international)"은 둘 이상의 국가에 걸친 문제와 관심사를 지칭하는데 사용되는 용어이다. 다시 말해, "국제적"은 두 개 이상의 국가만 포함하는 범위가 더 작은 반면, "글로벌"은 지구 전체를 포함하는 훨씬 더 넓은 범위를 가지고 있다. "글로벌"은 "모든 것을 포괄하고 전 세계적인 것"을, "국제"는 "외국 또는 다국적"을 의미한다. 즉, "글로벌"이라는 단어는"한 두 지역이 아닌 지구 전체에 관한 것"을 의미하는 용어이다. "전세계(worldwide)"및 "보편적(universal)"과 동의어이며 "무제한, 일반 및 포괄적"을 의미하기도 한다.

나 국제보건과 글로벌 보건의 의미

다음으로 국제보건(international health)과 글로벌 보건(global health)이라는 용어에 대한 정의를 살펴보면 다음과 같다. 국제보건은 "저소득 및 중간소득 국가에 영향을 미치는 문제와 도전에 영향을 미치는 복잡한 글로벌 및 지역 세력에 공중보건원칙을 적용하는 것"으로 정의된다. 이에 비하여 글로벌 보건은 기존의 공중보건(public health) 및 국제보건분야와 겹치는 영역이 있다. 세 영역 모두 다음과 같은 특성을 공유한다. 인구기반의 우선순위 설정과 예방에 초점을 두고, 가난하고 취약한 소외 인구집단에 대한 관심을 강화하며, 다학제적 접근과 다양한 이해관계자의 참여를 강조한다는 점에서 여러 정의들은 공통점을 가진다. 이러한 공통요소를 고려할 때, 글로벌 보건(Global Health)의 정의가 향후 지구촌 건강에 대해 실제적 유용성을 갖고 다른 분야와 구별되기 위해서는 여전히 해결해야 할 핵심질문들이 남아 있다. 특히 공공재로서의 건강, 건강을 형성하는 시스템과 구조의 중요성, 협력적 거버넌스모델의 정립 등은 글로벌 보건의 정체성과 범위를 명확히 하기 위한 중요한 쟁점으로 남아 있다.

그동안 논의된 사항은 다음과 같다. 우선 글로벌 보건의 유용한 정의는 공중보건, 국제보건, 열대공중보건(tropical public health) 및 글로벌 보건 거버넌스(global health governance)와 같은 유사한 용어 속에 숨어있어 구분하여 찾아내기가 쉽지 않다. 일부는 "국제"와 "글로벌"이라는 용어를 같은 의미로 사용하지만, 다른 이들은 "국제"가 선진국의 관점에서 개발도상국의 건강문제를 설명하는 데 사용되는 보다 제한된 용어라고 주장한다. 즉, 국제보건은 특히 선진국이 연구와 실천의 주체가 될 때, 개발도상국 등 자국 이외 국가의 건강 문제를 대상으로 하는 비교적 한정된 개념으로 이해된다.

이와 같이 지난 20년 동안 "글로벌 보건"이라는 용어의 인기가 높아짐에 따라 "국제보건"과 구별하려는 다양한 노력이 수반되었다. 그 결과, 두 용어의 의미에 대한 많은 오해가 생기게 되었다. 특히, 건강형평성 및 다학문적 접근에 대한 초점과 같이 국제보건에서 오랫동안 지지해온 근본적 속성이, 일부에서는 마치 글로벌 보건만의 새롭고 독점적인 특징인 것처럼 주장되기도 했다(이에 관한 논의는 The Lancet을 참조). 글로벌 보건이라는 용어는 전 세계 모든 사람에게 영향을 미치는 문제에 대한 강조점의 변화를 반영할 수는 있지만, 두 용어를 모두 사용하는 보건 사업과 이니셔티브들은 여전히 지역, 국가, 국제, 글로벌 수준을 아우르며 보건문제를 해결하고 있다.

지금까지의 글로벌 보건에 대한 자료에 의하면 이 분야에 대한 국제적 투자 및 학계와 학생의 관심이 증가하고 있으며, 글로벌 보건 활동가 및 일반 대중의 관심이 증가함에 따라 "글로벌 보건"을 정확히 정의하는 것이 무엇인지에 대한 논쟁이 계속되고 있다. 이는 Koplan 외(2009)가 지적한 바와 같이 [글로벌 보건에 대한] 정의가 확립되지 않은 경우에는 달성하려는 목표, 취해야 하는 접근방식, 필요한 기술 및 자원을 사용해야 하는 방법에 대해 합의에 도달하기 어렵다.

이와 같이, 현재까지의 문헌에서는 아직 해결되지 않은 글로벌 보건의 정의를 둘러싼 논쟁 속에서 제기된 다양한 쟁점들이 확인되고 있다. 첫 번째 쟁점은 지리적 범위와 다루어야 할 주제의 폭을 포함하는 "글로벌 조건의 범위(scope)"에 관한 문제이다. 두 번째 쟁점은 글로벌 보건교육의 목적과 관련된다. 즉, 글로벌 보건교육은 학생들에게 글로벌 보건 향상을 목표로 하는 중재와 정책의 효과를 가르치는데 중점을 두어야 하는지, 혹은 글로벌 보건의 목표와 가치에 대한 토론을 촉진하는데 중점을 두어야 하는 지에 대한 논의가 계속되고 있다. 이러한 분석은 글로벌 보건을 구성하는 가치, 이론적 기틀, 그리고 담론적 세계가 실제 글로벌 보건 정책과 실천의 세계와 어떻게 연결되어야 하는지를 둘러싼 관점의 차이를 보여주고 있음을 시사한다.

이러한 논쟁은 학문적 연구분야가 실무분야와 밀접한 관련이 있고, 또 그 논의가 글로벌 보건에만 국한되지 않는 경우에 특히 두드러지게 나타나는 경향이 있다.

요약하면, 글로벌 보건의 정의는 여전히 일관되게 합의되지 않았지만, 대체로 다음과 같은 공통 이해가 존재한다. 첫째, 국경을 초월하는 보건 문제를 다루며, 둘째, 다학문적 협력이 필요하고, 셋째, 사회정의·도시화·기후변화·건강불평등과 같이 글로벌 차원의 문제와 관련된 정치적·윤리적 쟁점을 포함한다는 점이다. 필자가 소속된 대학에서도 '국제보건'과 '글로벌 보건'을 모두 교육하고 있다. 이러한 과목 구분은 학생들이 한국 중심의 시각에서 벗어나, 다양한 국가와 지역이 직면한 보건문제를 보다 폭넓고 비교가능한 관점에서 이해하도록 돕기 위한 것이다. 이들 과목의 목적은 한국 사회에 직접적인 영향을 미치는 보건문제만을 다루는 것이 아니라, 세계 여러 지역에서 발생하는 공중보건문제를 분석하고 그 원인과 해결책을 탐구하도록 하는데 있다. 이러한 관점에서 국제보건과 글로벌 보건의 차이도 보다 분명해진다. 국제보건은 특정 지역이나 국가에서 발생하는, 한국 학생에게는 직접적인 영향이 없을 수도 있는 보건문제를 다루는 경우가 많다. 반면, 글로벌 보건은 세계화로 인해 한국을 포함한 모든 국가에 영향을 미칠 수 있는 보건문제—예를 들어 감염병, 기후변화, 인구이동, 만성질환의 증가—등을 포괄한다. 두 접근 모두 각기 필요한 목적과 강점을 지니며, 상호보완적이다. 결론적으로, 글로벌 보건의 정의는 여전히 유동적이고 완전히 정립되지 않았지만, 이러한 불명확성이 실제 실제 연구, 교육, 정책 현장에서 글로벌 보건이라는 개념의 활용을 방해하지는 않았다. 많은 연구자들은 글로벌 보건이 국제보건과 동일한 개념은 아니라는 점에는 대체로 동의하지만, 두 영역을 구분하는 경계는 사회·정책·학술 환경변화에 따라 계속해서 재구성되 있다.

3. 글로벌 보건의 현황과 과제

글로벌 보건 측면에서 세 가지 주요 현황은 보건의료지출의 지속적인 증가, 예방가능한 질병과 이러한 원인의 복잡성이 그것이다. 세계의 모든 국가는 예방가능한 질병으로 인한 사망률과 유병율이 지속되고 있다. 세계보건기구는 심장병, 뇌졸중, 암, 만성 호흡기질환 및 당뇨병과 같은 비전염성 질병(NCD)은 전 세계적으로 사망률의 주요 원인으로, 피해를 입은 사람, 가족 및 지역사회의 수가 증가하고 있다고 발표하였다. 또한 이 질환들은 예방가능한 질병, 장애 및 사망의 주요 원인으로 인식되고 있다. 뿐만 아니라 유엔은 말라리아, 결핵, 홍역과 같은 예방가능한 질병으로 인하여 45개국의 8천만 명의 어린이가 위험에 처할 수 있다고 경고하고 있다.

이러한 글로벌 보건문제는 일반적이면서도 수정 가능한 위험요인들에서 비롯된 것으로 인식되고 있다. 이러한 위험요인으로는 흡연, 음주, 건강에 해롭거나 불균형한 식단, 불충분한 신체활동, 과체중·비만, 혈압 상승, 혈당 상승, 콜레스테롤 상승 등이 포함된다. 따라서 NCD 위협은 기존 지식을 활용하여 충분히 극복할 수 있는 것으로 여겨진다. 그 해소방안은 매우 비용 효율적이며, 정부가 주도하는 국가 차원의 포괄적이고 통합된 행동은 성공을 위한 핵심수단으로 인식되고 있다.

그럼에도 불구하고 세계은행의 2020년 글로벌 경제전망보고서는 COVID－19가 최대 향후 1억 명을 극빈에 빠뜨릴 것으로 예상하였으며, 그중에서도 가장 큰 타격을 받는 국가는 빈곤율이 이미 높은 남아시아와 사하라사막 이남의 아프리카 국가들이라고 지적하였다. 이러한 조건은 개인이 통제할 수 없는 경제적·사회적·정치적 상황에 의해 형성되며, 그 근원은 개인의 책임범위를 넘어선다. 높은 NCD의 유병률에 효과적으로 대응하려면, 이러한 근본적이고 상호작용하는 사회적 결정요인을 다루기 위한 다분야의 노력이 필요하며, 보건부문이 이러한 노력을 주도해야 함을 시사한다.

다음으로 글로벌 보건 측면에서의 주요 성과를 지적하자면 다음과 같다. 우선 영아 및 아동 사망률의 현저한 감소를 들 수 있다. 그 이유로 환경 및 개인위생 개선, 임산부와 영유아에 대한 적절한 영양공급, 백신활동과 1차 보건의료 개입 등으로 지적되고 있다. 그동안 국제사회에서 지속적으로 논의되고 있는 바와 같이 건강은 한 사회의 보건의료시스템이나 특정한 건강에 대한 개입 또는 중재수단에 의해서만 결정되지는 않는다. 건강은 국가 수준에서 보면 정치제도, 사회경제적 여건, 보건의료체계, 문화적 환경 등 다층적 요인에 의해 결정된다. 여기에는 주거 및 노동 환경, 사회정책 및 조세제도, 금융 및 무역 구조, 자원 통제 방식, 부와 권력의 분배 양상 등이 포함된다. 보건의료체계 자체도 건강에 긍정적 영향만을 미치는 것은 아니다. 의료과실, 부적절한 치료, 수준 미달의 의료서비스 등 의원성 문제로 인해 환자가 조기 사망하거나 장애를 입을 수 있다. 또한 부적절한 의료 처치나 필요한 치료의 방치 역시 질병 악화나 합병증을 초래할 수 있다.

다음으로 글로벌 보건을 둘러싼 한계와 딜레마를 살펴보면 다음과 같다. 국제사회의 건강 및 질병에 관한 문제에 대한 해결을 위한 글로벌 보건 측면의 다양한 중재방안 가운데 생의학적 접근이 주도적인 위치를 차지하고 있지만, 그것이 유일한 해결모델은 아니라는 것이다. 특히 저소득국가에서는 오래전부터 계승·경험되어 온 전통이나 영적·문화적 의식에 토대를 둔 치료 모델(조상 숭배, 동종요법, 전통 중국의학, 아유르베다, 침술 등과 같은), 즉 대체치료 패러다임이 병행적으로 존재하고, 때로는 더 선호되며, 상황에 따라서는 유일한 치료방법이기도 하다. 이러한 예에서 보는 바와 같이 보건의료는 해당 국가에서 그들의 건강과 질병관리에 지지적이고, 질병으로부터 자유롭게 하는 것이지만, 때로는 통제하고 억압하는 측면이 있다. 정신질환을 앓는 사람들에 대한 투약과 (강제) 입원에서 분명하게 볼 수 있는 이중적이고 모순적인 기능은 학교 결석과 직장 결근에 대한 의사의 통지의무에서도 작용한다. 의료에 잠재된 이러한 사회통제적 차원, 그리고 (철저한 검역, 학교에서의 백신 접종, 직장건강검진 등과 같이) 공중보건 및 의료 시스템의 강제력 집행은 공중의 보호와 개인인권 사이에 어려운 딜레마를 낳기도 한다. 이 딜레마를 쉽게 해결할 수 있는 방법은 없지만, 투명성과 책임성을 토대로 한 공적인 신뢰는 공중보건시스템이 정당성을 확보하고 기능을 수행하기 위한 필수요소이며, 글로벌 보건을 수행하는 데에서는 더욱 높은 수준의 관심과 노력이 요구되는 정당성의 기반이다.

이러한 측면에서 글로벌 보건의 과제를 살펴보면 다음과 같다. 국제사회에서 주목받고 있는 주요 보건의료부문의 과제는 다음과 같다. 우선 지난 50년간 대부분의 아동질환들에 대한 간편하고 효과적인 중재방법의 발전으로 수백만 명의 아동들의 생명을 구하는 성과를 거두었다. 그러나 여전히 6백만 명의 아동이 매년 예방가능한 원인으로 사망하고 있고, 국가경제수준에 따라 임산부 사망을 포함하여 영유아 및 아동의 유병률과 사망률의 극심한 격차가 존재한다. 중저소득 국가에 만연한 말라리아와 홍역, 소외된 열대질환(neglected tropical diseases, NTDs)과 설사병들은 적절한 음용수 공급, 위생적 상태와 공중보건 관리서비스에 대한 접근성 향상과 같은 상대적으로 단순한 공중보건 개입만으로도 상당한 개선이 가능하다. 그럼에도 불구하고 여전히 이 지역의 주민들은 여전히 큰 고통을 겪고 있으며, 이러한 상황은 각국이 처한 보다 광범위한 정치·경제·사회적 구조 요인의 영향 때문으로 지적되고 있다.

이러한 질병상황에 대하여 간결한 중재안을 적용함에 있어서 보다 큰 변화의 필요성을 모호하게 만들어서는 안된다. 대다수가 언급하기를 주변부와 박탈에 의한 질병은 주로 저소득 국가와 연관된 것일지라도 고소득 국가의 사회적으로 배제된 인구집단에서도 문제가 될 수 있으며, 특히 불평등한 상황이 이러한 경향을 악화시키게 되고 사회복지체계가 긴축정책으로 훼손되는 상황에서 더욱 그렇다.

근대화로 인하여 생활수준이 향상되었으나 만성질환의 문제가 오히려 두드지고 있으며 특히 화석연료의 연소로 인한 기후변화문제가 심각하게 대두되고 있다. 다시 말해, 생물학적 요인들이 소비와 생산에 있어서 사회적 유형과 영양식품의 가용성과 접근성, 고용형태(직업보장과 직업관련 스트레스 수준), 권력과 부의 분포와 정치성향과 연관된 독성물질과 환경오염, 폭력에 대한 노출수준 등과 연관되어 있다.

주변화와 근대화가 맞물린 지점에서 당뇨, 폐질환, 결핵과 에이즈 발병률이 증가하고 있다. 수백만의 목숨을 위협하는 이러한 질병들은 에이즈의 범세계적 유행에서 그 원인이 드러났듯이, 빈곤과 차별이라는 사회경제적 조건과 깊이 연관되어 있다. 한편, 사회경제적 계층에 따라 부각되는 질병이 중요하게 대두되고 있으나 때로는 과도한 관심을 받고 있음에도 불구하고, 이러한 질병을 직·간접적으로 발생시키는 신자유주의 범세계화의 역할은 종종 간과되있다. 천연두는 이미 박멸되었고, 소아마비와 기니벌레(guinea worm)는 거의 박멸단계에 이르렀지만, 사망을 초래하는 여러 요인들을 둘러싼 주변적 조건에 주목하는 것이, 개별 질병을 하나씩 박멸해가는 접근방식에 비하여 훨씬 더 효과적이고 공정한 접근법이다.

4. 근거기반의 글로벌 보건 대두 배경과 과제

근거기반의 글로벌 보건정책 결정은 정책입안자들이 의견·변덕·정치적 이해관계가 아니라 가장 유용한 증거에 근거해 정책을 수립하도록 촉구함으로써 글로벌 보건 결과를 개선하는 것을 목표로 한다. '글로벌 보건 정책입안자'는 정확히 누구인가? 여기에 속하는 집단은 매우 다양하며 양자 및 다자 기부자, 개발은행, 재단, 대통령 및 총리, 보건 및 재무부, 비정부조직을 포함한다. 이들 모두의 공통점은 '직접적으로 결정을 내리거나 영향을 미칠 수 있는 권한'을 가지고 있다는 것이다. 이러한 글로벌 보건 행위자들이 정책을 형성하기 위해 논리적 연구증거를 활용했을 때 그 결과는 종종 극적인 성과를 보였다. 예를 들어, 살충제 처리된 모기장(ITN) 및 실내 잔류 살충제 살포와 같은 근거기반의 말라리아 통제도구를 적극적으로 확대하려는 국내 및 국제 캠페인은 많은 국가에서 말라리아로 인한 질병부담의 큰 감소와 관련이 있다. 무작위배정비교임상시험(RCT)의 높은 질적 근거를 기반으로 한 또 다른 개입인 성노동자 사이에서 '100% 콘돔 사용'을 장려하기 위한 태국의 국가캠페인은 전국적으로 HIV 전염이 크게 감소하는 것과 관련이 있다.

가 글로벌 보건 중재의 현황과 과제

글로벌 보건 중재가 효과적인지 여부를 결정하기 위해 엄격한 검정과 평가가 필요하다. 그동안의 국제보건 측면에서 수행된 사업의 현황과 과제를 살펴보면 다음과 같다. 케냐의 한 연구에서는 임질, 클라미디아, 트리코모나스증과 같은 성매개감염병(STI)의 빈도가 현저히 감소했음에도 불구하고, 성노동자를 대상으로 한 월 1회 항생제 예방 투여가 HIV－1 감염 발생률을 감소시키지 못했다. STI는 HIV－1 감염과 관련이 있기 때문에 아지트로마이신 투여로 HIV－1 예방이 기대되었으나, 기대한 결과를 얻지 못한 이유를 분석함으로써 HIV－1의 전파역학과 비용효율적인 방식으로 전파를 줄이는데 필요한 접근방식에 대한 통찰력을 얻을 수 있다. 이러한 평가가 없다면 항생제 내성만 증가시킬 뿐 실질적 효과는 없는 고가의 약물을 계속 사용하게 될 수 있다.

다음으로 손씻기와 같은 많은 일상적인 개입은 충분한 과학적 근거로 뒷받침되지 않았다. 파키스탄 카라치의 저소득층을 대상으로한 무작위배정 연구에서 가정에서 비누로 손을 씻는 것이 어린이의 설사 발생에 미치는 영향을 평가했다. 연구결과, 손씻기가 효과적이며 일반비누가 항균비누만큼 효과적이라는 것을 발견했다. 손에서 박테리아를 기계적으로 제거하는 것이 중요하기 때문에 이것은 놀라운 일이 아니었다. 비누는 이러한 제거를 용이하게 하고, 항균제품은 비누의 전반적인 효과를 거의 추가하지 않았다. 이 보고서는 1세 미만 유아의 설사 발생을 줄이는데 있어 가정손씻기 만큼 간단한 개입의 효과에 대한 설득력있는 증거를 제공하는 최초의 잘 수행된 연구로 평가된다.

대규모 영양교육프로그램은 종종 근거기반이 아닌 그럼에도 널리 시행되고 있는 중재의 또 다른 예이다. 예를 들어, 어린이를 위한 강화 영양보충제, 건강관리, 가족에 대한 현금이체를 포함한 포괄적 프로그램에 멕시코의 커뮤니티를 무작위로 배정하고, 이들 커뮤니티를 프로그램을 적용하지 않거나 개입 도입이 1년간 지연된 통제 그룹과 비교하였다. 연구자들은 이 개입이 저소득, 시골 영유아 및 어린이의 키 성장률이 높고, 빈혈 비율이 낮아지는 것과 관련이 있음을 확인하였다. 향후 시행될 다른 대규모 영양중재연구 또는 모니터링 프로그램도 이와 유사 엄격한 방식으로 평가되는 것이 필수적이다. 체계적인 검토를 통해 아동 성장 모니터링에 대한 무작위배정 비교지역시험은 단 두 건만 확인되었다. 인도의 한 시험에서는 성장 모니터링에 배정된 아동과 비교군 사이에서 30개월 동안 영양상태에 차이가 없었다. 또 다른 연구에서는 성장 모니터링이 어머니의 영양 지식을 향상시키는 효과를 보였으나, 프로그램이 어린이의 영양상태에 미치는 영향에 대한 증거를 제공하지 못했다.

이와 같은 사례들은 선진국에서 효과가 입증된 많은 중재들이 개발도상국에서는 동일한 효과를 보이지 않는다는 점을 다시 한 번 확인시켜 준다. 최근 개발도상국의 주산기 및 신생아 사망률 감소를 위한 지역사회 기반 중재에 관한 글로벌 근거를 검토한 연구에서도, 무작위배정 비교지역시험에 대한 체계적 고찰 중 5% 미만만이 현지의 사회·문화·유전적 특성과 보건인프라를 반영한 조사자료를 기반으로 한다고 보고되었다. 지역 간 상황 차이는 특히 행동기반 중재의 효과에서 크게 작용하며, 모든 지역사회가 동일한 방식으로 개입에 반응할 것이라는 선험적 가정은 성립하지 않는다. 흡연 예방 및 금연 프로그램과 같은 행동중재도 이를 뒷받침한다. 선진국에서는 개인 수준의 행동상담이 효과적이라는 근거가 충분히 축적되었으나, 지역사회 단위 개입의 효과는 제한적이었다. 이는 자원이 제한된 환경에서 중재의 효과성이 달라질 수 있음을 보여주며, 선진국 연구결과를 개발도상국에 그대로 일반화하는데 구조적 한계가 있음을 시사한다. 따라서 개발도상국에서는 현지상황을 반영한 적절한 연구설계와 평가체계가 필수적이다. 또한 단순히 다른 모집단에서 동일한 연구를 복제하는 방식으로 문제를 해결할 수 없는 경우도 있다. 예를 들어, Liu 등 연구에 따르면 기존 Framingham 위험예측모델은 중국인의 관상동맥질환 위험을 과대평가하는 경향이 있어, 위험평가도구는 특정 인구집단의 역학적 특성에 맞추어 보정(calibration)되어야 한다. 그럼에도 일부 위험요인은 국가 간에도 일관되게 나타나므로, 모든 연구가 새로운 환경에서 완전히 동일하게 재현될 필요는 없을 수도 있다.

이러한 결과를 고려하면 글로벌 보건영역에서 선진국에서 입증된 중재 성과를 개도국에도 동일하게 되기 어렵다는 점을 보여주고 있다. 따라서 공중보건학적 중재의 효과를 결정하는 인구 또는 상황별 요인을 규명하기 위해서는 글로벌 수준에서 더 많은 연구가 필요하다. 또한 이를 통해 연구결과를 보다 넓게 일반화하고, 특정 지역과 관련된 결정요인을 규명할 가능성이 높아진다. 많은 건강문제는 선진국과 개발도상국이 공통으로 겪고 있으므로, 비교 시험을 수행하기 위한 공통 프로토콜, 표준화된 방법 및 충분한 재원이 확보된다면 글로벌 수준에서 연구를 수행할 수 있다. 글로벌 다기관공동연구에는 가능한 세계 여러 지역의 국가가 포함되어야 하며, 특히 지역적 특징이 질병과 중재 효과에 영향을 미칠 가능성이 있는 큰 경우 그러한 구성이 더욱 중요하다.

나 왜 근거기반의 글로벌 보건 중재인가?

임상의학의 진료는 근거기반의학 운동에 의해 크게 변화되었다. 많은 임상중재는 적절하게 설계된 무작위배정 비교임상시험에서 검정되었다. 이제는 글로벌 보건 중재(global health interventions)를 평가하고 근거기반의 글로벌 보건관련사업을 개발하기 위해 유사한 노력을 시작해야 할 때이다. Cochrane Database of Systematic Reviews에 더 많은 글로벌 보건 주제를 포함시키려는 최근의 요청은 이러한 변화를 향한 긍정적인 신호이다. 그러나 여전히 충족해야 할 필요는 크며, 여러 국가 보건기관의 협력에 대한 헌신과 함께 각국 정부·개발기관·기타 기부자의 상당한 투자 확대가 병행되어야

만 근거기반의 글로벌 보건의 이동이 실현가능하도록 글로벌 보건으로의 전환이 실질적으로 가능해질 것이다. 이와 같은 활동을 홍보하고 지원하기 위해 글로벌 보건연구에 대한 협력체계를 적극적으로 구축할 때이다. 이를 위하여 엄격한 글로벌 보건 연구를 위한 인프라를 마련하고, 글로벌 보건수준을 개선하는데 필요한 근거를 생산하기 위한 국제적 협력과 지원이 필수적이다.

다 그럼 지금까지의 근거기반 글로벌 보건 중재는 무엇인가?

개발도상국 빈곤층의 건강 개선을 위한 많은 중재의 효과는 아직 충분히 검증되지 않았다. 일부에서는 어떤 중재가 효과적인지 이미 알려져 있고 주요 과제는 이를 전 세계 소외계층에게 확대 적용하는 것, 즉 '실행 격차(implementation gap)'를 해소하는 것이라고 가정한다. 그러나 예방접종을 제외하고는 근거를 기반으로 한 글로벌 보건 중재는 거의 없는 실정이다. 따라서 근거기반 글로벌 보건은 글로벌 보건중재를 평가하고 글로벌 보건 개선의 진행상황을 측정하기 위해 무작위배정 비교지역시험 및 기타 과학적으로 유효한 연구의 증거를 사용해야 한다. 글로벌 공중보건 개입의 무작위배정 비교지역시험은 종종 지역사회시험, 클러스터시험으로도 불린다. 무작위 시험의 증거를 사용할 수 없거나 일반화하기 어려운 경우 관찰연구(observational study)는 유용한 정보를 제공하지만 신중하게 해석해야 한다. 글로벌 보건 수요평가 및 모니터링도 관찰연구에 의존한다.

라 근거기반의 글로벌 보건 연구의 문제와 과제

근거기반 글로벌 보건연구의 문제로 지적되는 것은 그 근거를 실제 글로벌 보건 분야에 활용하기에는 여러모로 제한적이라는 점이다. 우선 빈곤한 지역사회를 대상으로 중재의 가치를 구체적으로 조사한 일차연구가 매우 부족하다. 즉, 개발도상국의 가난한 사람들의 건강을 개선하기 위한 많은 개입의 효과가 검정되지 않았으며 따라서 입증되지 않은 상태로 남아 있다. 둘째, 근거에 대한 체계적인 문헌고찰은 종종 저소득환경에서 정책입안자가 직면한 공중보건 우선순위와 관련이 없다. 셋째, 이러한 문헌고찰에서 도출된 결과는 지나치게 복잡하여 글로벌 보건정책 수립에 활용 하기에는 오히려 혼란을 초래하는 경우가 적지 않다. 이러한 현황은 공중보건의 근거 평가를 위한 기존 연구프레임워크의 한계에서 비롯된 것으로 지적되고 있다.

글로벌 보건분야의 연구의 틀과 내용상의 문제는 다음과 같다. 현재 사용되는 공중보건 근거평가도구는 지역사회 및 대규모 글로벌 보건 프로그램에 대한 모범사례를 알리는 핵심정보를 제공하지 못하며, 특히 실행 및 지속가능성에 대한 정보 부족이 중요 한계로 확인되었다. 파일럿 연구에서 실행정보 보고에 대한 기존의 기준을 적용한 결과 발표된 글로벌 보건 중재연구들 간에 큰 변동성이 있음을 보여주고 있다. 이에 대한 개선방안으로 다양한 이해관계자가 신뢰할 수 있는 평가기준을 사용한다면, 글로벌 보건 정책결정에 강력한 근거기반을 제공할 수 있다는 점이다. 이를 위해 실질적인 프로그램 평가에 적합한 새로운 연구설계가 절실히 필요하다는 인식이 커지고 있다. 특히 글로벌 보건 정책개발, 대규모 사업의 수행, 복잡한 중재방법의 적용이 실제 보건성과에 미치는 사회정치적·문화적 영향을 더 잘 이해할 필요가 있다. 이는 전통적인 연구방법을 넘어서는 새로운 연구방법이나 평가를 위한 수단이 필요함을 의미한다.

5. 근거기반의 글로벌 보건에 대한 향후 과제와 함의

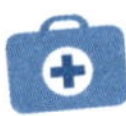

글로벌 보건은 '국경과 정부를 초월하고 사람들의 건강을 결정하는 글로벌 권력과 글로벌 흐름에 대한 조치를 요구하는 건강문제'를 의미한다. 이 초국가적이고 범국가적인 영역의 거버넌스는 세 가지 정치적 공간을 따라 분석될 수 있다. 글로벌 보건 거버넌스, 건강을 위한 글로벌 거버넌스, 그리고 글로벌 보건을 위한 거버넌스이다. 특히 WHO는 지속가능한 개발을 위한 2030 의제에서 비전염성질환(NCD)을 주요 아젠다로 설정하였다. 그 아젠다의 일환으로 각 국은 2030년까지 예방 및 치료를 통해 NCD로 인한 조기사망률을 1/3로 줄이려는 야심찬 국가적 대응을 개발하기로 약속했다(SDG 목표 3.4). 이 목표는 2011년과 2014년 UN의 NCD 총회 고위급회의에서 나온 것으로, NCD에 대한 글로벌 행동을 촉진하고 모니터링하는 WHO의 리더십과 조정역할을 재확인했다. UN 총회는 2018년에 NCD에 관한 세 번째 고위급회의를 소집하여 진행상황을 검토하고 2018년에서 2030년까지의 기간에 대한 추진방향에 대한 합의를 도출하였다. 각국의 노력을 지원하기 위해 WHO는 전세계 NCD 사망률에 가장 큰 영향을 미치는 9개의 글로벌 목표를 포함하는 'NCD 2013–2020 예방 및 통제를 위한 글로벌 행동계획'을 개발했다. 이러한 목표는 NCD의 예방 및 관리를 다룬다. 글로벌 보건의 초국가적 성격은 모든 행위자들의 참여를 통해 건강을 위한 글로벌 공공재(GPGH)를 생산하고, 규칙기반의 신뢰할 수 있는 재정지원을 받는 세계 공중보건영역을 보장할 것을 요구한다.

또한 최근 대규모 공여기관을 포함한 글로벌 보건 커뮤니티는 저소득 및 중간 소득 수준의 인구가 디지털 건강 및 AI의 발전으로부터 혜택을 받을 수 있도록 하는 과제의 시급성을 인식하고 있다. 예를 들어, 2018년 5월 세계보건총회는 보편적인 건강보장을 위한 디지털기술에 대한 결의안을 채택한 바 있다. 이어 2019년에 유엔 사무총장의 디지털협력에 관한 고위급패널은 2030년까지 지속가능한 발전목표 달성(SDG)에 기여하기 위한 수단으로 모든 성인이 디지털 네트워크와 디지털 기반 금융 및 의료 서비스에 대한 접근할 수 있어야 한다고 권고하였다. 이는 향후 AI가 다루는 건강문제 유형, 중재에 사용되는 AI 유형(예: 기계 학습, 자연어 처리, 신호 처리), 그리고 그러한 중재가 저·중소득 국가(LMIC)의 건강결과를 개선할 수 있다는 충분한 근거의 확보가 필요함을 시사한다.

6. 맺는 말

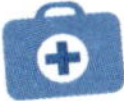

이 장은 글로벌 보건의 개념, 현황 및 과제에 대한 포괄적인 개요를 제공하였다. 또한 일부 관련 사례연구의 결과를 제시함으로써, 감염병 및 비감염성 질병의 추세와 그 결정요인을 살펴보고, 이를 해결하기 위한 초국가적 보건문제에 대한 가능한 효과적인 대응방안과 그 성과를 소개하였다. 따라서 이러한 초국가적 보건문제의 효율적, 효과적인 중재의 개발, 수행 및 평가를 위한 "근거기반의 글로벌 보건"으로 추구하기 위한 다각적인 노력이 필요함을 시사한다.

참고문헌

Adams, V. (2013). 2. Evidence−Based Global Public Health. In When people come first (pp. 54−90). Princeton University Press.

Adhikari, B., Pell, C., & Cheah, P. Y. (2020). Community engagement and ethical global health research. Global Bioethics, 31(1), 1−12.

Barnes, A., & Parkhurst, J. (2014). Can global health policy be depoliticized? A critique of global calls for evidence−based policy. The Handbook of Global Health Policy. West Sussex: Wiley−Blackwell, 157−73.

Birn, A. E. (2009). The stages of international (global) health: histories of success or successes of history?. Global Public Health, 4(1), 50−68.

Bozorgmehr, K. (2010). Rethinking the'global'in global health: a dialectic approach. Globalization and health, 6(1), 1−19.

Brownson, R. C., Baker, E. A., Deshpande, A. D., & Gillespie, K. N. (2017). Evidence−based public health. Oxford university press.

Brownson, R. C., Chriqui, J. F., & Stamatakis, K. A. (2009). Understanding evidence−based public health policy. American journal of public health, 99(9), 1576−1583.

Brownson, R. C., Fielding, J. E., & Maylahn, C. M. (2009). Evidence−based public health: a fundamental concept for public health practice. Annual review of public health, 30, 175−201.

Buekens, P., Keusch, G., Belizan, J., & Bhutta, Z. A. (2004). Evidence−based global health. Jama, 291(21), 2639−2641.

Kemm, J. (2006). The limitations of 'evidence−based'public health. Journal of evaluation in clinical practice, 12(3), 319−324.

King, N. B., & Koski, A. (2020). Defining global health as public health somewhere else. BMJ global health, 5(1), e002172.

Kohatsu, N. D., Robinson, J. G., & Torner, J. C. (2004). Evidence−based public health: an evolving concept. American journal of preventive medicine, 27(5), 417−421.

Liamputtong, P., & Rice, Z. S. (2020). Qualitative Research in Global Health Research. Handbook of Global Health, 1−26.

Lorway, R. (2017). Making global health knowledge: Documents, standards, and evidentiary sovereignty in HIV interventions in South India. Critical Public Health, 27(2), 177–192.

Lu, P. M., Mansour, R., Qiu, M. K., Biraro, I. A., & Rabin, T. L. (2021). Low–and middle–income country host perceptions of short–term experiences in global health: A systematic review. Academic Medicine, 96(3), 460–469.

Luoto, J., Maglione, M. A., Johnsen, B., Chang, C., Higgs, E. S., Perry, T., & Shekelle, P. G. (2013). A comparison of frameworks evaluating evidence for global health interventions. PLoS Med, 10(7), e1001469.

Meghani, Z. (2020). Ethical, Political, Epistemic, and Epidemiological Issues in Global Health Governance. The Routledge Handbook of Feminist Philosophy of Science, 435.

Ooms, G. (2014). From international health to global health: how to foster a better dialogue between empirical and normative disciplines. BMC international health and human rights, 14(1), 1–10.

Richards T. Poor countries lack relevant health information, says Cochrane editor. BMJ.2004;328:310.

Sackett D, Rosenberg W, Muir Gray J, Haynes RB, Richardson W. Evidence based medicine: what it is and what it isn't. BMJ.1996;312:71–72.

Victora, C. G., Habicht, J. P., & Bryce, J. (2004). Evidence–based public health: moving beyond randomized trials. American journal of public health, 94(3), 400–405.

Yamey, G., & Feachem, R. (2011). Evidence–based policymaking in global health-the payoffs and pitfalls. BMJ Evidence–Based Medicine, 16(4), 97–99.

III

근거기반 약물안전과 환자안전 관리

제22장 약물안전에 관한 과학적 근거 생성
제23장 약물안전성 평가를 위한 환자–대조군연구
제24장 빅데이터 기반 약물안전성평가
제25장 국제협력 약물역학연구
제26장 의료기관 기반의 약물안전관리
제27장 약물이상반응의 상담과 진료
제28장 약물위해성 평가와 약물안전관리체계
제29장 과학적 근거에 기반한 환자안전 활동
제30장 과학적 근거에 기반한 정책 결정 사례

제22장

약물안전에 관한 과학적 근거 생성

최남경

1. 들어가며

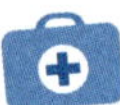

약물의 안전성에 대한 과학적 근거를 체계적으로 생성하기 위해서는 정교하고 단계적인 접근이 요구된다. 약물역학연구는 명확한 연구목적의 설정에서 시작되며, 이후 자료수집 및 확보, 연구설계 및 분석방법의 결정, 연구 수행, 결과의 해석과 보고 등 일련의 절차로 구성된다.

연구설계 단계에서는 다양한 역학적 접근법을 고려할 수 있으며, 각 설계로부터 도출되는 근거의 수준에 차이가 있음을 인지하고 연구질문에 가장 적합한 설계를 선택하는 것이 중요하다([그림 22.1]). 과학적 근거 피라미드는 다양한 연구에서 산출된 근거의 신뢰도를 단계적으로 분류한 체계로, 특정 연구결과가 얼마나 강한 과학적 근거에 기반하는지를 평가할 때 활용된다. 이는 연구설계의 엄밀성, 비뚤림 통제수준, 자료의 질과 일관성 등을 종합하여 근거의 상대적 수준을 위계적으로 배열한 것이다. 피라미드의 상단에는 메타분석, 체계적 문헌고찰, 무작위배정 비교임상시험과 같이 비뚤림 가능성이 낮고 인과적 해석이 비교적 명확한 연구설계에서에서 도출된 근거가 위치한다. 하단으로 내려갈수록 코호트연구, 환자-대조군연구, 환자군연구, 환자사례보고와 같이 교란 등에 의한 비뚤림 가능성이 점점 높아져 해석에 주의가 필요한 연구설계에서 도출된 근거가 순차적으로 배치된다. 이러한 근거 피라미드는 연구결과를 해석할 때 어떠한 근거가 인과적 판단이나 규제 의사결정에 우선적으로 고려되어야 하며, 어떤 근거는 가설생성이나 탐색적 분석단계에 주로 활용되어야 하는지 구분하는 기준으로 활용할 수 있다.

최종적으로는 연구결과를 해석하고, 이를 이해관계자에게 효과적으로 전달하는 과정까지 수행되어야 하는 경우도 있다. 본 장에서는 약물역학연구의 목적 설정부터 자료 확보, 연구설계 및 분석방법의 선택, 결과에 대한 인과성 평가, 그리고 연구결과의 보고에 이르기까지 각 단계에서 고려해야 할 주요사항들을 설명하고자 한다.

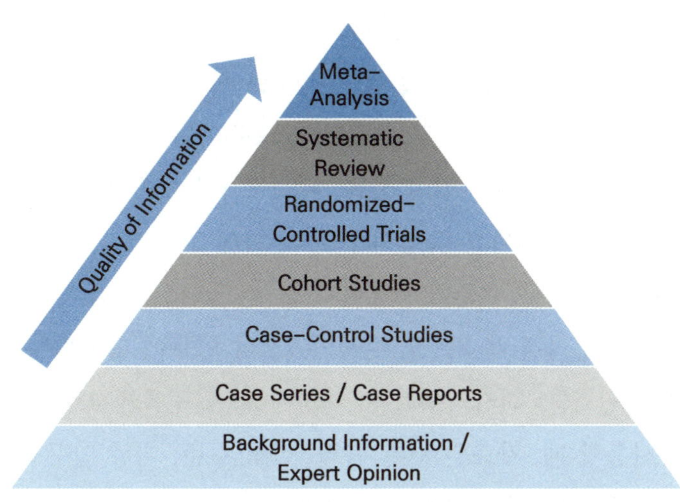

그림 22.1 과학적 근거 피라미드

2. 연구목적 설정

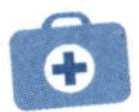

약물 안전성 평가연구를 수행하기 위한 첫 단계는 연구목적을 명확하게 설정하는 것이다. 명확한 목적설정은 수행하고자 하는 연구주제를 구체화하고, 연구의 범위, 연구설계, 분석방법을 일관성 있게 마련하는 출발점이 된다. 이때 연구목적이 타당하게 설정되었는지를 평가하기 위해서는 연구문제의 중요성(significance), 연구가능성(researchability), 수행가능성(feasibility)을 종합적으로 검토할 필요가 있다. 연구목적은 구체적이고 명료하게 기술되어야 하며, 약물역학연구에서 핵심이 되는 독립변수, 종속변수, 잠재적 교란변수와 이들 변수 간의 가설적 관계뿐 아니라 연구대상자, 연구가 수행되는 시간과 장소 등 연구맥락을 포괄적으로 포함해야 한다. 명확하게 설정된 연구 목적은 자료 수집, 분석, 결과 해석에 이르는 연구 전 과정이 논리적 일관성을 유지하며 수행되도록 한다.

3. 자료 수집 및 확보

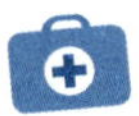

역학연구에 활용되는 자료원은 수집목적과 연구자의 개입정도, 원문가공방법에 따라 크게 일차 자료와 이차 자료, 그리고 삼차 자료로 구분된다. 일차 자료(primary data)는 연구자가 특정 목적을 가지고 직접 수집한 자료로, 설문조사, 신체계측, 인터뷰, 임상시험 과정에서 피험자로부터 수집한 자료, 국가조사자료, 환자등록자료 등이 포함된다. 일차 자료는 일반적으로 다른 유형의 자료에 비해 연구자가 자료수집과정과 데이터의 양 및 유형에 대해 높은 수준의 통제를 가질 수 있다는 장점을 가진다. 이차 자료(secondary data)는 본래 다른 목적으로 수집되었으나 연구에 활용되는 자료로, 건강보험청구자료, 병원퇴원기록, 전자의무기록, 사망자료, 인구통계자료 등이 이에 해당한다. 이차 자료를 사용할 때, 자료원의 본 목적, 질적 수준, 대상 연구집단의 특성 등을 신중하게 고려하여야 한다. 삼차 자료(tertiary data)는 기존 일차 및 이차 자료들을 요약하거나 정리한 자료로, 교과서, 백과사전, 또는 체계적 문헌고찰 결과 등이 포함된다.

약물 안전성 평가연구에서는 대규모 인구집단을 연구대상으로 하는 경우가 많아 보험청구자료, 전자의무기록 등 이차 자료의 활용이 빈번하다. 국내에서 약물 안전성 평가연구에 활용되는 대표적 자료원은 국민건강보험공단 및 건강보험심사평가원이 제공하는 건강보험청구자료와 의료기관에서 생성되는 전자의무기록이 있다. 건강보험청구자료는 전국민을 대상으로 수집되는 행정자료로 인구대표성이 매우 높고, 진단명, 진료행위, 처방내역 등이 표준화된 형태로 포함되어 있다. 건강보험청구자료는 대규모 인구집단을 기반으로 의료이용양상, 약물처방패턴, 질병발생추세 등을 파악할 수 있어, 국민 전체의 의료이용 특성 분석이나 보건의료정책 영향평가와 같은 연구에 폭넓게 활용된다. 전자의무기록은 진단명, 처치기록, 검사결과, 원무정보 등 임상적 의사결정과정에서 생성되는 상세한 임상정보를 제공한다. 이러한 전자의무기록은 치료방법의 변화, 증상 경과, 검사수치 등 임상현장에서 축적되는 세부정보를 활용할 수 있어, 특정 환자군의 임상적 특성 분석이나 희귀질환 연구, 임상경과의 정밀한 추적에 유용하다.

각 자료원은 고유한 한계도 지닌다. 건강보험청구자료는 행정적 목적을 위해 수집되기 때문에 비급여 행위·약제·치료재료 정보가 포함되지 않으며, 혈압·간수치와 같은 검사결과나 삶의 질을 포함한 임상결과 자료가 포함되어 있지 않다. 또한 흡연력·음주 여부·신체활동 등과 같은 건강행태정보와 개인소득수준·가족구성 등 사회경제적 특성도 제한적으로 포함하고 있어 교란요인을 충분히 통제하기 어려울 수 있다. 청구진단명이 최종 확진진단명과 차이가 있을 가능성이 있고, 질병의 중증도와 같은 임상적인 정보를 포함하고 있지 않다. 아울러 처방전 없이 구입할 수 있는 약물이나 의학적 처치를 요하지 않는 질환은 자료에 기록되지 않는다. 또한 급여정책이나 심사기준의 변화로 인하여 진단, 치료, 처방 양상이 변화하는 것이 데이터에 직접적으로 반영될 수 있으므로 연구목적과 관련있는 보험급여정책을 숙지하고 있어야 한다. 전자의무기록은 단일 의료기관의 진료기록으로 구성되므로 특정 환자군에 편중될 가능성이 있으며, 환자가 다른 의료기관을 이용할 경우 연속적인 추적이 어렵다. 이로 인해 자료의 대표성과 외적타당성이 제한될 수 있다.

이와 같이 건강보험청구자료와 전자의무기록은 서로 다른 장점과 제한점을 가지고 있으므로, 연구자가 설정한 연구질문이 해당 자료를 통해 충분히 검증가능한지를 면밀히 평가하는 것이 중요하다. 즉, 자료원이 제공하는 정보의 범위와 자료구조에서 비롯될 수 있는 측정오류나 교란비뚤림의 발생가능성을 종합적으로 고려하여, 연구목적에 부합하는 자료원을 선택해야 연구결과의 타당성을 확보할 수 있다.

4. 연구설계 설정 및 분석

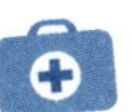

역학연구설계는 연구자가 약물 투여와 같은 중재(intervention)를 가하는지 여부에 따라 실험적 연구와 관찰적 연구로 구분된다. 실험적 연구는 연구자가 직접 조건을 설

정하고, 연구대상에게 무작위로 중재를 배정하는 연구방법으로, 무작위배정 비교임상시험이 대표적이다. 반면 관찰적 연구는 연구자가 직접 중재를 가하지 않고 실제 임상 상황에서 약물 노출과 건강결과 간의 연관성을 구명하며, 가설을 생성하는 기술적 연구와 가설을 검정하는 것을 목적으로 하는 분석적 연구를 포함한다. 약물 안전성 평가 연구에서 주로 이용되는 연구설계의 종류는 아래와 같다.

가 환자사례보고(Case report)와 환자군연구(Case series study)

환자사례보고는 개별 환자의 증상, 검사소견, 진단, 치료, 경과 등 임상적 특성을 기술하는 것으로, 시판 전 임상시험에서 확인되지 않은 새로운 이상사례의 발생을 확인하기에 유용하다. 시판 전 임상시험은 많아도 수천 명 수준의 제한된 환자를 대상으로 하며, 이로 인해 매우 드문 이상사례를 발견하기 어렵다. 예를 들어, 만 명 중에 한 명 꼴로 발생하는 페니실린(penicillin)에 의한 아나필락시스 및 5만 명 중에 한 명 꼴로 발생하는 클로람페니콜(chloramphenicol)에 의한 재생불량성 빈혈 같은 드문 이상사례는 시판 전 임상시험에서 확인될 확률이 매우 낮은 수준이다. 이에 따라 각국은 자발적 이상사례보고시스템을 운영하고 있으며, 이상사례 보고 시 환자정보, 투여약물, 이상사례 내용 등을 포함하도록 하고 있다.

환자사례보고에서는 이상사례와 원인의심 약물과의 인과성을 판정하는 것이 중요하다. 약물이상사례의 인과성 평가는 시간적 선후관계, 약물 중단 후 호전 여부, 재투여 시 재발 여부, 기존에 알려진 이상사례 여부, 병용약물 영향 등을 종합적으로 고려해 이루어진다. 인과성을 평가하기 위하여 환자사례보고 개별 건에 대하여 약물역학 전문가가 세계보건기구 웁살라모니터링센터 기준으로 직관적으로 평가하는 방법 외에도, 나란조 알고리즘, 프렌치 알고리즘, 한국형 알고리즘 등이 활용될 수 있다.

환자군연구란 세 명 이상의 유사한 환자사례를 묶어 기술하는 연구로, 동일한 질병을 가진 여러 환자의 임상양상을 관찰하여 약물 노출양상을 파악하거나, 반대로 동일한 약물에 노출된 환자들을 대상으로 발생한 질병의 특성을 파악하는데 활용된다. 비록 환자사례보고와 마찬가지로 대조군이 없어 가설검정을 위한 통계적 추론은 어렵지만, 여러 환자를 관찰한다는 점에서 공통된 임상적 특징을 도출할 수 있어 가설생성단계에서 유용하게 활용될 수 있다. 예를 들어, 미국 FDA에서는 미국 자발적부작용보고자료를 통해 수집된 환자군연구결과를 근거로 엑세나타이드(exenatide)가 혈소판감소증(thrombocytopenia)을 일으킬 수 있다는 가설을 확인하였으며, 이에 따라 해당 약물의 허가사항을 변경한 바 있다.

나 단면연구(Cross-sectional study)

단면연구란 노출과 건강결과를 같은 시점 또는 변화가 일어나지 않을 정도의 짧은 기간 내에 측정하는 역학적 연구방법이다. 시간(time), 장소(place), 사람(person)의 세 가지 주요 변수를 중심으로 데이터를 수집하고 분석하여, 해당 약물의 사용 유병률이나 노출률을 측정한다. 약물 안전성 평가에서 질병과 관심약물 노출에 대한 정보를 수집하여 약물사용양상, 약물 이상사례 유병률, 약물과 이상사례의 관련성 가설 탐색에 이용된다. 최근에는 건강보험청구자료 및 전자건강기록을 활용하여 유병률비(prevalence ratio, PR)와 유병교차비(prevalence odds ratio, POR) 등의 지표를 산출하는 데 주로 이용되고 있다.

단면연구를 통해 약물사용평가 또는 약물부작용 유병률 조사를 할 경우 신중하게 고려해야 할 점은 선정되는 연구집단이 표적집단을 대표할 수 있도록 하는 것이다. 단면연구는 수행이 용이하고 비용이 적게 들며 대규모 데이터를 활용할 수 있다는 장점이 있지만, 약물과 질병 간의 시간적 선후관계를 확인할 수 없다는 한계가 있다. 따라서 단면연구에서 관찰된 연관성을 인과성으로 해석하지 않도록 주의하여야 한다.

다 환자-대조군연구(Case-control study)

환자-대조군연구는 새로이 질병이 발생한 환자군(case)과 발생하지 않은 대조군(control)을 선정하여 질병의 발생과 관련이 있을 것으로 여겨지는 잠재적 위험요인의 노출 여부를 비교하는 연구설계이다. 이 설계는 드물게 발생하는 질병이나, 질병이 발생하기까지 오랜 시간이 걸리는 경우에 효과적이다. 특히 코호트연구에 비해 비용과 시간이 적게 들며, 상대적으로 적은 수의 사례로도 연구수행이 가능하므로 장기추적관찰연구에서 코호트연구를 적용하기 어려운 상황에서 적용할 수 있다. 환자-

대조군연구를 수행하기 위해서는 연구대상 인구집단을 대표할 수 있도록 환자군과 대조군의 선정기준이 명확해야 하며, 대상자 간 교란요인의 균형을 맞추기 위해 짝짓기(matching) 기법을 활용할 수 있다.

다만 환자-대조군연구는 관심 위험요인에 대한 노출이 매우 드물다면 매우 많은 수의 환자군과 대조군을 필요로 하게 되어 비효율적이라는 한계가 있다. 또한 과거 노출 여부에 대해 정확한 정보를 수집하는 것이 쉽지 않고, 적절한 대조군을 선정하기 어려울 수 있기 때문에 정보비뚤림(information bias)이나 선택비뚤림(selection bias)이 발생할 수 있어 주의가 필요하다.

라 코호트연구(Cohort study)

코호트연구는 공통된 특성이나 속성을 지닌 집단, 즉 코호트를 선정하고, 위험요인의 노출 여부에 따라 두 군으로 분류하고 일정 기간 동안 추적관찰하여 특정 요인에 노출되지 않은 집단에 비해 노출된 집단에서의 질병발생률을 비교하는 연구설계이다. 약물 안전성 평가에서는 약물 노출 이후 새로운 질병의 발생을 추적할 수 있으므로 시간적 선후관계를 명확히 파악할 수 있으며, 관찰연구 중 근거수준이 가장 높은 연구에 해당하므로 인과성을 구명하기에 적절하다. 코호트연구는 자료수집시점에 따라 전향적(prospective) 및 후향적(retrospective) 코호트연구로 구분된다. 전향적 연구는 데이터 수집 및 추적이 동시에 이루어지는 반면, 후향적 연구는 기존 데이터를 활용하여 상대적으로 시간과 비용을 절감할 수 있다. 특히 후향적 코호트연구는 전자의무기록이나 건강보험청구자료와 같은 대규모 데이터베이스를 이용한 연구에서 활발히 적용되고 있다.

코호트연구는 하나의 약물 노출에 대해 다양한 건강결과를 동시에 분석할 수 있고, 약물노출 빈도가 높지 않은 경우에도 적용할 수 있다는 장점이 있다. 또한 대규모 데이터베이스를 활용한 후향적 코호트연구는 비교적 적은 비용과 시간을 소요하면서도 높은 수준의 근거를 도출할 수 있다. 다만 발생률이 낮은 질병에 대해 분석하는 경우 충분한 표본크기가 필요하며, 장기간의 추적관찰이 요구될 수 있다.

코호트연구와 환자-대조군연구의 장점을 모두 활용하기 위해 두 연구의 특성을 결합한 코호트 내 환자–대조군연구(nested case–control study)를 수행할 수 있다. 이는 먼저 연구대상자 코호트를 정의하고, 그 안에서 질병이 발생한 환자군과 질병발생 위험에 함께 놓여있던 대조군을 설정하는 방법이다. 이는 효율성과 시간·비용 절감 측면에서 장점을 가지면서도 질병 발생시점 이전에 대상자의 여러 정보를 얻을 수 있어 요인–결과 간 시간적 관련성을 파악할 수 있다.

마 무작위배정 비교임상시험(Randomized controlled trial)

무작위배정 비교임상시험은 연구대상을 치료군과 비교군으로 무작위배정하여 약물의 효과 및 안전성을 평가하는 연구설계로, 인과성을 입증하는데 가장 강력한 근거를 제공한다. 무작위배정이란 연구에 참여하는 모든 피험자가 각 군에 배정될 가능성을 균등하게 하여 치료군과 비교군에 피험자를 배정할 때 환자의 인구학적 특성, 예후, 증상 등이 각 군을 배정하는데 영향을 미치지 않도록 하는 방법으로, 두 집단 간의 기저특성을 균형있게 분포시켜 교란요인의 영향을 최소화할 수 있다. 이를 통해 관찰연구 혹은 비교군이 없는 임상시험에서 개입될 수 있는 비뚤림의 가능성을 최소화할 수 있으며, 통계분석의 전제조건인 무작위 확률 가정을 충족시키기 때문에 통계분석의 타당성을 보장할 수 있다. 따라서 무작위배정 비교임상시험은 흔히 높은 수준의 과학적 근거를 생성할 수 있는 연구설계의 '황금기준(gold standard)'으로 간주된다.

그러나 무작위배정 비교임상시험은 많은 비용과 시간이 소요되며, 윤리적·실무적 제약으로 인해 드물거나 장기적인 이상사례를 충분히 평가하기 어려울 수 있다. 또한, 임상시험의 참여자 특성이 일반인구와 다를 수 있어 외적타당성이 제한될 수 있다. 이러한 한계를 보완하기 위한 접근으로 최근에는 실사용자료(real–world data)를 기반으로 관찰연구에서 무작위배정 비교임상시험의 원칙에 따르는 '모방임상시험(Target Trial Emulation, TTE)' 개념이 제시되고 있다. 이는 가상의 무작위배정 비교임상시험을 설계한 후, 관찰연구에서 해당 구성요소들을 반영하여 분석함으로써 인과성 추론의 신뢰도를 높이는 방법이다. 이는 관찰연구를 구체화하고 일부 비뚤림을 보완함으로써 실사용자료의 장점을 활용할 수 있게 하지만, 여전히 관찰되지 않은 교란요인의 영향을 완전히 배제할 수 없기 때문에 결과해석에 주의가 필요하다.

바 체계적 문헌고찰(Systematic review) 및 메타분석(Meta-analysis)

체계적 문헌고찰은 특정 연구질문에 대해 기존에 수행된 개개의 연구결과들을 체계적으로 검색하여 각 연구의 수행방법과 결과를 평가하고, 이를 종합하여 통합적인 근거를 평가하는 연구방법이다. 이는 임상적 또는 정책적 의사결정에 있어 현존하는 최상의 근거를 제시함으로써 개개의 환자치료에 대한 의사결정을 도울 수 있다. 연구의 비뚤림을 최소화하기 위해 사전에 정의된 절차 및 포함/배제 기준에 따라 문헌을 선정하고 분석해야 한다.

먼저 연구질문에 PICOTS-SD라 불리는 요소들을 포함하여야 하며, 이는 연구대상자(patient), 노출요인(intervention), 비교대상(comparison), 결과(outcome), 추적관찰기간(time), 연구환경(setting) 및 연구설계(study design)를 포함한다. 이에 기반한 임상연구질문을 바탕으로 미국 MEDLINE, 유럽 EMBASE, Cochrane Central Register of Controlled Trials 등의 검색원을 활용하여 문헌검색을 수행한다. 이후 검색된 일차연구에 대하여 비뚤림 등 근거와 질을 평가하고, 가능한 연구들을 대상으로 자료를 추출하여 통합한 메타분석(meta-analysis)을 수행하여 결과를 제시하는 절차를 거친다. 문헌고찰을 바탕으로 유사한 연구결과를 정량적으로 통합하는 메타분석은 통계적 분석을 통해 요약효과값을 산출하며, 이질성(heterogeneity) 및 출판비뚤림(publication bias) 등을 평가할 수 있다. 특히 체계적 문헌고찰의 특성상 이미 출판된 연구결과를 분석하면서 출판과정에서 통계적 유의성을 제시하는 연구결과를 게재할 가능성이 높기 때문에 발생하는 출판비뚤림으로 인해 실제보다 훨씬 더 부풀려진 결과를 제시하게 될 수 있으므로 깔때기 그림(funnel plot)을 통해 시각적으로 평가하는 방안을 고려해야 한다. 체계적 문헌고찰을 통해 도출된 연구결론은 다른 연구설계에 의해 도출된 연구결론과 비교하여 그 근거수준이 가장 높다.

5. 연구결과의 타당성/신뢰성 평가

약물 안전성 평가연구에서 도출된 결과가 실제 임상 및 정책결정에 활용되기 위해서는 그 결과의 타당도(validity)와 신뢰도(reliability)를 엄격히 검토해야 한다.

타당도는 연구가 측정하고자 한 실제 모수를 얼마나 정확하게 측정하였는지를 의미하며, 내적타당도와 외적타당도로 구분된다. 내적타당도는 연구결과가 교란요인이나 비뚤림의 영향을 받지 않고, 독립변수의 실제 효과를 제대로 반영하고 있는지 평가하는 기준이다. 연구대상자 선정과정, 자료수집 및 연구수행과정, 데이터 분석과정에서 발생하는 선택비뚤림(selection bias), 정보비뚤림(information bias), 교란비뚤림(confounding bias) 등 주요 비뚤림 요소들을 얼마나 적절히 통제하였는지에에 따라 내적타당도가 결정된다. 외적타당도는 연구결과가 실제 임상현장이나 일반 인구집단에 얼마나 일반화될 수 있는지를 판단하는 기준이다. 따라서 연구대상을 선정할 때 일반화할 수 있는 대표성이 높은 표본을 선정하는 것이 중요하다.

신뢰도는 동일한 연구가 다른 연구자나 다른 데이터에서 반복되었을 때 유사한 결과를 재현할 수 있는지를 의미하며, 연구결과의 일관성과 분석의 정밀도에 기반하여 판단된다. 이를 평가하기 위해 민감도 분석(sensitivity analysis), 하위집단 분석(subgroup analysis) 등을 수행하여 결과의 강건성을 검토할 수 있다.

6. 연구결과의 보고

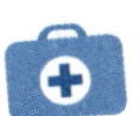

연구결과를 보고할 때는 해당 연구설계에 적합한 보고지침(reporting guideline)을 활용하는 것이 권장된다. 보고지침이란 특정 연구유형에 따라 연구자가 논문 작성 시 참고할 수 있도록 구성된 체크리스트, 작성틀, 또는 흐름도로 학술논문의 과학성과 투명성을 제고하고 전반적인 보고의 질을 향상시킬 수 있는 중요한 수단으로 활용된다.

대표적인 의학논문의 연구설계별 보고지침으로는 무작위배정 비교임상시험을 위한 CONsolidated Standards of Reporting Trials(CONSORT), 코호트연구, 환자–대조군연구, 단면연구 등 관찰연구를 위한 STrengthening the Reporting of OBservational studies in Epidemiology(STROBE), 청구자료와 같은 일상 진료상황을 반영한 건강데이터를 활용한 연구에 적용하기 위해 STROBE를 확장한 REporting of studies Conducted using Observational Routinely collected health Data(RECORD), 체계적 문헌고찰 및 메타분석을 위한 Preferred Reporting Items for Systematic reviews and Meta-Analyses(PRISMA) 등이 있다.

이들 지침은 제목과 초록, 연구배경, 방법, 결과, 고찰, 결론, 이해상충 등의 항목별로 연구자가 충실히 기술해야 할 내용을 제시하며, 일관되고 명확한 연구결과보고를 돕는다. 보고지침의 활용은 연구투명성과 재현가능성을 높일 뿐 아니라, 논문심사과정에서도 객관적 평가를 가능하게 하여 심사의 질을 향상시킬 수 있다.

7. 연구결과의 인과성 평가

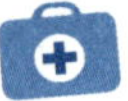

약물 안전성 평가연구에서 약물과 이상사례(adverse event) 간의 연관성이 관찰되었을 때, 이는 실제로 존재하는 연관성인지, 아니면 우연히 관찰된 것인지를 판단하는 과정이 필요하다. 또한 연관성이 존재한다고 판단될 경우, 그 관계가 인과적인지, 아니면 교란변수(confounder)나이나 다른 외부요인에 의한 것인지를 평가해야 한다.

약물 이상사례의 인과성을 평가하는 접근은 개인 수준과 인구집단 수준으로 구분되며, 각각의 초점과 해석방식에는 차이가 있다.

개인 수준에서의 인과성 평가는 특정 약물이 한 개인의 이상사례를 유발했는지를 판단하는 것으로, 시간적 선후관계의 적절성, 기저질환이나 병용약물 등 다른 가능한 원인의 존재 여부, 의심약 중단 후 증상의 호전 여부(de-challenge), 재투여 시 동일한 이상사례의 재현 여부(re-challenge), 그리고 해당 약물로 인한 유사사례의 기존 보고 여부 등을 종합적으로 고려하여 이루어진다. 이러한 평가를 위해 다양한 도구들이 개발되어 왔으며, 가용한 주요 인과성 평가지표의의 유형은 [표 22-1]에 정리되어 있다. 각 방법은 평가목적, 정확성, 소요시간 등의 특성을 고려하여 상황에 맞게 선택되어야 한다. 다만 개인 수준에서의 인과성 평가는 일반적으로 인과관계를 확정짓기보다는 가능성의 정도를 판단하는데 초점을 둔다.

이에 반해, 인구집단 수준에서의 인과성 평가는 특정 약물이 특정 이상사례의 발생 위험을 증가시키는지를 통계적 방법을 통해 평가하는 것이다. 이 과정에서는 관찰연구나 무작위임상시험을 통한 역학적 접근뿐 아니라, 임상사례 및 기전기반평가 결과까지 종합적으로 고려된다. 인구집단 수준에서 인과성이 인정될 경우, 개인 수준에서도 인과성이 성립할 가능성이 높아지지만, 반대로 개별 사례에서의 인과성만으로 인구집단 전체의 위험도를 추론하는 데에는 한계가 있다.

또한 인구집단 수준에서의 인과성이 명확히 확인되지 않았더라도, 특정 약물과 관련된 유사한 사례가 반복적으로 보고되는 경우에는 추가적인 역학적 연구를 수행할 필요가 있다. 이러한 맥락에서 최근에는 개인과 집단 수준의 인과성 평가를 통합적으로 고려하는 접근방식의 필요성이 강조되고 있으며, 이를 위해 평가항목별 가중치를 반영한 체계적이고 표준화된 인과성 평가 프레임워크의 개발이 요구되고 있다.

표 22-1 약물 이상사례 인과성 평가지표의 종류와 특징

평가지표	특징
비구조화된 임상적 판단	• 인과성 평가에 가장 많이 사용되는 방법 • 한 명 이상의 전문가에게 가용한 임상적 정보를 검토하게 하고, 유해사례가 약물 폭로에서 기인하였을 가능성을 판단하게 함 - 예시: WHO/UMC causality categories
알고리즘/ 기준에 의한 방법 (구두 판단 제시)	• 시기, re-challenge, de-challenge, 교란, 해당 반응의 이전 병력의 5개 요소에 근거한 공통된 기본구조를 가지며, 질문의 수는 다양할 수 있음 • 각 질문의 대답은 예/아니오(특정 질문의 경우 모름도 포함)로 제한됨 - 예시: FDA algorithm(1984)
알고리즘/ 기준에 의한 방법 (개별 판단에 대한 점수 제시)	• 알고리즘의 질문에 대한 답을 각 요인에 대한 점수로 변환한 후, 요인별 점수를 합하고, 전체 점수를 정량적 확률 척도상의 값으로 변환함으로써 정량적 판단을 가능하게 함 - 예시: Naranjo, RUCAM algorithm, Korean algorithm

확률적 방법	• 약물 폭로가 없을 때 사건이 발생할 확률을 비교하여, 약물 폭로 시 사건 발생 확률을 구하는 방법 • 사건을 명확하게 분석하기 위해 필요한 발생률 등의 정보가 없는 경우가 흔하다는 한계가 있음 – 예시: Bayesian analysis

8. 맺는 말

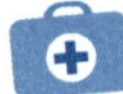

약물 안전성은 공중보건의 핵심영역이며, 이를 위한 과학적 근거를 체계적으로 생성하고 해석하는 과정은 의약품의 안전한 사용을 보장하는 기반이 된다. 약물 안전성에 대한 근거를 구축하기 위해서는 명확한 연구질문의 설정, 적절한 자료원의 확보, 적합한 연구설계와 분석, 인과성 평가에 이르기까지 일관된 구조적 접근이 요구된다. 본 장에서는 이러한 과정을 단계적으로 정리하고, 각 단계에서 고려해야 할 핵심요소들을 살펴보았다. 특히, 관심 이상사례가 특정 약물에 의하여 발생하였는지를 판단하기 위해서는 관찰연구를 통해 확보된 역학적 근거를 바탕으로, 개인 수준과 인구집단 수준에서의 인과성을 종합적으로 평가하는 접근이 필요하다. 궁극적으로 약물 안전성에 대한 신뢰할 수 있는 과학적 근거를 생성하므로써 임상 및 규제 현장에서 합리적 의사결정을 가능하게 하며, 의약품의 안전한 사용을 통해 공중보건 향상에 기여할 수 있다.

참고문헌

1. 이무송. 인과성의 평가. 약물역학위해관리학회지 2008;1:35–43.
2. 송홍지, 최남경, 박병주. 약물부작용 감시와 가정의의 역할. 대한가정의학회지 2007; 28(11), 815–823
3. 조해린, 임은선, 박수빈, 조혜인, 고하나, 조민정, 최남경. 한국 제약업계의 실사용데이터 활용 현황 및 발전 방향에 대한 설문조사 연구. 한국사회약학회지 2023;11(1):9–16.
4. 최남경. 건강보험심사평가원 자료를 활용한 보건사회약학연구. 한국사회약학회지(구.한국보건사회약료경영학회지) 2015;4(1):42–29.
5. 최남경, 박병주. 우리나라 약물유해반응 감시체계. 예방의학회지 2007;40(4):278–84.
6. 홍경섭, 박병주, 신상구, 양재석, 이승미, 김윤이, 서화정, 김주한. 약물이상반응의 인과성 평가를 위한 한국형 알고리즘 개발. 임상약리학회지 2003;10:129–42.
7. Babar ZUD. Encyclopedia of pharmacy practice and clinical pharmacy, 1st ed. Amsterdam: Elsevier; 2019. p. 391–9.
8. Choi NK, Chang Y, Kim JY, Choi YK, Park BJ. Comparison and validation of data–mining indices for signal detection: using the Korean national health insurance claims database. Pharmacoepidemiology and drug safety 2011;20(12):1278–86.
9. Committee to Review Adverse Effects of Vaccines; Institute of Medicine. Adverse Effects of Vaccines: Evidence and Causality. Washington (DC): National Academies Press (US);2011.
10. Duijnhoven RG, Straus SM, Raine JM, de Boer A, Hoes AW, De Bruin ML. Number of patients studied prior to approval of new medicines: a database analysis. PLoS Med 2013;10(3):e1001407.
11. Hammad TA, Afsar S, McAvoy LB, Le Louet H. Aspects to consider in causality assessment of safety signals: broadening the thought process. Frontiers in Drug Safety and Regulation. 2023;3:1193413.
12. Hennessy S. Use of health care databases in pharmacoepidemiology. Basic Clin Pharmacol Toxicol 2006;98(3):311–3.
13. Hubbard RA, Gatsonis CA, Hogan JW, Hunter DJ, Normand SL, Troxel AB. Target trial emulation" for observational studies—potential and pitfalls. N Engl J Med

2024;391(21):1975−7.

14 Jeong NY, Kim CJ, Park SM, Kim YJ, Lee J, Choi NK. Active surveillance for adverse events of influenza vaccine safety in elderly cancer patients using self−controlled tree−temporal scan statistic analysis. Scientific Reports 2023;13(1):13346.

15 Jeong NY, Park H, Oh S, Jung SE, Kim DH, Shin HS, Han HC, Lee JK, Woo JH, Park BJ, Choi NK. A framework for nationwide COVID−19 vaccine safety research in the Republic of Korea: the COVID−19 Vaccine Safety Research Committee. Osong Public Health and Research Perspectives 2023;14(1):5.

16 Lapeyre−Mestre M, Sapède C, Moore N, Bilbault P, Blin P, Chopy D, Evans D, Gueyffier F, Lacoin L, Malbezin M, Micallef J. Pharmacoepidemiology studies: what levels of evidence and how can they be reached?. Therapies 2013;68(4):247−52.

17 Singh S, Loke YK, Furberg CD. Long−term risk of cardiovascular events with rosiglitazone: a meta−analysis. JAMA 2007;298(10):1189−95.

18 Kim SY, Ryu S, Ryu SY, Huh S, Ha M, Choi BY, Jung W. Development of Reporting Guidelines of Articles in the Public Health Weekly Report. Public Health Weekly Report 2025;18(9):399−429

19 Strom BL, Kimmel SE, Hennessy S, Editors. Pharmacoepidemiology, 6th ed. Chichester: John Wiley & Sons Ltd; 2019. p. 411−36.

20 U.S. Food and Drug Administration. BYDUREON® PRESCRIBING INFORMATION. [cited Feb 5, 2021]; Available from: https://www.accessdata.fda.gov/drugsatfda_docs/label/2020/022200s030lbl.pdf

21 World Health Organization. Causality Assessment of an Adverse Event Following Immunization (AEFI): User Manual for the Revised WHO Classification Second Edition, 2019 Update. Geneva: World Health Organization; 2019.

제23장

약물안전성 평가를 위한 환자-대조군연구

이승미, 윤병우, 박병주

1. 들어가며

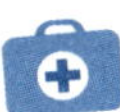

약물역학분야에서 환자-대조군연구는 이미 부작용이 발생한 환자들의 약물투여력을 후향적으로 확인하여 의심 약물과 부작용 발생 간의 인과적 관련성을 평가하는 중요한 역할을 담당하여 왔다. 환자-대조군연구에서 단기간에 충분한 연구대상수를 확보하기 위하여 여러 기관이 참여하는 다기관 공동연구를 수행할 수 있으며, 이러한 연구를 원활하게 수행할 수 있도록 조정하는 협연센터가 필요하다. 이 장에서는 약물역학에서 환자-대조군연구 수행과 다기관 공동 임상연구에 대하여 이론적으로 살펴보고, 우리나라에서 최초로 수행하였던 전향적 다기관 공동 환자-대조군연구 사례인 페닐프로판올아민(PPA) 함유 의약품과 출혈성 뇌졸중 발생 간의 인과성 평가 연구를 소개하고자 한다.

2. 약물역학에서 환자-대조군연구의 중요성

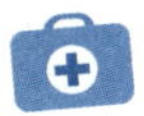

어떠한 질병이 발생하였을 때 그 원인이 무엇인지 밝히기 위하여, 특히 특정 약물로 인한 것인지 파악하기 위하여 약물역학연구를 수행할 수 있다. 연구가설을 검증하

고 인과관계를 파악하려면 분석적 연구를 수행하는데, 분석적 연구에는 환자－대조군연구, 코호트연구 및 임상시험이 있다. 우선, 유해하다고 추정되는 의약품의 효과에 대해 무작위배정 비교임상시험을 수행하는 것은 윤리적으로 불가능한 경우가 많다. 또한 잠복기가 길거나 장기간 누적된 효과나 드물게 발생하는 이상사례에 대한 인과관계 평가를 위하여 코호트연구를 수행하려면 비용과 시간이 많이 든다. 따라서 이미 질병이나 위해를 경험한 환자와 그렇지 않은 대조군을 구성하여 추정되는 유해요인에 대한 과거력을 파악하여 분석하는 연구가 대안이 될 수 있다. 이렇게 질병의 원인 혹은 위험요인을 규명함에 있어 결과를 먼저 관찰한 후 이런 결과를 야기시켰던 가능한 원인 혹은 위험요인을 탐구하는 역학적 방법을 환자－대조군연구(Case－Control Study)라고 한다. 결과에서 원인으로 거슬러가는 방향이므로 후향적(retrospective) 연구가 된다.

3. 환자－대조군연구의 수행 방법

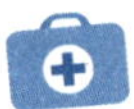

환자－대조군연구를 수행하는 순서는 환자군과 대조군을 선정하여 연구대상을 모집하고, 원인에 대한 자료를 수집한 후 통계분석을 통해 대응위험도(odds ratio)를 산출하여 결과를 해석하는 것이다.

환자군은 사전에 규정한 정의에 따라 명백히 환자이어야 하고, 새로이 발생된 환자이어야 하며, 잠정적 연구대상을 대표할 수 있어야 한다. 연구를 위하여 선정된 환자가 균질하도록 만들기 위하여 엄격한 질병의 진단기준을 사전에 설정해야 한다. 새로이 발생된 환자(incident cases)가 선호되는 이유는 질병의 발생을 유발하는 위험요인을 찾고자 하는 목적을 달성할 수 있기 때문이며, 유병환자(prevalent cases)를 대상으로 하는 경우에는 발병요인보다는 생존과 관련된 예후요인을 찾게 된다. 또한, 유병환자를 대상으로 하면 유병기간이 짧은 환자는 포함되기 어려우므로 선정된 환자들의 대표성이 떨어질 수 있다. 필요한 정보의 수집과정은 대조군과 동일해야 한다.

대조군은 관심의 대상이 되는 질병을 최소한 연구시점에는 안 가지고 있어야 하고, 그 질병의 위험요인 노출정보를 환자군과 동일하게 측정해야 한다. 대조군은 잠정적 연구대상을 대표할 수 있어야 한다. 대조군으로 선정될 수 있는 사람은 환자군과 연구대상 위험요인에 노출될 수 있는 기회가 같아야 하며, 연구대상 질병에 걸릴 가능성이 있어야 한다.

연구계획 단계에서 교란변수 분포가 환자군과 대조군에서 동일하도록 짝짓기(matching)를 시행하는데, 짝짓기 변수는 대개는 교란변수로 성별이나 연령군 등이 사용된다. 짝짓기 방법에는 짝짓기 변수의 분포가 완전히 동일하도록 환자군 한 명에 대조군을 하나 혹은 둘 이상씩 짝짓는 개별짝짓기(individual matching)와 환자군 전체의 교란변수의 분포가 대조군 전체의 교란변수의 분포와 동일하도록 하는 빈도짝짓기(frequency matching)가 있다.

환자군과 대조군이 선정되면 이들이 연구대상이 되고 있는 위험요인과 기타의 잠재적 위험요인에 과거에 노출되었는 지에 대한 정보를 수집한다. 위험요인에 대한 측정은 언제나 질병이 발생하기 전 시점의 정보를 파악하여야 하지만, 질병의 경과가 매우 느린 만성질환은 위험요인의 노출과 질병 발생 사이의 시간적 전후관계를 판단하기가 어렵거나 불가능한 경우도 있다. 환자군인지 대조군인지 모르는 상태에서 정보를 수집하는 것이 이상적이지만, 현실적으로 쉽지 않다. 환자군과 대조군에서의 자료수집과정은 비교가능성(comparability)에 문제가 없도록 동일하여야 한다. 자료수집방법에는 개인면접, 우편설문조사, 전화설문조사, 의무기록지 조사, 고용기록이나 개인기록조사, 생물학적 시료 채취 및 분석 등이 있다.

질병이 발생한 환자와 질병이 없는 대조군에서 의심되는 위험요인에 대한 과거 노출여부를 조사하여 노출대응비를 산출하기 위한 통계분석을 시행한다. 대응위험도를 산출할 수 있으나, 노출 모집단이 특정되지 않으므로 비교위험도는 산출할 수 없다.

대응위험도는 대조군의 노출대응비(노출 대조군수/비노출 대조군수)에 대한 환자군의 노출대응비(노출 환자수/비노출 환자수)의 비로 표현된다. 즉, '대조군의 노출/비노출 대응비에 비해 환자군의 노출/비노출 대응비가 몇 배인가?'로 정의할 수 있다. 이것은 비노출군의 질병발생 대응비에 대한 노출군의 질병발생 대응비의 비로 표현될 수도 있어 질병에 대한 대응위험도와 노출에 대한 대응위험도가 같으므로 대응위험도는 안정성(stability)을 가진다. 짝짓지 않은 자료에서 단변수분석은 카이제곱검정, 다변수분석에는 비조건부 로지스틱 회귀모형(unconditional logistic regression model)을 이용하며, 짝지은 자료에서는 단변수분석은 맥네마검정(McNemar test) 혹은 코크란-맨텔-헨젤검정(Cochran-Mantel-Haenszel test), 다변수분석에는 조건부 로지스틱 회귀모형(conditional logistic regression model)을 이용한다.

4. 환자-대조군연구의 장단점

환자-대조군연구는 여러 가지 장점을 가지고 있다. 첫째, 코호트연구에 비하여 대상 수의 규모가 작으므로 연구시간과 경비가 절약된다. 둘째, 단일 질병에 대하여 여러 가지 위험요인을 동시에 검정할 수 있다. 셋째, 질병이 발생할 때까지 추적관찰할 필요가 없으므로 비교적 희귀한 질환이나 긴 잠복기를 가지는 질병에 적용할 수 있다. 넷째, 위험요인 노출에 관한 기록이 잘 보관된 경우 쉽게 수행할 수 있다. 마지막으로, 이미 발생된 환자를 대상으로 하기 때문에 윤리적 문제가 적다.

반면, 여러 단점도 가지고 있다. 첫째, 적절한 대조군을 선정하기 힘든 경우가 많아 선택비뚤림(selection bias)이 발생하기 쉽다. 둘째, 과거노출력에 대한 올바르고 정확한 정보를 수집하기 쉽지 않으므로 정보비뚤림(information bias)이 발생할 우려가 있다. 셋째, 질병 발생 후에 자료수집을 하므로 원인과 결과 발생의 시간적 선후관계를 확립하기 어려운 경우가 많다(reverse causality). 넷째, 환자군과 대조군에서 노출률을 확인하는 형태의 연구이므로 원인에의 노출정도가 매우 낮은 질환인 경우 연구가 불가능할 수 있다. 마지막으로, 노출집단이 규정되어 있지 않으므로 비노출군 대비 노출군의 위험도, 즉 비교위험도를 직접 산출할 수 없다.

5. 다기관 공동연구

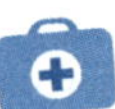

환자-대조군연구에서 충분한 수의 연구대상자를 모집하기 위하여 두 개 이상의 기관이 공통되는 연구계획으로 공동으로 연구를 수행하는 다기관 공동연구를 수행할 수 있다. 여러 기관이 참여하면 단기간에 대규모 연구대상자를 확보할 수 있으나, 연

구의 객관성과 타당성을 보장하고 전체가 하나로 융합된 연구를 수행하는 것이 대단히 중요하다. 이를 위하여 협연센터(coordinating center)가 필요하다. 협연센터는 다기관 공동연구가 한 개의 기관에서 수행되는 것처럼 지원하는 역할을 담당한다. 연구대상자 목록을 관리하고, 각 연구기관으로부터 받은 연구자료를 검토하여 문제가 발견되었을 때 보완하도록 하고, 검토가 완료된 자료를 전산입력한 후 그 자료를 통계적으로 분석하는 기능을 수행한다.

다기관 공동연구를 수행할 때 가장 먼저 고려하여야 할 사항은 연구책임자와 공동연구진을 적절하게 선정하는 것이다. 연구책임자는 연구주제에 관한 최고전문가로서 연구종료 시까지 성공적으로 연구수행을 진두지휘하는 실질적 지도자 역할을 수행하여야 한다. 공동연구자는 적극적으로 연구수행에 필요한 시간과 노력을 할애할 수 있어야 하고, 전체 연구기간 동안 높은 연구의욕을 지속할 수 있어야 한다.

다기관 공동연구를 위한 연구계획서에는 연구수행의 모든 과정을 구체적으로 기술하고 모든 연구진이 그대로 따를 수 있는 매뉴얼과 같이 완벽하게 마련되어야 한다. 연구계획서는 연구책임자와 공동연구진이 충분히 토의하면서 작성하여야 하는데, 협연센터의 임상역학자와 의학통계학자의 지원을 받는다면 내용이 더욱 충실해질 것이다.

환자–대조군연구 등 임상연구를 다기관이 공동으로 수행할 때의 장점은 신속하게 연구대상자를 충분히 모집할 수 있어 연구기간을 단축할 수 있고, 다양한 연구대상자의 참여로 대표성을 보장할 수 있게 됨으로써 연구결과를 일반화하는 데 유리하다는 것이다. 또한, 여러 연구자가 함께 모여 연구계획서 작성과 연구수행에 참여하므로 개개인의 편견을 바로잡아 올바른 방향으로 연구를 추진할 수 있고 참여연구자들의 연구능력이 향상된다는 점을 들 수 있다.

반면, 여러 기관이 참여하므로 연구수행과정을 전반적으로 표준화해야 하며, 효과적인 조직구성이 쉽지 않다는 단점이 있다. 또한 공동 연구계획서를 작성하여 각 연구기관별로 IRB(Institutional Review Board, 기관생명윤리위원회)의 연구심의 및 승인이 필요하므로 준비기간이 길어지고 행정적으로 복잡해지는 단점도 있다.

6. 연구수행사례

페닐프로판올아민(phenylpropanolamine, PPA)은 합성 교감신경흥분제로서 오랫동안 감기약, 비염치료제, 식욕억제제로 사용되었으나 출혈성 뇌졸중 위험을 증가시키는 유해작용으로 퇴출된 바 있다. 미국에서는 예일대학이 수행한 환자－대조군연구에서 18－49세 여성이 식욕억제제로 사용한 PPA가 출혈성 뇌졸중 발생과 연관성이 있다는 결과에 따라 2000년 11월에 시판이 중지되었고, 우리나라에서는 하루 100mg 이하 용량의 감기약만 허용되다가, 환자－대조군연구에서 출혈성 뇌졸중 관련성을 입증한 후에 전면적으로 사용이 중지되었다. 미국과 용량과 적응증이 다른 상황에서 추가적인 안전성을 확인하기 위하여 국내 약물역학연구 수행이 필요하였는데, 무작위배정 비교임상시험은 윤리적으로 문제가 있어서 수행할 수 없었고, 건강보험자료를 이용한 후향적 코호트연구는 약국 구입약이 누락될 수 있으며, 전향적 코호트연구는 출혈성 뇌졸중의 낮은 발생률과 추적실패 우려 때문에 연구수행 가능성이 낮았다. 결국 환자－대조군연구 설계를 선택하게 되었다([그림 23.1]).

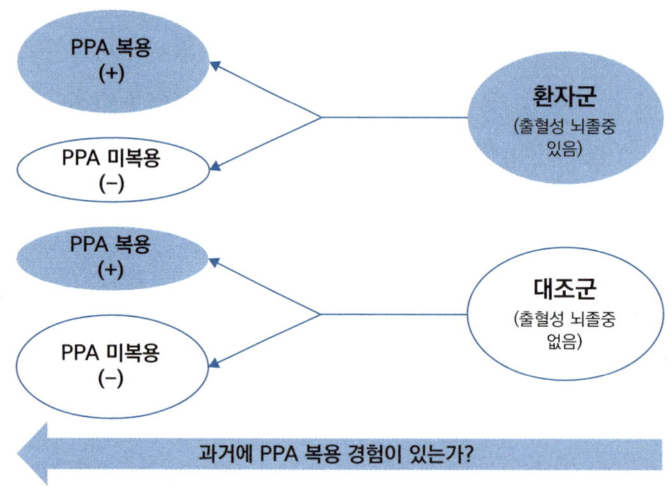

그림 23.1 PPA 복용과 출혈성 뇌졸중 연관성에 대한 환자-대조군연구 설계를 개념

2002년 3월부터 2004년 6월까지 전국 다기관 환자－대조군 공동연구를 수행하였

는데, 연구책임자인 서울대학교병원 신경과 윤병우 교수 및 전국 11개 지역의 주요 대학병원의 신경과 교수들이 공동연구진으로 참여하였다. 협연센터는 서울대학교 의과대학 박병주 교수가 센터장으로 재직하였던 서울대학교 의과대학/서울대학교병원 의학연구협력센터가 담당하였다. 연구책임자 및 협연센터, 11개 지역의 대표교수들이 운영위원회를 구성하여 초기단계부터 연구를 설계하였고, 연구명을 Acute Brain Bleeding Analysis 연구(ABBA study)로 명명하였다. 대상수와 대상자 선정기준, 설문조사항목을 사전에 개발한 후, 11개 지역, 33개 병원에서 환자군 및 대조군을 모집하였다. 참여지역은 서울 3개소, 경기 3개소, 대전－충청, 대구－경북, 광주－호남, 부산－경남, 제주지역 각 1개소이며, 지역별 대표교수가 있는 의료기관이 지역센터를 담당하였다. 각 지역센터별로 임상경험이 있는 간호사를 면접조사원으로 확보한 후 면접조사 내용 및 면접방법을 집합교육형식으로 교육한 후 예비연구를 시행하여 증례기록서의 신뢰도와 타당성, 면접조사원의 면접일치도, 연구수행 가능성, 예상 수행기간 등을 검토하고 증례기록서 항목의 표현과 순서를 보완하였다.

환자군은 지주막하출혈이나 뇌실질내출혈로 진단받은 30－84세로서 30일 이내 의사소통이 가능하고 뇌병변의 기왕력이나 뇌졸중 병력이 없는 사람, 외상에 의한 뇌출혈이 아닌 사람으로 선정하였다. 대조군은 환자 1명당 병원대조군 1명, 지역사회대조군 1명으로 성별이 같고 연령차가 5세 이내인 사람으로 1:2 짝짓기하였다.

처방약물 및 약국구입약물을 모두 조사하고, 증례기록서를 이용하여 잠재적 교란변수와 출혈성 뇌졸중 발생정보를 수집하였다. 특히 PPA 함유 의약품을 빠짐없이 조사하면서 대상자에게 PPA에 대한 연구가설을 알리지 않기 위하여 PPA 함유 종합감기약과 PPA가 없는 감기약, 일반의약품 소염해열진통제를 혼합하여 의약품샘플을 구성하고 복용한 의약품정보를 정확하게 확인하기 위한 도구로 이용하였다. 면접조사에 동의한 환자 중 선정기준에 합당한 사람에 대하여 병력, 가족력, 약물복용력, 생활습관 등에 대한 세부조사를 수행하였고, 환자군에 대한 면접조사를 시행한 후 7일 이내에 대조군을 선정하고 참여 동의를 받은 후 같은 방법으로 면접조사를 수행하였다. 대상자 선정기준에 합당한 환자군 940명과 대조군 1880명이 분석에 포함되었으며, 14일 이내의 PPA 복용 시 보정한 대응위험도는 2.14(95% 신뢰구간 0.94－4.84)였고, 특히 여성에서 3.86(95% CI, 1.08－13.80)으로 높았다. 3일 이내의 PPA복용에 대한 대응위험도는 5.36(95% CI, 1.40 – 20.46)으로 나타났다. 종합감기약에 함유된 PPA의 복용이 출혈성 뇌졸중의 위험성을 증가시킬 가능성이 충분하며, 30세 이상의 모든 연령에서 공통된 현상으로 특히 여성에게서 뚜렷하다는 결론을 내렸다([그림 23.2]).

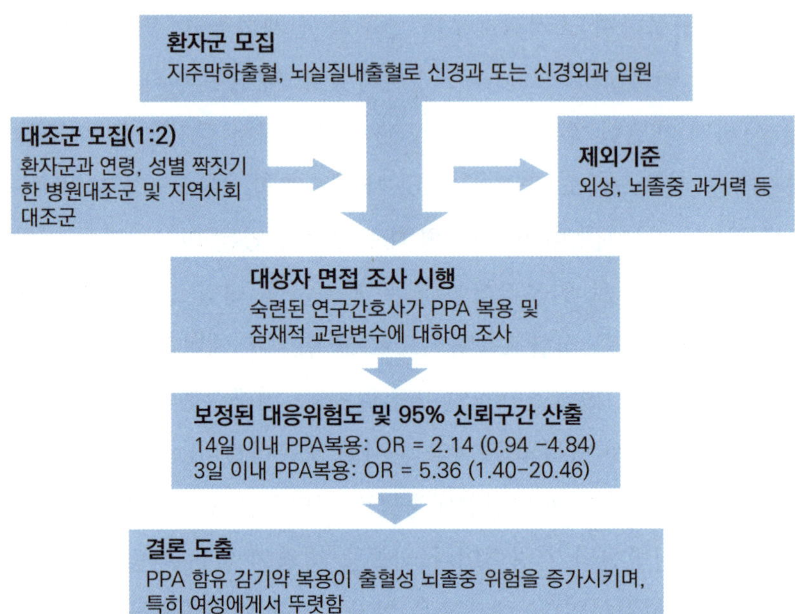

그림 23.2 PPA 복용과 출혈성 뇌졸중 연관성에 대한 환자-대조군연구의 수행과정 및 결과

이 연구결과는 보고서로 작성되어 당시 식품의약품안전청(식약청)에 제출되었으며, 식약청은 중앙약사심의위원회의 자문을 거치면서 이를 검토한 후 2004년 8월 1일자로 페닐프로판올아민 성분이 함유된 감기약(75개 업소 167개 품목) 제품에 대하여 사용을 중지하고, 시중에 유통중인 모든 약품을 신속하게 수거하는 조치를 취하였다. 그 이전에는 식약청의 약품 안전성에 관련된 조치는 모두 미국FDA를 비롯한 외국 규제당국의 조치를 기반으로 하여 시행되었으나, 페닐프로판올아민 감기약의 경우는 국내에서 수행된 연구자 주도의 다기관 공동연구결과를 근거로 안전성 조치가 시행된 최초의 사례가 되었다. 또한, 이 연구결과는 저명한 국제저널인 Neurology에 발표되어 2025년 6월 현재 전세계적으로 70회 넘게 인용되었다.

이후 ABBA study 데이터를 이용하여 수행된 출혈성 뇌졸중 위험요인에 대한 논문이 10여 편 넘게 국제학술지에 발표되었다. 발표된 연구주제는 카페인 함유 의약품과 뇌졸중, 녹차 섭취와 뇌졸중, 비스테로이드성 소염제와 뇌졸중, 체질량지수와 뇌졸중, 출산력과 뇌졸중 등 다양하였다. 단일 질환에 대하여 여러 가지 위험요인을 동시에 분석할 수 있는 환자–대조군연구의 장점이 발휘된 것이다.

7. 맺는 말

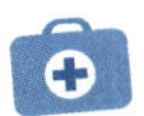

이상에서 다기관 공동 환자–대조군연구 수행사례를 살펴보았다. 환자–대조군연구는 분석역학연구의 한 형태로서 연구대상 질병의 유무에 따라 연구대상을 선정한 후 과거에 의심되는 위험요인에 대한 노출여부 정보를 수집하여 인과관계를 평가하는 연구이다. 드물게 발생하거나 잠복기가 길거나 장기간 누적된 효과로 나타나는 이상사례에 대한 인과관계 입증을 위하여 약물역학연구를 수행하고자 할 때, 환자–대조군연구는 유용한 방법이 될 수 있다. 그러나 대조군 선정과 자료수집과정에서 비뚤림이 발생하지 않도록 사전에 여러 가지 사항을 검토하여 정교하게 연구계획을 수립하여야 한다. 페닐프로판올아민 함유 의약품과 출혈성 뇌졸중 발생 간의 인과적 연관성을 구명하기 위하여 수행한 ABBA study는 다기관 공동 환자–대조군연구의 장점을 명확히 보여주는 좋은 사례가 될 수 있다.

참고문헌

박병주. 임상시험 관련자를 위한 기본교재: 임상시험책임자, 임상시험담당자, 임상시험조정자, 임상시험관리약사, 임상시험심사위원회. 2006, 식품의약품안전청 국립독성연구원

장창곡, 박병주. 역학의 기초. 1999, 계축문화사

Celentano DD, Szklo M. Gordis Epidemiology. 6th ed. Philadelphia: Elsevier; 2018

Choi NK, et al., Nonaspirin nonsteroidal anti－inflammatory drugs and hemorrhagic stroke risk: the Acute Brain Bleeding Analysis study. Stroke 2008;39:845－9

Jung SY, Bae HJ, Park BJ, Yoon BW. Parity and risk of hemorrhagic strokes. Neurology 2010;74:1424－29

Kernan WN, Viscoli CM, Brass LM, Broderick JP, Brott T, Feldmann E, Morgenstern LB, Wilterdink JL, Horwitz RI. Phenylpropanolamine and the risk of hemorrhagic stroke. N Engl J Med 2000 Dec 21;343:1826－32

Kim SH, Lee YS, Lee SM, Yoon BW, Park BJ. Body Mass Index and Risk of Hemorrhagic Stroke in Korean Adults: Case－control Study. J Prev Med Public Health 2007;40:313－20.

Lee SM, Choi NK, Lee BC, Cho KH, Yoon BW, Park BJ. Caffeine Containing Medicines Increase the Risk of Hemorrhagic Stroke. Stroke 2013;44:2139－43

Lee SM, Choi NK, Yoon BW, Park JM, Han MK, Park BJ. The Impact of Green Tea Consumption on the Prevention of Hemorrhagic Stroke. Neuroepidemiology 2015; 44:215－20

Lee SM, Yoon BW, Park BJ. Studies on the Association between Phenylpropanolamine (PPA) and Hemorrhagic Stroke in Other Countries. Korean J Epidemiol. 2004;26(2):1－7

Strom BL. Basic Principles of Clinical Epidemiology Relevant to Pharmacoepidemiologic Studies. In: Strom BL, Kimmel SE, Hennessy S, editors. Pharmacoepidemiology. 6th ed. Chichester: John Wiley & Sons; 2019. pp. 44-59

Yoon BW, Bae HJ, Hong KS, Lee SM, Park BJ, Yu KH, Han MK, Lee YS, Chung DK, Park JM, Jeong SW, Lee BC, Cho KH, Kim JS, Lee SH, Yoo KM, Acute Brain Bleeding Analysis (ABBA) Study Investigators. Phenylpropanolamine contained in cold remedies and risk of hemorrhagic stroke. Neurology 2007; 68: 146－9

제24장

빅데이터 기반 약물안전성평가

정선영

1. 들어가며

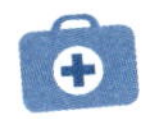

빅데이터는 전자의무기록, 건강보험청구자료, 질병등록자료 등 구조화된 정형(structured) 자료와 영상검사, 수기검사기록이나 소셜미디어와 같은 비정형(unstructured) 자료를 포괄하는 개념으로서 방대한 양과 다양성을 특징으로 하는 개념이다. 약물안전성평가는 전통적으로 일상적인 진료와 조제과정에서 축적된 자료를 이차적으로 활용하여 역학적 연구설계를 적용하는 방법론이 많이 개발되어 왔다. 최근 보건의료 빅데이터의 활용이 용이해지고, 의약품의 허가 및 안전성 감시 규제분야에 실제 활용하는 정책이 도입됨에 따라 이 분야가 더욱 빠르게 발전하고 있다. 빅데이터를 활용한 약물안전성평가에는 약물감시 및 실마리정보 검색, 약물 또는 백신의 안전성정보 확증, 안전성 이슈 제기에 따른 인과성 평가를 위한 분석적 약물역학연구 수행 등이 적용될 수 있다.

2. 국내 보건의료 빅데이터 현황

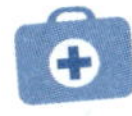

우리나라는 전국민이 단일 건강보험에 가입되어 있고, 전국의 모든 의료기관들이

건강보험환자들을 진료하게 되어 있다. 따라서 전국 의료기관들이 건강보험심사평가원(심평원)으로 제출하는 건강보험청구자료를 이용하여 전국민의 의료이용정보를 확인할 수 있어 대표성이 높으며, 의료이용을 완전히 파악할 수 있고 지속적인 추적조사가 가능하다는 큰 장점이 있다. 그러나, 이러한 청구자료는 요양기관에서 보험료를 청구할 목적으로 제출한 행정자료로 구축된 데이터베이스이므로 이를 연구에 이용하려면 분석가능한 형태로 가공하여야 한다. 심평원 요양급여비용청구명세서 자료는 국민건강보험법에 의해 요양급여 심사 및 요양급여의 적정성 평가를 위하여 의료기관으로부터 청구된 자료로 명세서일반내역, 상병내역, 원내진료내역, 원외처방내역 등으로 구성되어 있으며, 인구학적 정보, 진단정보, 처방약물정보, 시술 및 처치 정보를 파악할 수 있다. 인구학적 정보는 성별, 연령, 건강보험 가입 유형에 관한 정보를 포함하고 있다. 연구자료는 난수화된 개인식별 대체키가 부여되어 환자단위로 추적관찰할 수 있으나, 특정 개인을 식별하는 것은 불가능하다. 진단명은 제10차 국제표준질병분류체계(International Classification of Disease and Related Health Problems, 10th Revision, ICD－10)에 기반한 한국표준질병분류체계로 입력되어 있으며, 시술 및 검사는 심평원 고유코드로 확인할 수 있다. 약물처방자료는 일반명(성분, 용량, 제형), 처방일자, 총처방일수, 처방경로에 관한 정보를 포함하고 있다. 또한 심평원에서는 2025년부터 요양급여비용 청구자료를 공통데이터모델(Common data model, CDM)로 변환한 데이터를 제공하고 있다.

국민건강보험공단(이하 공단)은 진료상세 DB 외에 국민건강정보 자격 및 보험료, 건강검진, 노인장기요양보험DB를 보유하고 있으며, 자격 DB로부터 자격상실, 사망관련 정보를 확인할 수 있으며, 통계청 사망자료와 연계하여 사망원인 파악이 가능하다. 심평원과 공단에서는 연구목적으로 활용가능한 표본자료와 전수자료를 제공하고 있으며, 기관 홈페이지(심평원: https://opendata.hira.or.kr/home.do, 공단: https://nhiss.nhis.or.kr/)를 통해 최근 현황을 파악하고, 자료를 신청할 수 있다.

2020년 「개인정보보호법」 개정으로 특정 개인을 식별할 수 없도록 처리한 가명 정보를 이용하여 각기 다른 기관의 데이터를 연계해 분석하는 것이 가능해졌다. 가명정보를 결합하고 반출하는 업무를 맡는 보건의료분야 전문기관으로 심평원, 공단 등이 지정되어 건강보험, 진료기록, 유전체 등 데이터 결합연구가 본격 진행되고 있다. 또한, 「보건의료기술진흥법」 제10조 및 제26조에 근거하여 한국보건의료연구원 및 한국보건의료정보원에서 운영하는 보건의료빅데이터 플랫폼에서는 질병관리청, 통계청, 국립장기조직혈액관리원, 국립재활원, 건강보험심사평가원, 국립암센터, 국립중앙의료원, 국민건강보험공단, 국민건강보험 일산병원 등의 자료 간 연계한 연구데이터를 공공목적 연구에 활용하도록 연구자에 제공하고 있다. ([표 24-1])

표 24-1 약물안전성 평가연구에 활용가능한 우리나라 건강보험빅데이터 현황

자료명	제공기관	전수/표본	제공방법	특성
환자데이터셋	심평원	표본	원격접속	연도별 표본 추출
빅데이터	심평원	전국민	원격접속, 분석센터 방문	발생률이 낮은 질환, 노출수준이 낮은 요인에 대한 연구
공통데이터모델(CDM)데이터	심평원	전국민 또는 표본	분석실행파일 업로드 및 결과반출	원자료에 대한 직접접근 없이 원격으로 코드송부 및 분석 수행
표본연구DB	공단	표본	원격접속	특정 연도 기준 표본추출, 추적관찰 가능, 사망정보 확인 가능
맞춤형 DB	공단	전국민	분석센터 방문	발생률이 낮은 질환, 노출수준이 낮은 요인에 대한 연구, 사망정보 확인 가능 약제연구/치료재료 활용 계획서 제출 요구
보건의료빅데이터 통합플랫폼	한국보건의료연구원, 한국보건의료정보원	전수/표본	분석센터 방문	단일 자료원으로 분석이 불가능한 정보에 대해 연계자료로 분석 가능

약어: CDM, common data model

3. 빅데이터 기반 약물안전성평가 시 고려사항

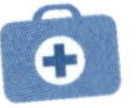

보건의료 빅데이터는 연구목적으로 구축된 자료가 아니라 진료 및 건강보험청구 목적으로 구축된 자료원이므로, 약물 안전성에 대한 가설 제기 또는 안전성을 타당하

게 평가하기 위해서는 자료의 특성을 잘 이해하고 연구대상자와 주요 연구변수를 구체적으로 정의해야 하고, 관찰적 연구의 특성 상 발생할 수밖에 없는 비뚤림의 가능성을 최소화하기 위하여 적절한 분석방법을 적용하여야 한다.

가 연구대상자와 연구변수 정의

건강보험청구자료를 이용한 연구에서 연구대상자, 약물노출, 또는 결과변수를 정의할 때에는 비급여 치료내역은 아닌지, 급여기준상 청구제한이 있지는 않은지를 가장 먼저 고려해야 한다. 약물노출의 경우 사용여부 뿐만 아니라 용량, 투여기간과 같은 노출강도의 속성, 약물사용시점 정보의 타당도를 고려해야 한다. 연구대상자와 안전성 결과변수를 정의할 때에는 진단명의 타당도를 고려해야 하며, 청구진단명만으로 변수정의가 불충분한 경우, 검사나 처치수가, 약물청구정보 등으로 추가적인 변수정의 알고리즘을 구축하여 적용하는 것이 도움이 된다.

특정 부작용(종속변수)과 의심되는 약물(독립변수) 사이의 연관성을 평가하기 위해 연구가설을 검정하는 과정에서 독립변수와 종속변수가 아닌 제3의 변수에 의해 영향을 받아 그릇된 결론을 유도하게 되는 경우 교란비뚤림이 발생하였다고 한다. 약물과 부작용에 대한 평가를 할 때에 흔히 언급되는 것은 적응증에 의한 교란(confounding by indication)인데, 약물을 사용하는 환자는 그렇지 않은 사람에 비하여 상대적으로 좋지 않은 건강상태에 있기 때문에 부작용을 경험할 가능성이 더 높아서 발생할 수 있는 교란현상이다. 적응증에 의한 교란비뚤림을 최소화하기 위하여, 특정 약물에 대한 안전성 평가를 하는 경우 비교대상은 약물 미사용자(non−use)보다는 동일 적응증에 사용하는 다른 약제를 사용하는 환자(active comparison)를 선정하는 것이 타당하다. 또한, 연구대상자 선정제외기준에 적용하거나, 안전성 분석 시 공변량으로 포함할 수 있도록, 충분한 문헌검토와 자료속성에 대한 이해를 기반으로 자료 내에서 측정될 수 있는 속성의 다양한 교란변수를 정의하도록 한다.

나 교란변수 영향을 고려한 연구설계와 분석

측정가능한 교란변수를 통제하기 위한 방법으로 연구대상 선정과정에서 특정 집단을 배제하거나, 짝짓기하는 방법, 자료분석단계에서 층화분석이나, 다변량분석을 통하여 보정하는 방법을 고려해 볼 수 있다. 측정되지 않은 교란변수의 경우 연구설계단계에서 교차설계, 분석단계에서 도구변수 활용 등을 적용하여 적절한 결론을 도출할 수 있다.

관찰연구에서 군간 비교성을 보장하는 것은 인과성 판단의 핵심적인 전제조건이다. 이는 연구가설의 주된 요인을 제외한 나머지 변수들이 비교군 사이에 고르게 분포하고 있어야 함을 의미한다. 비교군 설정의 한계를 극복하는 방법으로 1983년 로젠바움과 루빈에 의해 성향점수의 개념이 처음 소개되었다(Rosenbaum, 1983). 성향점수는 관찰된 공변량의 집합이 주어졌을 때, 각 개체가 치료를 받게되는 조건부확률로 정의된다. 성향점수, 즉, 조건부확률은 다양한 방법에 의해 추정될 수 있는데 보편적으로 두 집단 간의 비교연구에서는 로지스틱모형을 이용한 방법이 사용되고 있다. 예를 들어 COPD 환자에서 티오트로피움 처방 여부에 따라 사망위험에 차이가 있는지 알고자 하는 경우, 처치요인은 티오트로피움 처방받음(Tx = 1), 또는 처방받지 않음(Tx = 0)으로 구분되며, 성향점수는 처방 당시 주어진 인구학적 변수 및 기저변수들 하에서 COPD 환자가 티오트로피움을 처방받을 조건부확률로 정의할 수 있다. 인구학적 변수 및 기저변수들의 집합을 X로 정의할 때, 성향점수는 확률 $p(D=1|X)$가 되며, 로지스틱모형 즉 $\text{logit}(p)=\Sigma\beta X$로부터 추정한다. 모형의 예측능력은 보정능력과 판별능력으로 판단하는데, 로지스틱회귀모형에서는 보편적으로 Hosmer와 Lemeshow 검정을 통한 보정능력을, C−통계량을 통한 판별능력을 판단한다(D'Agostino, 1998; Maldonade, 2002). 잠재적 관련요인으로 정의한 공변량을 모두 포함하여 로지스틱회귀모형을 구축하였으며, 두 군간 차이를 보이는 변수들 간의 상호작용항과 이차항을 추가하여 모델적합도를 검정하여 성향점수를 추정하기도 한다. 성향점수 분포에 따라 짝짓기, 치료에 대한 역확률가중추정(inverse probability−of−treatment weighted estimator, IPTW), 층화, 그리고 보정변수로 활용하는 방안 중 적절한 분석방법을 선택하여 적용한다.

4. 국내 보건의료 빅데이터 활용 약물안전성평가 연구사례

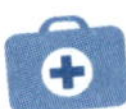

가 코호트연구

약물안전성평가를 위하여 관찰연구 중에서도 결론의 설득력이 가장 강한 연구설계인 코호트연구를 수행할 수 있다. 연구약물을 사용한 군과 비교약물을 사용한 비교군을 정의하고, 결과변수 발생 여부를 장기간 추적관찰하여 과학적 근거를 제시하는 후향적 코호트연구가 활발히 수행되고 있다.

건강보험빅데이터를 이용한 코호트연구 사례로, CYP450 2C19 및 3A4 모두의 영향을 받아 활성형으로 변화하여 체내 작용하는 항혈소판제인 클로피도그렐(clopidogrel)과 스타틴(statin) 및 프로톤펌프억제제(proton pump inhibitor, PPI) 병용투여 안전성을 평가한 Kim 등(2019)의 연구가 있다. 관상동맥질환 환자들은 지질저하를 위해 스타틴을 투여받는 경우가 많고, 클로피도그렐에 의한 위장관출혈 예방을 위해 PPI를 투여받는 경우가 많으나, 스타틴과 PPI 계열 약제 중 CYP2C19 및 3A4의 대사를 거치는 약물을 동시 투여하는 경우 약물상호작용으로 인해 항혈소판 효과가 감소하거나 출혈위험성이 증가할 우려가 있어 이를 실제임상현장 자료로 평가하였다. 연구에서는 2008년부터 2014년까지 청구자료를 활용하여, 기간 내 처음 관상동맥스텐트 시술을 받았으며 이전에 항혈전제 또는 스타틴 처방이 없는 환자를 대상으로 주요 혈전사건(유효성 지표) 및 출혈사건(안전성 지표) 발생 위험도를 평가하는 코호트연구를 수행하였다. 약물병용에 따른 유효성/안전성 사건 발생의 상대위험도 산출을 위해 콕스비례위험모형을 적용하였으며, 이때 비교군 간 측정된 교란요인 차이로 인한 비뚤림 발생을 최소화하기 위해 역확률가중추정(IPTW) 방법을 적용하고, 추가 보정을 실시하였다. 연구결과 클로피도그렐과 대사경로가 중첩되는 스타틴 및 PPI 병용 시 주요 혈전사건 위험도가 증가하는 것을 파악하여, 클로피도그렐을 복용하는 환자에서 스타틴 및 PPI 약물 선택에 필요한 근거를 제공하였다([표 24-2]).

표 24-2 클로피도그렐 투여를 시작한 관상동맥증후군 환자에서 스타틴 또는 PPI 병용에 따른 출혈 발생 위험도에 대한 코호트연구 결과

	CYP2C19저해작용 높은 PPI 병용		CYP3A4대사되는 statin 병용	
	상대위험도	(95% 신뢰구간)	상대위험도	(95% 신뢰구간)
주요 혈전사건				
단변수분석	1.32	(1.06-1.64)	1.06	(0.66-1.70)
IPTW 적용	1.37	(1.09-1.71)	1.17	(0.72-1.91)
IPTW 및 추가 보정모형	1.28	(1.02-1.61)	1.22	(0.75-1.98)
주요 출혈사건				
단변수분석	0.87	(0.18-4.33)	0.74	(0.03-16.03)
IPTW 적용	0.83	(0.16-4.24)	0.67	(0.03-15.62)
IPTW 및 추가 보정모형	0.62	(0.12-3.30)	0.40	(0.02-9.50)

약어: IPTW, inverse probability-of-treatment weighted estimator

(Modified from: Clinical Pharmacology & Therapeutics 2019;106(1):182-194.)

나 환자-교차연구(case-crossover study)

보건의료 빅데이터를 이용한 약물안전성평가 연구에는 약물사용자에서 적응증에 의한 교란, 생활습관요인 등 청구자료에는 포함되어 있지 않은 요인에 의한 교란비뚤림의 문제가 제기된다. 관심 안전성 결과를 경험한 환자만을 연구대상자로 하여 결과 발생 직전 시점(위험기간)과 다른 시점(대조기간)에서 약물사용 여부를 비교함으로써 약물과 부작용 간 관련성을 평가하는 환자-교차연구설계를 적용함으로써, 시간에 따라 변하지 않는 연구대상자의 고유특성 차이로 인해 발생하는 비교성의 문제를 최소화할 수 있다.

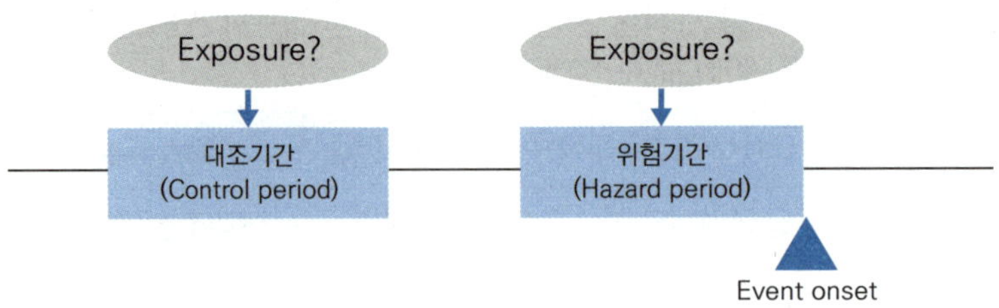

그림 24.1 환자-교차연구 설계 개념

건강보험빅데이터를 이용한 환자-교차연구의 사례로, 노인에서 주의해서 사용해야 할 약물목록인 Beers' Criteria에 포함되어 있으나 국내 노인대상으로 비교적 다빈도로 사용되고 있었던 속효성 니페디핀(nifedipine)의 사용과 뇌졸중 발생 간의 관련성을 평가한 Jung 등(2011)의 연구가 있다. 이 연구에서는 뇌졸중으로 입원 또는 응급실을 방문한 환자를 연구대상자로 하였다. 뇌졸중 발생 직전 7일을 위험기간으로 정의하고, 뇌졸중 발생 전 60일 시점으로부터 이전 7일을 대조기간으로 정의하여, 각 기간에서의 약물노출율을 비교하여 교차비(odds ratio, OR)를 산출하였다. 이때 시간에 따라 환자의 혈압관리수준이나 질환 특성 차이가 변화할 수 있으므로 다른 항고혈압제, 항응고제, 항혈소판제의 사용, 폐렴 진단여부 등의 요인은 공변량으로 보정하여 보정된 교차비를 산출하였다. 연구결과, 속효성 니페디핀 사용에 따른 뇌졸중 발생의 교차비는 2.56(95% CI 1.96-3.37)배 증가하는 것으로 나타났으며, 특히 외래처방 받은 후 사용한 경우, 입원 중 사용에 비하여 대응위험도(교차비)가 증가하는 것으로 파악되어 노인에서 신중한 사용이 필요하다는 가이드라인에 대한 실제 환자기반의 과학적 근거를 제공하였다.([표 24-3])

표 24-3 속효성 니페디핀 사용이 직후의 뇌졸중 발생에 미치는 영향에 대한 대응위험도

	위험기간 노출 (%)	대조기간 노출 (%)	대응위험도 (95% 신뢰구간)	보정된 대응위험도 (95% 신뢰구간)
전체 대상자	301 (1.9)	158 (1.0)	2.99 (2.29-3.90)	2.56 (1.96-3.37)
약물사용특성				
입원 중 사용	70 (0.4)	38 (0.2)	1.94 (1.30-2.91)	1.49 (0.99-2.26)

외래 사용	231 (1.4)	120 (0.8)	3.97 (2.78-5.67)	3.63 (2.52-5.22)

(Modified from: Neurology 2011;77:1229-34)

이 외에도 환자-교차연구는 대장내시경 이전 장정결제로 사용되는 인산나트륨에 의한 급성신부전 발생위험 증가의 관련성 평가, 항불안제 사용에 따른 교통사고 사망 간의 관련성 평가연구 등에 적용되었다.

5. 빅데이터 기반 약물안전성평가 타당도 제고를 위한 가이드라인

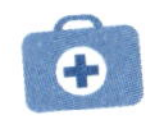

빅데이터 기반 약물안전성평가 연구에는 앞서 제시한 것과 같이 연구대상자 정의, 주요 연구변수의 정의, 통계분석과 적절한 연구결과 해석과 발표 등 각 단계별로 비뚤림을 최소화하면서 약물안전성 가설을 평가하도록 최선을 다해야 한다. 이러한 약물역학연구를 수행하고 보고할 때 참고할 만한 방법론적 표준과 자가점검을 위한 체크리스트가 개발되어 있으므로 이를 활용할 수 있다. 연구목적을 명확히 하기 위해 질문을 공식화하는 것부터 윤리적 문제에 대한 기준을 제시하고, 연구를 수행하는 전 단계에 대한 내용을 아우르고 있으며 대표적인 지침은 다음과 같다.

- 약물역학 및 약물감시를 위한 유럽네트워크(ENCePP)에서 발표한 연구방법론에 대한 가이드라인 (2023년, 11판)
- 국제약물역학회(ISPE)에서 발표한 우수약물역학연구수행기준 (2016년, 4판)
- STROBE Statement. 관찰연구 보고서 및 논문의 질적인 향상을 위해 필수적인 항목에 대한 권고안 (2007년, 4판)

최근 실사용데이터(Real-World Data, RWD) 기반 약물안전성 평가를 규제목적으로 활용하는 사례가 증가하면서 국내외 규제기관의 관련 가이드라인도 지속 발표되고 있다. 그 예시는 다음과 같다.

- Considerations for the Use of Real–World Data and Real–World Evidence to Support Regulatory Decision–Making for Drug and Biological Products: Guidance for Industry US FDA (2023.08)
- Real–World Data and Real–World Evidence in Regulatory Decision Making. Council for International Organizations of Medical Sciences (CIOMS) Working Group XIII. (2024)

6. 맺는 말

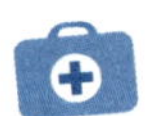

약물은 질병 또는 증상을 치료하거나 조절하는데 효과적인 치료방법이지만, 불가피하게 안전성 이슈가 제기될 수 있으며, 최적의 약물치료를 제공하기 위하여 시의적절하고 타당한 안전성 평가를 통한 의사결정이 중요하다. 기구축된 보건의료 빅데이터는 신속하게 가설을 검정하여 약물안전성 이슈에 대한 과학적 근거를 생성하는데 효과적으로 활용될 수 있다. 본 장에서는 약물안전성을 평가하기 위하여 국내에서 활용할 수 있는 보건의료 빅데이터를 건강보험청구자료를 중심으로 소개하고, 이를 활용한 연구를 수행할 때 고려해야 할 사항과 함께 환자–교차연구설계와 코호트연구설계를 적용하여 수행한 연구사례를 제시하였다. 또한 빅데이터 기반 약물안전성평가연구의 계획과 수행, 및 보고단계에서 참고할 수 있는 지침을 제시하여, 향후 빅데이터를 활용한 약물안전성평가연구의 타당도를 제고하는데 도움이 될 것으로 기대한다.

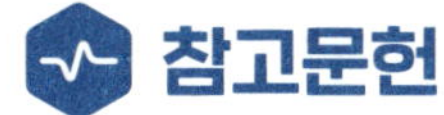

참고문헌

Choi NK, Lee J, Chang Y, Kim YJ, Kim JY, Song HJ, Shin JY, Jung SY, Choi YK, Lee JH, Park BJ. Acute renal failure following oral sodium phosphate bowel preparation: a nationwide case–crossover study. Endoscopy 2014;46:465–70.

Elze MC, Gregson J, Baber U, Williamson E, Sartori S, Mehran R, Nichols M, Stone GW, Pocock SJ. Comparison of Propensity Score Methods and Covariate Adjustment: Evaluation in 4 Cardiovascular Studies. J Am Coll Cardiol. 2017;69(3):345–57.

Guide on Methodological Standards in Pharmacoepidemiology, version 11 https://encepp.europa.eu/encepp–toolkit/methodological–guide_en

Hennessy S, Atsuta Y, Hill S, Rägo L, Juhaeri J; Council for International Organizations of Medical Sciences (CIOMS) Working Group XIII. Real–World Data and Real–World Evidence in Regulatory Decision Making: Report Summary From the Council for International Organizations of Medical Sciences (CIOMS) Working Group XIII. Pharmacoepidemiol Drug Saf. 2025 Mar;34(3):e70117. doi: 10.1002/pds.70117. PMID: 40070104; PMCID: PMC11897686.

Jung SY, Choi NK, Kim JY, Chang Y, Song HJ, Lee J, Park BJ. Short–acting nifedipine and risk of stroke in elderly hypertensive patients. Neurology 2011;77:1229–34.

Kim MS, Song HJ, Lee J, Yang BR, Choi NK, Park BJ. Effectiveness and Safety of Clopidogrel Co–administered With Statins and Proton Pump Inhibitors: A Korean National Health Insurance Database Study. Clinical Pharmacol Ther 2019;106(1):182–194.

Kim S, Kim MS, You SH, Jung SY. Conducting and Reporting a Clinical Research Using Korean Healthcare Claims Database. Korean J Fam Med. 2020;41(3):146–52.

Public Policy Committee, International Society of Pharmacoepidemiology. Guidelines for good pharmacoepidemiology practice (GPP). Pharmacoepidemiol Drug Saf 2016;25:2–10.

Rosenbaum PR, Rubin DB. The central role of the propensity score in observational studies for causal effects. Biometrika 1983;70:41-55.

Von Elm E, Altman DG, Egger M, Pocock SJ, Gotzsche PC, Vandenbroucke JP, et al. The Strengthening the Reporting of Observational Studies in Epidemiology

(STROBE) statement: guidelines for reporting observational studies. Ann Intern Med 2007;147:573–7.

Weber GM, Mandl KD, Kohane IS. Finding the Missing Link for Big Biomedical Data. JAMA. 2014;311(24):2479–2480

제25장

국제협력 약물역학연구

신주영

1. 들어가며

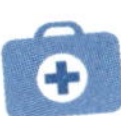

모든 의학분야의 연구들과 마찬가지로 약물역학연구에서도 국제협력을 통한 다국가 공동연구가 활발히 진행되고 있다. 본 장에서는 아시아약물역학네트워크를 중심으로 이루어지고 있는 국제협력 약물역학연구의 제안 배경과 역사, 아시아태평양지역의 데이터베이스 현황과 타당도, 그리고 처방순차기법(Sequence Symmetry Analysis, SSA)을 활용한 실마리정보 분석과 코호트연구, 자신-대조환자군연구 등의 실제 수행사례를 소개하고자 한다.

2. 아시아약물역학네트워크 소개

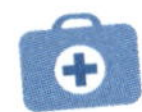

아시아약물역학네트워크(Asian Pharmacoepidemiology Network, AsPEN)는 아시아태평양지역에서의 의약품 안전성 이슈를 여러 국가의 연구진이 협동해서 확인하고, 각국이 보유하고 있는 데이터베이스를 분산형 네트워크모델(Distributed network model) 기반의 공통데이터모델(Common Data Model, CDM)로 구조화하여 다국가 공동연구를 수행하기 위해 제안되었다.[1)]

AsPEN은 2008년 서울에서 개최한 제3차 아시아약물역학회에서 학술대회 개최를 주관한 책임자인 서울의대 박병주교수가 처음 제안하였으며, 2009년 대만 타이난에서 개최된 제4차 아시아약물역학회에서는 국제공동연구의 실현가능성을 알아보고자 “항정신병 약물로 인한 고혈당 발생”과 관련한 실마리정보 탐지 연구를 공동으로 수행한 결과를 보고하였다. 이를 위하여 각 국가에서 보유하고 있는 데이터베이스를 기반으로 SSA 기법을 적용하였다. 이후 AsPEN은 매년 아시아약물역학회를 통하여 심포지엄을 진행하였으며, 항정신병 약제와 고혈당 발생간의 SSA 연구, 해열진통소염제(Nonsteroidal Anti－inflammatory Drugs, NSAIDs)의 위장관계 안전성 평가를 위한 코호트연구, 주의력결핍 과잉행동장애(Attention Deficit Hyperactivity Disorder, ADHD) 치료제인 메틸페니데이트(Methylphenidate)의 심뇌혈관계 안전성평가 연구 등 아시아지역에서 요구되는 약물 안전성 이슈를 입증하기 위한 다양한 다국가 공동연구를 현재까지 활발하게 수행하고 있다. 특히, AsPEN에 참여하는 국가, 데이터베이스, 공동연구 모델 등에 대한 소개는 2013년 국제약물역학회지에 소개되어, 국제사회에 AsPEN을 널리 알리는 계기가 되었다.

3. 아시아지역의 약물역학연구에 활용되는 데이터베이스

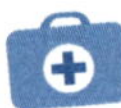

가 분산형 네트워크모델과 아시아지역의 약물역학자료원

아시아약물역학네트워크 연구자들은 아시아지역에서 약물역학자료원으로 활용가능한 데이터베이스의 특징을 공동으로 조사하고, 그 결과를 2015년 Epidemiology에 출판하였다. 위 논문에서는 [표 25－1]과 같이 중국, 홍콩, 일본, 한국, 싱가포르, 대만, 태국 등의 데이터베이스 구축 현황을 포함하고 있다. 또한 건강보험청구자료, 병원자료, 환자등록자료 등에 대한 정보를 포괄하였으며, 국가별로 확보가능한 자료원의 기간, 연령 구분, 인구 규모를 제시하였다. 특히, 한국과 대만은 전 국민을 포괄하는 건강보험청구자료원을 활용할 수 있으며, 이는 각각 한국 5천만 명, 대만 2천 3백만 명 이상의 의무기록을 포함하고 있어 중대한 이상반응을 확인하기 위한 약물역학자료원으로서의 가치가 큰 것으로 평가받고 있다. 홍콩, 싱가포르의 경우 도시국가로서 규모는 작지만, 국가단위의 병원자료를 보유하고 있고 청구자료와 비교하여 상세한 임상결과 및 랩수치 등의 정보를 보유하고 있다. 일본, 대만, 중국 자료에는 아시아지역의 특징인 한약과 관련한 정보를 포함한다는 특징이 있다.

표 25-1 아시아지역 약물역학네트워크 국제공동연구에 활용하는 데이터베이스의 특징

TABLE 1. Database Characteristics

Country	Database Name	Source Type	Starting Date	Estimated No. of Individuals	Age Group
People's Republic of China	HIS-WCH	1-hospital EHR	August 1, 2008	>5 million	All ages
Hong Kong	CDARS	National EHR	January 1, 1995	>7 million	All ages
Japan	JMDC	Claims database	January 1, 2005	>2.3 million	Mostly <65 years
Japan[a]	NDB	Claims database	April 1, 2009	>128 million	All ages
Korea	HIRA	Claims database	December 31, 2008	>50 million	All ages
Singapore	NEHR	National EHR	January 1, 2011	>5 million	All ages
Taiwan	NHIRD	Claims database	January 1, 1996[b]	>23 million	All ages
Taiwan	TSR	Registry	August 1, 2006	>100,000	>18 years
Taiwan	TCR	Registry	June 2003[c]	>720,000[d]	All ages
Thailand	BH	1-hospital EHR	January 1, 2008	>350,000	All ages
Thailand	HI	21-hospital EHR	January 2003[e]	>1 million	All ages

[a]The NDB is not usually available for purchase. Use of the NDB is restricted to individuals with government or academic affiliations, who must apply for access. Applications for access typically have a low acceptance rate (about 14% and 30% of all applications in 2011 and 2012, respectively). Information such as hospital/clinic/pharmacy identifying information, the number of beds in a hospital, and personal identifiers are typically not shared with users, but these data are available in the JMDC.

[b]Medication data is from January 1997.

[c]The TCR started in 1996 and became nationwide in June 2003. TCR has included patients with cervical cancer patients since 2002, extending to patients with breast cancer, oral cavity cancer, lung cancer, hepatocellular carcinoma, and colon/rectal cancer in 2007. In 2008, TCR expanded to include patients with prostate cancer, gastric cancer, esophageal cancer, and bladder cancer. TCR has also included patients with nasopharynx cancer, salivary gland tumors, uterine sarcoma, ovarian cancer and hematopoietic and lymphoid neoplasms since 2009.

[d]Approximately 90,000 incident cases per year.

[e]Databases from the 21 community hospitals have different starting dates, but every database covers over 10 years (as of December 31, 2013).

[f]All databases are updated periodically.

EHR indicates electronic health record; HIS-WCH, Hospital Information System of West China Hospital; CDARS, Clinical Data Analysis and Reporting System; JMDC, Japan Medical Data Center Database; NDB, National Database; HIRA, Korea Health Insurance Review and Assessment Service; NEHR, National Electronic Health Record; NHIRD, National Health Insurance Research Database; TSR, Taiwan Stroke Registry; TCR, Taiwan Cancer Registry; BH, Buddhachinaraj Hospital Database; HI, Hospital Information.

출처: Lai EC, Man KK, Chaiyakunapruk N, et al. Brief Report: Databases in the Asia-Pacific Region: The Potential for a Distributed Network Approach. Epidemiology 2015;26:815-20. 에서 재인용

나 아시아태평양지역 약물역학 데이터베이스에 대한 타당도 평가

AsPEN은 아시아태평양지역의 국가별 자료원에 대한 타당도를 빠르고 효율적으로 평가하기 위하여, SSA 방법을 기반으로 타당도 평가를 수행하였다. 5개 국가(호주, 홍콩, 일본, 한국, 대만)의 데이터를 바탕으로 기존에 관련성이 알려진 의학지식에 대한 다국가 공동연구를 진행하였다. 아미오다론(Amiodarone)의 대표적인 이상반응인 갑상선 기능저하증(Hypothyroidism)에 대해 관련성을 관찰하기 위하여 SSA 방법을 적용하였

다. 연구에서는 아미오다론－티록신(Thyroxine, Hypothyroidism의 대리지표)의 관련성을 관찰하였으며, 이와 동시에 음성대조군(Negative control)으로서 통풍(Gout)을 설정하여, 아미오다론(Amiodarone)－알로퓨리놀(Allopurinol, Gout의 대리지표)에 대한 관련성을 평가하였다.

그 결과, 아미오다론과 티록신 간에 양의 상관관계(Adjusted sequence ratio＝2.63, 95% CI 1.47－1.72)를 관찰할 수 있었으며, 아미오다론과 알로퓨리놀 간에는 관련성을 관찰할 수 없었다. 즉, 5개 국가의 모든 데이터베이스에서 기존에 알려진 의학적 지식과 일치하는 결과를 확인할 수 있었으며, AsPEN에서 적용한 SSA 방법이 약물부작용을 확인하는데 유용한 방법론임을 입증할 수 있었다.

4. AsPEN을 통한 실마리정보 분석과 코호트연구 등 실제 수행사례

가 소아에서 항생제 사용현황의 평가: 6개 국가 국제협력 비교연구

3개 대륙, 6개 국가(독일, 이탈리아, 한국, 노르웨이, 스페인, 미국)의 소아에서 항생제 사용현황을 비교한 연구결과가 2017년에 출판되었다. 위 논문은 총 74,744,302인－년(person－year)을 포함하는 대규모의 국제공동 비교연구였다. 한국은 첫 2년 동안 평균 3.41번의 항생제 처방을 받은 것으로 나타나, 이탈리아의 1.6번, 스페인의 1.5번, 미국의 1.1번 등에 비해서 항생제 처방빈도가 상당히 높은 것으로 관찰되었다. 북미, 유럽 및 아시아의 항생제 사용현황 비교결과 최대 7.5배의 차이를 확인할 수 있었으며, 이 결과는 국내 주요 방송국의 뉴스에도 보도될 만큼 언론의 주목을 이끌었다([표 25－2]).

2000년 의약분업 이후, 국내에서 항생제 사용량을 줄이기 위해 건강보험심사평가원의 약제적정성평가 등 다양한 각도의 노력이 이루어지고 있으나, 본 국제공동 비교연구결과 아직도 국내 항생제 사용빈도가 미국, 유럽과 비교할 때 높은 것을 관찰할 수 있었다. 따라서, 의학적 사유에 따른 항생제 사용이 아닌 불필요한 상황에서의 항생제 사용은 최소화하는 방향으로 보건의료인들은 물론 국민들의 적극적인 노력이 필요하다.

표 25-2 한국, 이탈리아, 스페인, 미국, 독일, 노르웨이의 소아에서 항생제 사용량 비교

Table III. Relative rates of antimicrobial use per child-year in participating centers among children 0-2 years of age(2008-2012*)

		Korea	Italy (L)	Spain	Italy (P)	US	Germany	Norway
		3.41	**1.62**	**1.55**	**1.38**	**1.06**	**1.04**	**0.45**
Korea	3.41	1.000	2.097	2.199	2.463	3.216	3.272	7.566
Italy (L)	1.62	0.477	1.000	1.048	1.174	1.533	1.560	3.607
Spain	1.55	0.455	0.954	1.000	1.120	1.463	1.488	3.441
Italy (P)	1.38	0.406	0.851	0.893	1.000	1.306	1.328	3.072
US	1.06	0.311	0.652	0.684	0.766	1.000	1.018	2.353
Germany	1.04	0.306	0.641	0.672	0.753	0.983	1.000	2.312
Norway	0.45	0.132	0.277	0.291	0.326	0.425	0.432	1.000

For full information about the participating centers see Appendix.

*Data for Korea are for 2009-2011.

출처: Youngster I, Avorn J, Belleudi V, et al. Antibiotic Use in Children - A Cross-National Analysis of 6 Countries. J pediatr. 2017;182:239-44.e1. 에서 재인용

나 프로톤펌프저해제로 인한 클로스트리듐 디피실 감염증 위험을 탐지하기 위한 국제공동연구

AsPEN에서는 급증하는 프로톤펌프저해제(Proton pump inhibitor, PPI) 사용과 클로스트리듐 디피실 감염증(*Clostridium Difficile Infection*, CDI) 간의 관련성을 탐지하기 위하여 SSA 기법을 적용한 다국가 공동연구를 수행하였다. 위 연구는 호주, 한국, 캐나다, 대만, 일본 등의 다국가 자료를 활용하였다. 총 54,957명의 환자를 연구대상으로 포함하였으며, 호주에서는 PPI와 CDI 간의 관련성이 2.48배, 한국에서는 2.15배, 캐나다에서는 1.45배, 일본에서는 3.21−5.4배인 것으로 나타났다. 특히 아시아 국가인, 대만, 한국, 일본의 통합결과는 2.4−3.16배 수준으로 아시아지역에서도 PPI의 사용이 CDI를 유발할 수 있는 요인임을 확인하였다.

다 다국가 공동연구를 통한 약물부작용의 인종간 차이 확인: 로시글리타존 사례

다국가 공동연구를 통하여, 인종간 차이에 대한 연구도 수행이 가능하다. 2010년대 시판중지된 악명 높은 당뇨병약인 로시글리타존(Rosiglitazone)의 경우 코카시안에서 약물유전체적 특징에 기인한 약물유발-심혈관계 부작용 발생위험이 더 높을 수도 있다는 문제가 제기된 바 있다. 로시글리타존 및 피오글리타존(Pioglitazone) 등 티아졸리딘디온(Thiazolidinedione, TZD) 계열 약물의 심혈관계 위험성은 인종 간 차이가 약물대사에 영향을 주며, 실제로 약물대사효소 중 CYP2C9*1이 코카시안에서 60%인 것에 반하여, 일본, 중국, 한국인에서는 90% 이상을 차지하는 것으로 나타났다. 또한, CYP2C9*2가 코카시안에서 19%까지 관찰되는 것에 반하여, 아시안에서는 없는 것으로 조사되었다.

Incident rosiglitazone and incident furosemide: Australian and Canadian populations

Study or Subgroup	log[Risk Ratio]	SE	Weight	Risk Ratio IV. Fixed. 95% CI
Aust (DVA)	0.5277	0.1218	3.0%	1.70 [1.34, 2.15]
Australia	0.4886	0.0397	28.2%	1.63 [1.51, 1.76]
Canada	0.5008	0.0254	68.8%	1.65 [1.57, 1.73]
Total (95% CI)			100.0%	**1.65 [1.58, 1.72]**

Heterogeneity: Chi² = 0.13, df = 2 (P = 0.94); I² = 0%
Test for overall effect: Z = 23.64 (P < 0.00001)

Risk Ratio IV. Fixed. 95% CI: 0.1 0.2 0.5 1 2 5 10

Incident rosiglitazone and incident furosemide: Asian populations

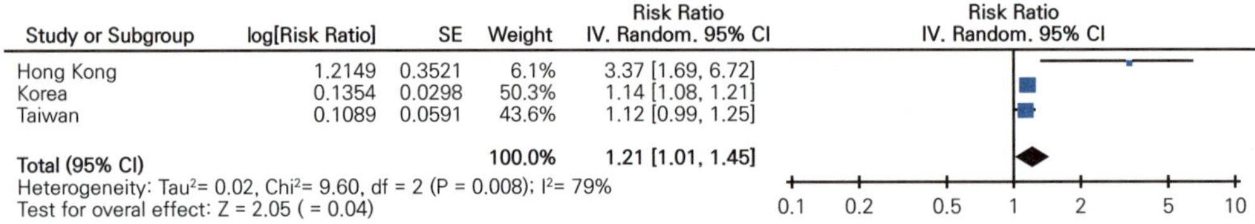

Study or Subgroup	log[Risk Ratio]	SE	Weight	Risk Ratio IV. Random. 95% CI
Hong Kong	1.2149	0.3521	6.1%	3.37 [1.69, 6.72]
Korea	0.1354	0.0298	50.3%	1.14 [1.08, 1.21]
Taiwan	0.1089	0.0591	43.6%	1.12 [0.99, 1.25]
Total (95% CI)			100.0%	**1.21 [1.01, 1.45]**

Heterogeneity: Tau² = 0.02, Chi² = 9.60, df = 2 (P = 0.008); I² = 79%
Test for overal effect: Z = 2.05 (= 0.04)

그림 25.1 로시글리타존과 심부전(대리지표: 퓨로세마이드) 간 관련성의 인종간 차이

출처: Roughead EE, Chan EW, Choi NK, et al. Variation in Association Between Thiazolidinediones and Heart Failure Across Ethnic Groups: Retrospective analysis of Large Healthcare Claims Databases in Six Countries. Drug saf. 2015;38:823-31. 에서 재인용

이러한 약물유전체적 인종간 차이 때문에, 로시글리타존과 피오글리타존의 약력학적, 약동학적인 차이가 발생할 수 있으며, 인구집단간 이상반응 발생에서도 다른 영향을 미칠 수 있다는 가설이 제기되었다. 위의 가설을 검증하기 위하여 로시글리타존, 피오글리타존과 심부전 간의 관련성에 대해 SSA 방법을 이용하여 평가하였다. [그림 25.1]에서 보는 바와 같이 호주와 캐나다에서는 로시글리타존과 심부전(대리지표: 퓨로세마이드 사용) 간의 관련성은 Sequence ratio가 1.65배로 로시글리타존이 심부전 위험을 통계적으로 유의하게 높이는 것으로 나온 것에 반하여, 한국, 대만, 홍콩 등 아시안에서는 Sequence ratio가 1.21배 수준으로 통계적으로 경계선에 있는 수준이었다.

라 다국가 공통데이터모델 구축을 통한 코호트연구

AsPEN에서는 실마리정보 분석에서 더 나아가, 의약품과 부작용 간의 안전성 평가를 위해 수준높은 설계인 코호트연구 설계를 적용하였다. 관련 연구는 호주, 홍콩, 일본, 한국, 대만에서 보유하고 있는 건강보험청구자료/병원자료를 분산형 네트워크모델에 기반한 공통데이터모델 형태로 구축하여 진행하였다. 이후, 표준화된 연구계획서와 통계분석 프로그램을 활용하여 각 국가에서 분석하고, 최종결과만을 취합하는 형태로 다국가 공동연구를 수행하였다. 아시아 5개 국가의 데이터를 통합하여 분석한 결과, 디클로페낙(Diclofenac)을 비교군으로 설정했을 때, 한국에서는 록소프로펜(Loxoprofen)과 메페나믹산(Mefenamic acid)의 위장관계 위험이 낮은 것으로 나타났으며, 대만에서는 메페나믹산의 위장관계 위험이 낮게 관찰되어, 해열진통소염제 간의 비교효과/안전성에 관한 유용한 정보를 제공하였다.

마 자신-대조환자군연구 설계를 활용한 메틸페니데이트의 안전성평가 연구

AsPEN에서는 SSA 연구설계, 코호트연구 외에도, 자신－대조환자군연구 설계를 적용하여 메틸페니데이트(Methylphenidate)의 안전성 평가연구를 수행한 바 있다. 미국을 중심으로 메틸페니데이트의 심혈관계 안전성, 특히 급성심정지 사례가 보고되면서 환자－대조군연구, 코호트연구 등의 대규모 연구가 지속적으로 수행되었다. 그러나,

소아라는 제한된 대상 인구집단의 범위와 급성심정지가 희귀한 이상사례라는 한계점 때문에, 대규모 연구에서는 메틸페니데이트와 심혈관계 부작용 사이의 관련성을 확인할 수 없었다. 그러나, 이후에도 심혈관계 안전성과 관련된 환자사례보고가 전 세계적으로 보고되면서, 메틸페니데이트와 이상반응 간의 안전성을 확인하기 위한 새로운 연구설계의 적용 필요성에 대한 공감대가 AsPEN에서 형성되었다.

자신 – 대조환자군연구 약물을 복용한 사람과 복용하지 않은 사람의 관심결과 발생률을 비교하는 코호트연구와는 다르게, [그림 25.2]와 같이 환자 자신에서 약물을 복용한 기간과 복용하지 않은 기간에서의 관심결과 발생률을 비교하는 연구설계이다. 자신 – 대조환자군연구 설계에서는 서로 다른 사람을 비교하는 연구설계에서 발생할 수 있는 선택비뚤림(Selection bias), 교란요인에 의한 비뚤림(Confounding bias)을 최소화할 수 있으며, 약물유전체적인 요인 등 측정할 수 없는 교란요인에 의한 비뚤림(Unmeasured confounding bias)을 효과적으로 통제할 수 있다는 장점을 가진 연구설계이다.

자신 – 대조환자군연구 설계를 한국 건강보험공단자료에 적용하여 메틸페니데이트의 심혈관계 안전성을 평가한 결과, 메틸페니데이트는 노출기간 전반에 걸쳐서 부정맥 위험을 1.61배 상승시켰으며, 통계적으로 유의한 값을 관찰할 수 있었다. 심근경색 위험도 1.33배 수준이었으나, 검정력 부족으로 통계적으로 유의하지 않았다. 2021년부터 AsPEN에서는 심근경색 위험을 확인하기 위하여, 한국, 대만, 영국, 홍콩 자료원 등의 다국가 자료원을 통합하여 검정력을 확보한 대규모 자신 – 대조환자군연구 수행하고 있다. 뿐만 아니라, 메틸페니데이트 복용으로 인한 자살시도, 사고사 등 결과변수를 유효성 평가변수까지 확대한 다국가 공동연구를 현재 활발히 수행 중이다.

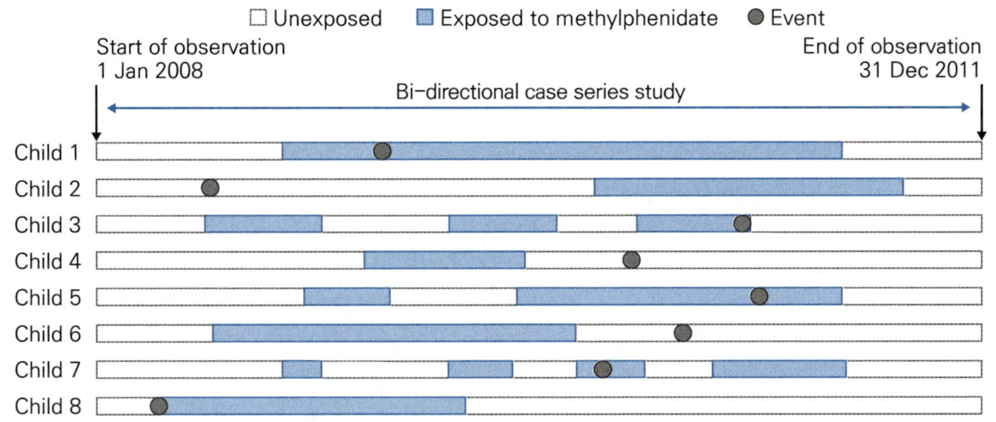

그림 25.2 자신-대조 환자군연구 설계를 적용한 소아에서의 메틸페니데이트 심혈관계 안전성 평가

출처: Shin JY, Roughead EE, Park BJ, Pratt NL. Cardiovascular safety of methylphenidate among children and young people with attention-deficit/hyperactivity disorder (ADHD): nationwide self-controlled case series study. BMJ. 2016;353:i2550. 에서 재인용)

5. 국제공동연구 네트워크의 확대와 세분화

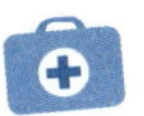

AsPEN을 중심으로 국제공동연구가 활발해짐과 동시에 아시아지역뿐만 아니라, 북미/유럽, 그리고 특정 약효군 혹은 질병을 중심으로 한 다양한 국제공동연구가 활성화되고 있다. 대표적인 사례로서 중추신경계(Central Nervous System, CNS) 약물연구에 빅데이터를 적용한 뉴로젠(Neurological and mental health Global Epidemiology Network, NeuroGen)이 있으며, 뉴로젠 네트워크 형성 배경, 참여국가 및 학교, 공동데이터베이스모델에 대한 소개가 국제저명학술지인 CNS Drugs에 발표된 바 있다.

뉴로젠에서는 기존의 AsPEN에서 더 나아가, 핀란드를 포함한 북유럽, 영국, 미국 등을 모두 포괄하면서, 연구주제를 약물역학적인 주제 뿐만이 아니라 치매 진단 이후 사망률, 파킨슨질환의 사망률 등 질환중심의 역학적인 주제로 국제공동연구를 확장해가고 있다.

7. 맺는 말

본 장에서는 국제협력약물역학연구의 사례로 AsPEN의 결성과 데이터베이스 소개 그리고 각국 데이터베이스의 타당도 평가결과를 소개하였다. 또한, AsPEN을 중심으로 수행된 소아에서의 항생제 사용에 대한 국제공동비교결과, 실마리정보분석연구, 코호트연구, 자신–대조환자군연구를 소개하였다. 구체적으로는 다양한 약물역학연구설계를 기반으로 하여 약물과 부작용 간의 인과성을 확인하기 위한 항정신병 약물, 혈당강하제, ADHD 치료제 연구 등의 사례를 제시하였다. 약물과 희귀한 부작용 간의 관련성 확인을 위한 약물역학연구를 수행하기 위하여 앞으로도 다국가의 공동연구진이 참여하는 국제협력연구가 더욱 활성화될 것이다. 이러한 다국가의 연구진이 참여하는 연구를 통해서 수준높은 연구를 수행할 수 있으며, 각국의 약물역학연구 수준이 상향될 수 있다고 예상된다. 국내 약물역학연구의 발전을 위해, 각 연구자는 국제협력연구에 더욱 적극적으로 참여해야 할 것이며, 더 나아가 대한민국이 국제협력연구를 이끌어나갈 수 있는 약물역학의 선도국가로 발돋움하기를 기대한다.

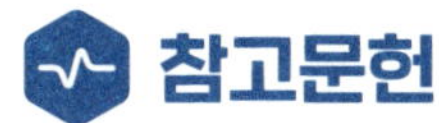

참고문헌

1. Asian Pharmacoepidemiology Network (AsPEN). [cited Jan 27, 2021]; Available from: https://aspennet.asia/index.html.

2. AsPEN collaborators; Andersen M, Bergman U, Choi NK, Gerhard T, Huang C, Jalbert J, Kimura M, Kimura T, Kubota K, Lai EC, Ooba N, Park BJ, Pratt N, Roughead EE, Sato T, Setoguchi S, Shin JY, Sundström A, Yang YH. The Asian Pharmacoepidemiology Network (AsPEN): promoting multi−national collaboration for pharmacoepidemiologic research in Asia. Pharmacoepidemiol Drug Saf 2013;22(7):700−4.

2. Ilomäki J, Bell JS, Chan AYL, Tolppanen AM, Luo H, Wei L, Lai EC, Shin JY, De Paoli G, Pajouheshnia R, Ho FK, Reynolds L, Lau KK, Crystal S, Lau WCY, Man KKC, Brauer R, Chan EW, Shen CY, Kim JH, Lum TYS, Hartikainen S, Koponen M, Rooke E, Bazelier M, Klungel O, Setoguchi S, Pell JP, Cook S, Wong ICK. Application of Healthcare 'Big Data' in CNS Drug Research: The Example of the Neurological and mental health Global Epidemiology Network (NeuroGEN). CNS Drugs 2020;34(9):897−913.

3. Lai EC, Man KK, Chaiyakunapruk N, Cheng CL, Chien HC, Chui CSL, Dilokthornsakul P, Hardy NC, Hsieh CY, Hsu CY, Kubota K, Lin TC, Liu Y, Park BJ, Pratt N, Roughead EE, Shin JY, Watcharathanakij S, Wen J, Wong ICK, Kao Yang YH, Zhang Y, Setoguchi S. Brief Report: Databases in the Asia−Pacific Region: The Potential for a Distributed Network Approach. Epidemiology 2015;26:815−20.

4. Lai EC, Shin JY, Kubota K, Man KKC, Park BJ, Pratt N, Roughead EE, Wong ICK, Kao Yang YH, Setoguchi S. Comparative safety of NSAIDs for gastrointestinal events in Asia−Pacific populations: A multi−database, international cohort study. Pharmacoepidemiol Drug Saf 2018;27(11):1223−1230.

5. Pratt N, Andersen M, Bergman U, Choi NK, Gerhard T, Huang C, Kimura M, Kimura T, Kubota K, Lai EC, Ooba N, Osby U, Park BJ, Sato T, Shin JY, Sundström A, Yang YH, Roughead EE. Multi−country rapid adverse drug event assessment: the Asian Pharmacoepidemiology Network (AsPEN) antipsychotic and acute hyperglycaemia study. Pharmacoepidemiol Drug Saf 2013;22(9):915−24.

6. Pratt N, Chan EW, Choi NK, Kimura M, Kimura T, Kubota K, Lai EC, Man KK, Ooba N, Park BJ, Sato T, Shin JY, Wong IC, Kao Yang YH, Roughead EE. Prescription

sequence symmetry analysis: assessing risk, temporality, and consistency for adverse drug reactions across datasets in five countries. Pharmacoepidemiol Drug Saf 2015;24(8):858–64.

7. Roughead EE, Chan EW, Choi NK, Griffiths J, Jin XM, Lee J, Kimura M, Kimura T, Kubota K, Lai EC, Man KK, Nguyen TA, Ooba N, Park BJ, Sato T, Shin JY, Wang T, Wong IC, Yang YK, Pratt NL. Proton pump inhibitors and risk of Clostridium difficile infection: a multi–country study using sequence symmetry analysis. Expert Opin Drug Saf 2016;15(12):1589–1595.
8. Roughead EE, Chan EW, Choi NK, Kimura M, Kimura T, Kubota K, Lai EC, Man KK, Nguyen TA, Ooba N, Park BJ, Sato T, Shin JY, Wang T, Griffiths J, Wong IC, Yang YH, Pratt NL. Variation in Association Between Thiazolidinediones and Heart Failure Across Ethnic Groups: Retrospective analysis of Large Healthcare Claims Databases in Six Countries. Drug Saf 2015;38(9):823–31.
9. Shin JY, Roughead EE, Park BJ, Pratt NL. Cardiovascular safety of methylphenidate among children and young people with attention–deficit/hyperactivity disorder (ADHD): nationwide self controlled case series study. BMJ 2016;353:i2550.
10. Youngster I, Avorn J, Belleudi V, Cantarutti A, Díez–Domingo J, Kirchmayer U, Park BJ, Peiró S, Sanfélix–Gimeno G, Schröder H, Schüssel K, Shin JY, Shin SM, Simonsen GS, Blix HS, Tong A, Trifirò G, Ziv–Baran T, Kim SC. Antibiotic Use in Children – A Cross–National Analysis of 6 Countries. J Pediatr 2017;182:239–244.e1.

제26장

의료기관 기반의 약물안전관리

박중원, 손은선

1. 한국에서의 의료기관 기반의 의약품안전관리의 시작

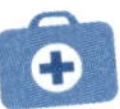

약물치료는 환자진료의 핵심적인 부분이며, 불가피한 이상반응, 부적절한 의약품 사용에 의해서 환자가 실질적인 피해를 받을 수 있다. 의료기관에서 환자의 안전을 확보하는 것은 가장 중요하며, 의료기관의 의료수준을 가름하는 핵심적인 평가항목으로 대두되었다. 서양의학의 도입기에도 그 나름대로 약물안전관리에 대해서 신경을 쓰고 있었지만 우리나라에서 체계적으로 의료기관에서 의약품안전관리에 대해서 관심을 갖게 된 것은 그렇게 오래되지 않았다. 2007년부터 2015년까지 크게 4가지 중요한 계기가 우리나라에서의 의료기관 약물안전관리가 시작되는데 중요한 역할을 하였다. 첫째는 2007년에 국내의 일부 의료기관에서 처음으로 국제적인 비영리기관인 Joint Commission International(JCI)이 실시하는 의료기관 질(Quality) 평가, 인증을 받게 되면서이다. 당시 의료기관 평가항목을 보면 Medication Management and Use(MMU)가 있으며,[1] JCI 요구사항을 수용하고, 각 항목을 충족시키기 위한 의료기관내 실행부서로 약물관리위원회가 설치되었다. 둘째는 2010년 우리나라에 재단법인 "의료기관평가인증원"이 설립되면서 의료기관 인증-조사가 본격적으로 시작되었으며, 당연히 약물안전관리가 중요한 인증-조사 항목이었고,[2] 조사기준을 충족시키기 위해서 의료기관 나름의 많은 노력이 있었다. 또한 한국에서 환자안전에 대한 관심이 고조됨에 따라서 약물안전관리에 깊은 관심을 갖는 여러 학회가 창립되었다. 2007년 2월에는 박병주 교수가 주도하여 대한약물역학위해관리학회가 창립되었다. 이어서 2013년 3월에는 대한환자안전연구회가 창립되었고, 2015년에는 대한환자안전학회로 발전하였으며, 초대회장으로 박병주 교수가 취임하였다. 당연히 이들 학회에서는 의료기관에서의 약물안전관리가 중요한 학술주제였다. 마지막으로 언급할 계기는 의료기관에서의 약물감시 활성화이다. 2006년부터 식약처의 지원을 받아 의료기관에서의 의약품 이상반응에 대한 약물감시가 본격적으로 시작되었고, 2012년에는 박병주 교수가 주도하여 한국의약품안전관리원이 출범하면서 체계적으로 의료기관에서의 의약품감시를 지원하여 자리를 잡게 되었다.[3,4] 이 프로그램이 정착됨에 따라 의료기관에서의 약물안전관리에 관심과 경험이 있는 전문의료인이 양성되었으며, 추후에 이들이 의료기관 약물관리에 중추적인 역할을 수행할 수 있었다.

비교적 단기간 내에 이러한 중요한 변화가 연속적으로 나타났으며, 이들 계기가 서로 효과를 상승시켜 우리나라에서도 의료기관내 약물안전관리가 본격적으로 시작할 수 있었다. 실제로 약물안전관리 프로그램을 운영하게 됨에 따라서 의료기관들에서 의료의 질, 환자안전, 그리고 경영효율성이 향상되는 것을 피부로 느낄 수 있었고, 그에 따라 의료기관의 인식의 변모와 더불어 적극적인 지원이 뒤따르게 되었다.

가 의료기관에서의 약물안전관리의 범위

의료기관에서 약물안전관리를 담당하는 분야가 광범위하다. 궁극적인 목표를 보면 의료기관에 효율적인 의약품 안전관리체계를 구축하고, 안전관리를 책임질 의료인력의 육성을 목표로 한다. 이러한 목적을 위해서 각 의료기관에서는 약사(의약품관리)위원회를 두어서 이를 담당하도록 하고 있다. 우리나라의 현실에 맞는 의약품안전관리의 구체적인 항목을 간략하게 정리하면 아래와 같다.

- 의료기관에서 필요한 의약품의 선정
- 선정된 의약품의 중단 없는 공급망 확보
- 의약품의 안전한 보관
- 안전하고 정확한 의약품의 처방

- 정확하고 안전한 의약품의 조제
- 규제의약품 (마약류; 향정신성의약품 및 마약) 관리
- 정확하고 안전한 의약품 투여
- 모니터링 및 관리 (의약품 이상반응, 불량의약품, 회수의약품)

각각의 항목에 대해서 의료기관에서는 정확하고 수행할 수 있는 현실적인 규정을 세밀하게 만들어야 하며, 필요에 따라서 적시에 개정작업을 수행해야 한다. 또한 매년 사업계획을 세우고 그 성과를 정리하여 의료기관 경영진에 보고해야 한다. 이제부터 필자는 각각의 약물안전관리 항목의 핵심적인 내용과 현장에서의 경험을 요약해서 기술하고자 한다.

1) 의료기관에서 필요로 하는 의약품의 선정

우리나라에서 시판되는 의약품은 동일한 성분을 포함한다면 수만 개가 넘지만 효능이 비슷한 경우도 많다. 또한 선정된 의약품의 경우 의료기관에서는 공급이 원활하게 유지되도록 관리해야 하며, 의료기관의 공간, 인력 운영 측면에서 효율성을 추구할 수밖에 없다. 따라서 각 의료기관에서는 꼭 필요한 한정된 의약품만 선정하여 처방하도록 하고 있다. 우리나라의 빅5 의료기관의 경우 의료기관에서 처방 가능한 의약품 수는 대략 3000여종 내외이며, 전문의료기관의 경우에는 이보다 훨씬 적을 것으로 추정된다. 약사(의약품관리)위원회에서는 진료의사로부터 진료 시 필요한 약제를 신청받아 이를 심의하여 사용(의료기관내 Formulary 등재) 여부를 결정한다. 의료기관에서 약제를 선정할 경우 동일한 성분의 경우에는 한 개의 약제만 선정하는 것이 원칙이다. 그렇지만 안정적인 공급망 확보의 어려움, 가격경쟁력이 있는 generic drug의 개발과 시장 진입, 건강보험등재 여부 등 합리적인 이유가 있는 경우에는 예외로 할 수가 있다. 의료현장에서 사용되는 의약품도 시간에 따라서 처방양상에 많은 변화가 발생하는데, 이러한 추세에 따라서 사용부진 의약품이 발생한 경우에는 정기적으로 정리해야 한다.

최근에 새로운 신약, 항체치료제, 세포치료제 등이 쏟아지고 있으며, 이들 약제의 경우 대부분 고가이면서 처방빈도가 다양하다. 따라서 이러한 약제를 의료기관에 상

시 보유하기에는 어려움이 있어, 의료기관 처방가능 의약품 목록에 빠져있는 경우가 많다. 그러나 최상의 환자진료를 위해서 의료기관 내 보유하지 않는 의약품도 필요할 경우에는 '긴급구매프로세스'를 통해서 적시에 조달받아 의료진이 처방할 수 있도록 하고 있다.

2) 선정된 의약품의 중단없는 공급망 확보

의료기관에 선정된 의약품의 경우 안정적으로 공급될 수 있도록 확보하는 것도 중요하다. 요즘 제약산업을 보면 국제적인 공급망으로 서로 연결되어 있으며, 예기치 못한 여러 사항에 의해서 공급이 중단되는 경우를 종종 볼 수 있다. 최근의 예를 보면, 2018년 중국 "제지앙화하이"로부터 공급받은 valsartan의 원료물질에 발암물질 N-nitrosodimethylamine(NDMA)이 검출되어 상당수의 valsartan 성분을 함유한 항고혈압제가 시판중지 및 회수조치가 발령되어 의료기관, 제약업계가 혼란에 빠졌었다.[5] 또한 2020년에는 한국에서 가장 널리 사용되던 위장약인 ranitidine에서 NDMA가 검출되어 미국 FDA가 시판중지를 명령하였다.[6] 이번 사태를 보면서 문제의약품을 신속하게 대체할 수 있는 경로를 확보하여 안전한 의약품 사용이 지속적으로 이뤄질 수 있도록 해야함을 느낄 수 있었다. 또한 매우 저렴한 의약품의 경우에는 비록 수요가 있음에도 불구하고, 공급이 원활하지 않은 경우를 종종 볼 수 있다. 보건복지부에서도 이러한 문제를 인식하고 이들 약제를 퇴장방지의약품으로 지정하고 관리하고 있지만 원활한 공급을 유지하기가 쉽지는 않다.

약사(의약품 관리)위원회에서는 공급에 문제가 생겼을 경우에 신속하게 이를 대체할 수 있도록 다양한 공급망 및 제약회사와 협력시스템을 상시 구축해야 한다.

3) 의약품의 안전한 보관

의약품의 안전한 보관도 중요하다. 각각의 약제에 따라서 상온, 실온, 냉장 보관(2~8℃), −20°C, 또는 −70°C로 보관조건에 상당한 차이가 있다. 경우에 따라서 차광이 필요하기도 하다. 최근에 Pfizer COVID−19 vaccine의 경우 −70°C로 보관해야 그 효능이 유지된다고 해서 소위 "cold chain"이 중요한 이슈로 대두되기도 하였다. 의약품의 안전한 보관을 위해서 의료기관에서는 의약품을 보관하는 냉장, 냉동고의 온도를 항시 기록, 확인해야 한다. 또한 의료기관에서 응급상황에 사용할 의약품을 Emergency box에 구비해서 각 병동, 부서에 항시 보관관리해야 하며, 이들 보관조건이 적절하게 상비될 수 있도록 규칙적으로 확인하고 보충해야 한다. 또한 insulin, heparin, 증등도 진정의약품, 유사모양/유사발음과 같은 고위험의약품을 병동에 보관해야 하는 경우도 종종 있으며, 이 경우에는 각 약제에 경고라벨을 부착하여 별도의 보관장소에서 관리해야 한다.

마지막으로 병동에서의 규제의약품(마약류; 향정신성의약품 및 마약) 관리에 각별한 주의가 필요하다. 입원, 응급상황에서 통증조절을 위해서 마약류를 병동에 비치할 수 밖에 없으며, 이 경우에 마약은 이중잠금장치가 갖춰진 견고한 금고에, 향정신성의약품은 잠금장치가 있는 장소에 보관해야 한다.

4) 안전하고 정확한 의약품의 처방

부정확한 처방은 의약품 사용오류의 중요한 원인이 된다. 처방을 받은 약사/간호사는 처방에 문제가 없는지 검토하고 의심스러우면 처방의에게 연락하여 확인 후 투여해야 한다. 부정확한 처방으로 크게 문제가 될 수 있는 대표적인 예로 "구두처방"이 있다. 기본적으로 구두처방은 응급상황, 무균시술 중에만 허용되지만, 약사(의약품관리)위원회는 이러한 조건에 한정해서 구두처방이 사용되도록 꾸준한 지도관리가 필요하다. 구두처방 시 가장 심각한 오류는 의약품의 단위를 확인하지 않음에서 생긴다. Vial과 mg 단위를 혼동해서 과량투여되는 경우를 볼 수 있으며, 특히 소아환자에서는 각별한 주의가 필요하다. 따라서 구두처방 시에는 처방을 받는 측에서 받아 적고 다시 처방한 의사에게 되 읽어서 정확한지 확인을 받아야 하며, 24시간 내에 공식처방을 해야(또는 받아야) 한다.

항암제를 처방할 때에도 각별한 주의가 필요하다. 항암제의 경우 전처치가 필요한 경우도 많고, 환자의 체중, BMI, 누적 항암제 용량 등에 따라서 신중하게 처방을 관리해야 하는 경우가 있다. 최근에는 복잡한 항암요법을 전산시스템의 도움을 받아 용이하게 처방하기 위하여 의료기관 EHR(Electronic Health Record) system 내 항암요법 지원프로그램(chemotherapy assistant program) 이용 시 처방오류가 현저하게 감소될 수 있다고 보고되었으며,[7] 의료현장에서 널리 이용되고 있다.

또한 건강보험심사평가원에서 운영하는 drug utilization review(DUR) 프로그램을 의료기관의 EHR 시스템과 연동하여 다른 의료기관과의 중복처방, 연령금기, 임부금기, 병용처방금기 등에 해당되는 경우에 알림창이 나타나 올바른 처방으로 유도하고 있다. 이러한 DUR 프로그램은 해당 의료기관의 필요에 따라서 보완해서 운영하고 있다. 예를 들면 과거의 의약품 이상반응이 등록되어 있을 경우에는 동일계열 의약품이 처방될 경우 알림창이 나타나도록 운영하여 반복적으로 발생할 수 있는 불필요한 의약품 이상반응을 예방하고 있다.

5) 정확하고 안전한 의약품의 조제 및 분배

의약품을 조제하는 환경은 출입이 통제되어야 하며 안전하고 청결하게 관리되어야 한다. 의료기관에서 투여하는 상당수의 의약품, 항암제, 영양수액제의 경우 제약회사에서 공급하는 의약품을 기반으로 조성을 맞춰 최종 산물을 조제하는 경우가 많다. 의료기관의 경우에는 약사법의 엄격한 기준에 따라서 운영해야 한다. 실제로 일부 의료기관에서 처방된 수액제/영양수액제에 이물질이 포함되어 있거나, 세균에 오염되어서 사회적으로 큰 문제가 된 바 있다.[8] 조제된 약품은 환자에게 정확하게 투여하기 위한 정보(환자명, 약품명, 용량, 투여경로, 용법, 유효기간 등)가 반드시 표기되어야 한다. 또한 냉장보관이 필요한 경우에는 별도로 보관방법을 표기해야 한다.

최근 들어서 의료기관에서 약무자동화가 빠른 속도로 이루어지고 있다. 그 일환으로 우리나라에도 항암제조제로봇시스템이 빠른 속도로 도입되고 있다.[9] 로봇시스템을 도입함에 따른 장점을 보면 항암제 취급자가 항암제에 노출될 위험을 최소화하며, 신속한 조제가 가능하다.[10] 이와 더불어 병동에 자동약품분배캐비닛(automated drug dispensing cabinet) 시스템을 도입하고 있다. 자동약품분배캐비닛 시스템은 EHR과 연동되어 있으며, 신속한 의약품 제공이 가능하다. 처방이 나오면 병동, 응급실에서 바로 약품을 확보하여 약품배송에 따른 시간 절약 및 업무를 경감시키고, 병동에서 따로 의약품을 보관하는 어려움을 크게 경감시킬 수 있다.[11] 약무자동화는 의료기관에서 보다 신속하고 안전한 의약품 사용에 상당한 도움이 될 것으로 기대된다. 마지막으로 의약품사용오류의 중요한 원인으로 유사모양/유사발음 의약품이 있으며, 이들 약제는 고위험의약품으로 분류하고 있으며, 조제오류가 발생하지 않도록 식별이 가능한 조치 즉, 대소문자 구별표기(Tallman letter), 분리보관 등 각별한 주의가 필요하다.

6) 규제의약품(마약류; 향정신성의약품 및 마약) 관리

최근 들어 마약류 중독으로 여러 사회문제가 발생하고 있고, 의료인이 처벌받는 경우가 보고되는 등 마약류를 엄격하게 관리하고 있다. 이에 따라 2018년 5월부터 마약류취급보고제도가 전면 시행되고 있으며,[12] 의료기관에서는 마약류의 처방, 보관, 전달, 및 투여과정에서 문제가 발생하지 않도록 특별관리하고 있다. 또한 마약류취급자가 처방한 정보를 바로 식약처 산하 한국의약품안전관리원장에게 보고하고 있다. 또한 상급종합의료기관의 경우 암환자의 비중이 점차 증가함에 따라 통증조절을 위해서 고용량 morphine을 투여하는 환자가 늘어나고 있으며, 다양한 제형의 마약성 진통제가 개발되고 의료현장에 도입되고 있다. 약사(의약품관리)위원회에서는 매년 마약류 사용에 관여하는 의료인을 대상으로 적절한 마약류 사용법과 오남용의 위험성에 대해서 교육하여야 한다. 또한 마취통증의학과와 종양내과 등 진료과와 협력하여 암환자의 통증을 적절하게 관리할 수 있는 프로그램 개발에 노력하고 있다. 일부 의료기관에서는 의사, 약사, 간호사 등 다학제로 구성된 완화의료팀을 운영하여 전문적 포괄적 통증관리에 힘쓰고 있다.

7) 정확하고 안전한 의약품 투여

정확하고 안전한 의약품 투여를 위해서 5 rights 원칙을 준수해야 한다. 5 rights는 right patient, right drug, right dose, right route, 그리고 right time으로 구성되어 있다. 수많은 환자들이 의료기관을 이용하고 있으며 이들 중 우연히 이름과 생김새가 비슷한 환자가 있어 다른 환자에게 의약품이 잘못 투여되는 경우가 있다. 특히 항암제와 같은 일부 고위험의약품의 경우에는 2명의 의료인이 각각 환자의 이름과 의료기관의 등록번호, 주민등록번호 등을 이중으로 확인하고 투여하여야 한다. 유사모양/유사발음 약제, 구두처방 시 과다용량이 투여되어서 심각한 약물사용오류로 귀결되기도 한다. 또한 2010년에는 정맥투여되어야 할 vincristine이 뇌척수강에 잘못 투여되어 급성림프모구성백혈병 소아환자가 사망한 경우가 발생하여 사회문제가 된 적이 있으며, 이를 계기로 의료기관과 국가의 환자안전관리시스템 구축을 강제하는 "환자안전법"이 도입되는 계기가 되었다.[13]

입원환자의 경우에 평소에 복용하던 외부 약품, 지참약에 대해서 어떻게 관리할지에 대한 의료기관의 내규를 만드는 것이 필요하다. 특히 외부 약품, 지참약을 허용하는 의료기관에서는 지참약의 등록과 보관방법에 대해서 명확하게 규정할 필요가 있으며, 지참약을 허용하지 않는 기관은 환자가 임의로 복용하지 않도록 관리하는 절차를 규정해야 한다.

8) 모니터링 및 관리(의약품 이상반응, 불량의약품, 회수의약품)

의료기관에서의 의약품 이상반응 모니터링은 2006년부터 일부 3차의료기관에 지역의약품안전센터가 설립되면서 본격적으로 활성화되었다. 현재 우리나라에는 26개 종합병원 의료기관, 대한약사회 및 한약(생약)제제 지역의약품안전센터를 포함하여 총 28개가 설립되었다. 이들 센터는 한국의약품안전관리원과 협력하여 적극적으로 의료기관 내 의약품 이상반응을 감시할 뿐 아니라 거점지역에서 의약품안전센터의 역할도 맡고 있다. 이들 센터는 수집된 의약품 이상반응의 인과성을 평가하고 인과관계가 "가능성 있음" 이상인 경우에는 의료기관 내 EHR 시스템에 연동되어서 동일계열 의약품이 처방되었을 때 알림창이 표시되어 의약품 이상반응을 예방할 수 있도록 하고 있다. 최종 평가된 의약품 이상반응은 한국의약품안전관리원의 KAERS(Korean Adverse Event Reporting System) database로 축적되고 궁극적으로 WHO Uppsala Monitoring Centre로 이송된다. KAERS는 한국의 대표적인 의약품 이상반응 big data가 되었고 이를 활용하여 의약품감시와 관련된 다양한 연구결과가 발표되고 있다.[14-16] 또한 지역의약품안전센터는 의약품 감시 뿐만 아니라 의약품 이상반응에 대한 적극적인 치료법, 예방법을 개발하여 의약품 위험성 관리(risk management)에도 많은 기여를 하고 있다. 다양한 의약품이상반응이 보고되는 항암제를 안전하게 사용할 수 있게 의약품 탈감작 프로그램을 개발하여 이용하고 있으며,[17] 조영제 관련 알레르기환자에서 안전하게 조영제 검사를 받을 수 있는 프로그램을 운영하고 있다.[18] 사용하는 의약품 중 파손되거나 변질된 의약품이 발생할 수 있다. 이는 제조 시 결함, 변질되기 쉬운 의약품(예: 인습)등의 부주의한 관리, 유통과정 등에서 발생하는데 이런 의약품의 사용은 환자의 치료에 심각한 차질이나 의료기관 이미지에 부정적 영향을 미칠 수 있으며 때로는 의료진의 신뢰성 상실의 문제까지 발생하고 있어 관리가 중요하다. 회수의약품은 국민보건에 미치는 위해를 방지하기 위하여 식약처나 공급사로부터 안전성서한 형식으로 공지된다. 이에 따라 처방 중단, 환자 알림, 대체 처방, 이상반응 집중관리 등 적절한 조치방법을 취하여 안전한 약물사용이 되도록 회수의약품 관리를 해야 한다.

2. 맺는 말

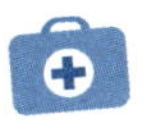

우리나라에 체계적인 약물안전관리시스템이 도입된 지는 얼마 되지 않지만 환자안전, 의료진안전에 관한 관심이 고조되고 의료기관 인증조사가 정례화됨에 따라 신속하게 정착되었다. 또한 기술적 진보와 더불어 약물안전관리를 연구하는 학회가 연달아 창립되고, 전문성을 갖춘 의료인이 육성됨에 따라 환자가 약물과 관련된 치료를 안심하고 받을 수 있는 의료환경이 조성되었고, 앞으로 한국이 약물안전관리를 선도하는 국가로 도약하리라 기대한다.

참고문헌

1. Joint Commision International. Joint Commission International accrediation standards for hoospitals. Oakbrook Terrace: Joint Commission International, 2010.
2. 의료기관평가인증원. 3주기 급성기의료기관 인증기준. 2018:77–96.
3. 김예지, 이중엽, 최남경, 신주영, 성종미, 최현진, et al. 지역의약품감시센터 지정 신청 종합의료기관들의 의약품감시 체계. 의약품역학위해관리학회지 2009;2:89–96.
4. Shin YS, Lee YW, Choi YH, Park B, Jee YK, Choi SK, et al. Spontaneous reporting of adverse drug events by Korean regional pharmacovigilance centers. Pharmacoepidemiol Drug Saf 2009;18:910–5.
5. 홍완기. 발사르탄 제제 사태...'회원들께 권고합니다'. 의협신문: 대한의사회, 2018.
6. Release FN. FDA requests removal of all ranitidine products (Zantac) from the market.
7. Cho E, Kim HJ, Kim GM, Kum J, Chung HK, Lyu CJ, et al. Assessment of efficiency and safety of the comprehensive Chemotherapy Assistance Program for ordering oncology medications. Int J Med Inform 2013;82:504–13.
8. 김길원. '결국은 인재'...의료기관 내 감염이 신생아 집단 사망 불렀다. . 연합뉴스, 2018.
9. 박선재. 항암제를 로봇이 조제하면 달라지는 것들. Medical Observer, 2020.
10. 엄태선. "환자–약사 안전 우선"...항암제 조제로봇 도입 서울아산의료기관. 약사공론, 2019.
11. 김경희, 김선아, 이정연. 응급의료센터 자동약품분배 캐비닛시스템 운영으로 인한 야간 약국업무 개선. 한국임상약학회지 2018;28:51–6.
12. 한국의약품안전관리원. 마약류통합관리시스템. 2021.
13. 보건복지부(의료기관정책과). 환자안전법, 법률 제16893호. 2020.
14. Kim S, Park K, Kim MS, Yang BR, Choi HJ, Park BJ. Data–mining for detecting signals of adverse drug reactions of fluoxetine using the Korea Adverse Event Reporting System (KAERS) database. Psychiatry Res 2017;256:237–42.
15. Soukavong M, Kim J, Park K, Yang BR, Lee J, Jin X–M, et al. Signal Detection of Adverse Drug Reaction of Amoxicillin Using the Korea Adverse Event Reporting System Database. J Korean Med Sci 2016;31:1355–61.

16. Sim DW, Park KH, Park HJ, Son YW, Lee SC, Park JW, et al. Clinical characteristics of adverse events associated with therapeutic monoclonal antibodies in Korea. Pharmacoepidemiol Drug Saf 2016;25:1279–86.

17. Lee JH, Moon M, Kim YC, Chung SJ, Oh J, Kang DY, et al. A One–Bag Rapid Desensitization Protocol for Paclitaxel Hypersensitivity: A Noninferior Alternative to a Multi–Bag Rapid Desensitization Protocol. J Allergy Clin Immunol Pract 2020;8:696–703.

18. Kim SR, Park KH, Hong YJ, Oh YT, Park JW, Lee JH. Intradermal Testing With Radiocontrast Media to Prevent Recurrent Adverse Reactions. AJR Am J Roentgenol 2019;213:1187–93.

제27장

약물이상반응의 상담과 진료

강동윤

1. 임상현장에서 약물안전을 위한 시도

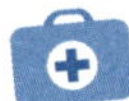

약물이상반응(Adverse Drug Reaction, ADR)은 임상에서 흔히 접할 수 있는 문제로 환자의 삶의 질을 저하시킬 뿐 아니라 의료비 증가, 입원기간의 연장, 심한 경우 사망까지 초래할 수 있다. 특히 고령화와 만성질환의 증가로 인해 다약제를 복용하는 환자가 늘어난 현대 한국사회에서는 약물이상반응의 위험이 더욱 높아지고 있다.

서울대학교병원은 이러한 약물이상반응의 예방 및 관리를 위하여 2009년 국내 최초로 '약물유해반응관리센터'를 설립하였다. 이 조직은 진료부원장 직속기구로, 병원 내에서 발생하는 약물이상반응 사례를 수집 및 분석하고, 전자의무기록(EMR)과 연동된 경고시스템을 통해 동일 약물의 재투여를 방지하였다. 이후 약물이상반응의 신고가 활성화되면서 기계적인 처방경고가 과도하게 발생하여 문제가 되자, 경고피로(alert fatigue)를 유발하지 않으면서도 효과적으로 약물이상반응을 차단할 수 있도록 중증도와 재발위험에 따라 경고발생기준을 세분화하는 알고리즘을 도입하였으며, 기존 경고의 90% 이상을 해제함으로써 진료의 효율성과 안전성을 동시에 개선하는 등의 활약을 보였다.

이후 본 센터는 약물이상반응 보고체계의 구축, 병동 및 외래 의료진 교육, 환자 사례 분석 및 피드백 제공 등의 초기 활동을 거쳐, 입원환자 약물이상반응 협진체계, 조영제 과민반응 예방알고리즘 도입, 항생제 알레르기관리프로토콜 및 피부반응 검사기준 수립 등으로 점차 활동영역을 확대하였다. 나아가 입원·퇴원 또는 진료과 변경으로 치료이행기에 해당하는 환자에 대하여 약물사용과거력을 검토하고, 고위험군에 해당하는 환자는 체계적인 과거력 확인과 다약제 조정, 이상반응 재노출 방지 등으로 집중관리하여 효율적으로 환자의 안전한 약물관리가 이루어질 수 있는 입원환자 약물안전관리체계를 설계하고 운영을 준비하고 있다.

이러한 포괄적 활동을 반영하여 2019년에는 조직 명칭을 '약물안전센터'로 변경하였고, 2020년에는 약물이상반응을 호소하는 외래환자를 대상으로 '약물안전클리닉'을 개설하였다. 입원환자의 경우 이전부터 진료협진을 통해 약물안전서비스를 제공받을 수 있었으나, 외래환자를 대상으로 한 진단, 상담, 약물 조정, 검사를 통합적으로 제공하는 전문클리닉이 마련된 것은 처음이었다. 서울대학교병원 약물안전센터는 내과학, 약학, 임상약리학, 예방의학, 면역학 등 다학제 전문가들이 참여하는 협업체계를 바탕으로, 약물이상반응에 대한 보고와 연구를 넘어 임상에서 진료의 질과 환자안전을 향상시키기 위해 노력하고 있다.

2. 약물안전클리닉의 의의

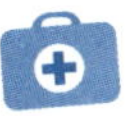

약물이상반응(Adverse Drug Reaction, ADR)에 대한 상담과 처치는 누가 담당하는 것이 가장 적절할까? 이상적으로는 "해당 약을 처방한 의사"가 그 역할을 수행하는 것이 바람직하다. 실제로 1차진료현장에서는 대부분의 ADR이 해당 진료과 의사에 의해 평가되고, 필요 시 처방이 조정된다. 그러나 고령화와 다질환(multi−morbidity) 시대를 맞이한 오늘날, 많은 환자들이 여러 진료과에서 복수의 약물을 동시에 처방받는 다전문의 처방(multi−provider prescribing) 상황에 놓여 있다.

이러한 구조에서는 진료과 간 처방내용이 중복되거나, 약물 간 상호작용이 발생할 위험이 높아진다. 또한 특정 증상이 어떤 약물에서 비롯된 것인지 판단하기가 쉽지 않다. 각 임상영역의 전문의들은 자신의 분야 외 처방에 대해 개입하거나 조정하는데 심리적 부담을 느끼며, 이는 의료과실 책임소재 문제와도 연결된다.

이에 ‘약물안전클리닉’은 다약제 복용환자에서 중심조정자(coordinator)로서의 기능을 수행하는 것을 목표로 하였다. 환자가 여러 진료과를 순회하면서 발생할 수 있는 처방 간 충돌, 중복, 상호작용 등의 위험을 종합적으로 검토하고, 중심조정자가 약물계획(medication plan)을 제시하는 역할을 담당한다. 이는 기존의 진료과 중심 구조 내에서는 실현되기 어려운 기능이다.

또한 상급종합병원 외래진료 특성상 수개월 간격으로 진료가 예약되기 때문에, 그 사이에 발생하는 ADR은 진료과에 즉시 보고하거나 처방을 조정받기 어려운 한계가 있다. 일부 환자는 이로 인해 타 의료기관이나 응급실을 방문하기도 하나, 원인약물에 대한 정확한 감별없이 기존과 동일하거나 유사한 약물을 그대로 재처방받는 악순환이 될 수 있다.

약물안전클리닉은 이러한 공백들을 메우는 역할도 수행한다. 환자는 ADR 발생 시 전화상담 또는 외래방문을 통해 신속한 평가를 받을 수 있으며, 필요 시 증상을 유발한 것으로 추정되는 약물에 대해 처방변경, 대체약물 안내, 증상 완화를 위한 보조요법 제공이 가능하다. 다만, 이러한 처방변경은 원칙적으로 기존 주치의와 협의하여 이루어지며, 클리닉 방문 이후 환자에게는 변경된 처방내용과 향후 주의사항, 재노출 방지 방안이 상세히 안내된다.

현재 의료체계에서 약물안전클리닉을 통한 약물관리는 임상적 필요성과 함께 환자중심의료 구현에 부합하는 구조로 평가되며, 향후 고령자·다약제 환자가 증가하는 보건의료환경에서 그 역할이 더욱 중요해질 것으로 예상한다.

3. 약물이상반응의 상담

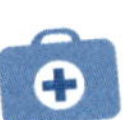

약물안전클리닉은 기본적으로 약사 상담 후 전문의 진료로 이어지는 구조를 갖추고 있다. 외래시간에만 이루어지는 전문의 진료와 달리 약사의 상담은 주 40시간 언제든지, 전화로도 가능하다. 이러한 높은 상담접근성은 약물안전클리닉의 정착에 크게 기여하였다.

특히 새롭게 복약을 시작한 후 나타난 이상반응으로 의심되는 증상에 대하여, 다음 외래진료는 너무 멀고, 응급실을 가기에는 덜 위중하나, 그렇다고 복약을 지속하기에는 불안한 환자들에게 전화상담은 많은 도움을 주었다고 평가한다.

상담의 출발점은 정확한 과거력 확인이다. 많은 환자들이 자신이 복용 중인 약물의 정확한 이름이나 투약경과를 기억하지 못하기 때문에, 약물이상반응의 원인규명을 위해서는 처방이력 확인이 필수적이다. 환자가 외부 의료기관의 처방전을 직접 준비하는 것이 가장 이상적이지만, 현실적으로 불가능할 경우 상담약사가 환자동의를 받아 해당 의료기관에 연락하여 처방이력을 조회하는 경우도 있다. 다행히, 건강보험심사평가원이 제공하는 '내가 먹는 약 한 눈에 서비스는 환자의 약물이력을 통합적으로 확인할 수 있어 매우 유용하게 활용되고 있다.

처방받은 약물이 실제로 복용되었는지를 확인한 이후에는 증상의 발생시점, 강도, 지속기간 등을 기준으로 투약과 증상 간의 인과관계를 분석한다. 특정 약물은 고유의 이상반응 양상을 나타내기도 하나, 대부분은 두통, 소화불량, 피부증상 등 비특이적 증상으로 나타나기에 감별이 쉽지 않다. 따라서 복용 당시의 질환 자체, 식이, 환경, 스트레스와 같은 외부요인까지 다면적으로 고려해야 한다.

원인이 명확하거나 대체약제가 풍부한 경우, 단순상담만으로도 약물 변경이나 중단 등의 결정을 내릴 수 있으며, 이 경우 원래의 처방의사에게 상황을 통보하거나 협의하는 것을 원칙으로 한다. 반면, 처방정보가 전혀 없거나(예: 한약 복용 후 증상), 이상반응이 아닐 가능성이 있음에도 불구하고 환자가 약물문제임을 의심하는 등의 경우에는 보다 전문적인 진료가 필요하다.

서울대학교병원 약물안전클리닉에서 진료받는 환자의 상당수는 복잡하고 장기간에 걸친 약물사용 이력을 가지고 있으며, 이들을 대상으로 제한된 외래진료시간 내에 충분한 과거력을 파악하는 것은 현실적으로 어렵다. 따라서 약사의 선행상담기록은 약물안전클리닉 전문의 진료의 전제조건이자 핵심기반이며, 이를 통해 보다 정확하고 빠른 진단 및 치료 계획수립이 가능하다.

4. 약물이상반응의 진단

의학이 발달할수록 '명의'라는 것은 치료보다 진단에 있다. 현대의학에는 이른바 비방(祕方)이라는 것이 존재하지 않는다. 원인에 따라 가장 최선의 표준화된 치료가 정립되어 있기에 치료의 질은 결국 진단의 정밀도에 달려 있는 경우가 많다. 약물이상반응에 있어서도 마찬가지이다. 환자의 증상이 특정 약물에 의해 유발된 것인지 판단하는 것은 환자안전과 진료영속성 확보를 위해 가장 핵심적인 과정이며, 동시에 가장 복잡하고 어려운 의학적 판단을 요구하는 분야이기도 하다.

일반적으로 환자들은 "병원에서 피검사를 하면 어떤 약 때문에 이상반응이 생겼는지 알 수 있는 것 아니냐"고 기대하지만, 현실은 다르다. 약물이상반응의 원인을 직접적으로 규명할 수 있는 혈액검사나 영상검사는 존재하지 않는다. 일부 면역학적 반응의 경우 특정 진단도구가 존재하나, 그 적용범위는 매우 제한적이다. 따라서 대부분의 약물이상반응은 정형화된 검사법보다 임상경과, 병력 청취, 약물복용력, 외부요인 분석 등을 종합적으로 고려한 추론기반진단이 이루어진다.

가 특이 IgE 항체 검사(IgE-mediated Allergy)

즉시형 약물알레르기(immediate-type drug allergy)는 면역글로불린 E(IgE)에 의해 매개되는 경우가 있으며, 이에 대한 혈청 특이 IgE 항체 측정이 가능하다. 하지만 이 검사는 임상적으로 활용가능한 경우가 매우 제한적이다. 특히 페니실린계 항생제에서만 상용화된 진단키트가 존재하며, 기타 대부분의 약물에 대해서는 신뢰성 있는 상용화 키트가 없거나 위음성률이 높아 진단의 결정적 도구로 사용되기 어렵다.

나 피부반응 검사(Skin Testing)

피부반응 검사는 약물 알레르기 진단에서 가장 널리 활용되는 도구 중 하나로, 피부점적(prick test) 또는 피내(intradermal test) 방식으로 시행된다. 페니실린, 베타락탐 항생제, 일부 조영제 및 항암제 등에 사용되며, 약물이 체내 면역세포에 기억된 경우 양성반응을 보인다. 그러나 반응시점과 검사시기의 간격에 따라 위음성(false-negative)이 발생할 수 있고, 검사 자체의 침습성과 해석의 주관성, 중증반응 유발가능성 때문에 반드시 의료기관 내 모니터링 하에 숙련된 전문가가 시행해야 한다.

다 약물 유발시험(Drug Provocation Test, DPT)

유발시험은 의심되는 약물을 소량부터 투여하면서 이상반응의 발생여부를 직접 확인하는 가장 확정적인 검사방법이다. 그러나 이 방법은 원인약물의 반복투여로 인한 위험성을 내포하고 있어, 고위험환자에게는 시행이 제한적이다. 일반적으로 대체약물이 없고, 약물사용이 불가피할 경우에 한하여 의료기관 내 비상대응체계를 갖춘 상황에서 시도된다. 환자의 심리적 부담과 의료기관의 위험부담책임이 크므로 임상적용은 매우 신중하게 이루어진다.

라 바소필 활성화 검사(Basophil Activation Test, BAT)

BAT는 환자의 말초혈액에서 채취한 바소필(basophil)에 의심약물을 노출시킨 후, CD63, CD203c와 같은 세포표면활성화 마커의 발현을 측정함으로써 약물에 대한 면역반응을 간접적으로 확인하는 실험실 기반 검사이다. 주로 조영제, NSAIDs, 퀴놀론계 항생제 등의 이상반응 진단에 연구적으로 활용되고 있다. 하지만 검사비용이 높고, 민감도와 특이도 측면에서 아직 확립된 진단기준이 부족하여 일상적인 임상진단 도구로는 보편화되지 않았다.

이상의 검사들은 약물이상반응을 진단하는데 도움을 줄 수 있는 수단이지만, 그 적용가능성과 정확도에는 각각의 한계가 있다. 특히 단일검사를 절대적 진단기준으로 삼기보다는, 약물사용시기, 증상발현양상, 과거 유사반응의 존재, 가족력, 기저질환 등 임상적 맥락 전반을 고려한 다면적 해석이 반드시 병행되어야 한다.

5. 약물이상반응의 관리

약물이상반응 진료에 있어 또 어려운 부분은, 이렇게 어렵게 원인을 찾는다 해도, 환자 입장에서는 해결책이 영 시원스럽지 못하다는 것이다. 온갖 검사를 다하고 결국 의사가 하는 말이 "그 약을 쓰지 않거나, 참고 쓰거나" 둘 중 하나이기 때문이다. 일부 환자는 원인약물을 확인하는 것만으로도 만족감을 느끼지만, 대다수 환자들이 기대하는 바는 "앞으로 어떤 약을 사용하더라도 부작용이 다시는 발생하지 않는 것"이다. 이처럼 비현실적인 기대를 적절히 조정하고, 환자에게 이해가능한 방식으로 설명하는 것만으로도 상당한 진료시간이 소요되며, 끝내 만족하지 못하는 경우도 적지 않다.

약물이상반응 관리의 기본원칙은 의심약물의 회피(avoidance)이다. 의심되는 약물을 더 이상 사용하지 않도록 하고, 가능하다면 대체약물을 선택한다. 항생제, 진통소염제 등처럼 대체약물이 다양한 경우에는 이러한 전략이 비교적 쉽게 적용될 수 있다. 그러나 항암제, 항결핵제, 면역억제제 등과 같이 대체가 불가능하거나, 대체가 치료효과에 중대한 영향을 줄 수 있는 약물의 경우에는 단순한 회피전략만으로는 충분하지 않다.

이와 같은 경우에 적용할 수 있는 전략이 탈감작요법(desensitization)이다. 탈감작요법은 환자에게 의심약물을 미량에서 시작하여 점진적으로 증량투여함으로써, 면역반응을 억제하고 약물에 대한 내성을 유도하는 방식이다. 이는 고도의 숙련도를 요구하는 시술로, 표준화된 프로토콜과 경험이 있는 의료진, 응급상황 대비가 갖추어진 시설이 반드시 필요하다. 또한 탈감작은 일시적인 내성유도에 해당하며, 일정 기간이 지나면 효과가 사라질 수 있으므로 반복적인 투약에는 주의가 필요하다. 국내에서는 서울대학교병원을 비롯하여 일부 상급종합병원 알레르기 클리닉에서 제한적으로 시행되고 있다.

약물이상반응 재노출을 방지하기 위해, 서울대학교병원을 포함한 지역의약품안전센터 설치 병원에서는 '약물안전카드' 제도를 활용하고 있다. 이 카드는 환자가 경험한 약물이상반응에 대한 정보, 원인약물명, 반응유형, 중증도, 금기 여부, 대체약물 등을 포함한 약물안전정보를 요약한 것이다. 특히 전자의무기록(EMR) 시스템 내 경고는 해당 병원 내에서만 유효하다는 한계가 있어, 환자가 타 병원 진료를 받을 경우 동일 약물에 재노출될 가능성이 존재한다. 이때 환자가 약물안전카드를 제시하면 타 의료기관에서도 적절한 정보를 바탕으로 안전한 처방이 가능해진다.

약물안전카드는 초기에는 종이로 제작되었으나, 이후 플라스틱 카드로 발전하였고, 최근에는 QR코드를 기반으로 한 온라인 정보시스템으로 고도화되고 있다. 이 QR코드는 스마트폰으로 스캔하면 환자의 약물이상반응 정보 및 주의사항, 사용가능한 대체약물까지 열람할 수 있도록 되어 있어, 특히 응급실이나 타 병원 진료 시 매우 유용하다.

6. 병원의 약물안전 활동에 대한 현실적 문제

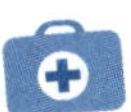

병원은 환자의 생명을 다루는 공간이자, 동시에 자생적 수익구조를 유지해야 하는 하나의 사업체이기도 하다. 따라서 아무리 환자안전에 기여하는 가치있는 활동이라 하더라도, 명확한 보상체계가 뒷받침되지 않으면 지속적인 운영이 어렵다. 현재 약물이상반응 환자에 대한 상담이나 진료는 대부분의 병원에서 수익이 발생하지 않는 구조로 되어 있으며, 서울대학교병원과 같이 공공적 책임을 감수하며 시범적으로 운영하는 일부 기관에 국한되어 있다.

약물안전클리닉에서 약사가 수행하는 상담은 전문성과 시간 및 고도의 임상적 판단을 요구함에도 불구하고 환자들의 접근성을 위한 공익적 차원에서 무료로 제공되고 있다. 그러나 환자 다수는 이러한 전문상담을 "병원에서 처방한 약 때문에 문제가 생겼으니 당연히 병원이 해결해야 한다"는 인식을 갖고 있다. 전화상담의 경우 이러한 문제는 더욱 심각하여 환자가 자신의 외래일정을 조정해 달라고 하루에 수십번을 전화하거나, 진료는 받지 않으면서 자신의 문제를 해결해 달라고 한 번에 수 시간씩 통화를 지속하는 일도 발생하고 있다. 이로 인해 해당 분야에 종사하는 약사들은 타 부서의 약사들에 비하여 정서적 소진 및 번아웃이 두드러진다.

의사의 약물이상반응 진료 역시 현실적인 한계가 크다. 외래진료를 위해서는 진료실과 보조간호사와 같은 기본적인 인프라가 필요하다. 그러나 약물이상반응 환자에 대한 외래진료는 다른 환자들에 비하여 시간은 훨씬 많이 소요되면서 처방은 항히스타민제나 경구용 스테로이드 등 간단한 약물들로 제한된다. 검사의 경우 피부반응검사나 경구유발시험과 같이 전문인력이 직접 환자에게 약물을 투여하고 관찰하는 고난도 시술이 필요하다. 이러한 검사는 전공의나 전임의가 없다면 인건비만으로도 적자 구조이며, 아나필락시스와 같은 중증 이상반응이 발생할 경우 환자안전뿐 아니라 병원 전체 운영에도 영향을 줄 수 있다. 결국 약물이상반응에 대한 외래진료는 동일한 공간과 인력을 활용해 일반 외래를 운영할 때보다 경제적 효율성이 현저히 낮아, 의료기관 입장에서는 지속가능한 진료로 자리잡기 어려운 것이 현실이다.

7. 맺는 말

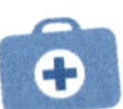

오늘날 약물안전은 더 이상 부가적인 업무가 아닌, 환자안전을 실현하고 의료의 질을 높이기 위한 핵심과제로 자리잡고 있다. 그러나 현재의 의료제도와 인식 속에서는 여전히 사각지대에 머물러 있으며, 이를 해결하기 위한 정책적, 제도적 지원이 필요하다.

첫째, 약물이상반응 상담 및 진료에 대한 수가체계 마련이 필요하다. 오늘날 의료의 범위는 전통적인 검사, 시술, 처방을 넘어, 환자의 상태를 정확히 이해하고 최적의 결정을 내리기 위한 정보획득과 조정행위까지 포함해야 한다. 특히 약물이상반응의 상담과 과거력 정리는 환자맞춤형 치료계획을 수립하는데 필수적인 고부가가치 활동이다. 또 미국의 Medication Therapy Management(MTM) 제도처럼 약사의 상담 및 평가가 공식적인 서비스로 인정되고 적절한 보상을 받는 구조도 참고해 볼 수 있다.

둘째, 개인의료정보(Personal Health Record, PHR) 기반의 통합 약물관리체계 구축이 필요하다. 약물안전카드는 개별 의료기관에 국한되지 않고, 국가표준에 따라 전산화·표준화되어 PHR에 포함되어야 한다. 현재 한국보건의료정보원이 추진 중인 '환자중심 약물알레르기 진료정보 공유체계' 시범사업은 이러한 방향을 제시하고 있으며, 향후 전국의 병·의원, 약국 등 모든 진료현장에서 정보가 연계되어 동일한 수준의 경고와 예방이 가능해야 한다. 이는 지역 간 진료격차 해소와 통합돌봄 구현의 기반이 될 것이다.

셋째, 약물이상반응 진단 및 관리를 위한 전문인력 양성과 자격제도 도입이 필요하다. 모든 의사가 약물이상반응을 진료할 수 있지만, 실제로는 고도의 추론과 다학제적 지식이 요구되는 영역이므로, 체계적인 교육과정과 인증이 병행되어야 한다. 약물역학, 임상약리학, 알레르기학, 임상약학, 예방의학 등의 다학제간 협력기반교육을 통해 역량있는 전문인력을 양성하고, 특히 약사에게는 위축된 역할을 보완할 수 있는 새로운 전문영역으로 발전가능성이 크다.

이러한 제도적 변화가 함께 할 때, 약물안전은 단순히 개별 병원의 선의에 의존하는 활동에서 벗어나, 국가 보건의료체계의 핵심 축으로 자리매김할 수 있을 것이다. 궁극적으로 약물안전의 강화는 환자의 삶의 질 향상과 함께, 사회 전체의 의료자원 낭비를 줄이고 지속가능한 의료체계를 만드는데 기여할 것이다.

참고문헌

박병주, 의약품 관련 환자안전관리체계 현황과 개선방안, HIRA_정책동향, 2014;8(5):16-26

서울대학교병원(강혜련), 환자중심 약물알레르기 진료정보 공유체계 구축 시범사업(2차) 종료보고, 한국보건의료정보원. 2025.

Kang DY. The Active Pharmacovigilance System: A Postscript of Visiting the Harvard Pilgrim Health Care Institute. Pharmacoepidemiology and Risk Management 2017;9:45-47.

Kang DY, Ahn KM, Kang HR, Cho SH. Past, present, and future of pharmacovigilance in Korea. Asia Pac Allergy. 2017 Jul;7(3):173-178. doi: 10.5415/apallergy.2017.7.3.173. Epub 2017 Jul 19. PMID: 28765823; PMCID: PMC5537083.

Kang DY, Sohn KH, Kang SY, Yoon SH, Choi YH, Kang HR. Understanding and Management of Hypersensitivity Reactions to Iodinated Contrast Media. Pharmacoepidemiology and Risk Management 2016;8:19-23.

Kim HJ, Moon M, Kim HH, Park S, Kang R, Park G, Kang H, Kang DY. Improving the Prescription System to Prevent Adverse Drug Reactions. Pharmacoepidemiology and Risk Management 2021;13:24-29.

Kim SR, Kim SJ, Kim SH, Park JS, Park HJ, Suh DI, et al. Drug Allergy Working Group of Korean Academy of Asthma Allergy and Clinical Immunology. Expert opinion: the clinical usefulness of skin tests prior to the administration of beta-lactam antibiotics. Allergy Asthma Respir Dis 2022;10:3-8.

Doo KE, Seok J, Cho YS, Jo YH, Kang RY, Kim HJ, Jin H, Park S, Choi M, Seo Y, Moon BK. A Survey on Hospital systems for adverse drug event (ADE) history information sharing, intervention, and Drug Safety Card Issue. Journal of Korean Society of Health-System Pharmacists. 2022;39(3):326-40.

Park SB, Moon M, Kim HH, Park GY, Kang DY, Lee JY, Cho YS, Kang HR, Cho SH. A 10-Year Single-Center Experience of Adverse Drug Reaction Monitoring. Korean J Med. 2021;96(4):341-351.

Yang MS, Ban GY, Kim MH, Lim KH, Kwon HS, Song WJ, et al. KAAACI Standardization Committee Report on the procedures and applications of the diagnostic tests for drug allergy. Allergy Asthma Respir Dis 2017;5:239-247.

Yun JE, Jeong J, Kang HR. Desensitization for the prevention of drug hypersensitivity. Allergy Asthma Respir Dis. 2023 Apr;11(2):63-71.

제28장

약물 위해성 평가와 의약품 안전관리체계

- 한국의약품안전관리원 업무를 중심으로 -

한순영, 손수정

1. 들어가며

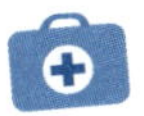

의약품이 개발되어 시판되기 위해서는 독성시험, 약리시험, 임상시험 등 안전성과 유효성을 입증하기 위한 많은 시험과 여러 과정을 거쳐야 한다. 그럼에도 불구하고 동물실험 및 허가 전 제한된 인원을 대상으로 하는 임상시험만으로는 한계가 존재한다. 특히 드물게 발생하는 부작용과 약물상호작용, 장기간의 약물사용 등으로 인한 부작용은 파악하기가 어려워 시판 후 약물감시가 매우 중요하다. 세계보건기구(World Health Organization, WHO)에서는 약물감시를 "시판약물의 의도되지 않는 효과 또는 실마리정보의 지속적인 모니터링, 약물의 유해작용 또는 약물관련문제의 탐지, 평가, 해석, 예방에 관한 과학적 연구 및 활동"으로 정의하고 있다.

한국의약품안전관리원(의약품안전관리원, Korea Institute of Drug Safety and Risk Management(KIDS))은 의약품 등으로 인한 부작용 및 품목허가정보 등 의약품 등의 안전과 관련한 각종 정보를 수집·관리·분석·평가하고 제공하는 업무를 효율적이고 체계적으로 수행하기 위하여 「약사법」 제68조의3에 의거하여 2012년 1월 6일 설립된 식품의약품안전처(식약처) 산하 공공기관이다. 설립 당시 안전정보팀, 약물역학팀, 의약품적정사용(Drug Utilization Review, DUR)정보팀 및 경영관리팀의 4개 팀으로 출발한 의약품안전관리원은 2025년 현재 의약품안전정보본부, 의약품안전조사본부, 마약류통합정보관리본부, 기획경영본부 등 4본부 13팀으로 조직이 확대되었다. 초대 박병주 원장(2012.2.6.–2015.2.5.), 2대 구본기 원장(2015.2.13.–2018.2.12.), 3대 한순영 원장(2018.7.25.–2021.7.24.), 4대 오정완 원장(2021.10.25.–2024.10.24.) 및 제5대 손수정 원장(2025.3.25.–) 으로 이어지며, WHO 국가별 이상사례 누적보고 건수 2위, 국가주도의 DUR 및 의약품부작용피해구제제도의 안정화, 마약류통합정보관리시스템 구축·운영과 의약품통합정보시스템 운영 및 유지관리 등 탁월한 업무성과를 국내·외적으로 인정받고 있으며 주요 연혁은 [그림 28.1]과 같다.

의약품 안전관리에 대한 사회적 요구가 증가함에 따라 식약처와 더불어 의약품안전관리원의 업무는 앞으로 더욱 확장될 것으로 예측되며, 현재 수행하는 업무를 중심으로 우리나라의 약물 위해성평가와 의약품안전관리체계를 소개하고자 한다.

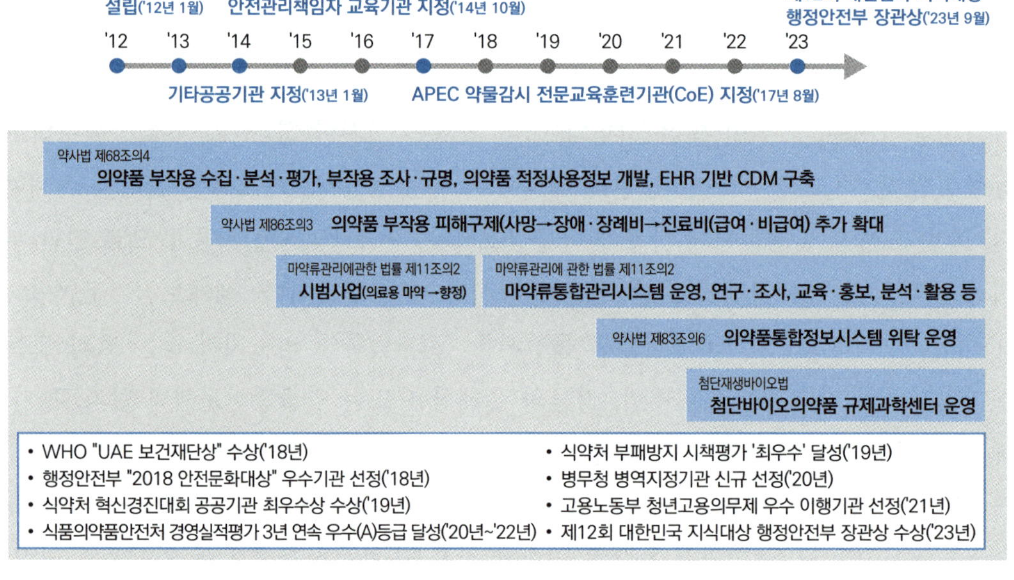

그림 28.1 한국의약품안전관리원 연혁

2. 의약품 안전관리

가 국가의약품안전관리체계 및 지역의약품안전센터 운영

우리나라의 국가의약품안전관리체계는 [그림 28.2]와 같다. 우리나라 의약품의 안전관리는 재평가제도, 재심사제도, 자발적부작용보고제도, 품목갱신제도 및 위해성관리계획 등의 제도 발전과 더불어 이루어져 왔다.

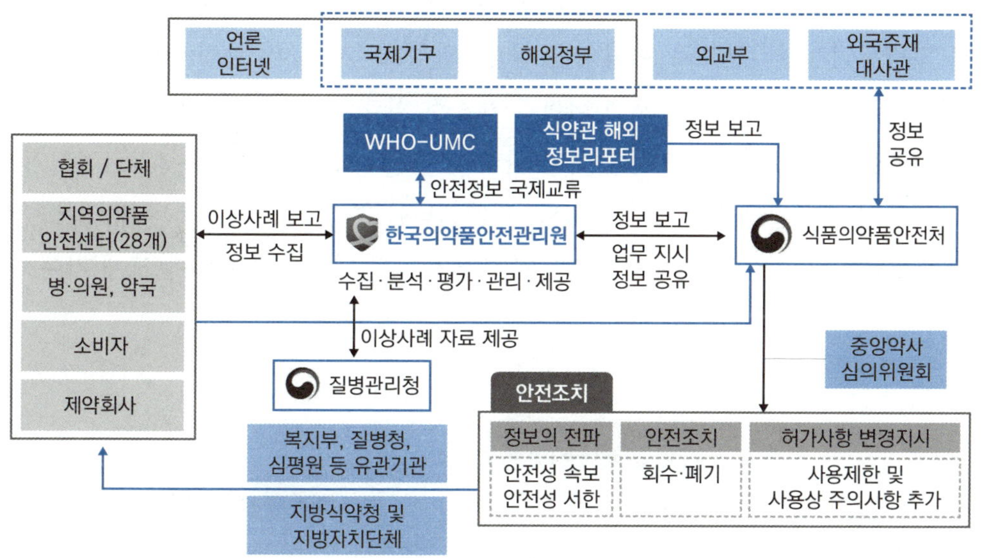

그림 28.2 우리나라의 국가의약품안전관리체계

의약품 안전관리에서 가장 기초적이고 필수적인 '자발적부작용보고제도'는 「의약품부작용정보수집등에 관한 규정」(보건사회부 고시 85-64호, '85.8.19.)을 근거로 시작되었다. 당시 의약품부작용모니터링제도를 분담, 공동운영하던 국립보건원장과 약정국장이 연명하여 보낸 공문에서 "모니터요원의 적극적인 부작용 보고 참여는 국민보건 향상에 기여함은 물론 전문인으로서의 개인적, 사회적 소명이며 또한 WHO와 국가 간의 정보교류를 통해서 인류건강 증진에도 이바지할 것"이라고 자발적 부작용 보고의 의미를 강조하고 있다. 당시 216개 약국과 국공립병원, 의대부속병원, 한의대, 치대 부속병원 및 80병상 이상의 종합병원을 지정기관으로 선정하고, 알려지지 않은 부작용, 알려진 부작용이나 중대한 부작용, 주목할 만한 것으로 판단되는 부작용, 오남용 등 부적합한 방법으로 의약품을 사용한 결과 발생한 부작용을 보고하도록 하였다.

연도별 국내 의약품 이상사례 보고 건수 추이는 [그림 28.3]과 같다. 부작용보고제도 도입 초기에는 연간 보고건수가 100건에도 미치지 못하였으나, 2000년대 중반 지역약물감시센터(약물감시센터) 설치로 부작용 보고의 양적 성장이 이루어졌다. 2006년 3개소를 시범병원으로 지정하면서 보고건수가 6,239건으로 급격히 증가하였고, 2009년 약물감시연구사업단(단장 박병주교수) 출범과 함께 15개소, 2011년에는 20개소로 확대되었다. 이후 2012년 의약품안전관리원 설립으로 약물감시센터사업이 식약처로부터 의약품안전관리원으로 이관되는 한편, 명칭도 '지역의약품안전센터(지역센터)'로 변경되었다. 2013년 22개소, 2014년 27개소로 확대되었고, 2020년에는 한약(생약)제제 맞춤형 안전관리의 필요성에 따라 한약(생약)제제센터 1개소가 추가지정되어 현재 28개소의 지역센터가 운영되고 있다. 지역센터를 통한 보고건수가 국내 전체 이상사례 보고건수의 약 67%를 차지할 정도로 지역센터는 이상사례 수집에 크게 기여하고 있다.

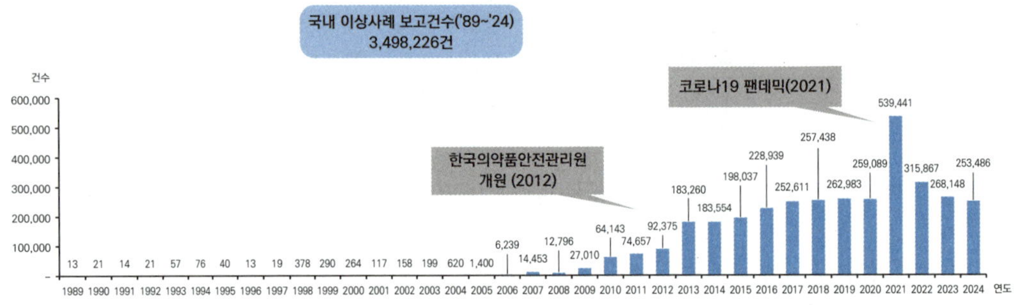

그림 28.3 국내 의약품 이상사례 보고 건수 (1989-2024)

나 국내·외 의약품 이상사례 보고시스템 구축·운영

의약품 이상사례 보고의 편의성과 자료관리의 효율화를 위하여 2009년 PVNet 웹사이트 개설에 이어, 2012년 의약품안전관리원 설립과 함께 '의약품이상사례보고시스템(Korea Adverse Event Reporting System, KAERS 또는 KAERS–KIDS)'이 구축되었다. 2007년 10월 17일 개정된 「약사법」 제37조의2에 따라 '안전관리책임자'를 두도록 의무화하고, 2014년 2월 20일 시행된 「의약품등 안전성 정보관리 규정」(식약처고시 제 2014–97호)의 개정으로 국외에서 발생한 중대한 약물이상반응 보고가 의무화되었다. 이에 따라 국외 의약품이상사례보고시스템(KAERS–KIDS–foreign)을 구축한 이래, 현재 국내·외에서 연간 150만 건의 이상사례가 보고되어 안전정보 개발에 활용되고 있다. 2021년 6월 1일 식약처가 의약품 부작용 보고 국제표준서식 E2B(R3)를 적용한 '의약품안전나라 의약품통합정보시스템(의약품안전나라, KAERS–NeDrug)'을 운영하기 시작하면서 기존의 국내외 보고시스템(KAERS–KIDS 및 KAERS–KIDS–foreign)은 한동안 병행 운영되다 2023년 3월 8일부로 KAERS–NeDrug으로 일원화되었다.

부작용 보고의 질적 수준 향상을 위하여 2013년에 '이상사례 보고자료의 충실도 점검기준'을 마련하여 지역센터 대상으로 시범적용하였으며, 2014년부터는 제조·수입업체로 점검대상을 확대하였고, 2017년 3월 충실도자동점검시스템을 도입하여 상시점검체계를 구축하였다. 또한, 지역센터와 제약사의 안전관리책임자 등을 대상으로 지속적인 교육을 시행하여 충실도가 크게 향상되었다.

식약처 고시 「의약품등 안전성 정보관리 규정」으로 운영하던 의약품 등의 시판 후 안전관리에 관한 업무를 2016년 10월 28일부로 총리령의 「의약품등 안전에 관한 규칙」으로 상향 입법하여 [별표 4의 3] 「의약품등 시판 후 안전관리 기준」으로 통합 · 신설하여 시판 후 안전관리 업무를 보다 강화하였다.

다 WHO 뉴스레터 및 WHO–UMC Vigilyze를 통한 안전정보 전파

수집된 이상사례를 다양한 정량적, 정성적 접근을 통해 분석하고, 이후 개별 보고자료에 대한 상세한 검토 및 관련 근거자료 수집 등의 종합적인 평가를 거쳐 국내 이상사례 보고자료를 기반으로 한 새로운 안전정보 「실마리정보」를 독자적으로 생산하고 있다. 이러한 정보는 허가사항 변경지시 등 의약품 안전조치의 근거로 활용되며, 해당 내용은 의약품안전나라 홈페이지를 통해 '실마리정보 알리미'로 공개되고 있다.

2016년부터 WHO 뉴스레터에 국내 안전성 정보를 지속적으로 게재하고, 2020년에는 세계에서 세 번째로 WHO－Upsala Monitoring Center(WHO－UMC) Vigilyze에 국내 실마리정보를 게재함으로써 안전정보 전파채널을 다양화하고 국제적인 의약품안전관리에 기여하고 있다([그림 28.4]).

2009년부터 국내에서 수집한 이상사례를 WHO－UMC에 송부하여 의약품 안전성 정보의 국제적 교류 및 협력 활성화에 일조하고 있다. 분기별로 송부된 국내수집 이상사례자료는 WHO 국제약물감시프로그램 회원국의 전 세계 이상사례보고 데이터베이스인 Vigibase에서 관리된다. 우리나라의 총 누적보고 건수는 2012년 8위, 2014년 5위, 2015년 3위, 2016년부터는 미국에 이어 2위로 상승하였으며, 2024년까지 계속 2위를 유지하고 있다. 이는 대한민국이 국가적 차원에서 의약품 안전관리 전담기관을 설립하고 큰 예산을 투입하여 지역센터를 설치 운영하는 등 의약품 안전관리에 최선을 다하고 있다는 것을 입증하고 있다.

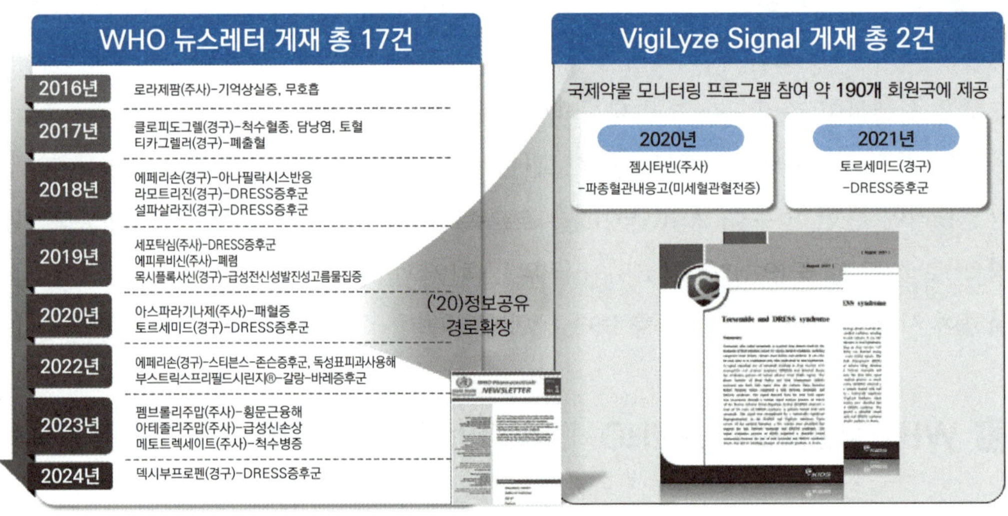

그림 28.4 WHO 뉴스레터 및 VigiLyze Signal 게재 현황

의약품안전관리원은 2018년 5월, 국가기관으로는 최초로 WHO가 수여하는 'WHO－United Arab Emirates(WHO－UAE) 보건재단상'을 수상하였다. 이는 시판 중인 의약품의 부작용을 체계적으로 수집·관리·분석·평가하여 보건당국의 의약품 안전정책과 소비자의 안전한 의약품 사용을 위한 과학적 근거를 제공하고, 수집한 의약품

부작용 보고자료를 WHO－UMC와 주기적으로 공유하여 국제 의약품부작용 데이터베이스를 확충하는 등 WHO의 약물감시 활동에 이바지한 공로를 인정받았다는데 의의가 있다.

라 약물감시 전문교육훈련 및 안전관리책임자 교육 등의 프로그램 운영

의약품안전관리원은 2016년 아시아태평양경제협력체(Asia－Pacific Economic Cooperation, APEC) 약물감시 전문교육을 시범운영한 후 2017년 8월 APEC 규제조화운영위원회(Regulatory Harmonization Steering Committee, RHSC)로부터 약물감시 전문교육기관(Center of Excellence, CoE)으로 지정되어 매년 APEC 국가 규제당국자의 역량강화를 위한 이론 및 실무 교육훈련프로그램을 실시하고 있다. 2016년부터 2024년까지 총 1,050명의 APEC국가 공무원 등이 교육에 참여하였고, 부작용 수집 및 보고, 분석 및 평가, 의사결정 및 리스크 커뮤니케이션 등 약물감시 전 주기적 과정을 교육함으로써 APEC 국가의 규제조화 및 상호협력 발전을 선도하고 있다.

2014년부터 「약사법」 제37조의4에 따라 의약품 제조·수입업체 안전관리책임자 교육기관으로 지정(2014.10.10.)되어, 시판 후 안전관리 전문훈련프로그램을 운영하고 있으며, 2025년까지 총 32회 교육과정을 운영하여 안전관리책임자 2,635명이 교육을 이수하였다. 또한, 「약사법」 제68조의12에 따라 의약품 부작용 인과관계 조사·규명을 위한 약물역학조사관을 임명(위촉)하고 양성교육을 실시하여 2025년 현재 65명의 약물역학조사관이 활동하고 있다.

이외에도 의약학을 비롯한 보건의료 관련 학과 대학생을 대상으로 의약품 안전에 대한 인식을 높이고, 미래의 전문가로서 필요한 지식과 기술을 공유하기 위한 목적으로 '미래의 전문가를 위한 첫걸음: 대학생과 함께 하는 의약품안전세미나'를 실시하고 있다.

마 의약품 부작용보고 원시자료 구축 및 정보 제공

국민의 공공데이터 이용권을 보장하고 의약품 안전정보의 소통 활성화를 위해 국내 이상사례 보고데이터를 분석가능한 형태로 만든 의약품부작용보고원시자료(원시자료, Korea Adverse Event Reporting System Database(KAERS DB))를 2014년 10월부터 연구·의료·공공기관 및 제조·수입업체 등에 제공하고 있다. 원시자료는 약물감시 연구, 안전성정보 수집 및 관리, 품목허가갱신, 재심사 등의 목적으로 활용된다. 또한, 의약품 수출 시 해당 제품의 원시자료는 제품 안전관리에 책임을 다하는 제조사 및 제조국 노력의 일환으로서 긍정적으로 평가되고 있다.

2023년 5월 1일부터는 원시자료를 자동으로 생성·제공할 수 있도록 시스템을 개편하여 자료제공시간을 크게 단축하여 사용자편의를 향상시켰다.

바 현장역학조사 및 공통데이터모델 구축 등 능동적 약물감시체계 강화

의약품 안전관리를 위한 의약품 부작용 인과관계 조사체계는 [그림 28.5]와 같다. 예상치 않은 의약품 부작용으로 추정되는 집단피해 시, 환자와 의사 면담·병원자료 조사 등이 필요하다고 판단되는 경우 현장역학조사를 실시한다. 의약품 안전사고 발생 시 사고발생의료기관을 방문하여 환자와 의료진 면담, 설문조사, 건강보험자료를 연계 분석하는 등의 전방위적인 조사를 수행하고, 이를 종합하여 약화사고의 원인을 파악하여 약물과의 인과관계를 규명한다.

또한, 안전성서한, 실마리정보, 집중모니터링 대상 및 피해구제 신청 건 등 안전성 이슈가 제기된 의약품 부작용을 주제로 의약품과 부작용 간의 관련성에 대하여 보험청구자료, 병원자료 등 실사용데이터(Real World Data, RWD)를 활용한 분석을 통해 약물역학조사를 실시하고 있다.

2018년부터 병원 환자정보를 공통데이터모델(Common Data Model, CDM)로 구축(30개 병원)하여 RWD를 활용한 분석을 통해 근거기반 능동적 약물감시체계를 강화하고 있다. CDM은 의료기관별 다양한 전자의무기록자료 중 부작용 분석에 필수적인 데이터를 추출하여 표준모델화한 것으로 환자 개인정보에 대한 유출 없이 다기관 전자의무기록자료를 분석함으로써 신속·정확한 약물사용양상 파악 및 부작용 분석을 통한 허가사항 변경 등 정책결정에 활용하고 있다([그림 28.6]).

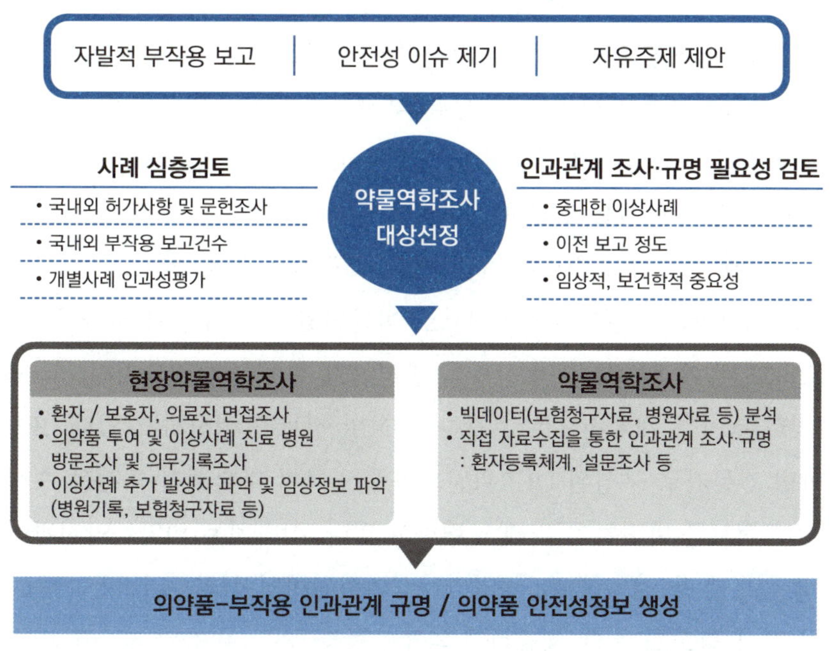

그림 28.5 의약품 부작용 인과관계 조사체계

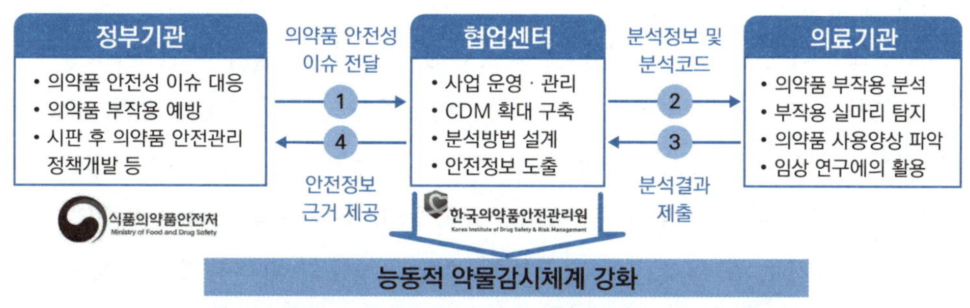

환자의 개인정보 보호 및 신속·정확한 의약품 안전정보 분석

- 다기관 의약품 안전성정보 분석결과를 개인정보 유출 없이 통합가능한 분산형 데이터베이스 네트워크로 운영
- 임상현장의 상세정보(Real World Data)를 포함한 빅데이터 기반 능동적 모니터링

그림 28.6 공통데이터모델(CDM) 활용 능동적 약물감시체계

사 DUR정보 생산·제공 및 정보개발 확대

DUR은 병용 시 또는 소아, 노인, 임부, 수유부에게 투여 시 주의해야 하는 의약품 정보 등을 알리고, 정해진 기준에 따라 약물사용이 적절하게 이뤄지는지 점검하고 평가하는 제도로, 주요 목적은 예방할 수 있는 부적절한 약물사용을 미연에 방지함으로써 부작용을 예방하고 환자에게 제공하는 의료서비스의 질을 향상시키며 의약품을 안전하게 사용할 수 있는 환경을 조성하는데 있다.

DUR정보는 2004년 식약처에서 처음 개발·제공되었으며, 2012년 기관 설립 후 DUR정보 개발업무가 의약품안전관리원으로 이관되었다. 국내 · 외 허가사항 및 의약품집을 검토하고, 실제 임상현장의 상황을 반영하기 위해 임상진료지침, 국내외 학술문헌 등 다양한 정보를 체계적으로 고찰하여 DUR 정보를 생산하고 있다. 또한, 의약학 세부분야별 전문가로 구성된 DUR위원회를 운영하여 다학제적 의견을 수렴함으로써 적정한 DUR정보를 마련하기 위해 노력하고 있다. 식약처는 의약품안전관리원에서 개발한 DUR정보(안)을 검토한 후, 중앙약사심의위원회의 심의 · 의결을 거쳐 해당 정보를 식약처 고시·공고를 통해 제공하고(의약품 병용금기 성분 등의 지정에 관한 규정(식품의약품안전처 고시)), 건강보험심사평가원(심평원)에서는 이 정보를 활용해 전국 의료기관 및 약국의 처방·조제 시 실시간으로 제공함으로써 적절한 약물요법으로 환자진료의 수준을 향상시키고 있다.

2004년 보건복지부 고시로 병용 및 특정연령대 금기의약품에 대한 DUR정보 제공이 시작되었고, 2005년 식약처가 DUR정보 개발·제공 업무를 주관하면서, 2008년 임부금기성분이 처음 지정되었고, 병용 및 특정연령대 금기성분정보가 추가 개발되었다. 2012년 의약품안전관리원 개원 후, 효능군중복주의, 용량주의, 투여기간주의, 노인주의, 수유부주의 정보 등 새로운 DUR정보를 개발해 정보의 범주를 확장해오고 있으며 매년 금기 및 주의 성분들을 신규 개발하고 있다([그림 28.7]).

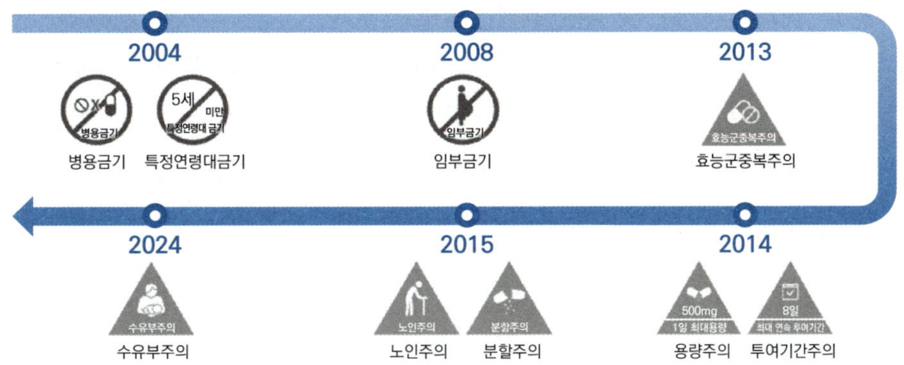

그림 28.7 의약품 적정사용(DUR) 정보의 유형 및 도입 연혁

또한, DUR정보가 제공된 이후 실제 임상현장에서의 의약품사용양상 변화를 분석한 결과, 특정 연령대 금기성분인 퀴놀론계 항생제 처방이 고시 시점 이후 감소함을 확인하였고, 삼환계 항우울제 역시 노인주의 DUR 정보제공 후 처방률이 감소함을 확인함으로써 DUR정보 제공을 통한 의약품 적정사용 유도효과를 확인한 바 있다.

DUR정보 개발 외에도, 의약품 적정사용을 위한 전문가와 일반인 대상의 다양한 교육 및 홍보자료를 개발해 제공하고 있다. 2012년 안전상비약 교육자료를 시작으로, 소아, 노인, 임부 등 다양한 취약계층 대상 교육홍보활동과, 노인, 소아, 신질환 환자, 간질환 환자에 대한 전문가용 의약품 적정사용 정보집을 마련하였다. 2019년에는 한국건강가정진흥원과 협업해 의약품 안전사용 리플릿과 카드뉴스를 영어, 중국어, 베트남어 등 13개국 언어로 제공함으로써 다문화가정을 비롯한 전 국민의 안전한 약물사용을 위한 노력을 기울여왔다. 국민들에게 의약품의 안전사용에 대한 중요성을 인식·확산시키고자 다각도로 노력한 결과 그 공로를 인정받아 행정안전부 안전문화대상 우수기관으로 선정되었다(2018.12.)

3. 의약품 부작용 피해구제사업 운영관리

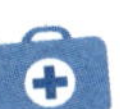

의약품부작용피해구제제도는 의약품의 정상적 사용에도 불구하고 사망, 장애, 질병 등 중대한 부작용 피해에 대해 국가에서 보상하는 일종의 사회안전망이다. 2012년

감기약 등을 복용한 후 중증피부이상반응인 스티븐스-존슨 증후군(Stevens-Johnson Syndrome, SJS)이 발생하여 실명한 사례가 사회적 이슈가 되면서 피해구제에 대한 약사법 및 관련 법령이 제·개정 되었고 2014년 12월 19일에 제도가 시행되었다. 식약처가 제도의 운영을 주관하고 의약품안전관리원이 사업을 위탁받아 운영하며 그 절차는 다음과 같이 요약될 수 있다([그림 28.8]).

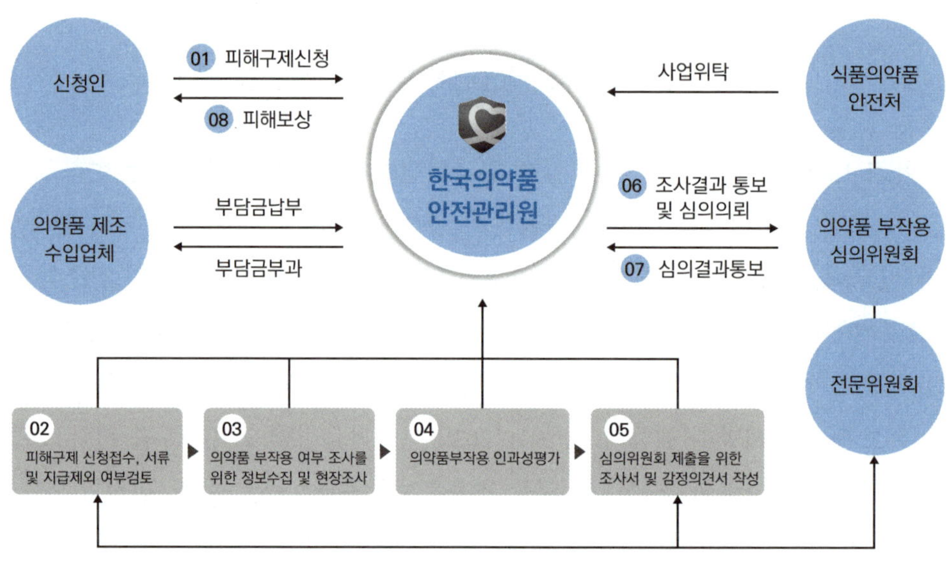

그림 28.8 의약품부작용피해구제제도 운영 절차

의약품 부작용으로 인하여 질병에 걸리거나 장애가 발생한 사람 및 부작용으로 인하여 사망한 사람의 유족은 의약품안전관리원에 피해구제급여 신청을 할 수 있다. 신청 건이 접수되면 의약품안전관리원의 약물역학조사관은 의약품 사용과 부작용 발생 간 인과관계를 조사하고 관련 분과 의료전문가 등으로 구성된 전문위원회의 자문을 거쳐 조사·감정 결과보고서를 작성하여 '의약품부작용 심의위원회'에 심의를 요청한다. 보건의료전문가, 비영리민간단체가 추천하는 사람, 변호사, 중앙행정기관 소속 공무원 등으로 이루어진 심의위원회에서는 피해구제급여 지급여부 및 지급액의 적정성 등에 대한 심의·의결을 진행하고 있으며, 그 결과에 따라 의약품안전관리원에서는 신청인에게 보상금을 지급하고 있다. 피해구제보상재원은 의약품 제조·수입업자, 품목허가자가 납부하는 부담금으로 조성된다.

의약품부작용피해구제 보상의 종류는 사망일시보상금 및 장례비, 장애일시보상금, 진료비 등 4가지 유형이 있다. 사망일시보상금은 피해구제급여 지급결정 당시의 최저임금 월 환산액의 5년 치에 해당하는 금액, 장례비는 평균임금의 3개월 치에 해당하는 금액이 보상된다. 장애일시보상금은 의약품부작용피해구제 장애등급기준에 따라 1급은 사망일시보상금의 100%가 지급되며, 2급부터 4급까지는 각 25%씩 차감하여 지급된다. 진료비는 입원 이상의 치료에 대해 급여 및 비급여 사항에 대한 본인부담액에 대하여 최소 30만 원부터 최대 3천만 원까지 보상하고 있다.

제도 시행 이후 2024년 12월까지 전체 1,534건의 피해구제급여 신청 건이 접수되었다. 이 중 1,306건이 심의 완료되었고, 총 1,093건 지급되어 평균지급율은 약 83.7%이며, 피해구제급여 지급액은 169억원에 이른다. 아울러 피해구제급여를 지급받은 사람에게 동일한 부작용 피해가 발생하는 것을 방지하기 위한 노력으로 피해자에게는 부작용 원인이 되었던 의약품의 성분명과 부작용명 등의 정보를 담은 「약물안전카드」를 발급하여 의료기관 이용 시 의료진에게 보여주도록 안내하고 있다. 정보제공에 동의한 대상자에 대하여는 기관 간 협력을 통해 피해구제 해당정보를 심평원 DUR시스템 알림서비스를 통해 의료현장에 제공함으로써 같은 부작용의 재발을 방지하고 있다. 또한, 다빈도 피해구제 의약품인 알로푸리놀의 약물이상반응 유전체연구를 기반으로 심평원과 협력하여 부작용 발생 고위험군을 신속히 선별하기 위한 유전자검사를 전면 급여화하는 등 중대한 부작용의 원인을 규명하고 그 발생을 감소시키고자 노력하고 있다.

4. 의료용 마약류 안전관리

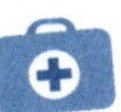

「마약류관리에 관한 법률」 제2조에 따른 마약류는 마약, 향정신성의약품 및 대마를 의미하며 그 성분을 함유하는 복합제·유도체 등을 포함하여 법에 따라 인가를 받은 마약류취급자에 한하여 의료용 및 학술·연구용으로만 사용하여야 한다. 최근 의료용 마약류의 오남용 사례가 증가하고 일부 범죄에도 사용되는 등 문제점이 제기되어 왔다.

이에 마약류 의약품 관리를 한층 강화하고자 기존의 마약류 관리대장 기록관리 방식에서 취급할 때마다 식약처장에게 전산으로 보고하도록 하는 '마약류취급보고제도'가 2018년 5월 18일 시행되었다(「마약류관리에 관한 법률」 제11조).

가 마약류통합관리시스템(Narcotics Information Management System, NIMS) 구축 및 운영

우리나라 마약류 안전정보관리업무체계는 [그림 28.9]와 같다. 의약품안전관리원은 「마약류관리에 관한 법률」 제11조의2 및 동법 시행령 제8조에 따라 2015년 7월 '마약류통합정보관리센터'로 지정되었다. 의약품안전관리원이 구축·운영하고 있는 NIMS는 의료용 마약류(동물용, 학술·연구용 포함)의 수입·생산부터 사용(조제·투약) 및 폐기까지의 전 과정을 보고하고 체계적으로 관리할 수 있는 시스템이다. 시스템을 통한 해외 의료용 마약류 관리제도로 미국의 Prescription Drugs Monitoring Program(PDMP), 캐나다의 Narcotics Monitoring System(NMS) 등이 있으나 주로 환자에 대한 처방·조제 내역만 입력하여 관리하고 있다([표 28-1]).

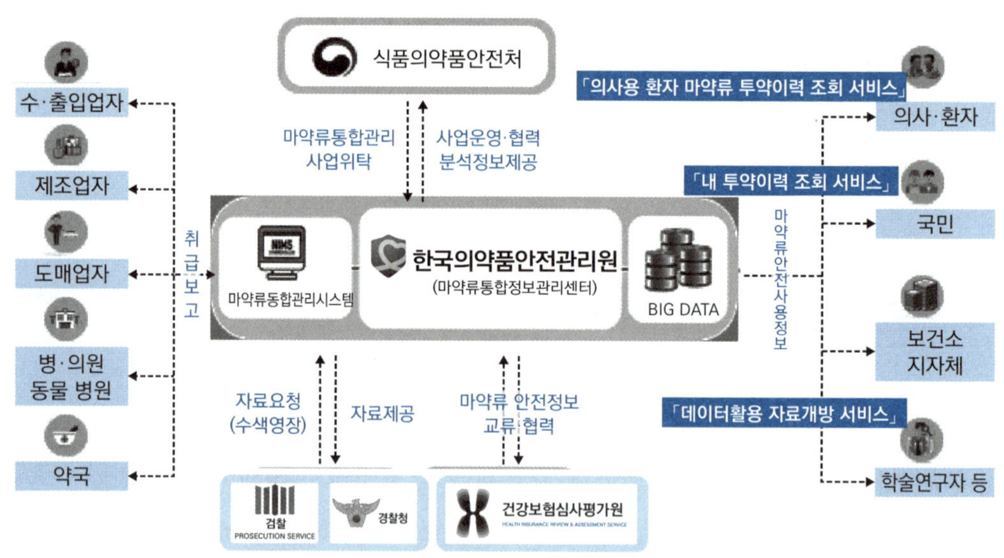

그림 28.9 마약류 안전정보관리업무체계

표 28-1 국가별 마약류 관리시스템 비교

구분	한 국	미 국	캐나다
시스템	마약류통합관리시스템 (NIMS)	Prescription Drug Monitoring Program (PDMP)	Narcotics Monitoring System (NMS)
제도운영	마약류 취급보고 의무 (모든 마약류 의약품의 취급내역 보고 및 관리)	각 주별로 규정	각 주별 독립적 형태의 프로그램 운영
보고대상	• 마약류 (마약, 향정신성 의약품) • 의약품 (동물용, 학술 연구용 포함)	Controlled substances Schedule II-V 의약품, 물질 또는 전구체 등	Opioids, barbiturates, stimulants 등
보고항목	조제(처방), 투약(처방), 수출입, 제조, 판매, 양수, 양도, 구입, 사용, 폐기, 학술연구목적으로 취급	처방, 조제, 투약 등	처방, 조제, 투약 등
보고자	• 의사, 조제약사 • 모든 마약류 취급자 및 마약류 취급 승인자	• 조제약사 (Dispenser)	• 지역약사 (Community pharmacies) • 임상의, 처방의사, 조제약사
활 용	• 단속기관, 사법기관, 규제기관, 협력기관 • 학술연구, 통계, 공공연구, 공공정책, 교육목적으로 제공	• 의료기관, 약국, 규제기관, 사법기관 • 통계, 공공연구, 공공정책, 교육목적으로 제공	• 의료기관, 약국, 규제기관, 사법기관 • 통계, 공공연구, 공공정책, 교육목적으로 제공

의약품안전관리원은 모든 마약류취급자가 마약류취급보고제도를 이해하고 마약류통합관리시스템을 활용한 보고방법을 숙지할 수 있도록 제도 시행부터 '24년 12월까지 512회(89,900여 명)의 취급자 대상 교육을 실시하고 약 460건의 홍보자료를 관련 기관 및 협회에 제공하는 등 제도 정착에 일조하였다. 그 결과 성공적으로 제도를 시행·운영하였고 '24년 12월 말 기준 가입자 수 약 5만 6백여 기관, 1일 보고건수는 약

40만 건, 누적 보고건수는 8억 2천만 건에 이르고 있다

나 NIMS의 활용 및 마약류 의약품의 오남용 예방

의약품안전관리원은 수집된 정보를 활용하기 위한 의료용 마약류안전도움e시스템을 구축하고 의사용 '환자 마약류투약이력 조회서비스', 환자용 '내 투약이력 조회서비스' 및 연구자용 '데이터활용 자료개방 서비스'를 통하여 환자·의사를 포함한 정부기관, 지방자치단체, 학술연구자 등에게 마약류 의약품 오남용 방지와 안전사용을 위한 정보를 제공하고 있다. 그 외에도 오남용이 가장 문제가 되는 프로포폴, 졸피뎀, 식욕억제제 등 해당 마약류를 처방한 전체 의사를 대상으로 '마약류 안전사용 도우미 정보'를 온라인으로 제공하여 적정한 마약류 의약품 사용을 유도하고 있다. 또한, 마약류 의약품 관련 기초통계표 46종을 마련하고 마약류 의약품의 수출입·제조·사용 등에 대한 통계자료를 매월 제공하여 국가 마약류 의약품 안전관리에도 기여하고 있다.

5. 의약품통합정보시스템 운영 및 관리

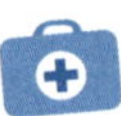

식약처는 2016년 11월 국제의약품규제조화위원회(International Council for Harmonisation of Technical Requirements for Pharmaceuticals for Human Use, ICH) 가입에 따라 ICH 가이드라인에 부합하고 의약품 전주기 정보를 통합 수집·관리하는 의약품통합정보시스템을 구축하고(2018–2019년), 철저한 데이터 관리 및 시스템 유지·관리를 위해 의약품안전관리원을 위탁기관으로 지정하였다 (2019.12.12. 시행). [그림 28.10]은 의약품통합정보시스템의 개요를 나타내고 있다.

의약품통합정보시스템 운영의 주요 내용으로는 국제기준에 부합하고 전주기 안전관리를 지원하는 시스템의 관리·기능개선 등 유지보수, 정보·기능의 모니터링과 각종 통계자료의 제공, 의약품 공개정보의 품질관리를 위한 데이터의 품질진단, 내·외부사용자의 편의성을 위한 최신 정보의 현행화 및 교육·홍보 등이 있다. 또한, 전화, 온라인 Q&A, FAQ, 원격지원 등을 제공하는 상담센터를 운영하여 전문적인 상담을 진행하

고 있다. 2025년 1월 기준으로 총 662종의 전자민원 및 보고를 의약품통합정보시스템 중 대민시스템인 의약품안전나라를 통하여 신청할 수 있으며, 특히 의약품안전관리원의 주요업무인 이상사례 보고 및 피해구제급여 신청 등도 이를 통하여 신청 가능하다.

ICH 가이드라인 충족

국제의약품 식별체계 (IDMP) 도입

국제공통 의약용어 (MedDRA) 적용

PIC/S 제조소 기반 위험도평가

의약품 전주기 종합 상황관리

수요자 맞춤형 의약품 정보 제공

국제 기준과 조화하고 전주기 의약품 안전관리 체계를 마련하는
의약품통합정보시스템 구현

국제 기준과 조화하는 정보시스템 구축	국제 수준의 입체적 종합상황관리체계 마련	맞춤형, 개방형 대국민 정보제공
• 제형, 투여경로, 단위 등 ICH, IDMP 기준 도입 • 임상이상반응/시판후이상사례 E2B(R3) 적용 • eCTD, CDISC 기반 심사	• 임상부터 유통까지 의약품 전주기 추적관리 • 주성분, 첨가제 등 성분기반 정보제공 기반 마련 • 제조소 기반 안전관리 체계	• 의약품 정보제공 창구 단일화 및 통합검색서비스 구축 • 공공 데이터 및 의약품안전정보 제공 확대 • 수요자별 맞춤형 편의기능 신설

그림 28.10 의약품통합정보시스템 개요

6. 첨단바이오의약품 규제과학센터 지정

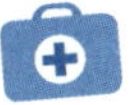

의약품안전관리원은 2020년 8월 28일 「첨단재생의료 및 첨단바이오의약품 안전 및 지원에 관한 법률(첨단재생바이오법)」 시행에 따라 첨단바이오의약품 규제과학센터(규제과학센터)로 지정되었다. 규제과학센터는 첨단바이오의약품 장기추적조사와 첨단바이오의약품에 대한 종합적인 정보·기술의 지원을 목적으로 다양한 사업을 수행하고 있다. 장기추적조사의 지원 측면에서는 첨단바이오의약품의 투여 및 판매·공급 내역의 등록·관리에 필요한 전산망의 구축 및 운영, 장기추적조사 계획서 및 장기추적조사 결과 검토 지원, 장기추적조사 대상 지정 해제의 타당성 검토, 첨단바이오의약품 안전정보의 수집·분석·제공, 장기추적조사 관련 자료 등의 이관 지원 등 장기추적조사의 전 주기에 걸쳐 지원이 필요한 업무를 수행한다. 또한, 첨단바이오의약품 관련 규제 지원기관으로서 품목허가, 제조 및 품질관리 등 교육·홍보와 전문인력 양성, 규제선진화 연구, 첨단바이오의약품 관련 국제기준·제도, 국내외 개발동향정보의 수집·분석, 안전관리를 위한 국내외 협력체계의 구축·운영 등의 업무를 수행한다.

[그림 28.11]은 첨단바이오의약품 장기추적조사체계를 나타낸다. 식약처는 첨단바이오의약품 장기추적조사 대상과 기간을 지정하고, 첨단바이오의약품을 환자에게 투여하고자 하는 임상시험계획 승인을 받은 자, 품목허가를 받은 자 및 수입자는 장기추적조사계획을 수립하여 첨단바이오의약품 규제과학센터의 심의를 받은 후 첨단바이오의약품의 판매·공급 내역을 규제과학센터에 등록해야 한다. 첨단바이오의약품 투여병원은 환자에게 투여 시 투여내역을 규제과학센터로 보고해야 한다. 규제과학센터는 장기추적조사 계획서, 장기추적조사 기간 동안의 장기 안전성 결과 및 중대한 이상사례의 발생 사실과 조사·분석 계획 및 결과를 보고받아 첨단바이오의약품의 전 주기 안전관리업무를 수행한다.

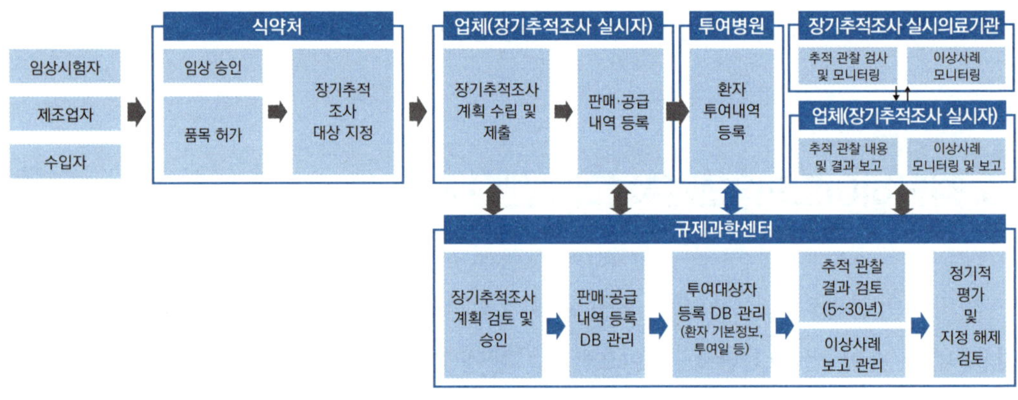

그림 28.11 첨단바이오의약품 장기추적조사체계

7. 맺는 말

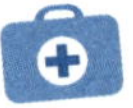

인구의 고령화, 첨단 바이오의약품 개발 확대, 빅데이터, 네트워크 및 인공지능AI 기술 발달에 따른 의료정보 연계 고도화 요구 등 보다 강화된 전 주기적 의약품 안전

관리 필요성이 대두되고 있으며 의약품안전관리영역도 점점 확대되고 있다.

이에 의약품안전관리원은 의약품부작용보고자료의 품질을 제고하고 지역약물감시 기능을 확대하여, 부작용 보고자료 기반의 시판 후 의약품 안전관리를 더욱 강화하고자 한다. 그뿐만 아니라, CDM 구축 확대 및 원활한 운영으로 안전성 이슈 발생 시 임상현장의 RWD를 활용한 능동적 약물감시를 통해 신속한 안전관리대책 마련 및 관련 분야 연구발전에 이바지하고자 한다. 또한, 인공지능 AI기술을 활용한 안전성정보 탐지기반 마련으로 국내·외 안전정보의 수집·분석·평가를 고도화할 계획이다.

불가피하게 발생한 의약품 부작용에 대한 피해구제와 아울러 동일한 부작용의 재발 방지를 위한 의료기관 알림서비스 등 환자중심의 안전한 의약품사용환경을 조성하고, 중대한 부작용의 발생원인 규명 및 고위험군을 선별하기 위한 연구, 또한 이를 사전에 방지하는 방안 마련을 위해 학계 및 관계 기관과의 협력 등 다각적인 노력을 기울이고자 한다

최근 늘어나고 있는 의료용 마약류의 오남용 및 불법사용에 따른 대응책의 일환으로 인공지능을 기반으로 한 마약류 오남용 통합감시시스템 구축을 통해 마약류 불법사용 및 오남용에 실시간 수준으로 대응할 수 있는 예측·감시 체계를 도입하여 마약류 의약품의 오남용을 사전에 예방하고 차단할 예정이다.

또한, 의약품 전주기정보를 통합 수집하는 의약품통합정보시스템의 고도화를 통해 제약사, 소비자 및 연구자의 다양한 안전관리 요구를 수용할 수 있는 시스템을 개발하고 대상 맞춤형 정보를 제공할 예정이다.

제약사의 안전관리책임자는 물론 지역센터 전문가와 약물감시분야 CRO 및 컨설팅 전문가 등 의약품 안전관리분야 핵심인력의 전문성 강화에 노력하고, WHO와의 협력 강화 및 APEC CoE 운영 등을 통한 국제적 위상 제고에도 더욱 심혈을 기울일 계획이다.

의약품의 안전관리는 규제의 일환으로 시행되었으나 자발적이고 철저한 안전관리는 제품과 제약사, 나아가 국가경쟁력을 높이는 수단이기도 하다. 의약품안전관리원은 「의약품 안전관리를 통한 국민건강증진」의 미션과 「국민의 안전한 의약품 사용을 선도하는 전문기관」의 비전을 갖고 있다. 따라서, 현재 보유중인 시스템에 AI를 접목한 고도화를 추진하여, 안전한 의약품 사용과 오남용 예방으로 국민보건 향상에 기여함

으로써, 우리나라 제약산업 발전과 나아가 세계적 전문기관으로 새로운 미래를 선도하는데 이바지하고자 한다.

8. 감사의 글

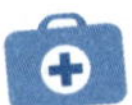

우리나라 의약품 안전관리업무의 기반 마련과 국제적 위상 제고에 기여하신 박병주 초대원장님을 비롯한 의약품안전관리원 전·현직 임직원분들의 노고와, 산·학·병·연·관 및 환자단체 등의 참여와 협조, 식약처의 적극행정과 지원, 그리고 국민들의 성원에 감사드립니다. 원고 작성에 수고해주신 의약품안전관리원 김봉기, 노은선, 도명록, 박종화, 박주연, 송이나, 신선미, 이연금, 임교순, 장재혁, 정현주, 최은미, 한문수님께도 감사의 뜻을 전합니다.

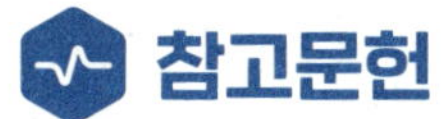

참고문헌

대한약물역학위해관리학회 엮음, 약물역학, 2011, 서울대학교출판문화원

모니터 본격가동 · 신약부작용보고 요청, 약사공론 제1868호(1986.9.22), 제4면

식품의약품안전처, 식품의약품안전백서(연도별). https://www.mfds.go.kr/brd/m_373/list.do

식품의약품안전처, 의약품안전나라 의약품통합정보시스템. https://nedrug.mfds.go.kr/index

한국의약품안전관리원(KIDS): 네이버 블로그 https://m.blog.naver.com/drugsafe_official/

한국의약품안전관리원, 보도자료. https://www.drugsafe.or.kr/iwt/ds/ko/bbs/EgovBbs.do?bbsId=BBSMSTR_000000000001

한국의약품안전관리원, 홈페이지. https://www.drugsafe.or.kr/ko/index.do

한순영, 의약품 부작용 피해구제 제도 소개. 의료정책포럼 2020;18(2):74-82.

행정안전부, 보도자료. 안전문화, 불을 밝히는 사람들! – 행정안전부, 세종문화회관에서 2018 안전문화대상 시상식 개최 – (2018.12.3.) https://www.mois.go.kr/frt/bbs/type010/commonSelectBoardArticle.do?bbsId=BBSMSTR_000000000008&nttId=67363

Brian L. Strom et al. 2019. Pharmacoepidemiology.WHO pharmaceuticals newsletter. https://www.who.int/publications/i/

Jeong H, Choi E, Suh A, Yoo M, Kim B. Risk of cardiovascular disease associated with febuxostat versus allopurinol use in patients with gout: a retrospective cohort study in Korea. Rheumatol Int. 2023 Feb;43(2):265-281. doi: 10.1007/s00296-022-05222-0.

Jung SY, Kim BG, Kwon D, Park JH, Youn SK, Jeon S, Um HY, Kwon KE, Kim HJ, Jung HJ, Choi E, Park BJ. An outbreak of joint and cutaneous infections caused by non-tuberculous mycobacteria after corticosteroid injection. Int J Infect Dis. 2015;36:62-9. doi: 10.1016/j.ijid.2015.05.018.

Kang S, Yeon B, Kim MS, Yoo M, Kim B, Yu YM. Aneurysm and Artery Dissection After Oral VEGFR-TKI Use in Adults With Cancer. JAMA Netw Open. 2023 Nov;6(11):e2345977. doi: 10.1001/jamanetworkopen.2023.45977.

Kim H, Son N, Jeong D, Yoo M, Choi IY, Choi W, Chung YW, Ko SW, Byun S, Im S,, Sim DW, Seo J, Kang MG, Lee JK, Seo YG, An HJ, Kim Y, Chae S, Jun DW, Chang DJ, Kim SG, Yi S, Yang HJ, Lee I, Park HJ, Lee JH, Kim B, Lee EE. Angiotensin Receptor Blockers and the Risk of Suspected Drug-Induced Liver Injury: A Retrospective

Cohort Study Using Electronic Health Record-Based Common Data Model in South Korea. Drug Saf. 2024 Jul;47(7):673-686. doi:10.1007/s40264-024-01418-4.

Kim SY, Cho NW, Yoo MS, Han SY, Oh JW. Narcotics information management system in South Korea: system development and innovation. BMC Health Serv Res. 2023; 23:73. doi: 10.1186/s12913-023-09060-z.

Korea Institute of Drug Safety & Risk Management. Introduction of Drug Utilization Review. Available from: https://www.drugsafe.or.kr/iwt/ds/en/useinfo/EgovIntroductionDur.do. Accessed 9 Jul 2025.

Korea Institute of Drug Safety & Risk Management. MOA project: medical record observation and assessment for drug safety. Available from: https://moa.drugsafe.or.kr/cs/biz/background. Accessed 9 Jul 2025.

Ministry of Health, Government of Ontario, Canada, Narcotics Monitoring System, https://www.ontario.ca/page/narcotics-monitoring-system

Park MJ, Kim MH, Shin SM, Chung SY. Effect of providing drug utilization review information on tricyclic antidepressant prescription in the elderly. J Med Syst. 2018;42(10):198. doi: 10.1007/s10916-018-1061-z.

Regulatory Harmonization Steering Committee-Pharmacovigilance, https://www.apec.org/RHSC/RHSC-Priority-Work-Areas/Pharmacovigilance

Shin JY, Kim MH, Shin SM, Lee SH, Park BJ. Dramatic decrease in fluoroquinolones in the pediatric population in Korea. Pharmacoepidemiol Drug Saf 2014; 23(12):1320-4. doi: 10.1002/pds.3696.

Son N, Choi E, Chung SY, Han SY, Kim B. Risk of aortic aneurysm and aortic dissection with the use of fluoroquinolones in Korea: a nested case-control study. BMC Cardiovasc Disord. 2022;13;22(1):44. doi:10.1186/s12872-022-02488-x.

Son N, Kim B, Chung S, Han S. Korean Pharmacovigilance System Based on EHR-CDM. Stud Health Techno Inform. 2019; 264:1592-1593. doi: 10.3233/SHTI190550.

U.S. Centers for Disease Control and Prevention, Prescription Drug Monitoring Programs. https://www.cdc.gov/overdose-prevention/hcp/clinical-guidance/prescription-drug-monitoring-programs.html

VigiLyze - Latest news. https://vigilyze.who-umc.org/

WHO pharmaceuticals newsletter. https://www.who.int/publications/i/

WHO, Regulation and Prequalification. https://www.who.int/teams/regulation-prequalification/regulation-and-safety/pharmacovigilance

WHO, United Arab Emirates Health Foundation Prize. https://apps.who.int/gb/awards/pdf_files/Emirates/Winners_en.pdf

Yeon B, Suh AY, Choi E, Kim B, Noh E, Chung SY, Han SY. Depression risk associated with the use of 5α-reductase inhibitors versus α-blockers: A retrospective cohort study in South Korea. PLoS One. 2022;16;17(3):e0265169. doi: 10.1371/journal.pone.0265169.

제29장

과학적 근거에 기반한 환자안전 활동

염호기

1. 들어가며

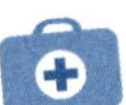

의료의 발전과 더불어 의료의 질과 환자안전은 중요한 보건의료과제로 정착되었다. 하지만, 환자안전에 관한 과학적 근거를 창출하는 노력이 부족하다. 국내에서 의료기관평가인증원에 환자안전센터가 설립되고, 한국의료질향상학회, 대한환자안전학회, 대한환자안전질향상간호사회, 한국시스템안전학회 등이 활동하고 있지만 환자안전에 관한 과학적 근거는 미약하고, 대부분 외국자료에 의존하고 있다. 첨단의료의 발전과 성장이라는 요구에 맞추어온 국내 의료계도 환자안전 없이 지속적인 성장이 어려움을 인지하게 되었다. 보건복지부를 비롯한 정부 부처와 국회, 질병관리본부, 보건의료연구원, 건강보험심사평가원, 의료기관평가인증원 등 다양한 환자안전 관련 기관들에서 환자안전에 대한 과학적 근거 창출과 환자안전문화 조성에 힘을 모을 수 있도록 의료계와 의학계의 관심을 촉구한다.

2. 환자안전의 시작과 역사

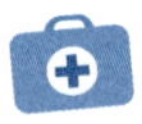

의료의 발달로 인하여 의료는 더욱 복잡해지고, 여러 전문 단계를 거치게 되며, 장비와 시술이 복잡하고 어려워져 높은 숙련도가 필요하게 되었다. 우리가 치료목적의

의료 발전에 열광하는 사이 안전은 사각지대로 밀려나게 되었다. 안전을 뒤로 하고, 개발우선시대의 사회적 발전상과 다르지 않다. 사회 곳곳에서 대형 참사가 일어나듯 의료계도 마찬가지로 안전사고가 끊이지 않는다.

환자안전의 역사는 길고도 짧다. 기원전 의성인 히포크라테스는 *Primum non nocere*(First, do no harm)라고 하였다. 하지만 이렇게 중요한 의료의 첫 번째 원칙은 의료가 발달할수록 무시되었다. 1951년 미국의 5개 단체가 협력하여 환자안전을 위한 기준을 제정하였다. 이것이 'The Joint Commission'으로 발전하여 의료의 질과 환자안전을 위한 인증제도를 만들었다. 이러한 노력에도 불구하고 환자안전사건은 반복되어 재발하였다. 1991년 NEJM에서 'Harvard Medical Practice Study'가 보고되었다. IOM(Institute of Medicine)은 1999년에 환자안전분야의 교과서로 자리 잡은 'To Error is Human' 책자를 출판하였다. 이 두 가지 중요한 사건은 현대적 의료의 발전 속에 숨어 있는 환자안전문제를 음지에서 양지로 불러내었다. 보건의료계와 대중에게 환자안전에 관한 충격적 문제를 제기하였다. 미국의학한림원(Institute of Medicine, IOM)은 2001년에 'Crossing the Quality Chasm'을 통하여 의료의 질에 대한 정의를 내리고, 의료기관에서 추구해야 할 환자안전기준을 제시하였다. 미국에서 2005년 환자안전법이 제정되고, 2007년에 Joint Commission International이 설립되고, 국제환자안전기준(IPSG)이 제정되었다.

국제적으로 현대적 환자안전의 개념이 도입된 지 30년이 지났다. 국내에서도 2010년 의료기관평가인증원이 설립되어 의료기관 인증이 시작되었다. 의료의 질 향상과 환자안전을 보장하기 위한 제도는 도입되었지만, 환자안전문화는 하루 아침에 이루어지지 않는다. 무수히 많은 의료 사건과 사고가 언론을 통해 공개될 때마다 인증제도는 공격을 받고 있고, 안전의 사각지대인 중소 의료기관들은 낮은 수가에 인증받을 엄두를 내지 못한다. 그러는 사이 시민단체를 중심으로 환자안전에 대한 사회적 운동이 확산하여 우리나라에도 2016년 환자안전법이 제정되었다. 2018년에는 첫 번째 국가환자안전계획이 수립되었지만, 형식적인 절차로 진행되었다. 환자안전을 국가가 책임지겠다고 나섰지만 행정과 예산은 턱없이 부족하였다. 두 번째 국가환자안전계획이 다시 수립되었다. UN 산하의 SDG(Sustainable Development Goal) 프로그램의 일환으로 WHO는 2020 GPSAP(Global Patient Safety Action Plan)를 개발하여 국가별 평가를 시작하였다. 우리나라는 환자안전문화 구축과 확산이 되지 않은 상태에서 국격에 맞는 국제수준을 맞추기 위하여 준비되지 않은 두 번째 국가환자안전계획을 집행하게 되었다.

3. 환자안전 활동이란

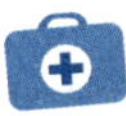

미국의학한림원은 의료의 질 향상을 다음과 같이 정의하였다. 의료의 질은 6가지 구성요소 즉, 환자안전, 효과성, 효율성, 적시성, 환자중심성 및 형평성으로 구성된다. 그 중에서도 가장 첫 번째가 환자안전이다. 환자안전은 환자에 대한 위해를 예방하는 것이다. 전문가들과 의료기관에서 환자를 진료함에 있어 오류를 예방하는 체계를 갖추어야 한다. 이미 발생된 오류를 수집하여 학습하는 체계와 안전문화를 구축해야 한다. AHRQ, Patient Safety Network Web에서는 환자안전을 의료행위로 일어나는 사고와 예방가능한 위해가 없어야 한다고 정의한다. 환자안전을 보장하기 위하여 무엇보다 환자안전 보고학습체계와 환자안전에 대한 리더십이 중요하다.

국제국가연합(United Nations, UN) 산하의 SDG(Sustainable Development Goal) 프로그램에서 2021년 세계환자안전 활동계획(Global Patient Safety Action Plan, GPSAP)을 수립하여 국가별 환자안전수준의 평가를 진행하고 있다. GPSAP에서 환자안전의 정의는 다음과 같다. 의료에서 환자안전은 문화, 과정, 시술, 행위, 기술 및 환경에서 지속적으로 피할 수 있는 위해의 발생을 감소시키고, 오류를 최소화하고, 일어난 위해의 영향을 감소시키며, 모든 의료행위에서 위험을 감소시키는 종합적으로 구조화된 모든 활동으로 정의한다.

1) 환자안전 보고학습체계

환자안전 보고학습체계는 환자안전사건에 대한 처벌과 비난보다 배우기 위한 시스템이다. 1957년 미국항공우주국(NASA)은 '항공안전보고체계'(Aviation Safety Reporting System, ASRS)를 수립하였다. 아무리 간단한 오류나 신호라도 누구든지 보고할 수 있게 하였다. 모든 보고는 비밀이 보장되고, 자율적이며, 비처벌의 3대 원칙을 지킨다. 많은 보고를 통하여 오류의 경향을 분석하여 오류를 예방하고 차단하여 재발 방지에 목적을 둔다. '항공안전보고체계' 도입으로 비행기 사고는 현저히 감소하였다.

'항공안전보고체계'로부터 착안하여 환자안전에도 보고학습체계가 도입되었다. 의료기관평가인증원에도 보고학습체계가 도입된 후 2020년 6월 기준으로 32,341건의 환자안전사건이 보고되었다. 보고된 자료는 근본원인분석, 주제별 분석, 사례분석 등을 통하여 의료계 전반으로 환류되고 있다. 의료기관의 환자안전사건에 대하여 언론을 통한 문제성 보도가 아니라 과학적 분석을 통한 보고는 의료기관과 환자안전체계의 신뢰를 높일 수 있다. 홍콩에서는 분기마다 적신호사건 통계를 공개하고, 이에 대한 분석자료도 대중에게 공개한다. 처음에는 언론과 대중의 비난과 우려가 비등하였지만, 이러한 노력이 결국 환자안전사건의 재발을 방지한다는 개념이 환자안전문화로 정착되었다. 의료기관에서 끊임없는 노력과 안전지향주의와 환자안전사건에 대하여 아무런 제약 없이 자유롭게 보고할 수 있는 '환자안전보고학습체계'와 환경이 우리가 추구해야 할 '환자안전문화'이다.

2) 리더십과 환자안전

COVID–19 감염이 대유행하였다. 국내 유수의 의료기관들은 비교적 잘 대응하였다. 여러 가지 이유가 있겠지만 무엇보다 가장 큰 영향을 미친 것은 2010년에 도입된 의료기관평가인증제도이다. 의료기관은 의료기관평가인증제도를 통하여 감염관리, 방역, 오염구역, 격리, 위험, 위기관리 등의 개념을 도입하였다. 완전하게 정착되지는 않았지만, 감염병 대유행의 위기상황에서 무엇을 하고, 하지 말아야 하는지를 인지하고 있었기 때문이다. 위기상황에 적절한 대응팀을 구성하고 이것이 작동하게 하는 것도 의료기관평가인증제도에서 리더십을 강조하기 때문이다. 의료기관평가인증제도에서 의료의 질 향상과 환자안전의 행위주체는 질 향상팀과 환자안전전담자라고 할 수 있다. 이러한 직원들이 열심히 일할 수 있도록 지원하는 힘이 바로 리더십이다. 의료기관을 평가하는 체계에서 의료기관의 리더십을 다루는 제도는 의료기관평가인증제도가 유일하다. 의료기관 인증만 잘 받았다면 리더십이 작동하고 리더십이 제대로 작동한다면 감염병 유행의 위기도 어렵지 않게 넘길 수 있다.

Weiner B 등의 연구에서 2,193개의 급성기 병원에서 리더십과 의료질향상팀 역할의 중요성을 비교하였다. 의료질향상팀의 역할보다 리더십이 의료기관의 질 향상에 더 큰 영향을 미친다고 보고하였다.

4. 환자안전 교육

의료의 질 향상과 환자안전을 지키기 위하여 보건의료인력에 대한 환자안전이 포함된 의학적 지식과 술기 교육은 의료인을 양성하는 학생교육부터 시작되어야 한다. 의료인의 기초교육과 졸업 후 교육뿐만 아니라 평생교육에도 환자안전은 가장 기본적이고 필수적인 교육과정이다.

의료가 발달할수록, 의료가 복잡해질수록 치료과정에 관여하는 모든 의료진과 환자 및 보호자는 진료과정에서 언제든 환자에게 위해가 일어날 수 있다는 안전문화를 이해하여야 한다. 의료체계도 이러한 변화를 수용해 환자안전 교육과 훈련을 실무에 적용해야 한다.

환자안전 교육에 있어서 환자안전은 환자안전 단독의 별도로 분리된 과정이 아니다. 의료 전반에 걸친 모든 전공과목의 진료과정에서 환자가 안전하지 않으면 어떤 의료행위도 일어날 수 없음을 인지하고, 이해하고, 실행하는 필수절차이다. 의료의 어느 영역에서든 부적절한 의사소통과 환자확인이 일어날 수 있다. 환자안전사건이 환자에게 어떤 위해를 가할 수 있는지 교수와 학생이 모두 심각하게 받아들여야 한다. 나아가 환자안전은 단지 의료영역을 벗어나 사회적인 문제가 될 수 있다는 것을 명심해야 한다. 환자안전에 대한 이해 없이 의료지식만으로 의료행위를 하였을 경우 의료인 스스로 위기를 맞을 수 있음을 의료인이 되기 전에 충분히 이해해야 한다.

세계보건기구(WHO)는 다음과 같은 교육주제를 선정하여 학부에서 교육을 받을 것을 권고하고 있다. 1) 환자안전이란?, 2) 환자안전에서 인적요인을 적용하는 것이 왜 중요한가?, 3) 환자 케어에서 시스템과 복잡성의 영향 이해하기, 4) 효과적인 팀원 되기, 5) 위해 예방을 위해 오류에서 배우기, 6) 임상위험의 이해와 관리, 7) 케어 개선을 위한 질 향상 기법, 8) 환자와 보호자의 참여, 9) 감염 예방과 관리, 10) 환자안전과 침습적 절차, 11) 약물안전 등이다. 이러한 과정은 졸업 후와 평생교육에서도 지속적인 반복학습이 필요하다.

5. 환자안전의 전망

환자안전은 환자의 생명을 보장하기 때문에 무엇과도 바꿀 수 없는 가치를 가진다. 아무리 노력해도 완벽한 안전의 경지에 도달할 수 없을지 모른다. 환자안전의 미래가치를 지키기 위하여 환자안전문화와 의료기관에서 환자안전활동은 더욱 강조된다.

1) 의료기관의 환자안전문화

환자안전문화는 의료기관뿐만 아니라 사회 전반에 영향을 미친다. 안전문화를 만들어가기 위하여 일차적으로 의료기관에서 의료인들의 노력이 중요하다. 여기에 환자와 환자보호자의 참여는 의료인을 자극하고 사회로부터 참여를 독려시킨다. 환자안전과 관련된 정부 및 정부 기관, 학회, 사회단체, 국회와 언론 등도 환자안전문화 창출에 각각 중요한 역할이 있다.

법률적으로 환자안전 사건보고로 인한 불이익이 없는 '환자보고체계' 확립은 무엇보다 중요하다. 지속적으로 안전문화 인식도를 조사하고 환자안전문화 측정을 통하여 부족한 점을 보충하고 개선점을 찾는다. 국민이 참여하는 '세계 환자안전의 날' 행사 개최를 통하여 환자안전 챔피언을 발굴하여 포상하고, 안전에 관련된 교훈을 학습하고 공유한다. 환자와 의료진을 위한 교육프로그램을 개발하여 제공한다. 환자안전 관련 학회에서는 근거 바탕 연구 및 학술 활동을 통하여 환자안전전담자에게 환자안전문화를 전파하고 지원하여야 한다.

환자안전문화의 저변 확대를 위하여 환자 및 보호자 참여가 중요하다. 환자안전문화를 환자경험으로 평가할 수 있기 때문에 이를 적극 활용하여야 한다. OECD에서 출간된 '환자보고안전측정'의 질문에 따르면 환자가 경험한 환자확인, 약물오류, 정보공유, 위기관리 등의 지표를 측정하여 환자가 직간접적으로 참여하여 환자안전문화를 측정하고 확산시킬 수 있다.

2) 의료기관에서 환자안전의 의미

환자안전활동은 환자와 의료인 모두를 위한 것이다. 안전할 권리는 의료기관에서 종사하는 의료인에게도 있다. 다시 말하면 환자안전은 의료인 안전이다. 환자안전사건으로부터 자유로울 수 있는 권리가 의료인에게 있다. 이것이 또 다른 환자안전의 목표이다. 의료진은 환자안전사건을 지킬 의무와 보호받을 권리를 동시에 갖는다. 왜냐하면 환자안전사건은 의료진에게 2차 가해로 이어질 수 있기 때문이다. 2차 가해를 예방하기 위하여 모든 의료진과 환자는 열려 있는 마음으로 환자안전사건을 대해야 한다. 의료기관의 리더는 이러한 위기상황을 극복할 수 있는 체계를 사전에 수립하여 실행하고 훈련하여야 한다. 이것이 의료기관의 경영을 효율적으로 운영하는 비결이다.

환자안전은 의료기관의 질 향상을 통하여 경영효율화를 달성한다. WHO 통계에 의하면 환자안전사건은 외래진료환경에서 10명 중 4명이 발생하고, 해마다 1억 3천 4백만 건 이상의 환자안전사건이 발생하여 2백 6십만 명이 사망한다. 약물오류로 인한 비용은 4백 2십억 불에 달한다. 환자안전을 확보하므로써 위해의 비용을 줄일 수 있다. 직업적이거나 윤리적인 문제가 결국 재정적 영향을 미치게 된다. IOM에 의하면 환자안전사건으로 인하여 연간 170−290억불의 비용이 든다. 이는 의료비용의 절반에 해당된다. David Bates 등에 의하면 2개의 교육병원에서 예방가능한 약물사고로 입원기간이 4.6일 길어져 4,685불 비용이 추가된다. 예방가능한 약물사고는 100건의 입원마다 6.5건이 발생되고, 2건이 예방가능하여 28%의 환자안전사건 발생이 감소된다. 환자안전을 통하여 위해의 비용을 줄이는 또 다른 사례이다. 병원성 혈류 감염으로 입원기간이 7일 길어지면 약 3,700불에서 29,000불까지 비용이 늘어난다. New Jersey의 Hanckensack 병원에서 정규직 간호사의 이직율을 6.3%로 줄여 간호사 1인당 모집비용과 훈련비용을 약 68,000불에서 45,000불로 줄였다. 환자안전문화는 환자가 안전해지고, 의료의 질을 높이며, 간호사 이직율을 줄여 경영효율을 달성한다.

의료의 질 향상 활동을 성공적으로 이끈 병원에서 발견할 수 있는 조직문화의 특성은 다음과 같다. 첫째, 적극적이고 능동적인 리더십이 발휘되고, 전사적 참여가 보장된 병원이 의료의 질 향상 활동에서 성공적이었다. 둘째, 의료의 질 향상을 위한 명확한 비전과 목표가 제시되었다. 셋째, 정기적인 성과보고와 성과에 대한 명확한 책임성이 부여된 병원이 성공적이었다. 넷째, 의료과오를 자발적으로 보고할 수 있는 환경을 갖춘 병원이 의료의 질 향상 활동에 성공적이었다. 각자가 속한 병원의 모습을 되돌아보고, 과연 이런 문화를 갖추고 있는지 판단해 보고, 이런 문화를 갖추기 위해 각자가 처한 조건 속에서 어떤 리더십을 발휘할지 고민해 보아야 한다.

의료기관에서 환자의 의미는 바로 환자의 생명이다. 진료를 통하여 환자의 생명을 살리려는 행위와 마찬가지로 안전하지 않은 의료는 아무런 의미가 없다. 입원기간이 연장되고, 감염으로 인하여 고통을 받고 낙상으로 영구적 장애가 발생되고 심지어 목숨을 잃는 것은 의도하지 않는 일이다. 의료의 발달로 인한 부수적인 결과와 의료시스템의 복잡성을 안전한 체계로 바꾸는 것이 환자안전이다. 환자안전은 안전할 권리를 의미한다.

6. 맺는 말

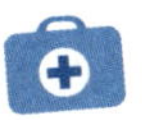

국제적으로 환자안전문화 활동과 연구는 활발하게 이루어지고 있다. 국내에서는 아직도 질병 진단과 치료에 몰입되어 있고, 환자안전은 시작단계에 있다. 2021년부터 시작된 국제환자안전 활동계획(Global Patient Safety Action Plan)에 따라 국가환자안전계획이 수립되었다. 계획만으로 이루어지는 것은 없다. 계획은 행동으로 이어져야 결과를 확인할 수 있다. 우리나라 의료기관은 더 이상 안전하지 않다는 대전제를 바탕으로 환자안전 측면에서 의료를 다시 재구성해야 한다. 환자안전 관련 학회와 연구자들은 환자안전에 대한 과학적 근거를 제시하여야 한다. 근거를 기반으로 의료오류에 대하여 소통을 강화하고, 환자안전문화 현황을 파악하고 환자안전 보고학습체계를 활성화시켜 재발방지체계를 구축해야 한다. 법률과 행정적인 측면에서 환자안전활동이 피해를 보지 않도록 적극적인 제도와 법률적인 지원이 필요하다. 과학적 근거 제시와 법률 및 제도적 지원 그리고 재발방지를 위한 보고학습체계를 통하여 위협받고 있는 환자안전문화(no blame culture)를 정착시키기 위하여 의료계뿐만 아니라 사회 여러 분야의 참여가 필요하다.

참고문헌

1. Mitchell PH, Soule ES. Patient Safety and Quality: An Evidence-Based Handbook for Nurses: Vol. 1
2. Bryanj Weiner, et al. Health Services Research 32:4 (October 1997)
3. Botwinick L, Bisognano M, Haraden C. Leadership Guide to Patient Safety. IHI Innovation Series white paper. Cambridge, MA: Institute for Healthcare Improvement, 2006. Accessed Oct 29, 2012. http://www.ihi.org/knowledge/Pages/IHIWhitePapers/LeadershipGuidetoPatientSafetyWhitePaper.aspx.
4. OECD Survey for Selecting a Core Set of Questions
5. GPSAP 2021-2030, WHO & UN-SDG

제30장

과학적 근거에 기반한 정책 결정 사례

박병주

1. 들어가며

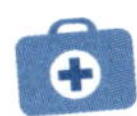

근거기반의학(Evidence-Based Medicine, EBM)은 환자를 진료하는 과정에서 직면하는 임상적 의사결정에 과학적 근거를 적용하므로써 안전하고 효과적인 진료를 제공하여 환자들에게 최대한의 도움을 주기 위하여 발전한 학문분야이다. 이는 환자를 대상으로 한 의료서비스의 질 제고에 필수적인 요소로 자리잡고 있다. 마찬가지로 근거기반보건의료(Evidence-based Public Health, EBPH)는 보건의료정책을 수립하는 과정에 과학적 근거에 기반한 의사결정을 함으로써 국민들에게 실질적으로 도움을 주고자 발전하였다.

국내 근거기반보건의료의 도입과 발전은 주요 보건의료분야 공공기관 및 의학회 등 의학분야 전문단체의 적극적인 참여로 이루어졌다. 2003년 건강보험심사평가원은 신의료기술평가팀을 신설해 근거중심의사결정을 적용하기 시작했으며, 2006년에는 근거기반보건의료팀을 신설했다. 이후 2007년 「의료법」 제53조 개정에 따라 신의료기술평가제도가 법제화되면서 근거기반의학에 기초해 신의료기술의 임상적 안전성과 유효성을 평가하기 시작하였다. 이와 병행하여 대한의사협회와 대한의학회는 표준진료지침을 개발하는 한편 2008년부터 임상진료지침정보센터를 설립하였으며 같은 해 한국보건의료연구원이 설립되어 근거기반 보건의료체계 구축에 기여하고 있다.

본 장에서는 근거기반보건의료 도입의 필요성을 기술한 후 국내에서 과학적 근거에 기반하여 보건의료분야 정책적 결정을 내린 대표적인 사례를 보건의료인들에게 소개함으로써 근거기반 의사결정의 중요성을 충분히 이해하여 향후 적극 활용하도록 권장하고자 한다.

2. 근거기반 보건의료체계 도입의 필요성

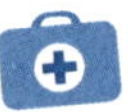

근거기반보건의료체계 도입의 필요성은 단지 진료의 과학화를 넘어서, 환자의 권리보장, 의료의 신뢰성 확보, 의료자원 배분의 효율성 제고라는 보건의료 전반의 원칙과 직결된다. 특히 의료가 점차 복잡해지고, 선택가능한 치료법의 범위가 확대되는 상황에서, '무엇이 올바른 치료인가'에 대한 객관적 기준을 과학적으로 설정하는 것은 어느 때보다 절실히 요구되고 있다.

첫째, 환자가 안전하고 효과적인 치료를 받을 권리를 제도적으로 보장하여야 한다. 예를 들어, 비만환자를 대상으로 한 위 축소술은 특정 상황에서는 효과적인 치료법으로 간주되지만, 수술적응증이나 장기효과에 대한 과학적 근거없이 무분별하게 시행될 경우 환자는 물론 사회적으로 심각한 부작용을 초래할 수 있다[1]. 또 다른 사례로, 2000년대 국내에서 일시적으로 확산되었던 종합적 대동맥 근부 및 판막 성형술(Comprehensive Aortic Root and Valve Repair, CARVAR)은 사전에 안전성과 유효성에 대한 과학적 검정을 제대로 거치지 않은 채 진료현장에 도입되어 여러 윤리적·의학적 논란을 낳았다. 환자의 생명을 다루는 진료행위에 있어 과학적 검증이 선행되지 않을 경우 발생할 수 있는 위험을 단적으로 보여주었다.

둘째, 오늘날 임상현장에서 사용되고 있는 일부 보편화된 의료기술조차 근거가 미비하거나, 그 효과가 불확실한 경우가 적지 않다. 예를 들어, 특정 진통제 병용요법, 주사치료, 또는 기능성 질환에 대한 반복적 영상검사 등은 널리 사용되고 있음에도 불구하고 무작위배정 비교임상시험(Randomized Controlled Clinical Trial, RCT)에 기반한 과학적 효과 입증이 부족한 것으로 보고된 바 있다. 특히 만성허리통증을 관리하기 위한 경막외스테로이드주사의 효과를 평가한 체계적 문헌고찰에서는 해당 주사의 사용으로 인한 통증감소 효과는 장기적으로 제한적일 수 있다는 결과가 보고된 바 있다[2]. 이는 의료기술이 진료현장에서 보편적으로 사용되고 있다는 사실만으로 그 정당성이 확보되는 것은 아님을 의미한다.

셋째, 치료효과에 대한 근거가 존재하더라도, 그 근거의 질적 수준에 따라 결론은 현저히 달라질 수 있다. 관절경하수술이 대표적인 예로, 무릎퇴행성 골관절염에 대한 이 수술은 오랜 기간 널리 행해져 왔지만, 근거수준이 높다고 평가받는 RCT를 통한 비교연구에서 겉보기수술과 유의한 차이를 보이지 않는다는 연구결과가 발표되면서 그 효과성에 대한 의문이 제기되었다[3]. 이렇듯 연구수행에서 발생할 수 있는 비뚤림을 체계적으로 잘 통제한 연구, 질적으로 우수한 연구는 그 결과가 상대적으로 열등한 연구와 다를 수 있는데 의학적인 의사결정을 내릴 때는 근거수준이 높은 연구결과를 근거로 하는 것이 합리적이고 환자에게 실질적인 도움을 줄 수 있다.

넷째, 새로운 치료법에 대한 과학적 근거가 충분히 확보되지 않아 의료계의 수용이 지연되고 있는 양질의 치료법의 경우 신속하게 잘 설계된 연구를 수행하여 과학적 근거를 추가로 확보할 필요가 있다. 신생아 호흡부전증후군 예방을 위한 산전 스테로이드 투여는 1970년대 이미 RCT를 통해 유효성이 입증되었지만[4], 그러한 연구결과가 의료계에서 받아들여지지 않으면서, 실제 임상적용은 1990년대 후반까지 지연되었다. 그 사이에 호흡부전증후군으로 희생된 신생아들의 생명을 생각한다면 신속하고 적절한 근거기반 의사결정체계 도입의 필요성은 아무리 강조하여도 지나치지 않을 것이다.

다섯째, 환자진료에 있어서 의료진의 전문가적 판단은 여전히 중요하지만, 오로지 개인적 경험에 의한 주관적 판단이나 권위에 의존한 의사결정은 명백한 한계를 지닌다. 1970년대 라이너스 폴링박사는 고용량 비타민 C가 감기 및 암 치료에 효과적이라고 주장하며 수많은 임상권고를 제시하였지만[5], 이후 다수의 대규모 잘 설계된 임상시험을 수행한 결과 해당 주장의 과학적 근거가 부족하다는 사실이 밝혀졌다[6]. 이 사례는 아무리 의료계 권위자의 주장이라 하더라도 과학적 근거를 제대로 갖추지 못할 경우에는 오히려 왜곡된 의료정보가 확산될 수 있다는 점을 경고한다.

마지막으로, 디지털 환경에서 방대한 의료정보가 빠르게 생산·유통되는 오늘날, 의료진은 '정보부족'이 아니라 '정보과잉'의 상황에 직면해 있다. 이러한 환경에서는 단순히 다양한 의료정보에 원활하게 접근하는 능력이 중요한 것이 아니라, 신뢰할 수 있는 과학적 근거를 선별하여 제대로 적용하는 능력이 무엇보다 중요하다. 근거기반보건의료체계는 다중정보 속에서 근거의 질을 평가하고, 종합적으로 요약하여 임상적 의사결정에 사용할 수 있도록 효과적인 시스템을 제공한다.

이상의 논의를 종합하면, 근거기반보건의료체계는 단순한 의료기술의 도입을 넘어, 의료의 윤리성, 효율성, 신뢰성을 확보하기 위한 필수기반임이 명확하다. 국내에서도 점차 고도화되는 의료수요에 대응하기 위해서는, 의료인 교육과 시스템 차원의 정비를 통해 근거기반보건의료체계를 제도적으로 정착시켜야 하며, 이를 위한 연구, 가이드라인 개발, 실천전략 마련을 위한 전문가들의 노력이 필요하지만 정부의 적극적인 지원이 병행되어야 한다.

3. 국내에서 과학적 근거에 기반한 정책 결정 사례

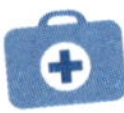

근거기반보건의료는 정책적 의사결정에서 과학적 근거의 활용을 강조하며, 이는 환자안전과 의료의 질을 향상시키는 핵심원칙으로 자리잡아가고 있다. 그러나 국내 의료현장에서의 실제 적용은 진료분야에 따라 큰 편차를 보이고 있으며, 특히 과학적 근거의 존재 유무에 따라 그 결과 또한 현저히 다르게 나타난다. 본 절에서는 과학적 근거없이 적용된 사례로서 CARVAR 수술과, 근거 생성 및 정책 반영이 체계적으로 이루어진 ABBA Study를 비교함으로써, 근거기반보건의료의 실천이 의료정책 및 임상현장에 미치는 영향을 살펴보고자 한다.

가 과학적 근거없이 진료에 사용된 수술에 대한 평가

국내에서 개발되어 1997년에 첫 수술을 시행한 CARVAR 수술은 대동맥 근부 및 판막을 동시에 성형하는 새로운 형태의 심장수술로, 기존의 표준 대동맥판막치환술에 비해 해부학적 구조를 보존할 수 있다는 점에서 국내에서 큰 주목을 받았다. 특히 이 수술의 개발자는 환자의 생리적 기능을 유지하며 항응고제의 장기복용을 회피할 수 있다는 주장을 하면서, 고령의 심장판막질환 환자들에게 유망한 대안으로 소개하였다[7].

그러나 이러한 임상적 기대에도 불구하고, 해당 수술은 사전에 안전성과 유효성을 평가하기 위해 잘 설계된 임상시험을 거치지 않은 채 의료현장에 도입되었다는 점에서 중대한 한계를 내포하고 있었다.

CARVAR 수술은 개발과정에서 시행한 동물실험에서 확보한 제한적인 안전성에 관한 근거만이 존재하였고, 사람을 대상으로 안전성과 유효성을 평가하기 위한 잘 설계된 임상시험연구는 수행되지 않은 상태에서 국내 병원에서 수술이 진행되었다. 반면에 같은 시기에 이와 유사한 수술법으로 프랑스의 엠마누엘 란삭 박사가 개발한 CAVIAAR 수술은 미국 국립보건원(NIH)에 임상시험 연구계획서를 등록한 후 다기관이 공동으로 무작위배정 비교임상시험을 진행하고 있었지만[8], 국내에서는 해당 연구에 대한 정보조차 공유되지 않은 상태였다. CARVAR 수술이 국내에서 환자에게 시행된 이후에 환자경과 및 치료결과에 대한 체계적 평가나 객관적인 의료기술평가는 미흡하였으며, 근거 부족에 대한 우려에도 불구하고 일정 기간 조건부 비급여로 승인되었다. 새로 출범한 한국보건의료연구원에서 CARVAR 수술의 안전성과 유효성에 대한 과학적 근거가 미흡함을 지적하면서 제대로 잘 계획된 전향적 임상시험을 수행할 것을 개발자에게 요청하였으나 받아들여지지 않았다. 2010년 한국보건의료연구원에서 자체적으로 수술받았던 환자들을 대상으로 후향적 연구를 수행한 결과 기존 표준판막치환술에 비하여 더 나은 효과를 확인하지 못하였고 오히려 사망률과 재수술률 등에서 유해한 결과를 파악한 평가보고서를 제출하였다[9]. 그 결과를 근거로 보건복지부에서는 2013년 CARVAR 수술을 신의료기술로 인정하지 않고 시행을 금지시켰다. 이 사례는 과학적 검증없이 새로운 의료기술이 의료현장에 적용될 경우 환자안전과 의료질에 심각한 위협이 초래될 수 있음을 명확히 보여주었다.

나 국내 과학적 근거 생성에 근거한 정책 결정 사례

ABBA(Acute Brain Bleeding Analysis) 연구는 과학적 근거 생성과 정책결정이 유기적으로 연결된 대표적인 성공사례로 평가된다. 비만치료제 단일제로 사용되던 페닐프로파놀아민(Phenylpropanolamine, PPA)이 출혈성 뇌졸중의 위험을 증가시킬 수 있겠다는 사례보고가 1985년 뇌졸중 전문학술지 Stroke에 발표되었다[10]. 미국 FDA에서는

PPA와 출혈성 뇌졸중간 인과관계를 밝히기 위해 예일대학에 연구를 의뢰하였다. 연구진은 1992년에 18~49세 여성을 대상으로 비만억제제로 복용한 PPA와 출혈성 뇌졸중 발생 간의 인과성을 밝히는 다기관공동 환자–대조군연구에 착수하였다. 연구결과 비만억제제를 복용한 여성에서 출혈성뇌졸중 발생위험이 17배 증가하였다는 사실을 확인하고 그 결과를 2000년 4월 FDA에 보고하였다. 미국 FDA는 6개월에 걸쳐 그 연구의 타당성을 검정한 결과 타당성을 인정하였고 이에 제약회사에서는 2000년 11월 6일에 PPA 함유 의약품을 자발적으로 시장에서 퇴출시켰다. 미국에서의 이러한 조치를 한국 식약청에서도 받아들여 비만억제제로 사용하던 PPA 단일제를 즉각 퇴출하였다. 하지만 종합감기약에 포함된 소량의 PPA에 대한 안전성 평가는 미국에서도 충분한 근거를 확보하지 못하였다. 이에 식약청에서 국내 연구진들에 의하여 감기약에 포함된 소량의 PPA에 대한 안전성 평가연구를 수행하기로 결정하고 다기관공동연구를 지원하였다. 2002년부터 2년간 전국 33개 병원이 참여한 다기관공동 전향적 환자–대조군 연구로 진행된 본 연구는, 뇌내출혈 혹은 지주막하출혈로 입원한 30~84세 환자와 연령 및 성별이 일치하는 병원대조군 및 지역사회대조군을 1:2로 매칭하여, PPA 복용력과 기타 교란변수를 조사하였다[11].

수집된 자료를 이용하여 조건부 로지스틱 회귀분석을 시행한 결과, PPA를 복용한 지 3일 이내의 환자군에서 뇌출혈 발생의 상대위험도(aOR)가 5.36배(95% CI, 1.40-20.46)로 통계적으로 유의하게 위험이 증가하는 것으로 나타났다. 14일 이내 복용 시에는 aOR 2.14배(95% CI, 0.94-4.84)로 통계적 유의성은 없었지만 위험을 상승시키는 경향이 있는 것으로 관찰되었다. 특히 여성에서의 위험 증가가 더 두드러졌으며, 감기약에 포함된 소량의 PPA 성분도 출혈성 뇌졸중의 발생에 영향을 미칠 수 있다는 과학적 근거가 확보되었다. 연구결과는 2004년 8월 식품의약품안전청의 정책 결정에 반영되어, PPA 함유 감기약은 국내 시장에서 전면 퇴출되었다.

ABBA연구는 국내에서 직접 수행한 수준높은 연구로 얻어진 과학적 근거가 식약청의 약물규제정책에 직접 반영된 사례로, 근거기반 보건의료의 실질적 효용성과 실행력을 입증하였다. 연구의 설계단계에서부터 다기관공동연구체계를 구축하였고, 전국적으로 신경과와 신경외과 전문의들이 연구진으로 참여하였다. 다기관공동연구를 원활히 수행할 수 있도록 역학과 통계 및 자료관리 전문가들로 구성된 협연센터를 운영하여 연구설계와 자료수집 및 통계적 분석, 정책반영까지 일관된 과정이 체계적으로 수행되었다는 점에서, 과학적 근거 생성과 정책결정 간 연계구조의 모델을 제시하였다. 본 연구에 대한 구체적인 내용은 본 저서의 '23장 약물안전성평가를 위한 환자-대조군연구'에 구체적으로 기술되어 있으니 관심있는 분들은 읽어보실 것을 권유한다.

다 두 가지 사례의 함의

이 두 사례는 근거기반보건의료가 단순한 이론이 아닌 실천적 기준으로 작동할 때, 환자를 진료하는 임상현장과 정부에서 수립하는 보건의료정책의 질이 근본적으로 달라질 수 있음을 분명히 보여준다. CARVAR 수술의 경우, 과학적 검증없이 신의료기술이 적용될 경우 발생할 수 있는 환자안전의 위협, 의료불신, 정책혼란을 명확히 보여주는 반면, ABBA연구는 과학적 근거의 생성, 검증, 정책반영이 연계된 성공적 모델로, 향후 우리나라에 적합한 근거기반 보건의료체계를 구축할 때 참고할 수 있는 좋은 사례가 될 수 있을 것이다.

이러한 사례는 향후 국내 보건의료체계 전반에 걸쳐 다음과 같은 시사점을 제공한다. 첫째, 모든 보건의료기술은 도입 전에 그 안전성과 유효성에 관한 엄격한 과학적 검증을 거쳐야 하며, 이를 위한 전향적 임상시험 연구체계와 기술평가체계가 제도화되어야 한다. 둘째, 과학적 근거가 축적된 경우에는 해당 결과가 실질적인 정책변화로 이어질 수 있도록, 보건의료당국과 연구기관, 의료현장 간의 긴밀한 연계협력이 필요하다. 셋째, 다학제 협력 및 다기관 공동연구를 통해 국내 특성에 맞는 실증적 자료를 확보할 수 있는 구조적 기반이 마련되어야 하며, 이를 통해 근거기반보건의료가 단순한 권고가 아닌 실제 작동하는 의료의 표준으로 기능할 수 있어야 한다.

4. 맺는 말

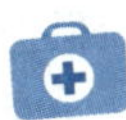

근거기반보건의료는 현대의료의 질적 향상을 위한 핵심원칙으로 자리매김해 왔으며, 향후 우리나라 보건의료체계에서도 그 중요성은 더욱 커질 것으로 전망된다. 인공

지능, 빅데이터, 정밀의료 등 기술기반의 의료환경이 빠르게 발전함에 따라, 방대한 임상정보 속에서 신뢰할 수 있는 근거를 선별하고 해석하는 능력은 제대로 된 인술을 베풀고자 하는 의사들의 필수적인 역량이 될 것이다. 특히 임상의사와 환자가 함께 임상적 결정을 내리는 공유의사결정의 강화와 더불어, 근거기반보건의료는 보다 인간중심적이고 윤리적인 의료실천의 기준으로 확장될 것으로 기대된다. 또한, 데이터기반 정책의 설계, 가치기반보건의료의 구현 등 공공의료정책 전반에서도 근거기반보건의료의 역할은 핵심적 지위를 차지하게 될 것이다.

이러한 미래전망을 현실화하기 위해서는 제도적·구조적 정비가 선행되어야 한다. 먼저, 정부 차원에서는 체계적 문헌고찰 및 임상연구에 대한 장기적 투자와 평가시스템의 구축이 필요하다. 임상현장에서 직접적으로 활용가능한 실용적이고 과학적인 근거를 확보하기 위해서는, 정책적 우선순위를 두고 연구비를 배정하며, 기술도입 전후의 근거기반 효과분석체계를 제도화해야 한다. 또한, 식약처, 보건복지부, 국민건강보험공단, 건강보험심사평가원 등 관련 기관 간의 정보공유 및 의사결정 연계를 강화하여, 연구결과가 실제 정책에 반영될 수 있는 구조를 갖추는 것이 중요하다.

의료기관은 자율적인 근거기반보건의료 실천을 촉진할 수 있는 환경조성을 위해 노력하여야 한다. 병원단위에서 새로운 치료법에 대한 안전성과 유효성을 과학적으로 평가하는 임상연구를 잘 기획하고 실행할 수 있도록 연구전담인력과 데이터 관리를 지원하는 인프라를 갖추고, 의료진의 근거활용 역량 강화를 위한 교육과 피드백 체계를 구축해야 한다. 근거기반보건의료의 실천이 단기적 진료성과를 넘어 환자안전과 의료질 향상에 기여한다는 인식이 조직문화에 뿌리내릴 수 있도록 노력하여야 한다.

의과대학 및 보건의료교육기관은 근거기반보건의료를 핵심교육과정으로 정착시켜야 한다. 체계적 문헌고찰 방법, 비판적 논문평가, 통계적 분석 및 결과해석 능력, 임상적 판단과 근거통합방법 등을 체계적으로 교육하여, 근거기반 의사결정능력을 갖춘 의료인과 보건인을 양성할 필요가 있다. 나아가 대학병원과 일차의료기관 간의 교육협력을 통해, 근거기반보건의료가 특정 전문가 집단에 국한되지 않고 의료 전분야에 균형있게 확산되도록 유도해야 한다.

마지막으로 위와 같은 기반을 마련함에 있어 대한근거기반의학회 등 전문의학회의 역할에 대한 기대가 크다. 환자의 안전을 보장하고 치료효과를 극대화하며 국민으로부터 의료에 대한 신뢰를 회복하기 위하여 근거기반보건의료가 의료정책과 임상현장 전반에 뿌리내려야 한다. 이러한 인식 전환과 제도적 기반 조성, 그리고 관련 전문단체들의 적극적인 활동은 의료의 질 향상뿐만 아니라, 지속가능한 보건의료체계 구축을 위한 필수조건으로 자리매김할 것이다.

참고문헌

1. Courcoulas AP, Daigle CR, Arterburn DE. Long term outcomes of metabolic/bariatric surgery in adults. Lancet. 2023;383:e071027-e071027.

2. Epidural Steroid Injections for Chronic Back Pain: An AAN Systematic Review. PR Newswire. 2025.

3. O'Connor D, Johnston RV, Brignardello-Petersen R, Poolman RW, Cyril S, Vandvik PO, Buchbinder R. Arthroscopic surgery for degenerative knee disease (osteoarthritis including degenerative meniscal tears). Cochrane Database of Systematic Reviews 2022, Issue 3. Art. No.: CD014328. DOI: 10.1002/14651858.CD014328. Accessed 25 March 2025.

4. Liggins GC, Howie RN. A controlled trial of antepartum glucocorticoid treatment for prevention of the respiratory distress syndrome in premature infants. Pediatrics. 1972 Oct;50(4):515-25. PMID: 4561295.

5. Cameron, E., & Pauling, L. Supplemental Ascorbate in the Supportive Treatment of Cancer: Reevaluation of Prolongation of Survival Times in Terminal Human Cancer. Proc Natl Acad Sci USA. 1978;75(9):4538-4542. https://doi.org/10.1073/pnas.75.9.4538

6. Creagan ET, Moertel CG, O'Fallon JR, Schutt AJ, O'Connell MJ, Rubin J, Frytak S. Failure of high-dose vitamin C (ascorbic acid) therapy to benefit patients with advanced cancer. A controlled trial. N Engl J Med. 1979;301:687-690. doi: 10.1056/NEJM197909273011303.

7. Medical Tourism Magazine. CARVAR ~ Innovative Approach for Aortic Valve Repair. [Internet]. Available from: https://www.magazine.medicaltourism.com/article/carvar-innovative-approach-for-aortic-valve-repair

8. Lansac E, Di Centa I, Vojacek J, et al. Conservative Aortic Valve Surgery for Aortic Insufficiency and Aneurysms of the Aortic Root. Clinical Trials. Accessed 2025. Available from: https://clinicaltrials.gov/ct2/show/NCT00478803

9. Bae JM, Shin E, Heo DS. Safety of comprehensive aortic root and valve repair surgery: a retrospective outcomes research by national evidence-based health care collaborating agency, Korea. Korean Circ J. 2012;42:769-71. doi: 10.4070/kcj.2012.42.11.769.

10. Kikta DG, Devereaux MW, Chandar K. Intracranial hemorrhages due to phenylpropanolamine. Stroke 1985;16(3):510－512

11. Yoon BW, Bae HJ, Hong KS, Lee SM, Park BJ, Yu KH, et al. Phenylpropanolamine contained in cold remedies and risk of hemorrhagic stroke. Neurology. 2007;68:146－9. doi: 10.1212/01.wnl.0000250351.38999.f2.

색인

ㄱ

가명정보 128
가이드라인 319
감염병 조기경보 시스템 91
감염병 확산 예측 88
갑상선기능저하증 325
강화학습 90
개인맞춤형 건강관리 경로 설정 90
개인의료정보 354
개인정보보호법 126, 312
근거기반보건의료 389
건강검진기본법 172, 174, 178
건강결정요인 268
건강보험심사평가원 312, 389
건강보험청구자료 91, 312, 324
건강 불평등 97
건강 위험 행동 97
건강증진학교 250
건강형평성 271
건강iN 포털 181
검진항목 권고수준 174
격리 268
결합용이성 127
경고피로 346
계획서순응피험자군분석 64
공공 감시 메커니즘 88
공공-민간-학계 간 개방형 거버넌스 구조 102
공공재로서의 건강 271
공공 중심의 데이터 102
공중보건 269
공통데이터모델 313
과거대조군 5
과학적 근거 피라미드 286
과학적 타당성 103
관성센서 97
관찰연구 46, 279
교란변수 94, 315
교란요인에 의한 비뚤림 330
구조방정식모형 94
국가건강검진원칙 173, 174, 176
국가 암검진 180
「국민건강보험법」 260
국민건강보험공단 312
국민건강증진법 172
국민참여단 265
국제마약감시기구 63

국제약물역학회 319
국제적 공조 269
근거기반 247, 269, 276, 279
근거기반 보건교육 248
근거기반의료 188, 195
근거기반의사결정 252
근거기반의학 247, 278, 389
근거수준 6, 7
근거수준 평가절차 175, 176
근거의 등급화 203
근거중심예방의료TFT 162
근거중심임상예방의학연구회 162
글로벌 공공재 281
글로벌 보건 268
글로벌 보건 거버넌스 93, 280
글로벌 보건 교육 271
글로벌 보건연구 협력 279
글로벌 보건 중재 276
글로벌 플랫폼 운영 105
글로벌 학교보건 이니셔티브 250
기계 학습 281
기술역학연구 47
기술-정책-사회 105
긴급 대응 역량 93
긴축정책 275
깔때기 그림 83, 294

ㄴ

내적타당도 82
눈가림 36, 40, 42, 44, 114
뉴로젠 331
뉴스 97

ㄷ

다기관공동 환자-대조군연구 394
다전문의 처방 347
다학제적 인재양성 105
단면연구 291
당뇨 275
당뇨병성 망막병증 96
대규모 언어 모델 90
대규모 영양 교육 프로그램 277
대립가설 78
대체치료 274
대한근거기반의학회 396
대형 멀티 모달모델 100
데이터 기반 역량 강화 프로그램 104
데이터 인프라의 지역 간 불균형 88
데이터 품질 기준 88
도구변수법 52, 94
도덕적 보건교육 248
독성물질 275
동종요법 274
디지털 건강 101, 281
디지털 건강 리터러시 교육 102
디지털 네트워크 281
디지털 역학조사 101
디지털 치료 93
디지털 환경 391
디클로페낙 329

딥러닝 87

ㄹ

라이너스 폴링 391
랜덤포레스트 94
로시글리타존 328
록소프로펜 329
리더십과 환자안전 383

ㅁ

마이데이터 99
마이헬스웨이 181
만성질환 관리 92
만족모형 144
말라리아 273
맞춤의료 185
맞춤형 약물치료 186
맞춤형 진단 91
머신러닝 87
메타분석 75
메타분석 자동화 90
메타회귀분석 81
메틸페니데이트 324, 329
메페나믹산 329
멘델리언 무작위할당 52
모바일 위치 정보 92
모바일 헬스 앱 91
모방임상시험 293
무작위대조군 5
무작위 대조시험 94
무작위배정 82, 114
무작위배정 비교임상시험 276, 293, 390
미국예방서비스태스크포스 269
미국질병예방위원회 172, 182
미국 AHRQ 256
민감도 93, 95, 202
민감정보 99, 132
민주적 보건교육 248

ㅂ

바소필 활성화 검사 351
바이오마커 186
백신 부작용의 실시간 모니터링 91
백신 우선접종 대상군 97
베이지안 최적화 94
병원 방문 데이터 92
병원자료 324
병원정보시스템 91
보건교육 248
보건의료기술진흥법 254
보건의료정보 125
보건의료정책 91, 140
분산처리 프레임워크 92
분산형 네트워크모델 323
분석역학연구 47
비뚤림 51, 81, 202, 391
비뚤림위험 평가 81, 82
비만억제제 394
비식별화 92, 127

비전염성 질병 273
비정부조직 276
비정형 데이터 분석 87
비타민 C 5, 391
빅데이터 92, 311

ㅅ

사혈 5
사회경제적 98, 274
사회복지체계 275
사회적 결정 요인 273
사회정의 272
사회정치적 280
사회통제적 274
삼차 자료 288
상호운용성 92
생물학적 정보 186
생의학적 접근 274
생존율 92
생체센서 91
생체신호 변화 91
선별검사 171
선택비급여 257
선택비뚤림 330
선택적 보고 81
선형회귀 89
설명가능한 AI 88
세계보건기구 100, 273
세계보건총회 281
세계화 272
세계환자안전활동계획 382
소그룹 분석 78
소셜미디어 기반의 이상반응 탐지 88
소외된 열대질환 275
소외 인구집단 270
수면 장애 97
순환 신경망 89
시계열 분석 94
시뮬레이션 기반 진단 훈련 90
시민참여 기반 윤리심의 100, 102
시판후조사 59, 62, 63
식별가능성 127
신경망구조 89
신뢰구간 80
신뢰도 295
신생아 호흡부전증후군 391
신의료기술평가위원회 261
신의료기술평가 유예제도 264
신의료기술평가제도 389
신자유주의 범세계화 275
실데나필 64
실마리정보 분석 323
실무 중심의 재교육 프로그램 104
실사용데이터 319
실사용증거 7
실시간 데이터 스트리밍 분석 91
실시간 접근 통제 체계 92
실행 및 지속 가능성 280

실험연구 46
심부전 329
심부전 환자의 재입원 가능성 94
쓰레기통모형 145

ㅇ

아동 성장 모니터링 277
아미오다론 325
아시아약물역학네트워크 323
아유르베다 274
아지트로마이신 276
아프리카 CDC 104
알고리즘 감사 체계 98
알고리즘의 윤리적 설계 88
알고리즘 편향성 88
알고리즘 평가 기준 99
알로퓨리놀 326
암 조기진단 87
앙상블 학습 94
약무자동화 340
약물규제정책 394
약물시판후조사연구회 58, 68
약물안전관리 335
약물안전센터 347
약물안전카드 352
약물안전클리닉 347
약물 유발시험 351
약물 유전학 96
약물유해반응관리센터 346
약물이상반응 88, 346
약물 전달 시스템 87
에이즈 275
엠마누엘 란삭 393
연관 규칙 기반의 질병 예측 모델 93
연구대상수 산출 77
연구지원조직 112
연속조사방법 60
영국 NICE 255
영아 및 아동 사망률 273
예방의료 185
예방접종 269
예비/선별급여 257
예측 모델링 87
예측의료 185
예측의학 91
오진 99
용어의 비표준성 91
웨어러블 기기 91
웰니스 190
웹기반 임상연구관리시스템 119
위양성 78
위험평가도구 278
유방암 96
유전체 분석 87
유전체 정보 93
윤리적 가이드라인 105
윤리적 수용성 95
융합형 교육과정 102
융합형 인재 104
음성대조군 326

응급의료 91
의견기반실천 247
의료기관평가인증제도 383
의료기기 규제 99
의료기술재평가 257
의료법 제53조 254
의료영상 생성 90
의료영상 자동 판독 88
의료의 질 384, 392
의료정보 124
의료정보학 90
의료 취약계층 102
의료 AI 인증 제도 100
의생명연구원 117
의약품 이상반응 모니터링 342
의학연구협력센터 115, 117
의학통계분석상담실 116
이질성 81, 294
이차 자료 288
이해관계자의 참여 100
이해상충 15
인간중심의료 186
인공신경망 89
인공지능 87
인과적 연관성 188
인과적 해석 93
인과 추론 94
인구기반 270
인구밀도 92
인구이동 272
인증제도 104
인프라 제공 279
일관성 202
일반화 278
일차연구 279
일차의료 가족코호트 67
일차 자료 288
임산부 사망 275
임상시험 5, 34, 35, 36, 38, 39, 40, 41, 42, 43, 44
임상시험센터 116
임상예방의학 159
임상예방의학특별위원회 163
임상 의사결정지원시스템 90
임상적 유의성 79
임상지침 기반의 표준 진료 96
임상진료 연구 데이터링크 57
임상진료지침 196, 207, 257
임상진료지침정보센터 389
임상진료현장자료 266

ㅈ

자동 메시지 전송 97
자동약품분배캐비닛 340
자연어 처리 87, 281
재입원 가능성 예측 90
적용성 203
전문평가위원회 261

전자의무기록 90
전파역학 276
점증주의모형 144
접촉자 추적 88
정밀도 74, 83
정밀의료 91
정밀의료주도계획 186
정책결정이론 144
정책의제 143
정책 정비 88
정책집행 145
정책평가 146
제도적 안전망 88
조기사망률 280
조세제도 274
종합적 대동맥 근부 및 판막 성형술 390
주산기 및 신생아 사망률 277
주의력결핍 과잉행동장애 324
중간분석 78
중앙등록방법 60, 61
중재효과 202
중추신경계 331
중환자실(ICU)모니터링 92
증거기반교육 247
증거기반실천 247
증례기록서 114
지속 가능한 거버넌스 체계 100
지역 기반 증상 보고 92
지역사회 건강조사 97
지역사회 기반 중재 277
지역사회 단위 개입 277
지역사회시험 279
지역의약품안전센터 342
진단 자동화 88
진단 지원 87
진료-기반 연구네트워크 58
진료-기반 연구 57
진료노트 90
질병부담 268
질병 예측 87
질병 이력 99

ㅊ

참여의료 185
책임성 274
책임있는 AI 100
처방순차기법 323
처방오류 339
처방전 90
체계적 문헌고찰 75, 199, 269
추정치 83
출판비뚤림 83, 294
측정할 수 없는 교란요인에 의한 비뚤림 330
치료반응 최적화 90
치료 설계 91
침술 274

ㅋ

캐나다질병예방위원회 172
캐나다 의약품국 255
컴퓨팅 성능 89
코로나19 4, 6
코크란 연합 269
코호트 내 환자-대조군연구 293
코호트연구 292, 316, 323
클라미디아 276
클로스트리듐 디피실 감염증 327

ㅌ

타당도 295
탈감작요법 352
통계적 유의성 78
통계적 타당성 95
통풍 326
투명성 274
트랜스포머 89
트리코모나스증 276
특이도 202
특이 IgE 항체 검사 350
티록신 326
티아졸리딘디온 328

ㅍ

패턴 인식 87
팬데믹 88, 268
페닐프로파놀아민 393
평가유예제도 263
폐렴 96
폐암 96
폐질환 275
표준오차 77
표준판막치환술 393
표준화된 방법 278
프라이버시 123
프로톤펌프저해제 327
피드백 체계 89
피부반응 검사 350
피오글리타존 328

ㅎ

하이드록시클로로퀸 4
한국보건의료연구원 254, 389
한국형 질병예방서비스위원회 172
한국형 AI-보건 협력 모델 104
합리모형 144
합성곱 신경망 89
항균비누 277
항생제 내성 276
항암효과 4
해열진통소염제 324
행동상담 277
행동역량 248
혁신의료기술 263
협력적 거버넌스 271
협연센터 394
형평성 95

확진자 동선 92
환자-교차 연구 317
환자군연구 290
환자 권리 보호 99
환자-대조군연구 291
환자등록자료 324
환자 분류 및 트리아지 94
환자사례보고 290
환자안전 384, 392
환자안전문화 385
환자안전 보고학습체계 382
환자안전의 역사 381
환자중심의료 91
환자행동데이터 93
환자행동분석 92
회귀불연속설계 94
회복력 268
흡연 예방 및 금연 프로그램 277
히포크라테스 5

번호

1종 오류 78
1차 보건의료 273
3V 92
4P 의료 185
4V 92
6대 원칙 100
9개의 글로벌 목표 281

A

ABBA Study 392, 393
ADHD 324
Adverse Drug Reaction, ADR 88, 346
AI 281
AI for Health 이니셔티브 100
AI 윤리 102
Allopurinol 326
Amiodarone 325
Apache Kafka 92
ASEAN 104
Asian Pharmacoepidemiology Network, AsPEN 323, 326

B

Basophil Activation Test, BAT 351
BlueDot 88

C

CARVAR 392
Case-control study 291
Case report 290
Case series study 290
Cassandra 93
CAVIAAR 393
CCEB 116
CDI 327
Center for Evidence and Practice Improvement, CEPI 256

Center for Quality Improvement and Patient Safety 256
Central Nervous System, CNS 331
Clinical Practice Research Datalink 57
Clintrials 118
Cochrane Database of Systematic Reviews 278
Cohort study 292, 316, 323
Comprehensive Aortic Root and Valve Repair, CARVAR 390
Confounding bias 330
COVID－19 88, 268
CPM특위 163
Cross－sectional study 291
CTFPHC 172

D

Data dredging 78
data fishing 78
Diclofenac 329
Distributed network model 323
Drug Provocation Test, DPT 351

E

EBCPM연구회 162
ECRIN 120
EHR 데이터의 불완전성 91
ENCePP 319
EPOC 207

F

FAIR 원칙 95
FDA 가이드라인 101
Framingham 위험 예측 모델 278

G

G－methods 94
GDPR 99
Global Patient Safety Action Plan, GPSAP 382
Gout 326
GPSAP(Global Patient Safety Action Plan) 381
Grad－CAM 99
GRADE 204, 258

H

Hadoop 92
HealthMap 88
heterogeneity 294
HIPAA 99
HIV 전염 276
HL7 FHIR 92
Hypothyroidism 325

I

iCReaT 119
IgE－mediated Allergy 350

IoT 기반 센서 97
ISPE 319

K

KNOW－CKD 119
Korea Preventive Services Task Force, KPSTF 172
KOTRY 119

L

LIME 99
living guideline 259
LMIC 281
LORE 99
Loxoprofen 329

M

MedDRA 118
Mefenamic acid 329
Methylphenidate 324, 329
MRCC 117
multi－provider prescribing 347

N

NCD 2013－2020 예방 및 통제를 위한 글로벌 행동 계획 281
NECA 공명 265
Negative control 326
nested case－control study 293
Neurological and mental health Global Epidemiology Network, NeuroGen 331
Nonsteroidal Anti－inflammatory Drugs, NSAIDs 324

O

ODA 101

P

p－hacking 78
p－값 77
Personal Health Record, PHR 354
Personalized medicine 185
PhactaX 118
PICOTS 199
Pioglitazone 328
PMS/다기관연구지원실 116
PPA 393
PPI 327
Practice－based Research 57
Practice－based Research Network 58
primary data 288
publication bias 83, 294

R

Real World Data(RWD) 266, 319
Real World Evidence(RWE) 266
reliability 295
RisQ 시스템 97

Rosiglitazone 328

S

SDG(Sustainable Development Goal) 280, 381, 382
secondary data 288
Sequence ratio 329
Sequence Symmetry Analysis, SSA 323
SHAP 99
Skin Testing 350
Spark 92
Storm 93

T

tertiary data 288
Thiazolidinedione, TZD 328
Thyroxine 326

U

U.S. Preventive Services Task Force, USPSTF 172, 182
Unmeasured confounding bias 330
UN의 NCD 총회 고위급 회의 280

V

validity 295

W

WHO 280

저자약력

박 병 주

예방의학전문의이자 의학박사이다. 서울대학교 의과대학을 졸업하고 서울대보건대학원에서 보건학석사, 서울대 본부대학원에서 예방의학전공으로 의학박사학위를 취득하였다. 현재 서울시 공공보건의료지원단장으로 재직 중이며, 서울대학교 의과대학 명예교수이다. 대한보건협회 회장, 대한예방의학회 회장, 한국역학회 회장, 대한약물역학위해관리학회 회장, 대한환자안전학회 회장, 한국보건의료기술평가학회 회장, 대한민국의학한림원 정책개발위원장과 부원장을 역임한 후 현재 고문을 맡고 있다. 서울의대/서울대학교병원 재직 시 IRB위원장을 맡았으며, 의학연구협력센터를 설립하여 센터장을 맡았다. 국제백신연구소(IVI)의 IRB위원장을 역임하였으며, 국제약물역학회지(PDS) 아시아-아프리카지역 편집위원장을 맡고 있다. 2012년 식약처 산하 한국의약품안전관리원 초대 원장을 맡았다.

강 동 윤

예방의학전문의, 정보의학 인증의, 노인의학 지도전문의이다. 인하대학교 의과대학을 졸업하고 서울대학교에서 의학석사와 의학박사 학위를 취득하였다. 서울대학교병원 약물안전센터와 정보화실에서 근무하며 약물안전 클리닉을 운영하였고 병원 기반 약물안전체계 구축에 기여하였다. 현재 울산대학교 의과대학 예방의학교실 부교수로 울산대학교병원 지역의약품안전센터장을 맡고 있다. 대한예방의학회 총무이사, 대한약물역학위해관리학회 국제협력위원장, 식품의약품안전처 중앙약사심의위원회의 의약품 안전성·유효성 평가 분과위원장, Pharmacoepidemiology and Drug Safety의 Associate Editor 등으로 활동하고 있다.

김 미 숙

서울대학교 약학대학을 졸업하고, 서울대학교 대학원에서 협동과정 임상약리학 전공으로 석사와 박사학위를 취득하였다. 현재 서울대병원 의학연구협력센터 임상역학실 연구교수 및 서울대학교 예방의학교실 겸임교수로 재직 중이다.

김 영 식

가정의학 전문의이자 의학박사이다. 서울대학교 의과대학을 졸업하고 서울대 보건대학원에서 보건학석사, 서울대 본부대학원에서 의학박사학위를 취득하였고, 미국 존스홉킨스대학 보건대학원 임상역학 박사후연구원을 수료하였다. 현재 서울아산김영식의원 원장으로 재직 중이며, 울산대학교 의과대학 서울아산병원 명예교수이다. 서울아산병원 가정의학과 주임교수와 과장, 대한가정의학회 이사장, 대한임상건강증진학회 회장, 약물시판후조사연구회 회장, 대한약물역학위해관리학회 부회장을 역임하였고, 현재 임상우울증학회 초대 회장과 대한가정의학회학술원 원장을 맡고 있다.

김옥주

서울대학교 의과대학 인문의학교실 교수로서 한국의 연구윤리·생명윤리 제도 구축과 정책 발전에 중요한 기여를 해왔다. 서울대병원 IRB 활동과 KAIRB 창립에 참여하며 국내 연구윤리 체계 정립을 선도하였고, 「생명윤리 및 안전에 관한 법률」 개정 과정에서도 전문가 자문을 수행하였다. 주요 연구 분야는 인간대상연구 윤리, HRPP 제도, 임상연구윤리 및 연구대상자 보호이며, 국가 연구윤리 정책과 연구윤리 교육의 발전을 위해 지속적으로 활동하고 있다.

박도현

서울대학교 경제학부를 졸업하고 같은 대학 법학전문대학원, 일반대학원 법학과에서 법학전문석사학위 및 법학박사학위를 취득하였다. 변호사시험에 합격하여 대한민국 변호사 자격을 보유하고 있다. 현재 광주과학기술원(GIST) AI정책전략대학원 조교수로 재직 중이고, 법정책연구실을 운영하고 있다. 데이터 및 인공지능법 분야의 전문가로서, 국내외 학술지에 다수의 논문을 게재하고 여러 편의 저서를 집필하였다.

박수경

예방의학, 직업환경의학 전문의이며, 의학박사이다. 경북대학교 의과대학 의학사, 서울대학교 보건대학원 보건학석사, 서울대학교 의학박사 학위를 취득하였다. 동국의대, 건국의대 예방의학교실을 거쳐 미국 국립암센터 포스닥으로 일하였고 이후 서울의대 예방의학교실 교수로 이직하였다. 현재 서울대학교 의과대학 예방의학교실의 주임교수이며, 혁신의과학융합전공 및 암연구소 교수이다. 전 대한암예방학회 회장, 현 한국역학회 부회장(차기 한국역학회 회장), Journal of Preventive Medicine and Public Health 편집장, 대한예방의학회 교과서 역학분과장, 대한민국의학한림원 정책개발위원, 대한기초의학협의회 정책이사, 대한예방의학회 이사, 한국역학회 이사와 여성원자력전문인협회 이사로서 역할을 하고 있다.

박은철

예방의학 전문의이자 보건학박사이다. 연세대학교 의과대학을 졸업하고, 연세대 대학원에서 보건학박사 학위를 취득하였다. 현재 연세의대 예방의학교실 교수로 재직 중이며, 연세대 보건정책 및 관리연구소 소장, 대한민국의학한림원 부원장, 자동차보험진료수가분쟁심의회 위원장, 한국보건행정학회 고문 등을 맡고 있다. 이전에는 건강보험심사평가원 조사연구실장, 국립암센터 국가암관리사업단장, 대한의사협회 의료정책연구소장, 연세대 의과학연구처장 겸 의료원 산학협력단장 등을 역임했다.

박중원

1988년 연세의대를 졸업하고, 세브란스병원에서 내과를 training 받았다. 알레르기－면역내과를 세부 전공하였고, 1997년 연세의대 내과학교실의 전임교원으로 임용되어 현재 정교수로 근무중이다. 학교에서는 2014년부터 현재까지 연세 알레르기연구소 소장, 2014－2020에는 Yonsei Medical Journal 편집장을 맡았다. 2005－2020년에는 세브란스병원 알레르기내과장과, 2013－2020년에는 세브란스병원의 약물관리위원장과 지역의약품안전센터장을 역임하였다. 대외적으로 2019－2022년에 대한약물역학위해관리학회 회장, 2022－2023년에 대한환경천식폐질환학회, 그리고 2023－2025년에 대한내과학회 이사장을 역임하였다.

송홍지

가정의학과 전문의이자 예방의학 박사로, 고려대학교 의과대학 졸업 후 서울대학교병원에서 가정의학과 수련을 마치고 서울대학교 보건대학원 보건학석사와 서울대학교 의과대학 예방의학 박사학위를 취득하였다. 현재 한림대학교성심병원 가정의학과 과장 및 웰니스건강증진센터장으로 근무하며, 질병관리청 국가건강조사전문위원회, 건강보험심사평가원 DUR 전문위원회, 한국의약품안전관리원 DUR 분과, 식품의약품안전평가원 의약품심사자문단 등에서 정책자문을 수행하고 있다. 하버드의대 브리검여성병원 약물역학·약물경제학 분과에서 연수하였으며, 국제학술지 Pharmacoepidemiology and Drug Safety 부편집인이자 대한약물역학위해관리학회 부회장으로 활동하고 있다.

손수정

제5대 한국의약품안전관리원장으로, 약학박사이다. 중앙대학교 약학대학을 졸업하고, 동 대학에서 약물학 전공으로 약학석사 및 약학박사를 취득하고, 캐나다 맥길대학교에서 박사후연구원을 수료하였다. 식품의약품안전처 공무원으로 바이오생약심사부장, 의료제품연구부장, 대전지방식품의약품안전청장을 역임하며 의약품 허가심사 및 연구, 행정 총괄업무를 수행하였다. OECD 독성시험가이드라인 국가조정자, 한국동물대체시험법 검증센터(KoCVAM) 운영책임자를 맡았으며, 대한약학회 학술자문관을 역임하고, 한국 FDC규제과학회 부회장으로 참여하고 있다.

손은선

덕성여자대학교 약학대학을 졸업하고 숙명여자대학교 임상약학대학원 약학석사, 동국대학교 약학대학원 약학박사학위를 취득하였다.

세브란스병원 약무국에서 다양한 임상업무를 기획하고 실행했다. 의약 관련 단체 및 학회, 심평원, 식약처, 복지부 및 산하기관의 자문에 응하면서 정부의 약제 관련 정책에도 영향을 미쳤다. 병원약사회 산하 환자안전약물관리센터를 만들었고, 대한약사회 산하 환자안전약물관리본부 설치를 적극 지원하였다. 현재 대한약사회 환자안전약물관리본부 부본부장이다.

신애선

서울대학교 의과대학 예방의학교실 교수, 서울대학교병원 의학연구협력센터 임상역학실장이며 대장암과 위암 등 소화기암의 역학과 예방 연구를 하고 있다. 이화여자대학교 의과대학을 졸업하고 서울대학교 의과대학에서 예방의학 전문의 자격과 의학박사학위를 취득하였다. 대한예방의학회, 한국역학회, 대한암학회, 대한암예방학회, 미국암학회, 일본역학회 등에서 위원장과 편집위원 등으로 활동하고 있다.

신주영

서울대학교 약학대학을 졸업하고, 동대학에서 보건학석사, 예방의학 박사를 취득하였다. 현재 성균관대학교 약학대학에서 교수로 재직하고 있으며, 한국역학회 교육위원장, 대한약물역학위해관리학회 편집위원장, 국제약물역학회 아시아약물역학네트워크 의장 등을 맡고 있다. 맥길대학교에서 박사후연구원으로 재직하였으며, 한국의약품안전관리원 DUR정보팀장을 맡았다.

안형식

예방의학전문의이자 의학박사이다. 서울의대를 졸업하고 동 대학원에서 의학석사와 의학박사 학위를 취득하였다. 고려대학교 의과대학 예방의학교실 교수로 재직하면서 근거중심의학과 보건관리를 전공하였다. 2009년부터 코크란연합 한국지부를 설립하여 공동지부장을 맡았고 아울러 고려대학교 근거중심의학연구소 소장으로 활동하였다. 체계적문헌고찰, 근거중심의학 및 건강보험자료 등을 활용하여 100여편의 SCI 논문을 발표하였다. 대한민국의학한림원에서 정책개발위원장을 맡아 '현명한 선택(Choosing Wisely) 사업' 등 여러 보건의료사업을 추진하면서 우리나라 보건의료분야 발전에 크게 기여하였다.

염 호 기

호흡기내과와, 중환자의학 전공자이자 내과전문의이다. 호흡기내과전공으로 의학박사를 취득하였다. 인제의과대학을 졸업하고, 박사학위를 취득하였으며, 이후 인제대학교에서 교수로 재직하였다. 인제대학교 서울백병원 원장을 역임하였다. 콜로라도 주립대학병원에서 중환자의학 연수를 마쳤다. 의료기관평가인증원의 설립에 기여하였고, 이후 인증사업실장, 이사, 국가환자안전위원회 위원을 지냈다. 대한결핵및호흡기학회에 참여하여 보험, 홍보, 법제이사 등의 역할을 하였다. 대한수면학회, 한국의료질향상학회, 대한환자안전학회 등의 회장, 대한의학회 정책이사, 대한의사협회 코로나19 대책본부 전문위원회 위원장, 대한의사협회 정책이사, 대한의사협회 의료감정원 의료감정심의위원회 위원장, 한국보건의료연구원 이사를 역임하였다. 인제의과대학 퇴직 후 호흡기내과 전문 클리닉으로 호기내과의원을 개원하였다.

윤 병 우

내과 전문의, 신경과 전문의이며 서울대학교에서 의학박사 학위를 취득하였다. 서울대학교 의과대학 및 서울대병원 신경과 교수로 재직하였고 정년퇴임 후 서울대학교 명예교수이다. 대한신경과학회 이사장, 대한뇌졸중학회 회장, 아시아태평양뇌졸중학회(Asia Pacific Stroke Organization) 회장을 역임했다. 국책과제인 뇌졸중임상연구센터의 책임연구자로 국내 뇌졸중 임상진료지침을 개발하였고 한국뇌졸중레지스트리를 구축하였다.

이 무 송

의학박사, 예방의학 전문의, 미국 워싱턴주 변호사로서 서울의대를 졸업하고 서울의대 예방의학교실에서 역학을 전공하고 1993년부터 울산의대 서울아산병원 예방의학교실과 의학통계학과 교수로 재직하고 있다. 2008년 식약처 의약품심사본부 임상심사관으로서, 2010년부터 2016년 서울아산병원 임상연구심의위원회 위원장으로서 임상연구의 타당성 및 윤리성을 검토하는 업무를 담당하였다. 2011년 가습기 살균제 역학조사의 책임자로서 가습기 살균제가 중증 폐질환의 원인임을 규명하였다. 위험요인과 질병 간의 역학적 및 법적 인과성에 대해 연구하고 있다.

이 상 일

서울대학교 의과대학을 졸업하고, 서울대학교 대학원에서 의학박사, 하버드보건대학원에서 보건학석사를 취득하였다. 울산대학교 의과대학 예방의학교실에서 교수로 재직한 후 정년 퇴직을 하였고, 현재는 한국보건의료연구원 보건의료정책기획단장과 대한민국의학한림원 의료행위분류특별위원회 위원장으로 일하고 있다. 한국보건의료기술평가학회, 한국의료질향상학회, 대한환자안전학회와 건강정책학회 회장을 역임하였다. 국민건강보험공단에서 급여상임이사, Imperial College London에서 방문교수로 근무하였으며, International Journal for Quality in Health Care 편집위원으로 활동하고 있다.

이 승 미

예방의학박사이며, 현재 대구가톨릭대학교 약학대학 부교수로 재직 중이다. 숙명여자대학교 약학대학을 졸업한 후 서울대학교 대학원 예방의학교실에서 박병주 교수의 지도하에 약물역학을 연구하여 석사 및 박사학위를 취득하였다. 건강보험심사평가원 부연구위원, 중앙대학교 약학대학 연구교수, 미국 럿거스－뉴저지주립대학교 약학대학 박사후연구원 경력이 있다. 대한약물역학위해관리학회 교육위원장, 한국사회약학회 편집위원장, SCIE저널 "Pharmacoepidemiology and Drug Safety"의 Associate Editor를 담당하고 있다.

이 영 성

충북의대교수로 서울의대를 졸업한 의사이면서 보건의료 정책, R&D경영과 사업화 전문가이다. 미국 스탠포드의대 방문학자였으며, 대한의료정보학회 이사장, 한국보건의료연구원(NECA)원장, 대통령실 국가과학기술위원회 전문위원, 충북대학교 산학협력단장 및 기술지주회사대표이사를 역임했고, 현재 대통령직속지방시대위원회 지역정책전문위원, 대한민국의학한림원 정책개발위원장, 충청북도 공공보건의료지원단장을 맡고 주로 사회 현안의 지역균형발전과 정보기술의 의료적 응용관련 정책개발 연구에 주력하고 있다.

이 종 구

가정의학전문의, 의학박사이다. 서울대의대를 졸업하고 동 보건대학원에서 석사 의대대학원에서 박사학위를 취득하였다. 정부에서 방역과장, 지역의료과장, 건강증진국장과 질병관리본부장을 역임하고 2012년 서울대의과대학 교수로 임용되어 서울대학교병원 대외정책 실장, 이종욱글로벌의학센터장, 건강사회정책실장을 역임하였다. 공공의료학회 회장, 대한의사협회

국민건강보호위원장, 보건복지부 규제개혁 민간위원장. 외교부 글로벌 보건안보대사 Lancet COVID-19 Commisson위원으로 활동한 바 있다. 현재 국립암센터 이사장, 대한민국의학한림원 부원장 겸, 공중보건위기대응위원장으로 활동 중이다.

이 중 엽

가정의학, 예방의학 전문의이며 의학박사이다. 서울대학교 의과대학을 졸업하고 동대학원에서 의학 석사와 박사학위를 취득하였다. 현재 서울의대 예방의학교실 부교수로 재직 중이다. 한국역학회 교육이사, 대한예방의학회 임상예방의료위원회 위원장, 대한예방의학회 총무이사를 역임하였다.

이 철 우

예방의학전문의이자, 서울대학교 의과대학에서 의학석사를 취득하였다. 현재 감염병대비혁신연합(Coalition for Epidemic Preparedness Innovations, CEPI) 연구개발부서(R&D) 책임연구원으로 다수의 백신 연구개발프로젝트 팀장을 맡고 있다. 미국 질병통제예방센터(US CDC) 역학조사관(EIS) 및 역학전문가로 근무하였으며, 이후에는 국제백신연구소(IVI) 임상개발부서에서 다수의 공공백신 임상개발프로젝트 팀장을 역임하였다.

장 창 곡

부산대학교 약학대학을 졸업하고, 서울대학교 보건대학원에서 석사, 박사를 취득하였으며, 동덕여자대학교 보건관리학과에서 정년퇴직하였다. (미)워싱턴대학교, (NZ)오클랜드대학교, (오)비엔나대학교, (독)루네부르크대학교 방문교수, 교육인적자원부 교육정책자문위원회, 보건복지부 자체평가위원회 및 정책연구심의위원회, 국토교통부 공공주택 통합심의위원회 위원 및 국무총리실 의료개혁위원회 전문위원, UNESCO Global Health & Education team의 expert committee member, 한국학교보건학회 회장, 대한보건협회의 수석 부회장을 역임하였다. 우리나라에 건강증진학교 개념을 도입하여 11년 동안 전국 540개교 이상의 초중고를 대상으로 건강증진학교사업을 추진하였으며, 교육환경영향평가연구를 통해 '교육환경보호에 관한 법률'의 기초를 마련하였다.

정 선 영

이화여자대학교 약학대학을 졸업하고 서울대학교 의과대학에서 석, 박사학위를 취득하였다. 현재 중앙대학교 약학대학 교수로 재직하고 있다. 한국보건의료연구원 의료기술성과분석실

책임연구원, 한국의약품안전관리원 약물역학팀장으로 일하였다. 대한약물역학위해관리학회 총무위원장, 한국임상약학회 부편집위원장을 맡고 있다.

지 선 하

연세대학교 보건과학대학(구 원주의과대학 보건학과)을 졸업하고, 연세대학교 대학원에서 보건학 석사와 박사 학위를 취득하였다. 현재 연세대학교 보건대학원 교수이자 융합보건의료대학원 교수로 재직 중이며, 한국인 암 예방연구(Korean Cancer Prevention Study, KCPS)와 KCPS－II 바이오뱅크의 연구책임을 맡고 있다. 또한 연세대학교 국민건강증진연구소 소장, 대한금연학회 회장, 한국역학회 회장, 국립중앙인체자원은행 분양위원회 위원장을 역임하였다.

최 남 경

이화여자대학교 신산업융합대학 융합보건학과 및 약학대학 제약산업학과 교수이다. 이화여자대학교 약학대학을 졸업하고, 서울대학교 의과대학 예방의학교실에서 의학석사 및 박사학위를 취득하였다. 서울대학교병원 의학연구협력센터 임상역학실에서 근무하였으며, 하버드의대 브리검여성병원 약물역학과에서 연수하였다. 대한약물역학위해관리학회 학술위원장, 한국사회약학회지 편집위원, 식품의약품안전처 중앙약사심의위원, 식품의약품안전처 위해성평가 전문위원회위원, 질병관리청 코로나19 예방접종 피해보상위원을 맡고 있으며, 대한민국의학한림원 코로나19백신안전성센터 총괄본부장을 역임하였다.

한 동 운

예방의학 전문의이자 글로벌 보건의료정책·관리 전문가로, 한양대학교 의과대학을 졸업하고 서울대학교 보건학석사 및 영국 버밍엄대학교 의료서비스경영학 박사학위를 취득하였다. 한양대학교 의과대학 예방의학교실 교수와 보건의료연구소장을 역임하며 의료정책, 보건의료행정, 통합의료, 건강형평성 분야의 교육과 연구를 수행해 왔다. 그는 WHO 전통의학·보건정책 워킹그룹에서 활동하며 베트남, 네팔, 캄보디아, 이라크, 아프가니스탄, 페루, 온두라스 등에서 국제보건 및 보건체계 강화 자문을 수행하였다. 최근에는 KOICA·KOFIH와 협력하여 라오스·에티오피아·우간다의 의료시스템 강화 및 감염병 대응체계 평가에 참여하였고, 국내에서는 보건복지부·질병관리청·식약처·서울시 정책 자문을 통해 건강증진과 보건정책 개발에 기여하고 있다. 또한 AI 기반 보건의료 혁신과 일차의료체계 개편 등 다양한 연구와 국내·국제 학술활동을 통해 근거기반 보건정책 발전에 매진하고 있다.

한 서 경

서울대학교 의과대학 휴먼시스템의학과 교수이며 서울대학교병원 의학연구협력센터 의학통계실장으로, 임상문헌근거합성 및 이차자료분석에 관한 방법론적 연구와 다양한 임상 분야에서의 다학제적 연구를 수행하고 있다. 이화여자대학교에서 수학 및 통계학 전공으로 학사와 석사 학위를 취득하고 영국 Manchester 대학교에서 의학통계학 전공으로 박사학위를 받았다. Liverpool 대학교 의과대학과 Reading 대학교 의약학통계연구소 연구원을 거쳐, York 대학교 보건학과 조교수로 재직한 바 있다. Royal Statistical Society Medical Statistics Committee 위원, 한국의료기술평가학회 학술이사 및 교육이사, 한국보건정보통계학회 학술위원장 등을 역임하였고, 의료기술평가 연구방법론 전문가로서 보건복지부 의료기술재평가사업 재평가전문위원회 위원으로 활동하고 있다.

한 순 영

숙명여자대학교에서 약학전공 및 석·박사학위를 취득하였으며, 연구직 공무원으로서 의약품 및 위해물질 등의 심사·평가·시험연구 및 기획업무 등을 수행하였다. 식약처 제1호 R&D 사업인 내분비계장애물질평가사업을 기획·총괄하고, OECD협력연구 총책임자, 초대 내분비독성과장, 초대 KoCVAM센터장, 식약처 제1호 R&D 사업인 내분비계장애물질평가사업을 기획·총괄하고, OECD협력연구 총책임자, 초대 내분비독성과장, 초대 KoCVAM센터장, 제3대 한국의약품안전관리원장, 광주 및 대전지방식품의약품안전청장, 독성직공무원회장을 역임하였으며, 미국 NCTR 및 EPA, 영국런던대학교 등에서 연수하고, 숙명여대 및 충북대 약대 겸임교수, 고려대 약대 특임교수를 역임하였다.

허 대 석

서울대학교 의과대학에서 의학박사를 취득하고, 서울대학교병원에서 종양내과 교수로 일하였다. 서울대학교병원 암센터 소장, 대한종양내과학회 회장, 한국의료윤리학회 회장, 한국호스피스–완화의료학회 회장을 역임하였으며, 2008–2011년에는 한국보건의료연구원 초대 원장을 맡았고, 2019년부터 현재까지 한국보건의료연구원 환자중심의료기술최적화연구사업단장을 맡고 있다.

과학적 근거에 기반한 보건의료체계

초판발행 2026년 2월 13일

지은이 박병주 외
펴낸이 안종만·안상준

편 집 조영은
기획/마케팅 조성호
표지디자인 BEN STORY
제 작 고철민·김원표

펴낸곳 (주) 박영사
서울특별시 금천구 가산디지털2로 53, 210호(가산동, 한라시그마밸리)
등록 1959.3.11. 제300-1959-1호(倫)
전 화 02)733-6771
f a x 02)736-4818
e-mail pys@pybook.co.kr
homepage www.pybook.co.kr
ISBN 979-11-303-9729-0 93510

정 가 32,000원